A. B. Imhoff (Hrsg.) Fortbildung Orthopädie – Die ASG-Kurse der DGOT

Band 1: **Schulter · Ellbogen · Stoßwelle · Hüfte**

A. B. Imhoff (Hrsg.)

Fortbildung Orthopädie
Die ASG-Kurse der DGOT

Band 1: **Schulter · Ellbogen · Stoßwelle · Hüfte**

Mit 169 Abbildungen und 31 Tabellen

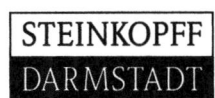
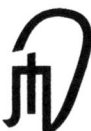

Prof. Dr. med. Andreas B. Imhoff
Abteilung und Poliklinik für Sportorthopädie
TU München
Connollystraße 32, 80809 München

ISBN 978-3-642-63691-2

Die Deutsche Bibliothek – CIP-Einheitsaufnahme
Fortbildung Orthopädie – Die ASG-Kurse der DGOT. Band 1: Schulter, Ellbogen, Stoßwelle, Hüfte/
Hrsg.: Andreas B. Imhoff. – Darmstadt: Steinkopff, 1999
ISBN 978-3-642-63691-2   ISBN 978-3-642-58706-1 (eBook)
DOI 10.1007/978-3-642-58706-1

Dieses Werk ist urheberrechtlich geschützt. Die dadurch begründeten Rechte, insbesondere die der Übersetzung, des Nachdrucks, des Vortrags, der Entnahme von Abbildungen und Tabellen, der Funksendung, der Mikroverfilmung oder der Vervielfältigung auf anderen Wegen und der Speicherung in Datenverarbeitungsanlagen, bleiben, auch bei nur auszugsweiser Verwertung, vorbehalten. Eine Vervielfältigung dieses Werkes oder von Teilen dieses Werkes ist auch im Einzelfall nur in den Grenzen der gesetzlichen Bestimmungen des Urheberrechtsgesetzes der Bundesrepublik Deutschland vom 9. September 1965 in der jeweils geltenden Fassung zulässig. Sie ist grundsätzlich vergütungspflichtig. Zuwiderhandlungen unterliegen den Strafbestimmungen des Urheberrechtsgesetzes.

© by Springer-Verlag Berlin Heidelberg 1999
Ursprünglich erschienen bei Dr. Dietrich Steinkopff Verlag, Darmstadt in 1999

Die Wiedergabe von Gebrauchsnamen, Handelsnamen, Warenbezeichnungen usw. in diesem Werk berechtigt auch ohne besondere Kennzeichnung nicht zu der Annahme, daß solche Namen im Sinne der Warenzeichen- und Markenschutz-Gesetzgebung als frei zu betrachten wären und daher von jedermann benutzt werden dürften.

Produkthaftung: Für Angaben über Dosierungsanweisungen und Applikationsformen kann vom Verlag keine Gewähr übernommen werden. Derartige Angaben müssen vom jeweiligen Anwender im Einzelfall anhand anderer Literaturstellen auf ihre Richtigkeit überprüft werden.

Umschlaggestaltung: Erich Kirchner, Heidelberg
Satz: K+V Fotosatz GmbH, Beerfelden

SPIN 10706357   105/7231-5 4 3 2 1 0 – Gedruckt auf säurefreiem Papier

Vorwort

Die Fort- und Weiterbildungskurse der ASG-Fellows sind seit über 10 Jahren ein Fortbildungsprogramm nach dem Vorbild der „Instructional Courses" der AAOS (American Academy of Orthopaedic Surgeons). Begründet von den ersten ASG-Fellows unter Federführung der Professoren H.W. Springorum und B.-D. Katthagen sind die Kurse mit jeweils 5–6 Schwerpunkten fester Bestandteil der Kongresse der DGOT.

Die Fortbildungskurse richten sich an angehende Fachärzte für Orthopädie und orthopädische Chirurgie, aber auch an erfahrene Orthopäden in Praxis und Klinik, die von bestausgewiesenen Wissenschaftlern eine kompetente Übersicht über Neues zu aktuellen und modernen Krankheitsbildern erfahren. Strategien in Diagnostik und konservativer und operativer Therapie werden didaktisch einfach erläutert und mit vielen Tabellen und Abbildungen präsentiert.

ASG-Kursbücher erschienen bereits von 1990–1996 unter dem Titel „Aktuelle Schwerpunkte der Orthopädie" (herausgegeben von H.W. Springorum und B.-D. Katthagen) im Georg Thieme-Verlag. Nachdem diese Reihe dort nicht mehr fortgeführt wurde, ist die jetzige ASG-Kurskommission dem Steinkopff Verlag und vor allem Frau Dr. Gertrud Volkert sehr dankbar, daß dieser Verlag die bedeutungsvolle Aufgabe mit neuem Engagement übernommen hat. Zusammen mit der Fragensammlung für die Durchführung der Fachgespräche in Orthopädie, wie sie von der Prüfungskommission der DGOT und des BVO zusammengestellt wurde, sollen die Kursbücher die erweiterte Grundlage und Ergänzung bieten.

Die ASG-Kurskommission dankt allen Referenten, die mit ihren Beiträgen zum Gelingen des ersten topographischen Kursbuches beigetragen haben. Ohne die tatkräftige Unterstützung und Mithilfe von Frau Dr. Gertrud Volkert wäre dieser Neuanfang allerdings nicht möglich gewesen.

Für die ASG-Kommission 1999   Andreas B. Imhoff

Inhaltsverzeichnis

Schulter

1 Ultraschalluntersuchung des Schultergelenks
  – Technik – Indikation – Ergebnisse 3
  A. Hedtmann, H. Fett

2 Bildgebung des Schultergelenks CT und MRT 13
  A. Engel, R. Kluger

3 In-vitro-Untersuchungen zur Biomechanik der Schulterinstabilität 23
  H. A. C. Jacob, A. B. Imhoff, W. Wullschleger, P. Franklin, P. Kozdera

4 Biomechanik der Schulter 26
  A. B. Imhoff, H. A. C. Jacob

5 Klinische Diagnostik und Differentialdiagnostik 36
  D. Kohn

6 Operative Therapieansätze der hinteren Schulterinstabilität 40
  J. Jerosch

7 Impingementsyndrom 48
  J. F. Löhr

8 Die endoskopische subakromiale Dekompression 53
  F. Gohlke, T. Barthel

9 Versorgung großer Rotatorenmanschettenrupturen 62
  J. F. Löhr

10 Rotatorenmanschettendefekte:
   Wann ist die Rekonstruktion sinnvoll und möglich? 66
   J. M. Strauss

11 Endoprothetik bei cuffdefizienten Schultergelenken 73
   S. Schill, H. Thabe

12 Inverse Schulterprothesen bei irreparablen Rotatorendefekten 82
   M. Starker, F. Kerschbaumer

Ellbogen

1 Konservative Therapie bei Epikondylopathie des Ellbogengelenks 89
St. Middeldorf, H.-R. Casser

2 Das rheumatische Schulter- und Ellbogengelenk 97
A. Wanivenhaus

3 Arthroskopische Synovektomie im Schulter- und Ellbogengelenk 100
K. Schmidt

4 Operative Versorgung bei Insertionstendinosen am Ellbogen 110
J. Grifka, A. Müller, P. Julius, M. Moraldo, E. Broll-Zeitvogel

Stoßwelle

1 Differenziertes Vorgehen bei subakromialem Impingement und ACG-Arthrose
– der Stellenwert der Stoßwellentherapie 119
M. Loew

2 Therapie der Ansatztendopathien am lateralen Ellenbogen 121
J.-D. Rompe

3 Nichtinvasive Therapie von Pseudarthrosen
mit hochenergetischer extrakorporaler Stoßwellen-Therapie (ESWT) 128
W. Schaden

4 Indikationen und Ergebnisse der ESWT bei Muskel- und Sehnenschäden ... 135
N. Boehler, V. Auersperg, G. Labek

Hüfte

1 Hüfterkrankungen im frühen Erwachsenenalter – Konservative Therapie ... 147
S. Best

2 Moderne bildgebende Verfahren bei Hüfterkrankungen im Erwachsenenalter 153
R. Krause, K. Glas

3 Biomechanik und operative Therapie der Hüftdysplasie in der Adoleszenz .. 161
C. Tschauner

4 Hüftkopfnekrose 174
E. Schneider

5 Therapeutischer Algorithmus der Osteonekrose des Hüftgelenks 184
S. Hofmann, H. Plenk

6 Die Behandlung der Dysplasiecoxarthrose im Alter zwischen 20 und 50 Jahren 188
B.D. Katthagen

7 Muskuläre Auswirkungen des hohen Hüftzentrums auf die Abduktoren
des Hüftgelenks 193
J. Jerosch, J. Stechmann, V. Güth

8 Indikationen und Ergebnisse der intertrochanteren Osteotomie
im Zeitalter der Endoprothetik 207
P. E. Ochsner

9 Indikationen, Planung und Ergebnisse der periazetabulären Osteotomien ... 214
Ch. Tschauner

10 Die Beckenosteotomie nach Chiari
 – Indikation, Planung, Technik und Ergebnisse 226
R. Windhager

11 Standardisierte Revisionstechniken am Acetabulum 231
W. Thomas

12 Die endoprothetische Versorgung schwerer Dysplasiecoxarthrosen 237
C. T. Trepte

13 Präoperative Planung von Endoprothesen und Osteotomien 241
C. T. Trepte

14 Strategien zur Revision von Femurschaftendoprothesen 247
M. Wagner, H. Wagner

15 Die operative Therapie spastischer Hüftdeformitäten 257
L. Döderlein

Autorenverzeichnis

Dr. med. V. Auersperg
Orthopädische Abteilung
Landeskrankenhaus Linz
Krankenhausstr. 9
A-4020 Linz

Dr. med. T. Barthel
Orthopädische Klinik
König-Ludwig-Haus
Brettreichstr. 11
97074 Würzburg

Dr. med. S. Best
Orthopädisch-rheumatologische
Abteilung
Theresienklinik
Herbert-Hellmann-Allee 13
79189 Bad Krotzingen

Prof. Dr. med. N. Böhler
Orthopädische Abteilung
Landeskrankenhaus Linz
Krankenhausstr. 9
A-4020 Linz

Dr. med. E. Broll-Zeitvogel
Orthopädische Universitätsklinik
St.-Josef-Hospital
Gudrunstr. 56
44791 Bochum

Prof. Dr. med. H.-R. Casser
Orthopädische Klinik Staffelstein
Am Kurpark 11
96231 Staffelstein

Dr. med. L. Döderlein
Stiftung Orthopädische
Universitätsklinik
Orthopädische Klinik II
Schlierbacher Landstr. 200a
69118 Heidelberg

Prof. Dr. med. A. Engel
Orthopädische Abteilung
Donauspital
Langobardenstr. 122
A-1220 Wien

Dr. med. P. Franklin
Orthopädische Universitätsklinik
Balgrist
Forchstr. 340
CH-8008 Zürich

Prof. Dr. med. K. Glas
Klinik für Orthopädie
Klinikum Passau
Bischof-Pilgrim-Str. 1
94032 Passau

Prof. Dr. med. F. Gohlke
Orthopädische Klinik
König-Ludwig-Haus
Brettreichstr. 11
97074 Würzburg

Prof. Dr. med. J. Grifka
Orthopädische Universitätsklinik
St.-Josef-Hospital
Gudrunstr. 56
44791 Bochum

Prof. Dr. med. V. Güth
Klinik und Poliklinik für Allgemeine
Orthopädie
Albert-Schweitzer-Str. 33
48149 Münster

PD Dr. med. A. Hedtmann
Klinik Fleetinsel Hamburg
Admiralitätsstr. 3
20459 Hamburg

Dr. med. S. Hofmann
Allgemeines und Orthopädisches LKH
Abteilung für Orthopädie
Department 1
A-8852 Stolzalpe

Prof. Dr. med. A. B. Imhoff
Abteilung und Poliklinik
für Sportorthopädie
Technische Universität München
Connollystr. 32
80809 München

Dr. Ing. H. A. C. Jacob
Orthopädische Universitätsklinik
Balgrist
Forchstr. 340
CH-8008 Zürich

Prof. Dr. med. J. Jerosch
Klinik und Poliklinik
für Allgemeine Orthopädie
Albert-Schweitzer-Str. 33
48149 Münster

Prof. Dr. med. B.-D. Katthagen
Orthopädische Klinik
Städtische Kliniken Dortmund
Beurhausstr. 40
44137 Dortmund

Prof. Dr. med. F. Kerschbaumer
Rheumaorthopädische Abteilung
Orthopädische Universitäts-
und Poliklinik Friedrichsheim
Marienburgstr. 2
60528 Frankfurt

Dr. med. R. Kluger
Orthopädische Abteilung
Donauspital
Langobardenstr. 122
A-1220 Wien

Prof. Dr. med. D. Kohn
Orthopädische Klinik und Poliklinik
Universitätsklinikum des Saarlandes
66421 Homburg/Saar

Dr. med. R. Krause
Klinik für Orthopädie
Klinikum Passau
Bischof-Pilgrim-Str. 1
94032 Passau

Dr. med. G. Labek
Orthopädische Abteilung
Landeskrankenhaus Linz
Krankenhausstr. 9
A-4020 Linz

PD Dr. med. M. Loew
Stiftung Orthopädische
Universitätsklinik
Schlierbacher Landstr. 200a
69118 Heidelberg

PD Dr. med. J. F. Löhr
Schulthess-Klinik
Orthopädische Chirurgie
Lengghalde 2
CH-8008 Zürich

Dr. med. St. Middeldorf
Orthopädische Klinik Staffelstein
Am Kurpark 11
96231 Staffelstein

Dr. med. A. Müller
Orthopädisches Universitätsklinik
St.-Josef-Hospital
Gudrunstr. 56
44791 Bochum

Prof. Dr. med. P. E. Ochsner
Orthopädische Klinik
Kantonsspital Liestal
Rheinstr. 26
CH-4410 Liestal

Dr. H. Plenk
Labor für Biomaterialforschung
Universität Wien
Schwarzspanierstr. 17
A-1090 Wien

PD Dr. med. J.-D. Rompe
Orthopädische Universitätsklinik
Mainz
Langobardenstr. 1
55101 Mainz

Dr. med. W. Schaden
Unfallkrankenhaus Meidling
Kundratstr. 37
A-1120 Wien

Dr. med. S. Schill
Orthopädische
und rheumatologische Abteilung
Diakonie-Krankenhaus Bad Kreuznach
Ringstr. 58–60
55543 Bad Kreuznach

Dr. med. K. Schmidt
Abteilung für Rheumaorthopädie
St.-Josef-Hospital
Gudrunstr. 56
44731 Bochum

Dr. med. E. Schneider
Abteilung für Fachübergreifende
Frührehabilitation
St.-Antonius-Hospital
Dechant-Deckers-Str. 8
52249 Eschweiler

PD Dr. med. M. Starker
Orthopädische Klinik
St.-Johannes-Hospital
An der Abtei 7-11
47166 Duisburg-Hamborn

Dr. med. J. Stechmann
Klinik und Poliklinik
für Allgemeine Orthopädie
Albert-Schweitzer-Str. 33
48149 Münster

Dr. med. J. M. Strauss
Orthopädische Universitätsklinik
und Poliklinik Eppendorf
Martinistr. 52
20246 Hamburg

Dr. med. H. Thabe
Orthopädische
und rheumatologische Abteilung
Diakonie-Krankenhaus Bad Kreuznach
Ringstr. 58–60
55543 Bad Kreuznach

Prof. Dr. med. W. Thomas
European Hospital
Dipartimento Ortopedico
Via Protuense
I-00149 Roma

Prof. Dr. med. C. T. Trepte
Baumann-Klinik
Alexanderstr. 5
70184 Stuttgart

PD Dr. med. C. Tschauner
Allgemeines und Orthopädische LKH
Abteilung für Orthopädie
Department 1
A-8852 Stolzalpe

PD Dr. med. M. Wagner
Orthopädische Klinik
Wichernhaus Rummelsberg
90592 Schwarzenbruck

Prof. Dr. med. H. Wagner
Orthopädische Klinik
Wichernhaus Rummelsberg
90592 Schwarzenbruck

Prof. Dr. med. H. A. Wanivenhaus
Universitätsklinik für Orthopädie
Währinger Gürtel 18–20
A-1090 Wien

Prof. Dr. med. R. Windhager
Abteilung für Orthopädie
Landeskrankenhaus
Auenbrugger Platz 29
A-8036 Graz

Dr. med. W. Wullschleger
Orthopädische Universitätsklinik
Balgrist
Forchstr. 340
CH-8008 Zürich

Schulter

Ultraschalluntersuchung des Schultergelenks
– Technik, Indikation und Ergebnisse –

A. Hedtmann, H. Fett

Einleitung

Die Domäne der Ultraschalldiagnostik sind Weichteilveränderungen, die an der Schulter vor allem an der Rotatorenmanschette, der langen Bizepssehne und der Bursa subacromialis zu erwarten sind. Weiterhin können knöcherne Konturdarstellungen sehr zuverlässig erfolgen, wohingegen durch die Totalreflexion am kortikalen Knochen das Innere der Knochen der Sonografie verborgen bleibt. Zudem sind Stellungsrelationen von Knochen einfach zu erfassen, wie z.B. bei (Sub-)Luxationen des AC- oder SC-Gelenkes.

Dementsprechend sind die Hauptindikationen der Sonografie:
- die posttraumatischen oder degenerativen Veränderungen der Rotatorenmanschette einschließlich der Tendinosis calcarea, der langen Bizepssehne sowie der Bursa subacromialis
- die Darstellung von rheumatischen Synovitiden, Bursitiden und Rotatorenmanschetten- und Bizepssehnenschäden
- Darstellungen von Humeruskopfkortikalisdefekten, hauptsächlich der Hermodsson-Hill-Sachs-Defekte nach Schulterluxationen und bei rheumatischen Erkrankungen.
Auch können Veränderungen der subchondralen Kortikalis bei Osteonekrosen des Humeruskopfes und bei Arthrosen abgebildet werden
- die Darstellung von Kapselverdickungen und Stellungsveränderungen am AC-Gelenk sowie die posttraumatischen Schäden der Deltotrapezoidfaszie bei höhergradigen ACG-Sprengungen. Analoge Veränderungen am SC-Gelenk sind ebenfalls nachweisbar.

Nebenindikationen sind die Darstellung von Translationen in der Instabilitätsdiagnostik sowie die Abbildung des Labrum glenoidale und seiner Läsionen.

Die Sonografie konkurriert in der Weichteildiagnostik einerseits mit der Arthrografie und andererseits mit der Magnetresonanztomografie.

Die Arthrografie ist leider an der Schulter mit dem Nachteil behaftet, daß sie nur in der Diagnostik der Totalrupturen zuverlässig ist. Bei intratendinösen oder bursaseitigen Partialrupturen versagt sie völlig und ist auch bei artikulärseitigen Defekten nur zuverlässig, wenn diese sich sichtbar füllen und die zweidimensionale Darstellung nicht durch Überlagerungen beinträchtigt ist. Sie ist zudem eine invasive Methode und mit dem inhärenten, wenn auch heute kleinen Risiko allergischer Kontrastmittelreaktionen behaftet.

Die MRT ist prinzipiell in der Lage, alle pathologischen Schulterveränderungen abzubilden mit einer gewissen Einschränkung der kortikalen Veränderungen. In der Praxis zeigt sich aber, daß vor allem die Differenzierung zwischen Partialrupturen und Sehnendegeneration an der Rotatorenmanschette oft schwer ist. Zudem ist die Untersuchung teuer.

Einzigartige sonografische Eigenschaft ist die Möglichkeit, sonografisch im Echtzeitverfahren am bewegten Gelenk zu untersuchen. Auch die modernen Bewegungsstudien in offenen MRT-Geräten sind tatsächlich bislang nur pseudodynamische Abbildungen.

In der Instabilitätsdiagnostik ist die Arthro-CT wie das MRT der Sonografie eindeutig überlegen. Die Sonografie kann hier nur zuverlässig die Begleitläsionen wie den Hill-Sachs-Defekt oder die Rotatorenmanschettenruptur zeigen. Die eigentlichen, instabilitätsrelevanten Schäden an Labrum und Kapsel sind ihr nur sehr eingeschränkt und unzuverlässig zugänglich.

Apparative Voraussetzungen

Technischer Standard ist heute ein hochauflösender 7,5 MHz-Linearschallkopf. Die Untersuchung ist auch möglich mit einem 5 MHz-Linearschallkopf, obwohl der optimale Fokusbereich für diese Schallköpfe tiefer liegt als die Rotatorenmanschette unter der Haut (1–2 cm, selten mehr). 10 MHz-Schallköpfe ergeben eine nochmals verbesserte Auflösung und arbeiten zudem in einem optimalen Fokusbereich (Hedtmann und Fett 1991).

Schallkopfpositionen

Subakromiale Pathologie

Die häufigste anatomische Lokalisation von Rotatorenmanschettenläsionen ist im Bereich der sog. kritischen, weil avaskulären Zone (Rathbun und MacNab 1970) des Supraspinatussehnenansatzes sowie der Intervallzone der RM zwischen Supraspinatus und Subskapularis. Hier verläuft unter der nur einschichtigen Lage der Rotatorenmanschette die intraartikuläre lange Bizepssehne.

Diese Region befindet sich unmittelbar lateral der korakoakromialen Linie zwischen dem Proc. coracoideus und der anterolateralen Akromionkante. Diese beiden Strukturen dienen als Marker für die Schallkopfpositionierung.

Die korakoakromiale Linie hat zudem den Vorteil, daß sie sich mit einer Abweichung von max. 15° rechtwinklig zur Verlaufsrichtung der Supraspinatusgrube befindet und somit eine einfache Orientierung für Schallkopfpositionen im Längs- und Querverlauf der Supraspinatussehne besteht.

Wir benutzen sog.:
- Standardschallkopfpositionen für die routinemäßige Darstellung
- Erweiterte Standardpositionen für die Darstellung von Strukturen, die mit den Standardpositionen nicht erfaßt werden
- Hilfspositionen bei Sondersituationen (z.B. starke Bewegungseinschränkung, die mit den Standardschallkopfpositionen keinen ausreichenden Überblick über die Rotatorenmanschette und die Bursa subacromialis erlaubt). Diese lateral-paraakromialen, sagittalen und transversalen Hilfspositionen stellen definitionsgemäß keine anderen Strukturen dar als die Standardpositionen, machen sie nur unter besonderen Bedingungen besser der Untersuchung zugänglich.

Standardschallkopfpositionen subakromiale Diagnostik

In der sog. Pos. I befindet sich der Schallkopf lateral und parallel der korakoakromialen Linie. Die Supraspinatussehne befindet sich dabei mit ihrem Hauptanteil bei etwa 2/3 aller Menschen in Rotationsneutralstellung unter dem Lig. coracoacromiale (Krämer und Seibel, 1983). Da die korakoakromiale Linie fast genau senkrecht zum Verlauf der Supraspinatussehne in Neutralrotationsstellung des Armes liegt, schneidet der Schallkopf die Sehne im rechten Winkel unmittelbar vor dem knöchernen Ansatz. In der Pos. II liegt der Schallkopf etwa senkrecht zur korakoakromialen Ebene und damit zur Schallkopfposition I und befindet sich damit fast genau über dem Längsverlauf der Supraspinatussehne. Mit diesen beiden Schallkopfpositionen sind in standardisiertem Untersuchungsgang etwa 90% aller Untersuchungen mit Fragen zu subakromialer Pathologie durchzuführen.

Erweiterte Standardpositionen

Diese benutzt man für besondere Fragestellungen zur Darstellung von Strukturen, die bei der Routineuntersuchung mit den Standardpositionen nicht erfaßt werden, z.B. die extraartikuläre lange Bizepssehne im Sulkus oder die dorsalen Anteile der Infraspinatussehne.

Eine ventrale, quere Schallkopfposition in Höhe des Proc. coracoideus stellt den Sulcus bicipitalis mit der langen Bizepssehne sowie auch den Subskapularisansatz dar und wird deshalb auch als Sulkusschnitt (SU) bezeichnet. Diese Schallkopfposition wird für die Diagnostik extraartikulärer Bizepssehnenläsionen sowie der Bizepssehnen(sub-)luxation eingesetzt. Außerdem vermittelt sie Informationen über den Subskapularis. Bei Anwendung in Rückenlage kann man unter günstigen Umständen auch das Labrum glenoidale beurteilen. Eine dorsale, erweiterte Standardschallkopfposition (D) befindet sich am Übergang von der Infraspinatusgrube zum Humeruskopf parallel zur Spina scapulae und stellt den Infraspinatus überlagerungsfrei vom muskulären Anteil über den Muskel-Sehnen-Übergang bis zur knöchernen Insertion an der dorsalen Facette des Tub. majus dar. In dieser Position können auch die sog. Hermodsson-Hill-Sachs-Defekte dargestellt werden.

Diese Untersuchungstechnik erlaubt die Abbildung fast aller relevanten subakromialen Strukturen und pathologischen Veränderungen mit nur 2 Standardschallkopfpositionen.

Schallkopfpositionen am AC-Gelenk

Das AC-Gelenk wird mit einer Schallkopfposition dargestellt, die sich kranial im Längsverlauf der lateralen Klavikula befindet und das Gelenk etwa rechtwinklig zum Gelenkspalt überquert. Dabei ist die Gelenkkapsel ebenso identifizierbar wie die kranialen Konturen von Klavikula und Akromion und der Gelenkspalt.

Eine wie sonst übliche Darstellung im rechten Winkel zu dieser Position erbringt keine zusätzlichen Informationen über das Gelenk. Eine reproduzierbare Darstellung des Discus articularis sowie evtl. Läsionen sind bis heute nicht möglich.

Hingegen ist eine parasagittale Schallkopfposition vor und hinter der Klavikula sehr hilfreich, um Läsionen der Deltotrapezoidfaszie bei höhergradigen AC-Gelenksprengungen vom Typ Rockwood IV und V zu erkennen.

Untersuchungstechnik

Es wird am sitzenden Patienten untersucht, der Arzt sitzt dabei etwas nach hinten versetzt ebenfalls. Der Patient sollte auf einem Stuhl mit Rückenlehne leicht schräg angelehnt sitzen. Wenn der Arm der zu untersuchenden Schulter in dieser Rumpfstellung frei herabhängt, befindet er sich in leichter Extension, was ein größeres Areal der anterosuperioren Rotatorenmanschette knöchern unbedeckt freigibt. Zudem kann der Arm mühelos bewegt werden. Der Schallkopf wird mit der dem Patienten zugewendeten Hand gehalten, die andere Hand führt den Patientenarm. Die dorsalen Anteile der Supraspinatussehne wie auch die Infraspinatussehne sind in der Rotationsneutralstellung des hängenden Armes noch vom Akromion überdeckt. Um sie darzustellen, nutzt man die Beweglichkeit des Schultergelenkes aus: Innenrotation und Retroversion bringen die dorsalen Rotatorenmanschettenanteile unter das korakoakromiale Fenster. In der Kombination von max. Innenrotation und Retroversion, also im sog. Schürzengriff, können auch bei weiter ventraler akromialer Überdachung etwa 2/3 der Infraspinatussehne abgebildet werden. Bei stark bewegungseingeschränkten Schultern muß auf die erweiterte, dorsale Standardposition (D) zurückgegriffen werden. Zur Abbildung rein dynamischer Phänomene wird am hängenden Arm in der Position I wechselweise aus mittlerer Innenrotation innen- und außenrotiert, in der Pos. II aus mittlerer Innenrotation passiv leicht abduziert und addziert und das Verhalten von Bursa und RM vor dem Lig. coracoacromiale beobachtet.

Geräteeinstellung

Bei wählbarer Fokusebene wird grundsätzlich der Nahfokus eingestellt bzw. bei im Bild dargestellter Fokusebene diese auf das Niveau der Rotatorenmanschette eingestellt. Bei selektiver Tiefenverstärkung können die Regler für Distanzen über 4–5 cm auf Null zurückgebracht werden. Die Gesamtverstärkung (Gain) wird so eingestellt, daß die Rotatorenmanschette ein gut erkennbares Echo zeigt. Dann wird mit den selektiven Reglern für die Nahbereiche das Bild so abgestimmt, daß der M. deltoideus eben noch erkennbar eine Struktur durch seine bindegewebigen Septen aufweist. Die Echogenität der Rotatorenmanschette ist nun erkennbar höher als die des Deltoideus. Dieses ideale Verhältnis zwischen den Echogenitäten von Deltamuskel und Rotatorenmanschette nimmt im Alter wegen verminderter RM-Echogenität und z. T. erhöhter Echogenität des Deltamuskels ab (Katthagen).

Dokumentation

Die Sektion Bewegungsapparat der Deutschen Gesellschaft für Ultraschall in der Medizin (DEGUM) fordert als Mindestdokumentation Bilder in 2 Schallkopfpositionen.

Von den Autoren wird empfohlen, in der Schallkopfposition I jeweils ein Bild in Außenrotation des Armes von ca. 30° (AR), Neutralstellung, mittlerer Innenrotation von ca. 45–60° (IR1) und im sog. Schürzengriff, also maximaler Innenrotation mit Retroversion (IR2) anzufertigen. In der Schallkopfposition II sollte nur in den beiden Innenrotationsstellungen von ca. 30–45° und im Schürzengriff dokumentiert werden. Die Auswertung von über 1500 operationskontrollierten Untersuchungen hat gezeigt, daß die Dokumentation in Neutral- und Außenrotationsstellung in der Position II keinen zusätzlichen Informationsgewinn erbringt und deshalb darauf verzichtet werden kann (Hedtmann und Fett, 1991). Bei Bedarf (z. B. bei stark bewegungseingeschränkten Schultern) wird ein zusätzlicher dorsaler Schnitt in der Pos. D sowie ein Sulkusschnitt (SU) angefertigt und dokumentiert.

Als Routinedokumentation ist ein Status mit 4 Bildern pro Schulter ausreichend (Hedtmann und Fett, 1991):

Pos. I: Neutral, IR1, IR2; Pos. II: IR1.

Wenn man hierbei 4 Bilder ohne pathologischen Befund oder aber mit eindeutigem pathologischen Befund erhält, ist die Wahrscheinlichkeit sehr gering, mit den 2 zusätzlichen Bildern der Standarddokumentation noch ergänzende Befunde zu erhalten. Dies gilt allerdings nicht für die Operationsplanung, bei der so viel Informationen wie möglich vorliegen sollten, um sowohl Größe wie Form des Defektes zu erfassen.

Das sonografische Bild der normalen Schulter

Statische Darstellung

Das Ultraschallbild einer normalen Schulter zeigt in den beschriebenen 2 Standardpositionen und 4 Gelenkstellungen fast alle relevanten Weichteilstrukturen, nur die Infraspinatussehne entzieht sich manchmal teilweise dorsal der kompletten Darstellung.

In der Schallkopfposition I erscheinen in Rotations-Neutralstellung des hängenden Armes als markante Bildbegrenzer die Konturen der Ecken von Akromion und Korakoid, die allerdings bei den heute gebräuchlichen small-part-Schallköpfen nur bei kleinen Schultern abgebildet werden können. In der Regel wird man nur eben die Korakoidspitze abbilden. Es ist darauf zu achten, daß sich der Schallkopf nicht auf, sondern unmittelbar lateral der korakoakromialen Linie befindet. An diesen Konturen findet eine Totalreflexion des Ultraschalls statt mit nachfolgendem Schallschatten. Zwischen den Akromion- und Korakoidkonturen befindet sich der gut konturierte Humeruskopf, an dessen Knorpel-Knochen-Grenze ebenfalls eine Totalreflexion stattfindet. Die subkutane Fettschicht ist von mittelgradiger Echogenität; sie wird durch eine gut reflektierende Grenzschicht (Faszie) vom Deltamuskel getrennt. Die Muskulatur zeigt ein durch ihre fibrösen Septen hervorgerufenes zart-gestreiftes Reflexmuster (Fornage et al., 1983). Die Verstärkung des Sonografiegerätes sollte so eingestellt werden, daß diese Septierungen eben noch erkennbar sind. Getrennt durch eine verstärkt echogene Schicht, die die Fascia subdeltoidea und das äußere Blatt der Bursa subacromialis repräsentiert, stellt sich darunter die Rotatorenmanschette dar. Normalerweise ist das innere Bursablatt nicht von der Rotatorenmanschettenoberfläche zu differenzieren und das Reflexmuster der RM ist weitgehend homogen und von etwas stärkerer Echogenität als der M. deltoideus. Die Bursa subacromialis kann fakultativ mit einer Bursa subcoracoidea in Kontakt stehen (der Übergang befindet sich dann meistens in der Intervallzone der Rotatorenmanschette) oder aber auch im Sinne eines gemeinsamen Bursaraumes kommunizieren, was sonografisch meistens nicht zu differenzieren ist. (Deshalb wird in den Schemazeichnungen zu den Ultraschallbildern die Bursastruktur als Bsca (B. subcoracoacromialis) bezeichnet.) An der Knorpel-Knochen-Grenze des Humeruskopfes findet eine Totalreflexion des Schalls statt, so daß dahinter eine Schalloch besteht. Die am oberen Pfannenrand entspringende und über den Humeruskopf und unter der Rotatorenmanschette ziehende lange Bizepssehne ist in der Neutralstellung in der korakoidalen Bildhälfte zu finden. Bei annähernd orthogonal auftreffenden Schall stellt sie sich typischerweise als eine annähernd runde bis gering querovale, etwas stärker echogene Struktur dar als die Rotatorenmanschette. Anatomisch markiert die Bizepssehne in Neutralstellung des Schultergelenkes die Übergangs- oder Intervallzone von Supraspinatusanteil zu Subskapularisanteil der Rotationsmanschette, so daß sie in dieser Position nur von einer einschichtigen, dünnen Kapsellage überdeckt ist. Deshalb stellt sich auch sonografisch die Überdeckung in dieser Position sehr zart und dünn dar. Korakoidal der langen Bizepssehne stellt sich regelmäßig und reproduzierbar eine sehr ähnlich aussehende, echoreiche und rundliche Struktur am Kranialrand der Subskapularissehne dar, die dem vorderen Schenkel des Lig. coracohumerale entspricht. Die Differenzierung gegenüber der langen Bizepssehne gelingt durch die topografische Zuordnung (vor allem bei dynamischer Untersuchung), wie auch durch den schmalen echoarmen Saum, der die gesamte Bizepssehne umgibt. Der hintere Schenkel des Lig. coracohumerale strahlt in die Vorderkante des Supraspinatussehnenansatzes ein und führt hier fakultativ zu einer leicht erhöhten Echogenität. Dies ist nicht so regelmäßig reproduzierbar wie die Darstellung des vorderen Schenkels.

Um die weiter dorsal liegenden Anteile der Rotatorenmanschette darstellen zu können, muß der Arm zunächst bei unveränderter Schallkopfposition innen- bzw. außenrotiert werden.

In mittlerer Innenrotation von ca. 45–60° (IR1) dreht sich die gesamte Supraspinatussehne unter das korakoakromiale Fenster. Bei weiterer Innenrotation (IR2) bis zum Schürzengriff wandert der ventrale Anteil der Infraspinatussehne unter den Schallkopf. Eine zuvor in Neutralstellung und ggf. auch in der mittleren Innenrotation noch sichtbare lange Bizepssehne verschwindet hierbei unter dem Proc. coracoideus. In Abhängigkeit von der ventralen akromialen Überdachung, der Skapulastellung und dem Ausmaß der möglichen Innenrotation und Extension ist die ansatznahe Infraspinatussehne von etwa der Hälfte bis zur kompletten Abbildung darstellbar.

In Außenrotation wandert der kraniale Anteil der Subskapularissehne mit dem vorderen Schenkel des Lig. coracohumerale unter das korakoakromiale Fenster, die lange Bizepssehne bewegt sich in akromialer Richtung und ist meist am akromialen Rande des Bildausschnitts sichtbar, um bei weiterer Außenrotation im Schallschatten des Akromions zu verschwinden.

In Schallkopfposition II, annähernd senkrecht zum Verlauf der korakoakromialen Linie, wird ebenfalls in Neutralstellung, Außen- und Innenrotation untersucht: In Abhängigkeit von der individuellen Retrotorsionsstellung des Humeruskopfes geht in Neutralstellung die gerade, intertuberkuläre Humeruskontur in die konvexe Kontur des Humeruskopfes über oder aber das Tuberculum majus ist bereits angeschnitten. Die Rotatorenmanschette präsentiert sich in analoger Weise wie in Schallkopfposition I über der Humeruskopfkontur. In mittlerer Innenrotation – IR1 – ist die mittlere (obere) Facette des Tuberculum majus dargestellt, so daß hier die Insertionszone der Supraspinatussehne beurteilt werden kann.

In maximaler Innenrotation mit Extension – IR2 – ist entweder das Tuberculum majus auch mit seiner dorsalen Facette bereits ventral vor das Akromion gedreht, so daß die Humeruskontur wieder ausschließlich rund ist (und die Rotatorenmanschette lateral spitzwinklig ausläuft), oder aber die dorsale Facette ist noch eben erkennbar angeschnitten.

In Außenrotation wie auch in Neutralstellung kann in der Schallkopfposition II die lange Bizepssehne mehr oder weniger tangential angeschnitten werden und im statischen Bild manchmal zu verwirrenden Darstellungen führen, einer der Gründe, warum diese Bilder auch nicht routinemäßig dokumentiert werden.

Dynamische Untersuchung

Den Abschluß der Untesuchung bildet die gezielte dynamische Exploration der Schulterstrukturen: In beiden Schallkopfpositionen wird der Arm systematisch rotatorisch durchbewegt und zudem abduziert, bis das Tuberculum majus unter dem korakoakromialen Bogen verschwindet. Bei der passiven Untersuchung der Rotationsbewegungen zeigen sich vor allem Bursaveränderungen (Verklebungen) durch gut erkennbaren Zug am umgebenden Gewebe, Aufwulstungen oder zum Gelenk hin konkave Einziehungen sowie den Verlust des normalerweise gut zu erkennden Gleitprozesses der einzelnen Gewebsschichten zueinander. Bei der passiven Abduktion kann man ähnliche Phänomene beobachten und zusätzlich gelegentlich in der Pos. II auch kurzzeitige Aufwulstungen der Rotatorenmanschette vor dem Lig. coracoacromiale.

Das pathologische Ultraschallbild der Schulter

Pathologische Befunde an der Bursa sub(coraco) acromialis und der RM werden unterschieden in *Formale Veränderungen* und *Strukturveränderungen* (Echogenitätsveränderungen)
- *Formale Veränderungen* umfassen Kaliberschwankungen von Bursa und RM, Stufenbildungen der Bursagrenzschicht oder RM, Konturumkehr der Bursagrenzschicht, fehlende Darstellung der RM.
- *Strukturelle Veränderungen* bezeichnen Abweichungen in der Echogenität der Rotatorenmanschette wie echoarme (hypoechogene) oder echoreiche (hyperechogene) Zonen, die ggf. auch in Kombination vorkommen können. Derartige Veränderungen sind auch

an der (pathologisch veränderten) Bursa sub(coraco)acromialis zu finden. Es fehlt hier bislang jedoch eine schlüssige wissenschaftliche Zuordnung zu bestimmten histologischen Veränderungen, auch wenn eigene Untersuchungen bislang nahelegen, daß echoreiche Bursaverbreiterungen eher chronisch-fibrosierenden Umbauten und echoarme Veränderungen vor allem entzündlich-ödematösen Prozessen entsprechen. Der Befund einer Echoveränderung der RM setzt voraus, daß es sich um eine zonale Veränderung mit angrenzend (annähernd) normaler RM-Darstellung handelt.

Bursa sub(coraco)acromialis

Verbreiterung. Relativ oft ist eine Verbreiterung der normalerweise 1 bis max. 2 mm dicken Bursa zu sehen, üblicherweise mit gegenüber der Rotatorenmanschette verminderter Echogenität. Es gibt zwei Varianten: 1. mit Ergußbildung im Lumen und klarer Darstellung des inneren Blattes auf der Rotatorenmanschettenoberfläche und 2. mit völlig unscharfer Begrenzung zur meist dann auch geschwollenen Rotatorenmanschette. Intraoperativ findet sich in solchen Fällen meist eine nicht nur verdickte, sondern auch infiltrierte Bursa. Bei chronischen Prozessen findet sich auch gelegentlich eine Verbreiterung der relativ echogenen äußeren Bursawand mit deutlich konturiertem Hervortreten des inneren Bursablattes, eine sog. Doppellamellierung.

Stufenbildung/Unterbrechung. Im normalerweise harmonisch kranial-konvex gekrümmten Verlauf der Bursagrenzkontur tritt eine Stufe oder aber Unterbrechung auf. Diese ist meistens Folge einer läsionsbedingten Kaliberschwankung der Rotatorenmanschette bei Mitreaktion der Grenzschicht. Selten tritt die Stufenbildung ohne erkennbare Kaliberveränderung der RM auf, sondern nur über einer Zone veränderter Echogenität. In jedem Fall ist die Stufenbildung ein Befund, der fast nur bei Rotatorenmanschettendefekten zu erheben ist.

Konturumkehr. Die Konturumkehr ist das Durchhängen der Bursagrenzschicht über einem Totaldefekt der RM, selten über einem Partialdefekt. Es kommt dabei zu einer kranial-konkaven Grenzschichtkontur, die immer pathologisch und für einen RM-Defekt beweisend ist (Ausnahme: Übergangszone der RM in Pos. I und AR). In der Regel ist die Konturumkehr mit einer echoarmen, zonalen Strukturveränderung der RM kombiniert. Die Konturumkehr ist meistens besonders auffällig in der Schallkopfposition II.

Rotatorenmanschette

Formale Veränderungen

Verschmälerung der RM. Die Verschmälerung oder Ausdünnung der Rotatorenmanschette findet man sowohl bei Partialrupturen wie auch in den Randzonen von Totalrupturen. Häufig ist die Verschmälerungszone auch strukturell im Sinn zunehmender Echogenität verändert (Hedtmann und Fett, 1991), insbesondere in den Randbereichen von Rotatorenmanschettendefekten. Oft findet sich auch eine Verschmälerung mit echoarmer Darstellung des Defektareals. Eine gleichzeitige Verschmälerung der Rotatorenmanschette mit Verbreiterung der Bursa unter Erhalt des Gesamtkalibers von Rotatorenmanschette und Bursagrenzschicht bezeichnet man als Pseudoverbreiterung der Bursa.

Kalibersprung der RM. Die RM zeigt eine abrupte Verminderung der Breite, die beweisend für einen Defekt ist. Der Befund kann bei Partial- wie auch Totalrupturen erhoben werden, geht oft mit Bursastufen einher.

Fehlende Darstellung der RM. In solchen Fällen liegt der M. deltoideus direkt auf dem Humeruskopf, getrennt nur durch eine meistens deutlich schallreiche, schmale Trennschicht (Bursa): Dies ist die typische Darstellung ausgedehnter RM-Defekte, denen im Operationssitus die sog. Humeruskopfglatze entspricht.

Verbreiterung der Rotatorenmanschette. Dies ist ein relativ seltener Befund, der sowohl bei akuten Subakromialsyndromen wie z. B. dem in Lösung gehenden Kalkdepot, aufgefunden wird, wie auch bei chronischen Rotatorenmanschettensyndromen. Die Rotatorenmanschette zeigt hierbei oft eine Verbreiterung, mit relativ echoarmer Strukturdarstellung, und in über 95% der Fälle eine ebenfalls verbreiterte, und zur RM nur unscharf und verwaschen abgrenzbare, Bursa subacromialis. Makroskopisch findet sich in solchen Fällen regelmäßig eine deutlich gefäßinfiltrierte Oberfläche der verquollenen

RM, wobei die histologische Untersuchung in der Regel eher weniger auffällig ist als der makroskopische Befund. Der Zustand entspricht der sog. Tendinitis des angelsächsischen Sprachraumes. Der sonografische Befund bedarf immer der Kontrolle der Gegenseite.

Strukturelle Veränderungen (Echoveränderungen) der RM

Inhomogenität. Häufig findet man mit zunehmendem Alter ein Muster kleiner, feinfleckiger Herde wechselnd erhöhter und verminderter Echogenität, die als Inhomogenität der sonografischen Struktur bezeichnet werden. Sie entsprechen intraoperativ oder arthroskopisch häufig Ober- oder Unterflächenveränderungen der RM, die als Degenerationszeichen anzusehen sind. Die gleichmäßige Echogenität der jugendlichen Rotatorenmanschette geht mit zunehmendem Alter in ein inhomogenes Muster über, wobei nach Katthagen (1988) die Gesamtechogenität der Sehnen abnimmt, wofür die fortschreitende Desintegration der Kollagenstrukturen verantwortlich ist.

Der Befund wird auch bei Patienten mit diffusen Kalkimprägnationen erhoben, ist also nicht spezifisch für die Sehnendegeneration. Gelegentlich ermöglicht oft erst der Vergleich mit dem Röntgenbild die genaue Zuordnung.

Die echoarme (hypoechogene) Zone. Es handelt sich hier um Zonen fast völlig fehlender Schallreflexion in der Rotatorenmanschette, meistens eine Ausdehnung von 2 cm nicht überschreitend. Makroskopisch handelt es sich nach Operationsbefunden in der Mehrzahl um Totalrupturen, seltener um Partialrupturen. Die Abbildung in den 2 Ebenen erlaubt eine präzise Größen- und Lokalisationsbestimmung.

Die echoreiche (hyperechogene) Zone. Man findet den Befund einerseits bei Verkalkungen, andererseits bei Partialrupturen oder aber in den Randzonen einer Totalruptur. Dabei entsprechen die echoreichen Regionen aufgequirlten Fibrillen des Defektrandes wie auch reparativen Zonen von Granulationsgewebe (Katthagen, 1988). Ein Kalkdepot kann ein sehr ähnliches Bild hervorrufen, wenn kein Schallschatten vorhanden ist. Eine Sonderform ist das sog. zentrale Echoband, das durch Anschnitt der Rupturränder bildlich entsteht.

Die kombinierte echoreiche und echoarme Zone. Umschriebene Herde erheblich verstärkter Echogenität, die die ganze Rotatorenmanschette durchsetzen mit benachbarter oder aber in anderer Schallkopfposition oder Gelenkstellung anzutreffender echoarmer Zone. Operativ zeigte sich in diesen Fällen meistens eine Längsruptur oder L-förmige Ruptur mit maximal 3–4 cm Länge und Dehiszenz von max. 2 cm.

Echoreiche Zonen bei Verkalkungen. Diese treten in 2 Varianten auf: Einerseits durchsetzen sie mehr oder weniger das ganze Rotatorenmanschettenkaliber. Sie geben nur in ca. der Hälfte der Fälle einen Schallschatten und können deshalb zur Verwechslung mit RM-Defekten führen. Andererseits erscheinen sie auch als Sicheln mit darunter liegendem Schallschatten.

Röntgenologisch sichtbare, kleine Verkalkungen, die sich nur als schmale Zonen von weniger als 5 mm Ausdehnung präsentieren, zeigen sonografisch oft nur eine umschriebene echoreiche Zone der Rotatorenmanschette, die von Inhomogenitäten oft kaum zu unterscheiden ist. Hier spielt eine Rolle, daß das Ultraschallbild nur einen kleinen Ausschnitt eines solchen Herdes schneidet, während im Röntgenbild ein Summationseffekt besteht. Größere Verkalkungen können den gesamten Querschnitt der Sehne durchsetzen und damit zur Fehldiagnose einer Partialruptur verleiten. Wenn sie eine Totalreflexion des Ultraschalls mit einem Schallschatten und damit sektorieller Auslöschung der Kontur des darunter befindlichen Humeruskopfes hervorrufen, ist keine Verwechslung mehr möglich, denn dieses Bild findet sich nur bei Verkalkungen oder den – extrem seltenen – Ossifikationen der RM.

Lange Bizepssehne

An der langen Bizepssehne können prinzipiell auch formale von strukturellen Veränderungen unterschieden werden. Da diese jedoch immer in typischen Kombinationen auftreten, ist für praktische Zwecke eine Differenzierung in formale und strukturelle Kriterien nicht sinnvoll. Die Darstellung der langen Bizepssehne ist hinsichtlich der Echogenität artefaktanfällig, außerdem besteht eine große interindividuelle Variabilität der sonografischen Abbildbarkeit. Deshalb sollten eindeutige befundliche Aussagen immer die Kontrolle der Gegenseite einschließen.

Verbreiterung. Die lange Bizepssehne wird relativ häufig verdickt angetroffen, wobei als signifikanter Befund eine Querschnittsvergrößerung im orthograden Schnitt um mehr als 1/3 gewertet wird. Dabei ist darauf zu achten, die Sehne annähernd orthograd zu schallen, was in der Position I am besten in leichter Außenrotation gelingt. Geringe Verbreiterungen können üblichen Schwankungen des Rechts/Links-Verhältnisses entsprechen und andererseits kann eine nicht exakt orthograde, sondern leicht schräg geschnittene Projektion den Querschnitt ebenfalls vergrößert erscheinen lassen. Die normalerweise echoreichere Struktur gegenüber der Rotatorenmanschette ist bei Verdickungen der Sehne meistens isoechogen oder sogar hypoechogen verändert. Dies entspricht einer tendinitischen Ödematisierung und Verdickung der Sehne, die intraoperativ vielfach auch zusätzlich Längsauffaserungen der Sehne zeigt. Der Abstand zwischen Humeruskopfkontur und kranialer Grenze der RM über der Bizepssehne darf nicht größer sein als im benachbarten Supraspinatus. Eine begleitende Tenosynovitis und Synovitis der Übergangszone der Rotatorenmanschette bzw. der den Sulkus bedeckenden Strukturen führt zum Bild des echoarmen Hofes um die Sehne („Halo").

Bei erhaltenem und intakten Lig. transversum humeri ist keine nenneswerte Schwellung der Sehne oder der Synovialmembran im ligamentbedeckten Sulkusanteil möglich. Aufwulstung des transversen Bandes deutet auf seine mechanische Insuffizienz hin.

Verschmälerung und fehlende Darstellung. Bizepssehnenpartialrupturen kommen mit und ohne Rotatorenmanschettendefekte vor. In solchen Fällen findet man dann ein verringertes Kaliber oder aber auch eine fehlende Darstellung entweder intraartikulär (Pos. I) oder auch extraartikulär im Sulcus bicipitalis (Pos. SU). Im Sulcus bicipitalis ist die komplette Darstellu8ng aller Wandkonturen gleichzeitig mit der Bizepssehne oft nicht in einem Bild möglich, da die kleinen Verkippungen des Schallkopfes, die zur scharf konturierten Darstellung des Sulcus erforderlich sind, zum tangentialen Anschnallen der Bizepssehne führen, die damit echoarm bis sogar echofrei erscheint und zur Fehldiagnose einer Bizepsruptur verleitet.

Dynamische Untersuchung

Umschriebene Prozesse der Rotatorenmanschette oder der Bursa subacromialis, die die Gleitfähigkeit beeinträchtigen und wahrscheinlich für die sog. Impingementsyndrome mitverantwortlich sind, stellen sich oft bei der dynamischen Untersuchung sehr eindrucksvoll dar. Aufwulstungsprozesse von Bursa und/oder RM werden dabei vor der vorderen Akromionkante mit der dynamischen Untersuchung in Schallkopfposition I in Wechselrotation des hängenden Armes oder bei Anteversion erfaßt. Aufwulstungen vor dem Lig. coracoacromiale können gut bei passiver Elevation in Schulterblattebene in der Schallkopfposition II erfaßt werden. Die Dokumentation dieser in der dynamischen Monitordarstellung oft sehr eindrucksvollen Prozesse im statischen Bild ist jedoch vielfach enttäuschend, da es nur schwer gelingt, im richtigen Augenblick der jeweiligen Bewegung die Freeze-Taste zu betätigen. Falls vorhanden, ist eine M-Mode-Einrichtung des Ultraschallgerätes hilfreich, wie sie in der Echokardiografie üblich ist. Damit lassen sich sehr gut Niveaudifferenzen zwischen Humeruskopfkontur und Rotatorenmanschette bzw. Bursa subcoracoacromialis in verschiedenen Rotations- oder auch Abduktionsstellungen darstellen. Neben Aufwulstungen und Einziehungen ist in der dynamischen Untersuchung oft ein eindrucksvoller Wechsel der normalerweise immer kranial-konvexen Kontur der RM zu einer konkaven Konfiguration zu sehen, wie dies bereits unter den statischen Befunden als Konturumkehr beschrieben wurde.

Die Diagnose des Rotatorenmanschettendefektes

Mögliche Artefakte bei den reinen Echoveränderungen und projektionsbedingte Varianten der Rotatorenmanschettendarstellung, v. a. an der Ventral- und Dorsalfacette des Tub. majus in der Pos. II, erfordern klare Kriterien zur Diagnose der Rotatorenmanschettenruptur. Ein Rotatorenmanschettendefekt als anatomisch schwerwiegendste Läsion der Schulterweichteile darf sonografisch deshalb nur unter bestimmten Bedingungen diagnostiziert werden. Immerhin kann diese Diagnose Anlaß zu operativer Intervention geben. Die Diagnose muß deshalb bestimmte Voraussetzungen erfüllen:

Der auffälligste oder ausgedehnteste Befund wird als Diagnosekriterium bezeichnet. Ein zweiter, ebenfalls pathologischer Befund wird als Bestätigungskriterium bezeichnet. Diagnosekriterium und Bestätigungskriterium können durchaus identisch sein, müssen aber in zwei Gelenkstellungen oder zwei Schallkopfpositionen darstellbar sein. Alternativ genügt ein Bild, in dem 2 Kriterien dargestellt sind, z.B. eine Konturumkehr der Bursagrenzschicht und eine Verschmälerung der RM.

Fehlermöglichkeiten

Es können prinzipiell zwei unterschiedliche Fehlertypen unterschieden werden:
- Untersuchungsfehler und
- Interpretationsfehler.

Untersuchungsfehler

Viele Untersuchungsfehler kann man vermeiden, wenn man sich mit der normalen und pathologischen Anatomie gut vertraut macht. Das Wissen um die Anatomie umfaßt auch die bei der jeweiligen Armstellung im korakoakromialen Schallfenster eingestellten Strukturen.

Der Schallkopf muß am lateralen Rand der korakoakromialen Linie aufgesetzt werden. Bei zu weit proximaler Position verfehlt man die wichtige Ansatzzone der RM. Hinzu kommt, daß sich der Muskel-Sehnen-Übergang der Supraspinatussehne etwa unter dem Lig. coracoacromiale befindet. In seltenen Fällen ist der Muskel-Sehnen-Übergang aber auch weiter distal zu finden. Wenn man dann den Schallkopf zu weit proximal positioniert, schallt man den Muskel an, der echoarm erscheint und es wird die Fehldiagnose einer Ruptur aufgrund eines echoarmen Herdes gestellt.

In der Position II soll der Schallkopf unmittelbar vor der vorderen Akromionkante liegen, ansonsten erfaßt man die lange Bizepssehne im intraartikulären Verlauf. Da sie dabei meistens wechselnd orthograd und tangential angeschallt wird, wechselt auch ihre Echogenität. Diese Bilder sind wenig aussagekräftig und stellen auch nicht das Abbildungsziel der Pos. II dar, die die Ansatzzone der RM am Tub. majus erfassen soll.

Bei freier Beweglichkeit überschneiden sich die Bilder in den verschiedenen Armstellungen in der Position I um ca. 1/3, so daß bei korrekter Schallkopfpositionierung regelmäßig ein Hineinwandern eines pathologischen Befundes in einen anderen Bildanteil verfolgt werden können muß.

Bei stark bewegungseingeschränkten Schultern erfassen die Pos. I und II nur einen verminderten RM-Ausschnitt. In solchen Fällen muß auf die präakromialen transversalen und sagittalen Hilfspositionen des Schallkopfes zurückgegriffen werden. Die Infraspinatussehne kann außerdem auch in Anteversion des Armes von dorsal in der erweiterten Standardposition D erfaßt werden.

Der Schallkopf muß immer annähernd orthograd zur zu beurteilenden Struktur auf die Haut aufgesetzt werden. Bei Verkippung des Schallkopfes aus der optimalen Position heraus kommt es zur Unschärfe der Grenzkonturen und Minderung der Echogenität der Rotatorenmanschette. Man produziert künstlich einen sog. Echodifferenzeffekt (s. u.).

Interpretationsfehler

Diese Fehler entstehen immer dann, wenn man gegen Regeln der Weichteilsonografie verstößt. Hierzu gehört vor allem die Beachtung möglicher Artefakte. Hier wird auf die gängigen Lehrbücher der Sonografie verwiesen (Bücheler, Friedmann, Thelen, 1983; Fiegler 1984; Götz 1983) sowie auf das Kompendium von Graf (1985, 1989), der die orthopädisch-relevanten Phänomene besonders behandelt, und vor allem auch auf die sich u.a. speziell mit Artefakten beschäftigende Arbeit vonn Kaarmann (1988).

Bursa- und Grenzschichtveränderungen. Die Bursa subacromialis reicht unterschiedlich weit nach korakoidal. Sie kann mit einer Bursa subcoracoidea in Kontakt stehen oder auch kommunizieren, wie eigene präoperative Injektionsversuche zeigten. Wenn eine Bursa subacromialis nicht sehr weit nach korakoidal reicht, entsteht an ihrem Ende eine kleine Stufe, die in solchen Fällen normal ist und dann meistens über der Intervallzone der RM gefunden wird. Laterale, ansatznahe Partialrupturen mit Ausdünnung der Rotatorenmanschette ohne gleichzeitige Echogenitätsveränderungen können in der Position II verkannt werden, wenn eine begleitende Konturumkehr fehlt und die Bursagrenzschicht-Kontur nur vorzeitig ausläuft. Hier hilft der Vergleich mit der Gegenseite.

Echogenitätsveränderungen. Die lange Bizepssehne wird leicht mit dem am Kranialrande der Subskapularissehne verlaufenden Lig. coracohumerale (vorderer oder unterer Schenkel) verwechselt, das ebenfalls rundlich und echoreich erscheint. Die Klärung bringt meistens die dynamische Untersuchung, die beide Strukturen in Bewegung zeigt und den echoarmen Hof um die Bizepssehne zeigt. Bevor ein Befund als echoreicher Herd interpretiert wird, sollten immer die lange Bizepssehne und das Lig. coracohumerale eindeutig identifiziert worden sein.

Echoreiche Zonen sind einerseits ein gelegentlicher Befund bei Partialrupturen wie auch in den Randzonen von Totalrupturen. Andererseits findet man sie regelmäßig als Echobild von Verkalkungen. In solchen Fällen ist beim Fehlen eines Schallschattens manchmal nur schwer eine eindeutige Zuordnung (Kalk oder RM-Defekt?) möglich. Zweifelsfälle klärt die Röntgenuntersuchung, ggf. in veränderter Rotationsstellung des Gelenkes.

Echoarme Zonen sind immer hinweisend auf einen Rotatorenmanschettendefekt. Andererseits sind Echominderungen auch die häufigste Manifestation von Artefakten an der Schulter. Hier ist vor allem an den sog. Echodifferenzeffekt zu denken, der immer beim Anschallen gewölbter Oberflächen auftritt.

Nur die annähernd orthograd getroffenen Oberflächenanteile reflektieren vollständig zum Schallkopf, an den Rändern wird ein Teil des Ultraschalls entsprechend dem Auftreffwinkel am Schallkopf vorbei reflektiert, so daß auf diese Weise echogeminderte Zonen entstehen. Eine echoarme Zone darf deshalb nur diagnostiziert werden, wenn sich an den echoarmen Herd beidseits Rotatorenmanschettenanteile (annähernd) normaler (oder ggf. auch erhöhter) Echogenität anschließen. Die Überprüfung auf Artefakte gelingt leicht mit der dynamischen Untersuchung: Ein echoarmer Herd als Ausdruck eines RM-Defekts wandert bei der dynamischen Untersuchung mit, ein Artefakt bleibt ortsständig.

Leistungsfähigkeit der Schultersonografie

Wir verfügen mittlerweile über die ausgewerteten Erfahrungen von über 6000 Untersuchungen sowie über 1500 operationskontrollierte sonografische Schulteruntersuchungen. Dabei zeigte sich, daß die Sensitivität in der Erfassung von Totalrupturen bei über 96%, die der Erfassung von Partialrupturen mit mindestens 1/3 der Manschettendecke über 90% beträgt. Die Häufigkeit falsch positiver Befunde liegt hinsichtlich der Totalrupturen unter 2%, bei sonografisch diagnostizierten Partialrupturen bei 5–10%.

Im Vergleich mit der Arthrografie wurden alle arthrografisch positiven Befunde auch sonografisch erfaßt. In der Diagnostik der Partialrupturen versagte die Arthrografie regelmäßig bei intratendinöser bzw. bursaseitiger Lokalisation sowie z. T. auch bei Totalrupturen.

Die postoperative Sonografie der Rotatorenmanschette

Nach RM-Rekonstruktionen vergehen mindestens 3 Monate, in der Regel 6 Monate, bis sich wieder eine klar konturierte Grenzschicht von Bursa und RM einstellt. Bis zu diesem Zeitpunkt findet man meist eine mehr oder weniger ausgeprägte Bursaverbreiterung mit verwaschenem Übergang zur RM. Die sonografische Aussage muß sich bis zu diesem Zeitpunkt auf die Beschreibung dieser Strukturen sowie dynamischer Phänomene beschränken. Aussagen hinsichtlich der Echogenität der RM sind innerhalb der ersten drei Monate nur mit Vorbehalt zu treffen, da im Naht- und Reinsertionsbereich sehr unterschiedlich lang die Echostruktur unvorhersehbar verändert ist.

Eine Abplattung der Kontur ist bei der üblicherweise nicht orthotop sondern leicht dystop im anatomischen Hals und der artikulärseitigen Basis der oberen Facette des Tub. majus erfolgenden Reinsertionsstelle normal. Weiterhin ist zu berücksichtigen, daß die reinserierten Rotatorenmanschettensehnen nicht immer eine normale Dicke aufweisen, so daß auch bei einer Verschmälerung die Kontinuität der Rekonstruktion erhalten sein kann.

KAPITEL 2

Bildgebung des Schultergelenks: CT und MRT

A. Engel, R. Kluger

Einleitung

Die bildgebende Diagnostik mit MRT, MR Arthrografie, nativ CT und CT Arthrografie ermöglicht die Beantwortung nahezu aller Fragen nach morphologisch manifesten Erkrankungen des Schultergürtels. Aufgrund der verbesserten Technik bildgebender Verfahren fällt die Entscheidung, invasive Schulterdiagnostik (z.B. Arthroskopie) oder eine weniger oder nicht invasive Diagnostik mit einer der heute zur Diskussion stehenden Methoden durchzuführen, häufiger zugunsten der wenig invasiven Methoden aus. Die Operationsplanung kann meist allein auf der Grundlage von Anamnese, klinischer Untersuchung und moderner Bildgebung exakt durchgeführt werden.

Zielsetzung dieser Arbeit ist es, die Aussagekraft bildgebender Verfahren im Hinblick auf häufige Erkrankungen des Schultergürtels zu vergleichen. Dies schließt auch einen Blick in die Literatur der letzten Jahre ein, da neue Methoden entwickelt wurden und sich die Schwerpunktsetzung bei der Wahl der optimalen bildgebenden Methode geändert hat. Eine Literaturübersicht der Zahl der in der MEDLINE erhebbaren Arbeiten von 1991 bis Anfang 1998 zeigt Abb. 1. Über den gesamten Zeitraum sind der nativ MR die jeweils meisten Publikationen pro Jahr gewidmet. Für die CT und CT Arthrografie wurden 1994 16 Arbeiten zum Fragenkomplex Schulterdiagnostik veröffentlicht (Quelle Medline). Nach 1994 scheint die CT und CT Arthrografie für manche Fragestellungen an Bedeutung verloren zu haben. Eine Analyse der diagnostischen Schwerpunkte dieser Verfahren zeigt, daß die CT für die Frakturdiagnose weiter unentbehrlich ist, während z.B. auf dem Gebiet der Instabilitätsdiagnostik die MR Arthrografie die CT Arthrografie weitgehend verdrängt hat. Die MR Arthrografie hat seit 1991 kontinuierlich an Bedeutung gewonnen.

Was sind nun die häufigsten Fragestellungen an bildgebende Verfahren, die sich aus der klinischen Untersuchung ergeben? Es sind die Verdachtsdiagnosen: Läsion der Rotatorenmanschette, vordere und hintere Instabilität (Bankart Läsion etc.); Zustand des Kapsel-Bandapparates, SLAP Läsionen (Superior Labrum Anterior Posterior Lesions), knöcherne Traumata des Schultergürtels, Knochenmarködemsyndrome (z.B. posttraumatisch oder metabolisch toxisch), Osteonekrosen, Knorpelläsionen (z.B. Osteochondrosis dissecans am Humeruskopf), Neoplasien oder auch die Frage nach entzündlichen Erkrankungen wie z.B. die Capsulitis adhaesiva.

Diagnostik der Rotatorenmanschette

CT Arthrografie

Relativ wenig Bedeutung hat, an der Zahl der Publikationen gemessen, die CT Arthrografie. Die CT Arthrografie war bis 1993 als Screeningmethode für die Rotatorenmanschettenruptur anerkannt (Hylebroek et al., 1991; Pricca et al., 1993). Goutallier hat 1994 die fettige Degeneration der Rotatorenmanschette als Folgewirkung der Ruptur quantifiziert (Goutallier et al., 1994). Nach 1994 tritt die CT Arthrografie als Diagnosemethode für die Rotatorenmanschettenruptur in den Hintergrund. Dies ist einerseits auf den verstärkten Einsatz der Sonografie zurückzuführen. Die Sonografie scheint eine der CT Arthrografie vergleichbare Aussagekraft zu besitzen (van Moppes et al., 1995). Auch die nativ MR hat, ohne daß eine Strahlenbelastung für den Patienten besteht, eine der CT Arthro vergleichbare Aussagekraft (Vestring et al., 1991; Imhoff et al., 1996). Es liegen zur Zeit keine Arbeiten, welche die Aussagekraft von MR Arthro und CT Arthro bezüglich Rotatorenmanschettenruptur direkt vergleichen, vor.

Nativ MR

Die nativ MR hat zunächst den Vorteil, die Strahlenbelastung für den Patienten zu ersparen (Crues et al., 1991; Trappe et al., 1992). Die nativ MR ist auch exakter als die konventionelle Arthrografie (Pigeau et al., 1992) und stellt Weichteile (Gagey et al., 1993), z.B. den subacromial zwischen Bursa und Acromion gelegenen Fettstreifen sehr gut dar (Vahlensieck et al., 1992). Nativ MR und Sonografie stehen bei der Diagnose kompletter Rotatorenmanschettenrupturen miteinander in Konkurrenz. Hodler bezeichnet die Sonografie, untersucherabhängig, als der nativ MR ebenbürtig (Hodler et al., 1991). Zahlreiche weitere Untersuchungen bestätigen die potentielle Gleichwertigkeit von Sonografie und nativ MR hinsichtlich der kompletten Rotatorenmanschettenruptur (Alasaarela et al., 1997; Malvestiti et al., 1997; Bachmann et al., 1997). Ianotti gibt für die nativ-MRI 100% Sensitivität und 95% Spezifität an (Ianotti et al., 1991). Andererseits gibt Hasan et al. für die Sonografie 95% Sensitivität und 98% Spezifität an (Hasan, 1998). Davon unabhängig ist unbestritten, daß die Arthroskopie exaktere Befunde als die nativ MR liefert (Wnorowski et al., 1997; Suder et al., 1994).

Welche diagnostischen Fragen können mit der nativ MR beantwortet werden? Neben der Diagnose einer kompletten Ruptur können intratendinöse Veränderungen sowie Veränderungen im Subacromialraum beurteilt werden. Der Normalbefund der Rotatorenmanschette in der nativ-MRI ist in T1 Sequenzen ein dunkles (Sehnen)signal im Ansatzbereich. Eine häufige Quelle von Verwechslungen mit einem Partialdefekt der RM stellt der „magic angle Effekt" dar. Es handelt sich um eine Anhebung des T1 Signals medial des Sehnenansatzes aufgrund des in 55° zum Kollagenfaserverlauf einwirkenden Magnetfeldes. Der Effekt fehlt charakterischerweise in T2 gewichteten Sequenzen (Erickson et al., 1993). Komplette Rupturen zeigen subacromial gelegene Gelenksflüssigkeit. Bei Fehlen von Gelenkserguß ist eine klare Aussage unter Umständen nicht möglich (Rafii et al., 1990). Partialrupturen können als Signalanhebung in T2 gewichteten Sequenzen nachgewiesen werden. Ein indirektes Zeichen einer Partialruptur kann z.B. eine Bursitis subacromialis sein (Fukuda et al., 1994). Intratendinöse Sehnenveränderungen (z.B. bei Impingement) können im nativ MR mit 93% Sensitivität und 87% Spezifität dargestellt werden. Sie zeigen sich als Signalanhebung (erhöhter Wassergehalt) in T1 Protonen gewichteten Sequenzen und T2 Spin Echo Sequenzen sowie in Gradienten Echo und STIR Sequenzen. T2 (fat suppressed) Sequenzen eignen sich zur Darstellung subacromialer Flüssigkeit (Ianotti et al., 1991). Die Grenzen der nativ MR liegen in der Detailauflösung im Bereich physiologischer Grenzschichten, z.B. bei der Darstellung von Intervallläsionen (Seeger et al., 1993).

MR Arthrografie

Die Einführung der MR Arthrografie in die Diagnostik der Rotatorenmanschettenruptur hat die Detailauflösung gegenüber der nativ MR verbessert (Palmer, 1993; Tirman, 1993; Palmer, 1995; Hodler, 1996; Funke, 1996; Stoller, 1997; Petersilge, 1997; Tirman, 1997; Guckel, 1997).

Welche diagnostischen Fragen können mit der MR Arthrografie beantwortet werden? Neben der Rupturdiagnose ist die exakte Größenbeurteilung der Ruptur, die Darstellung von Partialrupturen, von Rerupturen sowie die Darstellung von Intervallläsionen möglich. Die MR Arthrografie ist der nativ-MR bei der Diagnose der Partialruptur der Rotatorenmanschette überlegen (Karzel und Snyder, 1993; Hodler et al., 1992; Palmer et al., 1993; Traugber und Goodwin, 1992). Die MR Arthrografie ist der nativ-MR auch bei der Diagnose der Reruptur der Rotatorenmanschette überlegen (Karzel und Snyder, 1993).

Zusammenfassend kann zur Diagnostik der Rotatorenruptur gesagt werden, daß die Sonografie als Screeningmethode zu bevorzugen ist. Sie hat eine der CT Arthrografie und auch der nativ MR vergleichbare Aussagekraft (s.o.). Die MR Arthrografie ist den anderen bildgebenden Verfahren überlegen bzw. sie ist der CT Arthrografie aufgrund der fehlenden Strahlenbelastung vorzuziehen. Allerdings ist die MR Arthrografie technisch aufwendiger als Sonografie und sollte Spezialfragen vorbehalten bleiben. Die MR Arthrografie besitzt die größte Aussagekraft, wenn T1 gewichtete fettunterdrückte Sequenzen verwendet werden (Palmer et al., 1993; Funke et al., 1996).

Diagnose der Schultergelenksinstabilität und der Veränderungen an Labrum und den glenohumeralen Bändern

Nativ MR

Die Literaturübersicht seit 1991 zeigt eine anfangs noch große, bis 1998 aber abnehmende Bedeutung der nativ MR bei der Diagnose der Schultergelenksinstabilität und der Veränderungen an Labrum und glenohumeralen Bändern. Mit Hilfe der nativ MR konnten beispielsweise die Labrumtypen nach Zlatkin (Gudinchet et al., 1992), das normale Labrum (McCauley et al., 1992; Tosch et al., 1992) und die glenohumeralen Bänder in Innenrotation und Außenrotation des Schultergelenkes (Bonutti et al., 1993) beschrieben werden. Liou et al. (1993) und Neumann et al. (1991) haben über Darstellung von Normvarianten des vorderen Labrums im nativ MR publiziert. Das vordere Labrum kann demnach dreieckig, halbmondförmig, gespalten, gekerbt, und abgerundet sein. Das pathologisch veränderte vordere Labrum ist im nativ MR abgelöst, zerrissen und nach Luxation fehlstehend beschrieben (McCauley et al., 1992). Die nativ-MR birgt einige Fehlerquellen bei der Beurteilung des Labrums: Es ist zu beachten, daß der zwischen Labrum und Glenoid liegende hyaline Knorpel zu einer Signalanhebung in T1 Sequenzen führt. Eine Verwechslung mit einem sublabralen Foramen oder mit einem Buford Komplex ist möglich. Der Kontakt der glenohumeralen Ligamente mit dem Labrum erschwert die Beurteilung (Liou et al., 1993; Tuite et al., 1996). Die Arthroskopie steht als invasive diagnostische Methode in Konkurrenz zur nativ MR und übertrifft diese an Genauigkeit (Imhoff et al., 1992; Suder et al., 1994, 1995). Die Erfahrung zeigt, daß ein Gelenkserguß die Aussagekraft der nativ MR steigert (Runkel et al., 1993; Wintzell et al., 1996).

MR Arthrografie

Seit 1992 ersetzt die MR Arthrografie zunehmend die nativ MR bei der Diagnose von Pathologien des Labrums und der glenohumeralen Bänder. Tirman konnte Bankart Läsionen gegenüber dem Arthroskopiebefund mit 89% Sensitivität und 98% Spezifität nachweisen. Über die Pathologie der glenohumeralen Bänder konnte 1993 von Tirman noch keine signifikante Aussage gemacht werden (Tirman et al., 1993). Chandnani hat die Aussagekraft von MR Arthro, nativ MR und der CT Arthro mit Arthroskopiebefunden verglichen und die MR Arthro als das bildgebende Verfahren mit der größten Sensitivität und Spezifität charakterisiert (Chandnani et al., 1993). In den folgenden Jahren wurden auch die glenohumeralen Bänder detaillierter dargestellt. Palmer et al. (1994) und Massengill et al. (1994) haben dies für das Labrum und das IGHL (unteres glenohumerales Ligament) mit 90–95% Sensitivität und 90–95% Spezifität getan. 1995 wurde auch das MGHL (mittleres glenohumerales Ligament) mit 92% Sensitivität und 92% Spezifität nachgewiesen (Palmer et al., 1995). Schließlich wurde auch das SGHL (oberes glenohumerales Ligament) mit 100% Sensitivität und 94% Spezifität dargestellt (Chandnani et al., 1995). Hagl Läsionen (Tirman et al., 1996) sowie Artefakte, pitfalls und Varianten der Norm (Buford Komplex) wurden beschrieben (Beltran et al., 1997; Gukkel et al., 1997; Willemsen et al., 1998).

CT Arthrografie

Die CT Arthrografie war lange Zeit der „gold standard" der Diagnose von Labrum und glenohumeralen Bändern. Die vordere Instabilität (Obrist et al., 1991; Wybier et al., 1992; Will et al., 1993; Obrist et al., 1994) wurde ebenso wie die hintere Instabilität (Pollock et al., 1993) und die Normvarianten des Labrums (Dewatre et al., 1994) mit der CT Arthrografie diagnostiziert. Peh et al. (1994) hat als Indikationen der CT Arthrografie die Arthrose, Arthritis, vordere Instabilität, die Kapselbänder, die multidirektionale Instabilität, Schulterdeformitäten und freie Gelenkskörper angegeben. Die Arthroskopie steht als diagnostische Methode auch zur CT Arthro in Konkurrenz (Link et al., 1994). Bei der vorderen Instabilität ist die Arthroskopie zur Wahl der OP-Methode oft zusätzlich nötig (Jurgensen et al., 1996).

> Zusammenfassend kann gesagt werden, daß die CT Arthro aussagekräftiger ist als die nativ MR (Coumas et al., 1992; Wilson et al., 1994; Imhoff et al. 1996). Allerdings übertrifft die MR Arthrografie sowohl die CT Arthrografie (Chandnani et al., 1993; Jurgensen et al., 1996; Sano et al., 1996; Bachmann et al., 1998; Lill et al., 1997) als auch die nativ MR (Karzel et al., 1993; Shankmann et al., 1995) an Genauigkeit. Sie darf als Methode der Wahl bei der Diagnose der Schultergelenksinstabilität und der Veränderungen an Labrum und glenohumeralen Bändern angesehen werden.

Diagnose von SLAP Läsionen

Die Diagnose von SLAP Läsionen ist eine Domäne der Kontrastmitteluntersuchungen.

MR Arthrografie

Die MR Arthrografie ist aussagekräftiger als die nativ MR (Smith et al., 1996; Kreitner et al., 1998; Willemsen et al., 1998; Karzel et al., 1993). Arbeiten, die die Effizienz von CT Arthro und MR Arthro hinsichtlich SLAP Läsionen miteinander vergleichen, fehlen derzeit noch. Während Hodler (1992) die Treffsicherheit der MR Arthrografie im Vergleich zur Arthroskopie bei SLAP Läsionen als gering einschätzt (Hodler et al., 1992) berichtet Chandnani über eine Sensitivität von 93% und Spezifität von 92% gegenüber der Arthroskopie (Chandnani et al., 1995). Powell et al. (1998) beschreibt das perpendicular sign als kritisches Detail einer SLAP II oder höhergradigen SLAP Läsion. Eine SLAP II Läsion (Ablösung des Labrumbizeps Komplexes vom Glenoidrand) kann leicht mit einem Normalbefund verwechselt werden, da ein sublabralen Rezessus bei 12 Uhr normal ist (Smith et al., 1996; Palmer et al., 1995). 70% der von Kreitner untersuchten Schultern zeigten bei unauffälliger Vorgeschichte einen sublabralen Rezessus (Kreitner et al., 1998). Ein anderer Autor fand bei 82% der untersuchten Schultern einen anterioren und bei 73% der Schultern einen posterioren sublabralen Rezessus (Petersen et al., 1998). Demgegenüber sind SLAP III und SLAP IV Läsionen (Korbhenkelabrisse des Labrums ohne bzw. mit Mitbeteiligung des Bizepsankers am Tuberculum supraglenoidale) leichter zu diagnostizieren.

CT Arthro

SLAP Läsionen können auch mit Hilfe der CT Arthro diagnostiziert werden (Hunter et al., 1992; Blum et al., 1993; Haberle et al., 1994). Pneumo Arthrografie, Jopamiro und Doppelkontrast Arthrografie kommen zur Anwendung.

> Zusammenfassend ist nach Möglichkeit der MR Arthrografie der Vorzug zu geben, da bei ausgezeichneter Darstellbarkeit von SLAP Läsionen die Strahlenbelastung durch die CT Arthrografie entfällt.

Osteonekrose/Knochenmarködeme

Nativ MR

Sakamoto et al. (1994) und Anzilotti et al. (1996) haben posttraumatische Humeruskopfnekrosen bzw. bone bruises des Humeruskopfes beschrieben. Auch bei der Verlaufskontrolle nach Mehrfragmentfrakturen des Humeruskopfes ist zum Ausschluß einer sich entwickelnden Humeruskopfnekrose das MR notwendig (Lill et al., 1997). Shinoda et al. (1997) hat Osteonekrosen des Humeruskopfes bei Profitauchern gefunden. Patten et al. (1995) hat posttraumatische Knochenmarködeme der distalen Clavicula nachgewiesen. Ein Beispiel toxisch bedingter Schädigung ist eine beidseitige Humeruskopfnekrose nach Chemotherapie mit Kortison wegen malignem T Zell Lymphom (Morakkabati et al., 1997).

> Die Darstellung von Osteonekrosen und Knochenmarködemen ist eine Domäne der nativ MR.

Knorpelläsionen

Knorpelläsionen sind primär der nativ MR Darstellung zugänglich: Osteochondrosis dissecans am Humeruskopf (Ganter et al., 1996) oder

Osteochondrale Läsionen am Glenoid als Folge von Luxationen (Yu et al., 1998) sind Beispiele dafür.

Tumordarstellung

Nativ MR

Ganglien sind wiederholt beschriebene benigne Raumforderungen im Schultergürtelbereich, die den N. suprascapularis komprimieren können (Takagishi et al., 1991, 1994; Zeiss et al., 1993; Skirving et al., 1994). Auch Neoplasien werden wegen ihrer Ausbreitung in den Weichteilen vornehmlich vom MR erfaßt. Beispiele aus der Literatur sind Myxome, Sarkome, Leiomyome, Lipome, Lipoblastome, Chondrosarkome.

Die spezielle MR Technik zur Tumordarstellung besteht in T1 gewichteten Sequenzen um das Interface zwischen Tumor und dem Fettgewebe der Spongiosa darzustellen. T2 gewichtete oder STIR Sequenzen werden verwendet um die Ausdehnung im Weichteilgewebe darzustellen. Auch die intravenöse Applikation von Gd DTPA kommt zur Anwendung. Ein Vergleich von MR und CT zur Tumordarstellung zeigt, daß die MR bei der Darstellung von Osteochondrosarkomen (Cellerini et al., 1995) und von Aneurysmatischen Knochenzysten (Pierre-Jerome et al., 1997) der CT überlegen ist.

Frakturdiagnose

CT

Die Frakturdiagnose ist eine Domäne der Computertomografie. Indikationen zur CT sind Mehrfragmentfrakturen des Humeruskopfes, Scapulahals und Glenoidfrakturen, Sternoclavikulargelenksfrakturen u.a., ein Vorteil der CT ist die Möglichkeit, 3D Rekonstruktionen z.B. des Humeruskopfes durchzuführen.

Die Grundlage der Frakturdiagnose ist selbstverständlich die konventionelle Röntgenaufnahme in drei Ebenen: a.p., outlet view, axial. Eine hohe Interobserver Variability ist dabei für die AO Klassifikation und die Klassifikation nach Neer bekannt. Das Problem einer hohen Interobserver Variability konnte auch durch die CT-Untersuchung nicht gelöst werden (Sjoden, 1997).

Nativ MR

Die nativ MR kann nach Trauma des Humeruskopfes bone bruises oder Weichteilinterpositionen zwischen den Fragmenten (Allard, 1991) nachweisen. Nach Mehrfragmentfrakturen des Humeruskopfes besteht die Gefahr einer Humeruskopfnekrose. MR Verlaufskontrollen können die Entscheidung zur Implantation einer Endoprothese wesentlich beeinflussen.

Omarthrose

CT

Die Computertomografie wird vor Implantation einer Totalendoprothese zur Glenoidvermessung (Mullaji, 1994) oder zur Beurteilung des Knochenlagers bei Osteoporose oder Patienten mit CP (Albertsen, 1994) herangezogen.

(Sub)luxation der Bizepssehne

(Sub)luxationen der Bizepssehne können im nativ MR (Chan et al., 1991; Walch et al., 1994; Rokito et al., 1996; Boden et al., 1996) und in der MR Arthrografie dargestellt werden. Auch die CT Arthrografie ist eine geeignete Methode zur Darstellung von (Sub)luxationen der Bizepssehne (Walch et al., 1998).

Technik der MR Arthrografie

Wahl des Kontrastmittels

Von der Mehrzahl der Autoren wird Gd DTPA 2 mmol/l verwendet. Gd DTPA ist signifikant aussagekräftiger als NaCl (Zanetti et al., 1997). Allerdings wird auch NaCl als Kontrastmittel verwendet (Tirman et al., 1993; DeMouy et al., 1997; Willemsen et al., 1998).

MR Arthro Zugangstechnik

Die häufigste Zugangstechnik ist die durchleuchtungsgezielte Punktion des Schultergelenks. Auch die Palpation (DeMouy et al., 1997), die MR-gezielte Punktion (Trattnig et al., 1996;

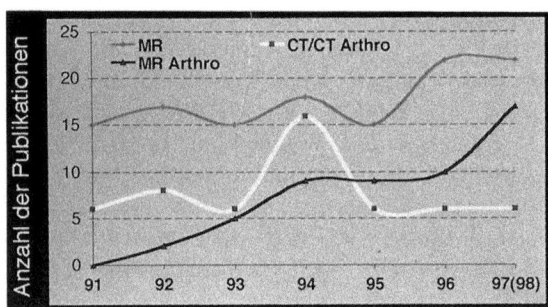

Abb. 1. Anzahl der in MEDLINE geführten Publikationen zum Thema CT, MR, MR-Arthro und Schulter 1991–97

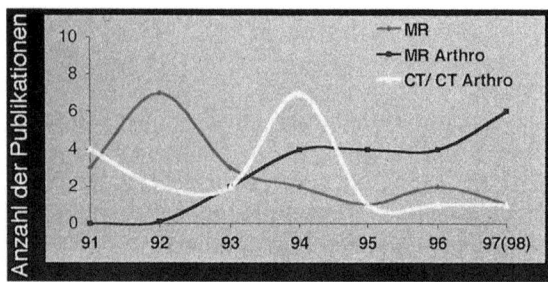

Abb. 2. Anzahl der in MEDLINE geführten Publikationen zum Thema CT, MR, MR-Arthro und Kapsel-/Bandapparat 1991–97

Petersilge et al., 1997) und die sonografisch gezielte Punktion (Valls et al., 1997) werden empfohlen.

Standard der MR Arthro-Durchführung im SMZ Ost Donauspital Wien: Durchleuchtungsgezielte Punktion von ventral mit 1–2 ml nichtionischem Röntgenkontrastmittel. Start der MR Untersuchung innerhalb von 30 Minuten; zunächst werden nativ Sequenzen gefahren:

- schräg koronare T2-gewichtete TSE Sequenzen zum Nachweis von bursaseitigen Rissen und intratendinösen Veränderungen sowie zur Darstellung von bereits existierender Flüssigkeit oder Blut im Gelenk
- axiale T2 gewichtete Sequenzen zum Nachweis von Ganglien oder Zysten, die nicht mit dem Gelenk kommunizieren
- Arthro Sequenzen: 10–20 ml Gd DTPA 2 mmol/l (Magnevist) werden appliziert. Wir verwenden fettunterdrückte T1 Sequenzen, da diese die Verwechslung von Fett mit KM vermeiden.

In den 3 Standardebenen

- axiale Schichten zur Beurteilung von Bizepssehne, dorsalem Labrum, Impingement am Coracoid, glenohumeralen Bändern, SLAP, Bankart Läsionen und verwandte Läsionen (Alpsa; Hagl etc.)
- schräg coronare Schichten zur Beurteilung von AC Arthrose, Partialrupturen und Rupturen, SLAP, Tendinose und Tendinitis, Bursitis, Subacromialraum (Impingement, etc.)
- schräg sagittale Schichten zur Beurteilung von Ausdehnung von Rupturen, Impingement, Bizepssehne im Intervall, Kapselbänder, AC Bogen, Längsausdehnung einer Bankart Läsion etc.

wird mit 3 mm Schichtdicke gefahren.

MR und intravenöse Gd DTPA Anwendung

Intravenöse Gd DTPA kann zur Synovialisbeurteilung bei CP und bei Capsulitis adhaesiva (Munk et al., 1993; Tamai et al., 1997) oder bei hämodialysierten Patienten (Bernageau et al., 1994) Anwendung finden. Die Beurteilung von Rotatorenmanschetten und Labrumpathologien (Vahlensieck et al., 1996, 1997; Sommer et al., 1997) wird beschrieben. Sie ist im Vergleich mit nativ MR, Sonografie diesen Methoden teilweise überlegen. Direkte Vergleiche mit MR Arthro oder CT Arthro liegen nicht vor.

Die MR Technologie erfährt immer wieder Erweiterungen in technischer Hinsicht. Aber auch in der Positionierung der Patienten für die Untersuchung sind Verbesserungen der Aussage gemacht worden. 3D MR wurde von Loehr et al. (1995) und Le-Gars et al. (1997) propagiert. Offene Scanner (Koskinen et al., 1997) werden die Möglichkeiten der Lagerung des Armes in anderer als der am Körper anliegenden Position verbessern. Cine MR ist die Anfertigung von MR Bildern in verschiedenen Rotationsstellungen des Armes. Im Durchlauf der Bilder kommen die glenohumeralen Bänder bei Fragestellungen der vorderen Instabilität zur Darstellung (Cardinal et al., 1996; Ragozzino et al., 1997; Sans et al., 1996). Auch die Haltung des Armes in Abduktion und Außenrotation bringt Verbesserung für manche Fragestellungen. Tirman hat dies für Partialrupturen (Tirman et al., 1994) und für das posteriore superiore Impingement (Tirman et al., 1994; Rossi et al., 1994) beschrieben. Cvitanic hat mit MR Arthrografie und dem Vergleich konventioneller Armhaltung mit der „ABER" (Abduktion External Rotation) Position für die vordere Instabilität eine Verbesserung der Sensitivität von 48% auf 89% und eine Verbesserung der Spezifität von 91% auf 95% für sein Patientenkollektiv nachgewiesen (Cvitanic et al., 1997).

Literatur

Alasaarela E, Takalo R, Tervonen O, Hakala M, Suramo I (1997) Sonography and MRI in the evaluation of painful arthritic shoulder. Br J Rheumatol 36(9): 996-1000

Albertsen M, Egund N, Jonsson E, Lidgren L (1994) Assessment at CT of the rheumatoid shoulder with surgical correlation. Acta Radiol 35(2):164-168

Allard JC, Bancroft J (1991) Irreducible posterior dislocation of the shoulder: MR and CT findings. J Comput Assist Tomogr 15(4):694-696

Anzilotti KF Jr, Schweitzer ME, Oliveri M, Marone PJ (1996) Rotator cuff strain: a post-traumatic mimicker of tendonitis on MRI. Skeletal Radiol 25(6):555-558

Bachmann G, Bauer T, Jurgensen I, Schwab J, Weimar B, Rau WS (1998) Diagnostische Sicherheit und therapeutische Relevanz von CT-Arthrographie und MR-Arthrographie der Schulter. Rofo Fortschr Geb Röntgenstr Neuen Bildgeb Verfahr 168(2):149-156

Bachmann GF, Melzer C, Heinrichs CM, Mohring B, Rominger MB (1997) Diagnosis of rotator cuff lesions: comparison of US and MRI on 38 joint specimens. Eur Radiol 7(2):192-197

Beltran J, Bencardino J, Mellado J, Rosenberg ZS, Irish RD (1997) MR arthrography of the shoulder: variants and pitfalls. Radiographics 17(6):1403-1412; discussion 1412-1415

Beltran J, Rosenberg ZS, Chandnani VP, Cuomo F, Beltran S, Rokito A (1997) Glenohumeral instability. evaluation with MR arthrography. Radiographics 17(3):657-673

Bernageau J, Bardin T, Goutallier D, Voisin MC, Bard M (1994) Magnetic resonance imaging findings in shoulders of hemodialyzed patients. Clin Orthop 304:91-96

Blum A, Boyer B, Regent D, Simon JM, Claudon M, Mole D (1993) Direct coronal view of the shoulder with arthrographic CT. Radiology 188(3):677-681

Boden BP, Hanks GA, Chesnick RM (1996) Diagnosis of biceps tendon dislocation by kinematic magnetic resonance imaging. Am J Orthop 25(10):709-711

Bonutti PM, Norfray JF, Friedman RJ, Genez BM (1993) Kinematic MRI of the shoulder. J Comput Assist Tomogr 17(4):666-669

Cellerini M, Grasso A, Fidecicchi F, Spaccapeli D (1995) Diagnostic imaging of idiopathic synovial osteochondromatosis. Radiol Med Torino 89(6):761-765

Chan TW, Dalinka MK, Kneeland JB, Chervrot A (1991) Biceps tendon dislocation: evaluation with MR imging. Radiology 179(3):649-652

Chandnani VP, Gagliardi JA, Murnane TG, Bradley YC, DeBerardino TA, Spaeth J, Hansen MF (1995) Glenohumeral ligaments and shoulder capsular mechanism: evaluation with MR arthrography. Radiology 196(1):27-32

Chandnani VP, Yeager TD, DeBerardino T, Christensen K, Gagliardi JA, Heitz DR, Baird DE, Hansen MF (1993) Glenoid labral tears: prospective evaluation with MRI imaging, MR arthrography, and CT arthrography. AJR Am J Roentgenol 61(6):1229-1235

Coumas JM, Waite RJ, Goss TP, Ferrari DA, Kanzaria PK, Pappas AM (1992) CT and MR evaluation of the labral capsular ligamentous complex of the shoulder. AJR Am J Roentgenol 158(3):591-597

Crues JV III, Fareed DO (1991) Magnetic resonance imaging of shoulder impingement. To Magn Reson Imaging 3(4):39-49

Cvitanic O, Tirman PF, Feller JF, Bost FW, Minter J, Carroll KW (1997) Using abduction and external rotation of the shoulder to increase the sensitivity of MR arthrography in revealing tears of the anterior glenoid labrum. AJR Am J Roentgenol 169(3):837-844

DeMouy EH, Menendez CV Jr, Bodin CJ (1997) Palpation-directed (non-fluoroscopically guided) saline-enhanced MR arthrography of the shoulder. AJR Am J Roentgenol 169(1):229-231

Dewatre F, Cotten A, Leblond D, Singer B, Mestdagh H, Chastanet P (1994) Normal and pathological aspects of the glenoid labrum in opaque arthro-scanner. J Radiol 75(8-9):413-422

Fukuda H, Hamada K, Nakajima T et al (1994) Pathology and pathogenesis of the intratendinosis tearing of the rotator cuff viewed from en bloc histologic sections. Clin Orthop 304:60-67

Funke M, Kopka L, Vosshenrich R, Oestmann JW, Grabbe E (1996) MR arthrography in the diagnosis of rotator cuff tears. Standard spin-echo alone or with fat suppression? Acta Radiol 37(5):627-632

Gagey N, Desmoineaux P, Gagey O, Idy-Peretti I, Mazas F (1993) MRI in the pre-operative evaluation of lesions of the rotator cuff. J Radiol 74(1):39-46

Ganter M, Reichelt A (1996) Osteochondrosis dissecans of the humeral head. Z Orthop Ihre Grenzgeb 134(1):73-75

Goutallier D, Postel JM, Bernageau J, Lavau L, Voisin MC (1994) Fatty muscle degeneration in cuff ruptures. Pre- and postoperative evaluation by CT scan. Clin Orthop 304:78-83

Guckel C, Nidecker A (1997) Diagnosis of tears in rotator-cuff injuries. Eur J Radiol 25(3):168-176

Guckel C, Nidecker A (1997) The rope ladder: an uncommon artifact and potential pitfall in MR arthrography of the shoulder. AJR Am J Roentgenol 168(4):947-950

Gudinchet F, Naggar L, Ginalski JM, Dutoit M, Snyder P (1992) Magnetic resonance imaging of nontraumatic shoulder instability in children. Skeletal Radiol 21(1):19-21

Haberle HJ, Zeitler H, Kiefer H, Rilinger N, Tomczak R, Bader C, Friedrich JM (1994) Dynamisches Arthro-CT in der Diagnostik rezidivierender Schulterluxationen. Rofo Fortschr Geb Röntgenstr Neuen Bildgeb Verfahr 161(5):432-437

Hodler J (1996) Diagnostik des Schulterimpingementsyndroms. Radiologe 36(12):944-950

Hodler J, Kursunoglu-Brahme S, Flannigan B, Snyder SJ, Karzel RP, Resnick D (1992) Injuries of the superior portion of the glenoid labrum involving the insertion of the biceps tendon: MR imaging findings in nine cases. AJR Am J Roentgenol 159(3): 565-568

Hodler J, Terrier B, von Schulthess GK, Fuchs WA (1991) MRI and sonography of the shoulder. Clin Radiol 43(5):323-327

Hunter JC, Blatz DJ, Escobedo EM (1992) SLAP lesions of the glenoid labrum: CT arthrographic and arthroscopic correlation. Radiology 184(2):513-518

Huylebroek J, van Hedent E, van Overschelde J (1991) Correlation of computed arthrotography with arthroscopy of the glenohumeral joint. Acta Orthop Belg 57, Suppl 1:83-88

Ianotti JP, Zlatkin MB et al. (1991) Magnetic resonance imaging of the shoulder: Sensitivity, specifity, an predictive value. J Bone Joint Surg 73A:17-29

Imhoff AB, Hodler J (1992) Arthroscopy and MRT of the shoulder – a comparative retrospective analysis. Z Orthop Ihre Grenzgeb 130(3):188-196

Imhoff AB, Hodler J (1996) Correlation of MR imaging, CT arthrography, and arthroscopy of the shoulder. Bull Hosp Jt Dis 54(3):146-152

Jurgensen I, Weimar B, Bachmann G, Cassens J (1996) Value of arthro-CT in decision for arthroscopic or open stabilization in ventral shoulder instability. Unfallchirurg 99(12):940-945

Karzel RP, Snyder SJ (1993) Magnetic resonance arthrography of the shoulder: A new technique of shoulder imaging. Clin Sports Med 12:123-136

Koskinen SK, Parkkola RK, Karhu J, Komu ME, Kormano MJ (1997) Orthopedic and interventional applications at low field MRI with horizontally open configuration. A review. Radiologe 37(10):819-824

Kreitner KF, Botchen K, Rude J, Bittinger F, Krummenauer F, Thelen M (1998) Superior labrum and labral-bicipital complex: MR imaging with pathologic-anatomic and histologic correlation. AJR Am J Roentgenol 170(3):599-605

Le Gars L, Gagey O, Saidani N, Gagey N, Bittoun J (1997) Three dimensional reconstruction of the fibrous frame of the rotator cuff. Surg Radiol Anat 19(4):265-268

Lill H, Lange K, Prasse-Badde J, Schmidt A, Verheyden P, Echtermeyer V (1997) Die T-Platten-Osteosynthese bei dislozierten proximalen Humerusfrakturen. Unfallchirurgie 23(5):183-190; Discussion 191-192

Lill H, Lange K, Reinbold WD, Echtermeyer V (1997) MRT-Arthrographie – Verbesserte Diagnostik bei Schultergelenkinstabilitäten. Unfallchirurg 100(3): 186-192

Link J, Benecke P (1994) Die Wertigkeit der Pneumarthro-CT in der Diagnostik nach traumatischer Schulterluxation. Rofo Fortschr Geb Röntgenstr Neuen Bildgeb Verfahr 160(6):555-558

Liou JT, Wilson AJ et al (1993) The normal shoulder: Common variations that simulate pathologic conditions at MR imaging. Radiology 186:435-441

Loehr SP, Pope TL Jr, Martin DF, Link KM, Mono JU, Hunter M, Reboussin D (1995) Three-dimensional MRI of the glenoid labrum. Skeletal Radiol 24(2): 117-121

Malvestiti O, Mariani C, Scorsolini A, Ratti F, Ferraris G, Columbaro G (1997) Subacromial impingement syndrome and rotator cuff tear. Ultrasonography of 140 cases. Radiol Med Torino 94(1-2):37-42

Massengrill AD, Seeger LL, Yao L, Gentili A, Shnier RC, Shapiro MS, Gold RH (1994) Labrocapsular ligamentous complex of the shoulder: normal anatomy, anatomic variation, and pitfalls of MR imaging and MR arthrography. Radiographics 14(6):1211-1223

McCauley TR, Pope CF, Jokl P (1992) Normal and abnormal glenoid labrum: assessment with multiplanar gradient-echo MR imaging. Radiology 183(1): 35-37

Morakkabati N, Strunk H, Gutjahr P (1997) MRI diagnosis and follow-up of bilateral necrosis of the humeral head as a complication after chemotherapy. Aktuelle Radioll 7(1):41-44

Mullaji AB, Beddow FH, Lamb GH (1994) CT measurement of glenoid erosion in arthritis. J Bone Joint Surg Br 76(3):384-388

Munk PL, Vellet AD, Levin MF, Bell DA, Harth MM, McCain GA (1993) Intravenous administration of gadolinium in the evaluation of rheumatoid arthritis of the shoulder. Can Assoc Radiol J 44(2):99-106

Neumann CH, Petersen SA et al. (1991) MR imaging of the labral capsular complex: Normal variations. Am J Roentgenolog 157:1015-1021

Obrist J, Genelin F, Kropfl A (1991) Diagnostischer Stellenwert des Doppelkontrast-CT bei der Schulterluxation. Z Orthop Ihre Grenzgeb 129(1):31-35

Obrist J, Zirknitzer J, Berger U, Hertz H (1994) Computertomographische Limbusdiagnostik nach traumatischer Erstluxation der Schulter. Unfallchirurgie 20(1):11-17

Palmer WE, Brown JH, Rosenthal DI (1993) Rotator cuff: evaluation with fat-suppressed MR arthrography. Radiology 188(3):683-687

Palmer WE, Brown JH, Rosenthal DI (1994) Labralligamentous complex of the shoulder: evaluation with MR arthrography. Comment in: Radiology 190(3):641-644; Radiology 190(3):645-651

Palmer WE, Caslowitz PL (1995) Anterior shoulder instability: diagnostic criteria determined from prospective analysis of 121 MR arthrograms. Radiology 197(3):819-825

Palmer WE, Caslowitz PL, Chew FS (1995) MR arthrography of the shoulder: normal intraarticular structures and common abnormalities. AJR Am J Roentgenol 164(1):141-146

Patten RM (1994) Vacuum phenomenon: a potential pitfall in the interpretation of gradient-recalled-echo MR images of the shoulder. AJR Am J Roentgenol 162(6):1383-1386

Patten RM (1995) Atraumatic osteolysis of the distal clavicle: MR findings. J Comput Assist Tomogr 19(1):92-95

Peh WC, Campbell C, Kelly IG, Davidson JK (1994) The role of computerized tomography in shoulder arthrography. J R Coll Surg Edinb 39(3):190-195

Petersilge CA, Lewin JS, Duerk JL, Hatem SF (1997) MR arthrography of the shoulder: rethinking traditional imaging procedures to meet the technical requirements of MR imaging guidance. AJR Am J Roentgenol 169(5):453–457

Petersilge CA, Witte DH, Sewell BO, Bosch E, Resnick D (1997) Normal regional anatomy of the shoulder. Magn Reson Imaging Clin N Am 5(4):667–681

Pierre-Jerome C, Roug IK (1997) Magnetic resonance spin echo and fast field echo imaging of aneurysmal bone cyst: comparison with X-ray and computed tomography. J Manipulative Physiol Ther 20(2):108–112

Pigeau I, Doursounian L, Sokolow C, Valenti P, Djermag Y, Maigne JY, Gaudillat C, Frija G (1992) Contribution of gradient-echo MRI in the study of subacromial pathology: correlation between surgery and arthrography. Ann Radiol Paris 35(3):143–149

Pollock RG, Bigliani LU (1993) Recurrent posterior shoulder instability. Diagnosis and treatment. Clin Orthop 291:85–96

Pricca P, Cecchini A, Petulla M, Benazzo F, Poggi P (1993) Shoulder instability and pain. Computerized arthro-tomography assessment. Radiol Med Torino 855, Suppl 1:201–212

Rafii M, Firooznia H et al. (1990) Rotator cuff lesions: Signal patterns at MR imaging. Radiology 177:817–823

Ragozzino A, Russo R, Esposito S, DeRitis R (1997) Static functional study with magnetic resonance of anterior shoulder instability. Radiol Med Torino 93(5):510–513

Rokito AS, Bilgen OF, Zuckerman JD, Cuomo F (1996) Medial dislocation of the long head of the biceps tendon. Magnetic resonance imaging evaluation. Am J Orthop 25(4):314, 318–323

Rossi F, Ternamian PJ, Cerciello G, Walch G (1994) Posterosuperior glenoid rim impingement in athletes: the diagnostic value of traditional radiology and magnetic resonance. Radiol Med Torino 87(1–2): 22–27

Runkel M, Kreitner KF, Wenda K, Rudig L, Degreif J, Grebe P (1993) Kernspintomographie bei Schulterluxation. Unfallchirurg 96(3):124–128

Sakamoto M (1994) A prospective study of steroid-induced osteonecrosis by MRI screening. Nippon Seikeigeka Gakkai Zasshi 68(5):367–378

Sano H, Kato Y, Haga K et al (1996) Magnetic resonance arthrography in the assessment of anterior instability of the shoulder: Comparison with double contrast computed tomography arthrography. J Shoulder Elbow Surg 5:280–285

Sans N, Richardi G, Fourcade D, Assoun J, Chiavassa H, Giron J, Jarlaud T, Paul JL, Railhac JJ (1996) Cine-MRI of the shoulder. Normal aspects. J Radiol 77(2):117–123

Seeger LL, Lubowitz J, Thomas BJ (1993) Case report 815: Tear of the rotator interval. Skeletal Radiol 22(8):615–617

Sell S, König H, Gutsche I, Küsswetter W (1992) Die Kernspintomographie und Sonographie in der Diagnostik von Läsionen der Rotatorenmanschette. Sportverletz Sportschaden 6(1):20–23

Shankman S, Beltran J (1995) MRI of the shoulder. Curr Probl Diagn Radiol 24(6):201–225

Shinoda S, Hasegawa Y, Kawasaki S, Tagawa N, Iwata H (1997) Magnetic resonance imaging of osteonecrosis in divers: comparison with plain radiographs. Skeletal Radiol 26(6):354–359

Sjoden GO, Movin T, Guntner P, Aspelin P, Ahrengart L, Ersmark H, Sperber A (1997) Poor reproducibility of classification of proximal humeral fractures. Additional CT of minor value. Acta Orthop Scand 68(3):239–242

Skirving AP, Kozak TK, Davis SJ (1994) Infraspinatus paralysis due to spinoglenoid notch ganglion. J Bone Joint Surg Br 76(4):588–591

Smith DK, Chopp TM, Aufdemorte TB, Witkowski EG, Jones RC (1996) Sublabral recess of the superior glenoid labrum: study of cadavers with conventional nonenhanced MR imaging, MR arthrography, anatomic dissection, and limited histologic examination. Radiology 201(1):251–256

Sommer T, Vahlensieck M, Wallny T, Lutterbey G, Pauleit D, Steuer K, Golombek V, Kreft B, Keller E, Schild H (1997) Indirekte MR-Arthrographie in der Diagnostik von Läsionen des Labrum glenoidale. Rofo Fortschr Geb Röntgenstr Neuen Bildgeb Verfahr 167(1):46–51

Stoller DW (1997) MR arthrography of the glenohumeral joint. Radiol Clin North Am 35(1):97–116

Suder PA, Hougaard K, Frich LH, Rasmussen OS, Lundorf E (1994) Intraarticular findings in the chronically painful shoulder. A study of 32 posttraumatic cases. Acta Orthop Scand 65(3):339–343

Suder PA, Frich LH, Hougaard K, Lundorf E, Wulf-Jakobsen B (1995) Magnetic resonance imaging evaluation of capsulolabral tears after traumatic primary anterior shoulder dislocation. A prospective comparison with arthroscopy of 25 cases. J Shoulder Elbow Surg 4(6):419–428

Takagishi K, Maeda K, Ikeda T, Itoman M, Yamamoto M (1991) Ganglion causing paralysis of the suprascapular nerve. Diagnosis by MRI and ultrasonography. Acta Orthop Scand 62(4):391–393

Takagishi K, Saitoh A, Tonegawa M, Ikeda T, Itoman M (1994) Isolated paralysis of the infraspinatus muscle. J Bone Joint Surg Br 76(4):584–587

Tamai K, Yamato M et al (1997) Abnormal synivium in the frozen shoulder. J Shoulder Elbow Surg

Timis ME, Erickson SJ (1995) Increased signal in the normal supraspinatus tendon on MR imaging: Diagnostic pitfall caused by magic angle effect. Am J Roentgenology 165:109–114

Tirman PF, Bost FW, Steinbach LS, Mall JC, Peterfy CG, Sampson TG, Sheehan WE, Forbes JR, Genant HK (1994) MR arthrographic depiction of tears of the rotator cuff: benefit of abduction and external rotation of the arm. Radiology 192(3):851–856

Tirman PF, Bost FW, Garvin GJ, Peterfy CG, Mall JC, Steinbach LS, Feller JF, Crues JV III (1994) Posterosuperior glenoid impingement of the shoulder: findings at MR imaging and MR arthrography with arthroscopic correlation. Radiology 193(2):431–436

Tirman PF, Palmer WE, Feller JF (1997) MR arthrography of the shoulder. Magn Reson Imaging Clin N Am 5(4):811–839

Tirman PF, Stauffer AE, Crues JV III, Turner RM, Nottage WM, Schobert WE, Rubin BD, Janzen DL, Linares RC (1993) Saline magnetic resonance arthrography in the evaluation of glenohumeral instability. Arthroscopy 9(5):550–559

Tirman PF, Steinbach LS, Feller JF, Stauffer AE (1996) Humeral avulsion of the anterior shoulder stabilizing structures after anterior shoulder dislocation: demonstration by MRI and MR arthrography. Skeletal Radiol 25(8):743–748

Tosch U, Stelling E, Sander B, Bernard M, Hertel P (1992) Kernspintomographische Diagnostik von Binnenläsionen der Schulter nach Luxation. Vergleich mit arthroskopischen Befunden. Radiologe 32(7):347–351

Trappe M, Naouri JF (1992) Radiological exploration of the shoulder rotator cuff. Ann Radiol Paris 35(3):117–132

Trattnig S, Breitenseher M, Pretterklieber M, Kontaxis G, Rand T, Imhoff H (1996) MR-gezielte MR-Arthrographie der Schulter. Radiologe 36(9):709–712

Traughber PD, Goodwin TE (1992) Shoulder MRI: Arthroscopic correlation with emphasis on partial tears. J Comput Assist Tomogr 16:129–133

Tuite MJ, Orwin JF et al (1996) Anteriorsuperior labral variations of the shoulder: Appearance on gradient-recalled-echo and fast spin-echo MR images. Radiology 199:537–540

Vahlensieck M, Lang P, Sommer T, Genant HK, Schild HH (1997) Indirect MR arthrography: techniques and applications. Semin Ultrasound CT MR 18(4):302–306

Vahlensieck M, Peterfy CG, Wischer T, Sommer T, Lang P, Schlippert U, Genant HK, Schild HH (1996) Indirect MR arthrography: optimization and clinical applications. Radiology 200(1):249–254

Vahlensieck M, Resendes M, Lang P, Genant H (1992) Shoulder MRI: the subacromial/subdeltoid bursa fat stripe in healthy and pathologic conditions. Eur J Radiol 14(3):223–227

Valls R, Melloni P (1997) Sonographic guidance of needle position for MR arthrography of the shoulder. AJR Am J Roentgenol 169(3):845–847

van Moppes FI, Veldkamp O, Roorda J (1995) Role of shoulder ultrasonography in the evaluation of the painful shoulder. Eur J Radiol 19(2):142–146

Vestring T, Bongartz G, Konermann W, Erlemann R, Reuther G, Krings W, Saathoff J, Drescher H, Peters PE (1991) Stellenwert der Magnetresonanztomographie in der Diagnostik von Schultergelenkerkrankungen. Rofo Fortschr Geb Röntgenstr Neuen Bildgeb Verfahr 154(2):143–149

Walch G, Nove-Josserand L et al (1994) Tears of the supraspinatus tendon associated with "hidden" lesions of the rotator interval. J Shoulder Elbow Surg 3:353–360

Walch G, Nove-Josserand L et al (1998) Subluxations and dislocations of the tendon of the long head of the biceps. J Shoulder Elbow Surg 7:100–108

Will CH, Zander H, Chmielewski W, Koop H (1993) Kombination von konventioneller Einfachkontrastarthrographie mit Arthro-CT der Schulter – Auswertung von 78 Untersuchungen. Aktuelle Radiol 3(5):309–312

Willemsen UF, Wiedemann E, Brunner U, Scheck R, Pfluger T, Kueffer G, Hahn K (1998) Prospective evaluation of MR arthrography performed with high-volume intraarticular saline enhancement in patients with recurrent anterior dislocations of the shoulder. AJR Am J Roentgenol 170(1):79–84

Wilson AJ (1994) Computed arthrotomography of glenohumeral instability. Top Magn Reson Imaging 6(2):139–146

Wintzell G, Haglund-Akerlind Y, Tengvar M, Johansson L, Eriksson E (1996) MRI examination of the glenohumeral joint after traumatic primary anterior dislocation. A descriptive evaluation of the acute lesion and at 6-month follow-up. Knee Surg Sports Traumatol Arthrosc 4(4):232–236

Wnorowski DC, Levinsohn EM, Chamberlain BC, McAndrew DL (1997) Magnetic resonance imaging assessment of the rotator cuff: is it really accurate? Arthroscopy 13(6):710–719

Wybier M (1992) Shoulder instabilities. Radiological evaluation. Ann Radiol Paris 35(3):173–178

Yu JS, Greenway G, Resnick D (1998) Osteochondral defect of the glenoid fossa: cross-sectional imaging features. Radiology 206(1):35–40

Zanetti M, Hodler J (1997) Contrast media in MR arthrography of the glenohumeral joint: intra-articular gadopentetate vs saline: preliminary results. Eur Radiol 7(4):498–502

Zeiss J, Woldenberg LS, Saddemi SR, Ebraheim NA (1993) MRI of suprascapular neuropathy in a weight lifter. J Comput Assist Tomogr 17(2):303–308

Kapitel 3

In-vitro-Untersuchungen zur Biomechanik der Schulterinstabilität

H. A. C. Jacob, A. B. Imhoff, W. Wullschleger, P. Franklin, P. Kozdera

Die Hauptfunktion des Schultergelenkes ist zweifellos, die Hand in eine Stellung zu bringen, welche zur Ausführung einer gewünschten Tätigkeit optimal ist. Aber auch die kontralateralen Pendelbewegungen der oberen Extremitäten synchron mit den Beinen beim Gehen werden von der Schulter aus geführt.

Die große Beweglichkeit im Glenohumoralgelenk läßt keine umfassende knöcherne gelenkstabilisierende Maßnahme zu. Eine Vertiefung der Glenoidkavität bzw. eine Ausdehnung der Glenoidfläche um den Humeruskopf herum, um diesem ein stabiles Lager anzubieten, ist, ohne eine Bewegungseinschränkung in Kauf nehmen zu müssen, nicht möglich. Deshalb ist Stabilität durch knöchernen Formschluß der Preis für die viel wichtigere Beweglichkeit. Einzig dadurch, daß der Humeruskopf mit Weichteilen wie Kapsel, Ligamente und Muskeln eingefaßt ist, ist eine gewisse Stabilisierung des Kopfes in der seichten Glenoidschale möglich (Lippitt 1993 a, b).

Dafür ist es zwingend, daß die Gleichgewichtsbedingung – Gesamtwirkung aller Kräfte am Humeruskopf – eine Dislokation des Humeruskopfes aus der Glenoidschale nicht erlaubt.

Es gibt 3 Gleichgewichtsarten: a) *stabil*, b) *labil* und c) *indifferent* [Englisch: a) *stable*, b) *unstable*, c) *neutral*].

Stabiles Gleichgewicht herrscht, wenn ein Körper bei einer mit seinen geometrischen Bindungen verträglichen Verschiebung in seine Ausgangslage zurückzukehren trachtet, labiles Gleichgewicht, wenn er sie zu verlassen sucht, und indifferentes Gleichgewicht, wenn jede benachbarte Lage eine neue Gleichgewichtslage ist. Die „Stabilität" oder der Grad des Stabilseins kann demzufolge quantifiziert werden durch die Arbeit, die benötigt wird, um einen stabilen Körper aus seiner ruhenden Lage um eine festgelegte Wegstrecke zu verrücken. Je stabiler der Körper ist, desto mehr Störkraft muß aufgebracht werden, um den Körper um eine vorgegebene Wegstrecke zu verschieben (Dubbel 1986).

Wir haben an 9 frischen Autopsiepräparaten mit röntgenologisch unauffälligen Glenohumeralgelenken und bei intaktem Kapsel-Bandapparat Dislokationsversuche durchgeführt.

Es wurde stets beobachtet, daß in der Neutrallage – Arm herunterhängend – das Gelenk spontan dislozierte, denn während die Gravitationskraft destabilisierend auf das Gelenk wirkt, ist keine stabilisierende Kraft vorhanden. Nur in maximaler Innen- oder Außenrotation blieb der Humeruskopf in der Glenoidschale stabil; dies infolge „Aufwicklung" und dadurch entstandenem Anspannen des Kapsel-Bandapparates. Durch das Anspannen der Kapsel wird eine stabilisierende Kraft erzeugt. Klinischen Berichten zufolge sollen Schulterdislokationen häufig bei ungefähr 60° Elevation in oder hinter der Scapulaebene bei extremer Außenrotation oder Innenrotation des Humerus vorkommen. Um dies zu prüfen, wurde der Humerus in 60° Elevation gebracht, 45° vor der Scapulaebene, in der Scapulaebene und 45° hinter der Scapulaebene, jeweils maximal außen- oder innenrotiert, dann belastet mit einer destabilisierenden Querkraft von höchstens 100 N (ca. 10 kg).

Aus diesen Versuchen, wo immer entweder eine extreme Außen- oder Innenrotation eingenommen wurde, konnten folgende Stellungen des Humerus als am wenigsten stabil ermittelt werden (Tabelle 1). Wie bereits erwähnt, wurde bei diesen Versuchen eine maximale destabilisierende Querkraft von nur 100 N (ca. 10 kg) aufgewendet. Bei diesen Versuchen trat in keinem Fall ein Abriß des Bandapparates oder eine Spaltung der Kapsel auf.

Mit derart kleinen Kräften, die selbst bei gespanntem Kapsel-Bandapparat destabilisierend wirken, ist das Fazit der bisher geschilderten Ergebnisse wie folgt: Innerhalb des physiologischen Bewegungsumfangs des Glenohumeralgelenks können nur die Muskeln eine stabilisierende Funktion in diesem Gelenk ausüben.

Tabelle 1.

Humerusstellung	Luxationsrichtung	lockerer Kapselanteil
60° Elevation 0° Anteversion Innenrotiert	anterior	vorne
60° Elevation 0° Anteversion Innenrotiert	antero-inferior	vorne
60° Elevation 0° Anteversion Außenrotiert	posterior	hinten

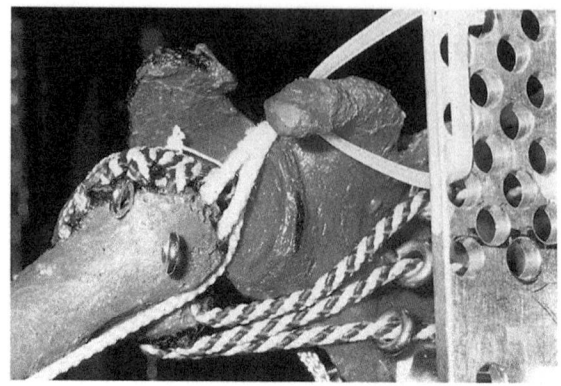

Abb. 1. Dislokation des Humeruskopfes nach dorsal am Kunststoffmodell

Um diese Frage zu klären, haben wir an zwei frischen Autopsiepräparaten die Muskeln derart abgelöst, daß nur ihre Insertionen am Humerus intakt blieben. Folgende Muskeln wurden berücksichtigt: Die Rotatorenmanschette, (Mm. supraspinatus, infraspinatus, Teres minor und Subscapularis) und die Mm. deltoideus, Teres major und Pectoralis major.

An deren Sehnen wurden Schnüre festgenäht, welche entlang der normalen Muskelachse verliefen bis sie durch die am Muskelursprung befestigten Ösen gezogen wurden. Ihres breiten Ansatzes wegen wurden sowohl der Subscapularis als auch der Deltoideus und Infraspinatus in 3 Teile zerlegt und einzeln erfaßt. Die Scapula wurde an einem starren Rahmen befestigt, so daß der Humerus frei über den gesamten physiologischen Bewegungsumfang bewegt werden konnte. Nach entsprechenden Umlenkungen liefen die Schnüre in paralleler Anordnung weiter, entlang einem mit dem Rahmen fixierten Brett, wo sie an ihren Enden mit elastischen Gummibändern straff gehalten wurden. Beim Versuch, den Humeruskopf zu dislozieren, entstehen zwangsläufig Bewegungen in den Schnüren. Das Ausmaß und die Richtung der Schnurlängsbewegung ist ein direkter Hinweis auf die mögliche Einflußnahme eines bestimmten Muskels auf die Dislokation. Ähnlich den früher beschriebenen Experimenten wurde der Humerus in verschiedene Ausgangspositionen gebracht und der Kopf anterior, antero-inferior, infero-posterior und posterior verschoben (Franklin 1994).

Im weiteren wurde an einem Kunststoffmodell (Abb. 1) die gleiche Untersuchung durchgeführt, wobei noch zusätzlich das Verhalten der langen Bizepssehne beobachtet wurde. Abb. 2 (a–d) zeigt einige Meßresultate, wobei nur das Verhalten der Muskeln der Rotatorenmanschette und des Biceps caput long. dargestellt ist. In allen 4 Diagrammen ist die gemessene Streckung des Muskels in Abhängigkeit des Dislokationsweges des Humeruskopfes dargestellt. Positive Beträge wirken einer Luxation entgegen. Zu beachten ist die Abhängigkeit der Muskeleinflußnahme von der Stellung des Humeruskopfes! Weil aber die Streckung des Muskels allein nicht ein Maß für den Widerstand gegen Luxation ist, müßte diese z. B. mit der „physiologischen Querschnittsfläche" des Muskels multipliziert werden, um ein brauchbares Maß an Muskelarbeit zu erhalten.

Dennoch zeigen die dargestellten Streckungen, daß einige Muskeln direkt einer Luxation entgegenwirken können und nicht nur indirekt durch Einpressen des Humeruskopfes in das Glenoid. Ferner wurde festgestellt, daß in bestimmten Humeruspositionen sogar eine Luxation des Gelenkes durch einige Muskeln aktiv begünstigt werden kann!

Welche stabilisierende Funktion wäre aber dem Kapsel-Bandapparat zuzuordnen? Möglicherweise wird durch Propriozeptivität – nicht zu verwechseln mit „Kinästhetik" (Partridge, 1978) – eine drohende Luxation des Gelenkes von Mechanorezeptoren in der Kapsel reflexartig den Muskeln gemeldet, wobei im Normalfall die entsprechende Muskeltätigkeit einsetzt und die Luxation verhindert (Guanche et al., 1995).

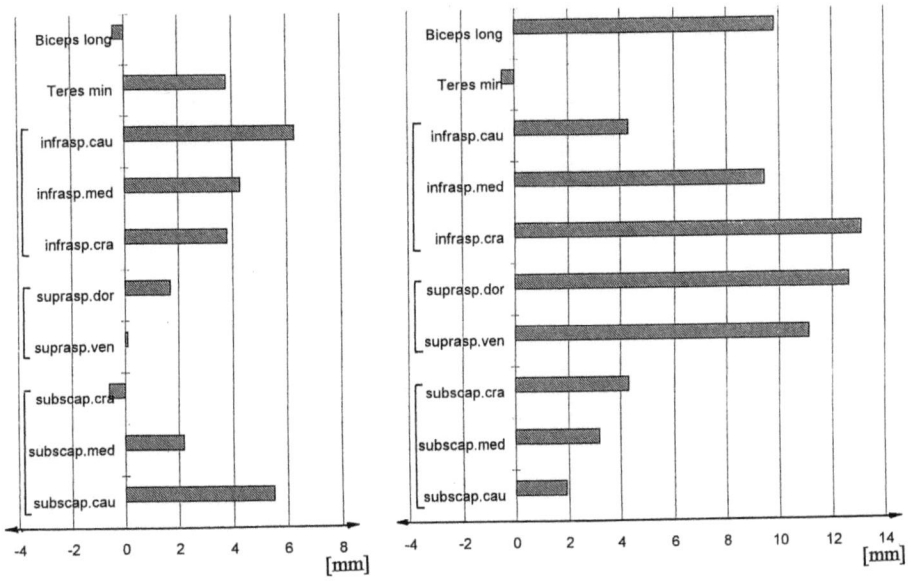
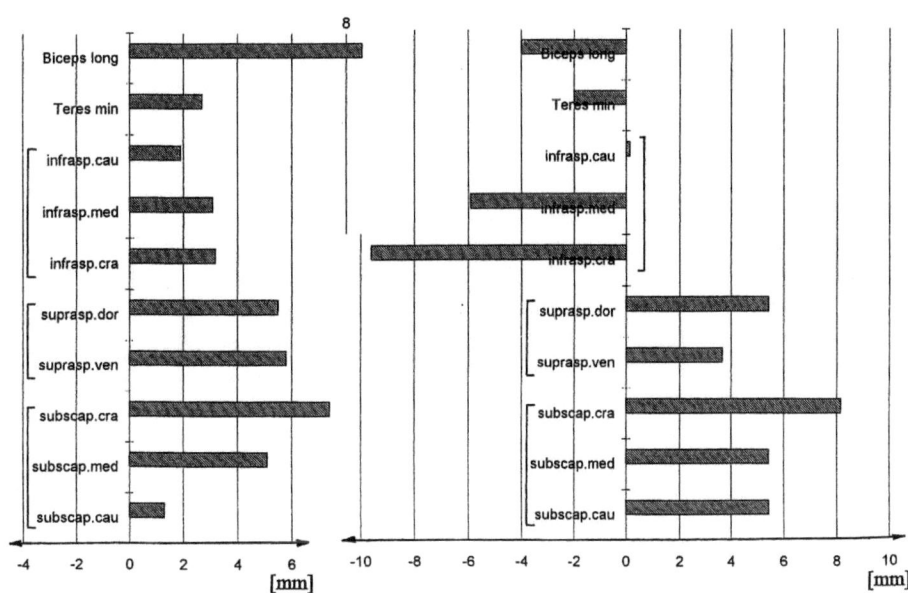

Abb. 2. Streckung der Muskeln der Rotatorenmanschette (sowie des Biceps long.) bei einer Verschiebung des Humeruskopfes um 15 mm. Ausgangsposition: jeweils 60° Elevation des Humerus in der Skapulaebene

Literatur

Dubbel H (1986) Taschenbuch für den Maschinenbau, 15. Auflage. Springer, Berlin, 119–121

Franklin P (1994) Functional anatomy of the glenohumeral joint. Doctoral Thesis. University of Strathclyde, Glasgow

Guanche C, Knatt T, Solomonow M, Lu Y, Baratta R (1995) The synergistic action of the capsule and the shoulder muscles. Am J Sports Med, Vol 23, No. 3, 301–306

Lippitt S, Vanderhooft E, Harris SL, Sidles JA, Harryman DT, Matsen FA (1993) Glenohumeral stability from concavity-compression: A quantitative analysis. J Shoulder Elbow Surg, Vol 2, 27–35

Lippitt S, Matsen F (1993) Mechanisms of glenohumeral joint stability. Clin Orthop Rel Res No 291

Partridge LD (1978) Methods in the study of proprioception. Handbook of engineering in medicine and biology. Section B, Vol 1. (Feinberg BN, Fleming DG, eds). CRC Press, Cleveland, Ohio, 211–255

Biomechanik der Schulter

A. B. Imhoff, H. A. C. Jacob

Einleitung

In der Beurteilung, ob eine Schulter stabil ist, hilft die mechanisch-technische Terminologie wenig, wenn wir diese auf die Schulter übertragen wollen (Abb. 1) [46]. Meistens sagt uns der Patient, ob seine Schulter stabil ist oder nicht. Zudem variiert nicht nur die Qualität der kapsuloligamentären Strukturen von Patient zu Patient erheblich, sondern auch der Anspruch an den täglichen Gebrauch ist sehr unterschiedlich. Es sind das klinische Bild und die klinischen Symptome, die den Unterschied zwischen instabil und stabil ausmachen [22, 24, 31, 45]. Die Stabilität der Schulter wird durch statische und dynamische Faktoren beeinflußt. Zu den statischen Faktoren zählen die Geometrie der Gelenkanteile von Humerus und Scapula, das Labrum glenoidale, die Schultergelenkskapsel und die glenohumeralen Ligamente (Abb. 2a), während wir die Muskeln der Rotatorenmanschette und die lange Bizepssehne als dynamische Elemente betrachten (Abb. 2b) [44].

Stability:
the ability to withstand force or stress without alteration of position and without material change

Instability:
the state or quality of not being firm or fixed

Webster's Collegiate Thesaurus

Abb. 1.

Static Factors of Stability
- Labrum glenoidale
- Articular components
- Capsule
- Ligg. glenohumeralia
- Lig. coracohumerale
- Negative intraarticular pressure

a

Dynamic Factors of Stability
- Rotator Cuff
  - m. supraspiantus
  - m. infraspinatus
  - m. subscapularis
  - m. teres minor
- Long Head of Biceps Tendon

b

Abb. 2 a, b.

Statische Faktoren

Humerus

Das glenohumerale Gelenk wird durch die Gelenkfläche des Humeruskopfes und die glenoidale Gelenkfläche der Scapula gebildet. In der normalen Ruheposition mit hängendem Arm ist die Scapula um 30° nach vorne und um 3° nach lateral oben gekippt [1, 36]. Humerusseitig sind die 30° Retroversion und die dorsale Inklination von 130° notwendig, um eine optimale Ausgangslage für die normale Schulterkinematik zu haben. Studien, die der Orientierung des Humeruskopfes bei Dislokationen mehr Beachtung schenken wollten und drei Humerustypen definierten, sind heute in den Hintergrund getreten [36]. Die Problematik der Humerustorsion liegt vor allem in der Schwierigkeit der Definition von reproduzierbaren Referenzachsen. Während Saha und andere noch spezielle axiale Röntgenaufnahmen für ihre Untersuchungen anfertigten, konnten diese Unterschiede seither weder konventionell radiologisch noch computertomographisch nachgewiesen werden. Man ist sich heute einig, daß die Humerustorsion keine signifikante Rolle im Rahmen der Schulterstabilität spielt [32].

Glenoid

Die glenoidale Gelenkfläche ist im Verhältnis zur Scapulaebene 7° nach dorsal (Retroversion) und im Verhältnis zur Senkrechten 5° nach oben („superior tilt") orientiert, wie Saha [37] und Basmajian [1] übereinstimmend festgestellt hatten. Das Glenoid und das Labrum bilden eine Art Pfanne mit einer Tiefe von etwa 5 mm in anteroposteriorer Richtung und 9 mm in superoinferiorer Richtung (Abb. 1). Das Labrum glenoidale ist für etwa die Hälfte dieser Vertiefung verantwortlich [14, 17]. Das Glenoid weist eine durchschnittliche Größe von 35 mm vertikal zu 25 mm horizontal auf, während der Humeruskopf eine Gelenkfläche von 48 mm vertikal zu 45 mm horizontal hat. Die Größenbeziehung zwischen Humeruskopf und Glenoid wird als *Glenohumeraler Index (GHI)* bezeichnet, der in der sagittalen Ebene 0,86 und in der transversalen Ebene 0,58 betragen darf [32]. Lediglich 25–30% der humeralen Gelenkfläche stehen jeweils in jeder Stellung in Kontakt mit dem Glenoid. Nachdem Saha noch drei Typen des Glenoids beschrieben hatte: Typ A mit konkaver, Typ B mit flacher und Typ C mit konvexer Gelenkfläche, d. h. mit glenoidalem Radius kleiner als dem humeralen Radius, haben CT- und MRI-Studien auch diese Einteilung in Zweifel gezogen [38]. Soslowsky hatte nun als Erster die Knorpeldicke der ganzen glenohumeralen Gelenkanteile gemessen. Die Knorpeldicke des Glenoids war mit 3,8 mm peripher am dicksten im Vergleich zum Zentrum mit 1,2 mm. Die humerale Fläche wies hingegen den dicksten Anteil zentral mit 2,0 mm gegenüber 0,6 mm peripher auf [39]. Die um 5° nach oben gerichtete Neigung des Glenoids scheint nur einen geringen Effekt auf die inferiore Stabilisierung zu haben, wie Basmajian bereits 1959 [1] zeigen konnte. Man ist sich heute einig, daß auch die knöchernen Anteile des glenohumeralen Gelenkes nur einen geringen und lange Zeit überschätzten Einfluß auf die Stabilität ausüben [31, 32].

Labrum glenoidale

Anatomisch ist das Labrum ein fibröser, im Schnitt dreieckiger, meniskusartiger Ring an der Kante des Glenoids, wo es als Anker und Insertionspunkt der Ligg. glenohumeralia und der langen Bizepssehne dient. Das Labrum ist zwar regelmäßig in allen Schultergelenken vorhanden, weist aber eine große Variabilität in Größe und Struktur auf [7]. So konnte Kohn in sogenannt asymptomatischen Schultern eine sehr große Anzahl von Läsionen feststellen. Bei der Präparation von 106 Schultern fanden sich in 16% Läsionen des Labrum glenoidale [29]. Die Vergrößerung der Kontaktfläche durch das ringförmig aufliegende Labrum glenoidale ist ein weiterer Faktor, der zur Stabilisierung beiträgt (Abb. 3). Während das Labrum am inferioren Pol relativ immobil und an der Glenoidkante gut fixiert ist, weist es an der anterosuperioren Ecke und am Tuberculum supraglenoidale mehr Beweglichkeit auf und ist oberhalb des Äquators nur locker aufgehängt [7]. Diese Flexibilität des anterosuperioren Labrums erlaubt für eine optimale Positionierung des Humeruskopfes in der Pfanne eine gewisse Adaptation in verschiedenen Bewegungsrichtungen. In seiner Funktion wurde es mit der Radschuhfunktion des Meniskus verglichen, indem es durch Verbreiterung und Vertiefung des glenoidalen Widerlagers um etwa 50% zur Stabilität beiträgt [14, 17]. Diese

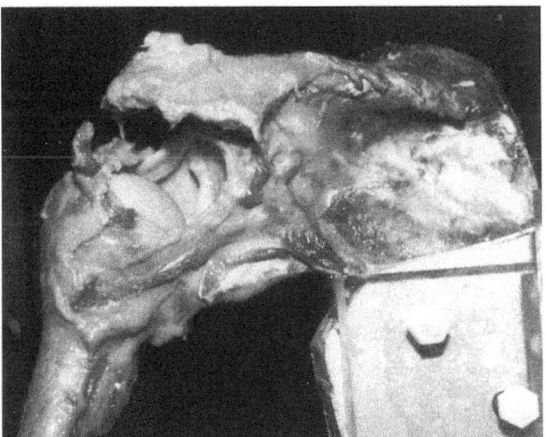

Abb. 3. Das Glenoid und das Labrum bilden eine Art Pfanne mit einer Tiefe von etwa 5 mm in anteroposteriorer Richtung und 9 mm in superoinferiorer Richtung. Das Glenoid weist eine durchschnittliche Größe von 35 mm vertikal zu 25 mm horizontal auf, während der Humeruskopf eine Gelenkfläche von 48 mm vertikal zu 45 mm horizontal hat. Lediglich 25–30% der humeralen Gelenkfläche stehen jeweils in jeder Stellung in Kontakt mit dem Glenoid

Radschuhfunktion ist insbesondere am unteren Glenoidpol sehr deutlich festzustellen. Der Humeruskopf kann nicht subluxieren, ohne zuerst herausgehebelt zu werden. Eine Ablösung des Labrums am anteroinferioren Pol repräsentiert denn auch mehr eine pathologische Instabilität als eine Normvariante wie das lose aufgehängte anterosuperiore Labrum [7].

Kapsuloligamentärer Komplex

Dieser Komplex scheint der wichtigste Faktor in der Frage der Schulterstabilität zu sein. Während Bankart noch von einer Ablösung des Labrum glenoidale vom vorderen Rand des Glenoids als der wesentlichen Verletzung sprach, ist man heute eher der Ansicht, daß es zu einer Verletzung des gesamten kapsuloligamentären Komplexes kommt. Reeves [36] hatte an 141 Schulterpräparaten die Ausreißkraft der Kapsel am Labrum glenoidale und am Scapulahals getestet und bei unter 20jährigen und über 50-jährigen eine deutlich geringere Reißfestigkeit der Kapsel als die durchschnittlichen 70 N gefunden. Die schwächste Stelle bei den jüngeren Präparaten war die Insertion am Glenoidrand und Scapulahals. Während die hintere Kapsel sehr dünn und im wesentlichen unauffällig ist, weist die vordere Kapsel typische, aber sehr variable und variantenreiche Verdickungen auf, die als glenohumerale Ligamente bezeichnet werden (Abb. 4). Sie bilden kollagenreiche Verstärkungen der Gelenkkapsel und sind von außen kaum, umsomehr aber unter arthroskopischer Sicht von innen sehr gut und je nach Rotationsstellung prononciert sichtbar.

Ligamentum coracohumerale (CHL)

Das Lig. coracohumerale spannt sich von der anterolateralen Basis des Processus coracoideus y-förmig über den Sulcus intertubercularis mit je einem vorderen und hinteren Band zum Tuberculum minus und zum Tuberculum majus auf (Abb. 5a). Seine Insertion an der Basis des Processus coracoideus ist flach und sehr dünn, jedoch bis zu 2,5 cm breit. Die inserierenden Fasern können gelegentlich über den Processus

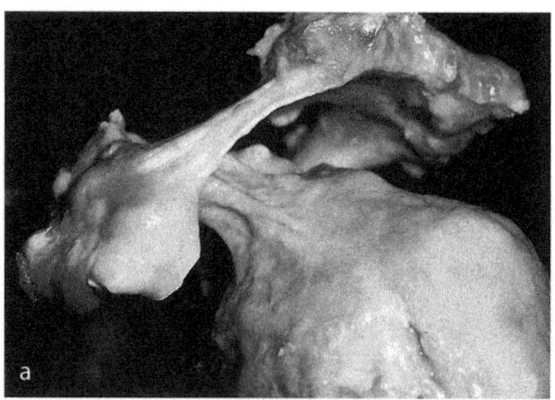

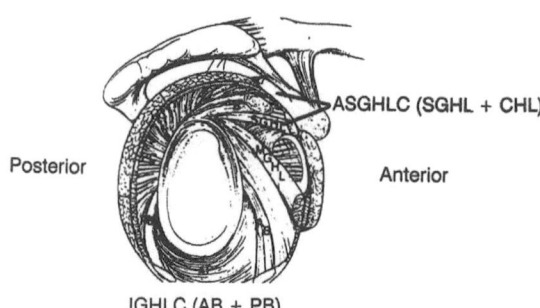

Abb. 4. Der anterosuperiore Kapselligamentkomplex (ASGHLC) mit Korakohumeralem Ligament (CHL) und dem superioren glenohumeralen Ligament (SGHL) und der inferiore Kapselligamentkomplex (IGHLC) mit anteriorem (AB) und posteriorem Band (PB)

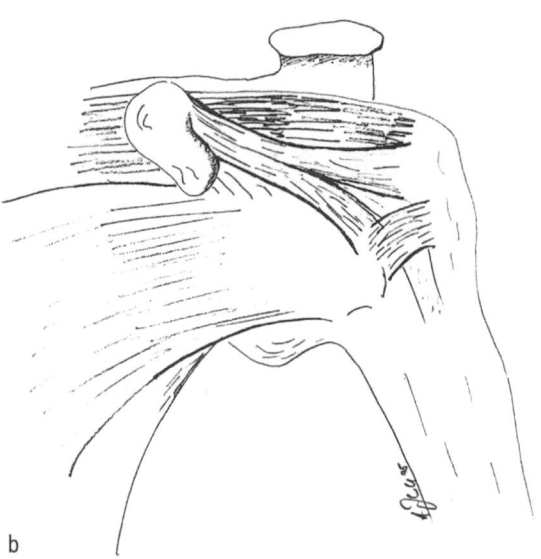

Abb. 5 a, b. Das Lig. coracohumerale spannt sich von der anterolateralen Basis des Processus coracoideus y-förmig über den Sulcus intertubercularis mit je einem vorderen und hinteren Band zum Tuberculum minus und zum Tuberculum majus auf. Zusammen mit dem superioren glenohumeralen Ligament (SGHL) und der anterosuperioren Kapsel bildet das CHL die dreiecksförmige *Rotator Interval Capsule (RIC)*. Die Fasern des CHL haben lateral mit der Kapsel eine enge Verbindung und gehen in das Ligamentum transversum humeri (THL), welches das Dach des Sulcus intertubercularis bildet, über

coracoideus in den M. pectoralis minor weiterführen, wie wir selbst bei unseren anatomischen Präparationen und Versuchen in Einzelfällen nachweisen konnten. Auch in sehr alten anatomischen Büchern wurde dies gelegentlich erwähnt, so daß das Ligament auch schon als Verlängerung des Pectoralis minor angesehen wurde. Zusammen mit dem superioren glenohumeralen Ligament (SGHL) und der anterosuperioren Kapsel bildet das CHL die dreiecksförmige *Rotator Interval Capsule (RIC)*, wie Harryman et al. [15] sie genannt hatten. Als kapsuloligamentäre Struktur überdeckt sie wie ein Dach die Lücke zwischen der vorderen Kante des M. supraspinatus und der oberen Kante des M. subscapularis. Die Fasern des CHL haben lateral mit der Kapsel eine enge Verbindung und gehen in das Ligamentum transversum humeri (THL), welches das Dach des Sulcus intertubercularis bildet, über (Abb. 5b). Das CHL ist eine recht konstante und gut definierte Struktur, wie bereits Neer bei 59 seiner 63 Schulterpräparate nachgewiesen hatte. Er hatte eine durchschnittliche Länge von 18 mm angenommen [33]. Histologische Studien von Clark [6] hatten Kollagenfasern nachgewiesen, die sandwichartig in die tiefen und die oberflächlichen Schichten um den Supraspinatus und den Subscapularis herum einstrahlen und zur Verstärkung der anterosuperioren Kapsel im Rotatoren Intervall (RIC) beitragen.

Seine biomechanische Funktion ist bis heute noch nicht vollständig klar. Es scheint den Humeruskopf bei Adduktion stabilisierend aufzuhängen und bei zunehmender Abduktion freizugeben. Zusammen mit dem superioren glenohumeralen Band (SGHL) verhindert es als wichtigster Stabilisator die inferiore Translation und Subluxation, sowie die Außenrotation des adduzierten Armes [1–3, 9, 13, 49]. Warner [42] und auch Cooper [8] hingegen waren der Ansicht, daß das CHL gegenüber dem SGHL eine unwesentliche Rolle bei der inferioren Stabilisierung spiele, nachdem Warner in seinen Versuchen selektiv das CHL durchtrennt hatte, ohne das SGHL zu verletzen, und keine Änderung der inferioren Translation finden konnte. Andererseits macht das retrahierte Band bei einer Rotatorenmanschettenruptur das Mobilisieren der Rotatorenanteile schwierig, so daß oft ein Release an der Basis des Coracoids notwendig wird. Dabei darf aber das SGHL, wie von Cooper kürzlich betont, nicht durchtrennt werden [8].

Ligamentum glenohumerale superius (SGHL)

Das Lig. glenohumerale superius inseriert am Tuberculum supraglenoidale anterior der Insertion der langen Bizepssehne und am anterosuperioren Labrum und verläuft quasi als Boden des Rotatorenintervalls zur proximalen Ecke des Tuberculum minus mit Fasern, die in das Ligamentum transversum humeri (THL) einstrahlen. Seine Größe und Struktur ist ziemlich variabel, das Band ist jedoch praktisch immer vorhanden, arthroskopisch sehr gut sichtbar [20, 21, 23] und nach De Palma in über 90% nachweisbar [10].

Seine Funktion ist ähnlich der des CHL, weshalb sie auch gerne zusammen genannt werden [2, 26]. Das Ligament verhindert primär eine inferiore und sekundär eine posteriore Translation. Warner gelang es, seine eigentliche Funktion durch Schnittexperimente aufzuhellen und war der Ansicht, daß das SGHL der eigentliche Stabilisator gegen eine inferiore Subluxation bei adduziertem Arm sei [43]. Bei Schulterpräparaten mit schlecht ausgebildetem SGHL war eine größere inferiore Translation festzustellen, und der negative intraartikuläre Druck spielte eine größere Rolle bei der Verhinderung der inferioren Subluxation. So mag eine Läsion des Rotatorenintervalls eine Insuffizienz des SGHL zur Folge haben. Keine wesentliche Rolle konnte dem SGHL für die antero-posteriore Stabilität bei 90° Abduktion zugeschrieben werden [9, 26]. Hingegen zeigte es sich, daß für die posteriore Luxation des adduzierten, flektierten und innenrotierten Arms nach Durchtrennung der ganzen hinteren Kapsel zusätzlich auch das CHL und das SGHL inzidiert werden mußten [3].

Ligamentum glenohumerale medius (MGHL)

Das Lig. glenohumerale medius inseriert ebenfalls am Tuberculum supraglenoidale und der anterosuperioren Labrum-Kante etwas unterhalb des SGHL, zieht über den M. subscapularis zum Tuberculum minus und steht mit einzelnen Fasern in engster Verbindung zum M. subscapularis. Es zeigt die größte Variabilität in Größe und Struktur, die von einer dünnen bindegewebigen Schicht, die auf dem Subscapularis liegt, bis zu einem dicken seilartigen Band von der Größe der Bizepssehne reichen kann. Das Band ist nach DePalma in etwa 80% vorhanden [10].

Diese bis zu 2,5 cm lange enge Verbindung zum M. subscapularis kann eine Präparation schwierig machen. Die kaudale Abgrenzung ist oft durch eine Bursa subscapularis inferiora (Foramen Rouvière [19, 23]) festgelegt. Wir haben bei unseren Dissektionen zudem festgestellt, daß bei jüngeren Patienten das Band deutlich dicker ist, das Band aber auch bei älteren Präparaten immer vorhanden war und wenigstens gut palpiert werden konnte. Dies steht im Widerspruch zu De Palma [10], der glaubte, daß die Kapsel mit zunehmendem Alter dicker werde.

Nur in den Fällen, in denen das Band kräftig strukturiert ist, kann ihm eine relevante stabilisierende Funktion zugeschrieben werden. Stabilisierend wirkt es in extremer AR und IR. Seine hauptsächliche Funktion ist die anteriore Stabilisierung in 45° Abduktion, nicht aber in 0° oder in 90°, und eine Limitierung der AR zu Beginn der Abduktion. Wenn auch eine Straffung in 90° Abduktion und AR zu beobachten ist, kann es doch nicht eine anteriore Translation verhindern, wirkt allerdings in dieser Position als sekundärer Stabilisator, falls das inferiore Band durchtrennt wurde. Als sekundärer Stabilisator gegen die inferiore Translation wirkt es auch bei adduzierter und außenrotierter Schulter [3].

Ligamentum glenohumerale inferius (IGHL)

Das Lig. glenohumerale inferius ist eher als Komplex denn als ein einzelnes Band zu betrachten (*inferior glenohumeral ligament complex IGHLC*) und besteht aus dem anterioren Band (AB), dem Recessus axillaris und dem posterioren Band (PB). Wie eine Hängematte ist dieser Kapselband-Komplex zwischen Glenoid und Humerus aufgespannt (Abb. 6). Während das anteriore Band am Labrum glenoidale, am Glenoid oder am Scapulahals zwischen 2 und 4 Uhr inseriert, orientiert sich das posteriore Band zwischen 7 und 9 Uhr. Humerusseitig ist der Komplex direkt unterhalb der knorpeligen Zone zirkulär fixiert, teils mehr V-, teils eher U-förmig. Histologisch lassen sich die beiden Bänder (AB/PB) in der innersten der drei Kollagenschichten, die neben der synovialen Zone die Schulterkapsel bilden, als gut definierte Verdickung von Kollagenfasern verifizieren [6].

Mehrere klinische und experimentelle Studien haben sich mit seiner Funktion auseinandergesetzt [3, 10, 39, 43]. Funktionell wirkt es als wichtigster Stabilisator des abduzierten

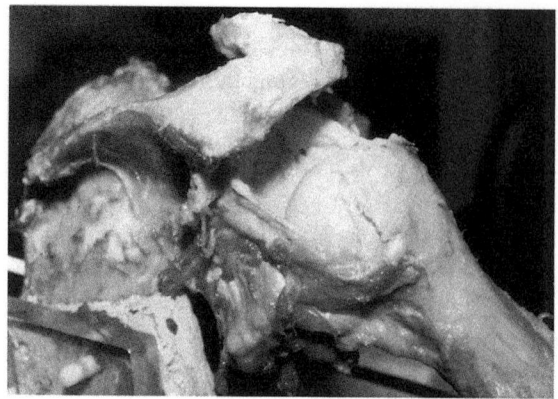

Abb. 6. Das Lig. glenohumerale inferius ist eher als Komplex denn als ein einzelnes Band zu betrachten *(inferior glenohumeral ligament complex, IGHLC)* und besteht aus dem anterioren Band (AB), dem Recessus axillaris und dem posterioren Band (PB). Das anteriore Band inseriert am Labrum glenoidale, am Glenoid oder am Scapulahals zwischen 2 und 4 Uhr und ist humerusseitig direkt unterhalb der knorpligen Zone zirkulär fixiert

Arms. Es verhindert exzessive Translation und wirkt umso stärker, je mehr der Arm abduziert wird. Bei 30° Horizontal-Extension wirkt das anteriore Band primär stabilisierend, während bei 30° Horizontal-Flexion vor allem das posteriore Band eine posteriore Translation verhindert. Bei Rotation wirken beide Bänder reziprok. In maximaler Außenrotation und Abduktion wandert das anteriore Band nach vorne zur ventralen Stabilisierung (Abb. 7a–c), während das posteriore Band nun kaudal den Humeruskopf umfängt (Hängematte). Bei maximaler Innenrotation und Abduktion spannt sich das posteriore Band und stabilisiert den Humeruskopf dorsal, während das anteriore Band nun kaudal den Humeruskopf aufhängt (Abb. 8). Diese Verwindung der beiden Bänder gegeneinander führt zusätzlich zu einem höheren Gelenkdruck, der weiter zur Stabilität beiträgt. Dadurch erklärt sich auch die geringe posteriore Translation, wie sie bei Außenrotation und Abduktion zustandekommt [14, 17].

Die Rolle des inferioren glenohumeralen Bandes in superiorer-inferiorer Richtung ist trotz verschiedenen Schnittversuchen noch kontrovers. Während Warner et al. [42, 43], die zuerst das SGHL isoliert disseziert hatten und nach Durchtrennung des AB und des PB des IGHLC keine weitere inferiore Translation feststellen konnten, der Ansicht waren, daß das IGHLC für die inferiore Stabilität der adduzierten Schulter keinen wesentlichen Faktor darstelle, kamen Bowen et al. [3] bei ihren Versuchen, als sie zuerst

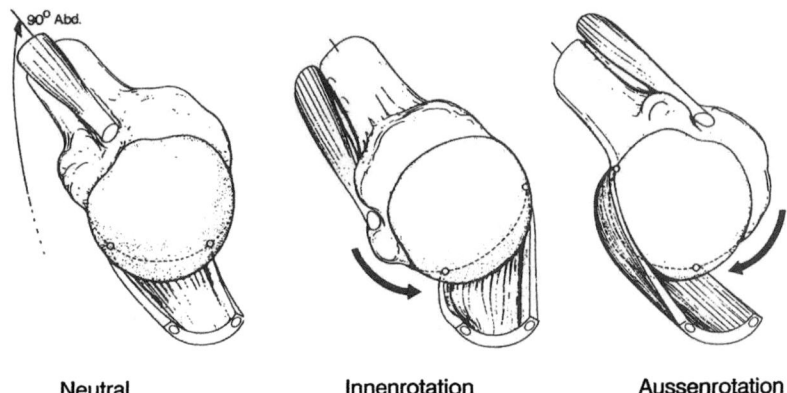

Neutral   Innenrotation   Aussenrotation

Abb. 7. Der inferiore Kapselligamentkomplex (IGHLC) mit anteriorem (AB) und posteriorem Band (PB). Wie eine Hängematte ist dieser Kapselband-Komplex zwischen Glenoid und Humerus aufgespannt

das IGHLC durchtrennten und erst anschließend das SGHL dissezierten, zu gegenteiligen Schlüssen. Sie sahen, daß das IGHLC für die inferiore Stabilität bei 0° Abduktion eine primäre, jedoch nicht signifikante Rolle spiele.

Posteriore Kapsel

Die posteriore Kapsel ist im Gegensatz zur anterioren sehr dünn. Sie spannt sich hinter der Bizepssehne zum posterioren Band des IGHLC auf. Die Inzision der ganzen dorsalen Kapsel zwischen 6 und 12 Uhr genügt zur posterioren Dislokation des adduzierten, flektierten und innenrotierten Armes nicht, solange bis auch der anterio-superiore Anteil zwischen 12 und 3 Uhr eingeschnitten resp. lädiert ist. So konnten Ovesen et al. durch die Inzision der oberen Hälfte der hinteren Kapsel die Innenrotation in den ersten 40° Abduktion verdoppeln, während die Inzision der unteren Hälfte die Innenrotation erst bei einer Abduktion von mehr als 40° signifikant veränderte. Verletzungen der hinteren Kapsel und der hinteren Rotatorenmanschetten-Anteile allein haben keine anteriore Subluxation zur Folge [40] und umgekehrt kommt es zu keiner hinteren Luxation, solange die vorderen Strukturen intakt sind [34, 35].

Intraartikulärer Druck

Als weiterer Faktor konnte der negative intraartikuläre Druck, der normalerweise im glenohumeralen Gelenk herrscht, u.a. von Kumar et al. an frisch tiefgefrorenen Leichenschultern radiologisch nachgewiesen werden. So konnte bereits das Einströmen von Luft durch eine feine Punktionsnadel bei intaktem Muskelmantel eine inferiore Subluxation bewirken, die jedoch nicht bei intakter Kapsel und schrittweiser Dissektion der einzelnen Muskeln zu beobachten war. Der gemessene intraartikuläre Druck wurde von ihnen mit -42 mm H_2O angegeben. Sie folgerten, daß der negative Druck einer der wesentlichen Faktoren der Schulterstabilität sein müsse [30]. Leider wurden weder Hinweise zum Ausmaß der Translation gegeben noch eine Normalisierung zur Größe des Humeruskopfes resp. des glenohumeralen Indexes angestrebt. Helmig et al. [16] hingegen konnten kürzlich eine inferiore Translation von 16,6 mm in 20° Abduktion nach einfacher Punktion der Kapsel in unbelasteter Versuchsanordnung nachweisen. Gleichzeitig kam es zu einer spontanen Außenrotation, die in mit 20 N belasteter Versuchsanordnung bis zu einem Maximum von 15,8° bei 50° Abduktion zugenommen hatte. Die Versuche wurden erstmals im ganzen Abduktionsspektrum von 0–80° Abduktion durchgeführt. So wurde in 0° Abduktion lediglich eine inferiore Translation von 7,5 mm gemessen. Nach Insufflation der Kapsel hingegen nahm neben der Außenrotation die antero-posteriore Translation um maximal 14 mm bei 30° Abduktion zu. Zu ähnlichen Ergebnissen kamen Browne et al. [4, 5], die nach Punktion eine inferiore Translation von 22 mm bei 10 N Belastung resp. 17,8 mm bei 20° Abduktion maßen.

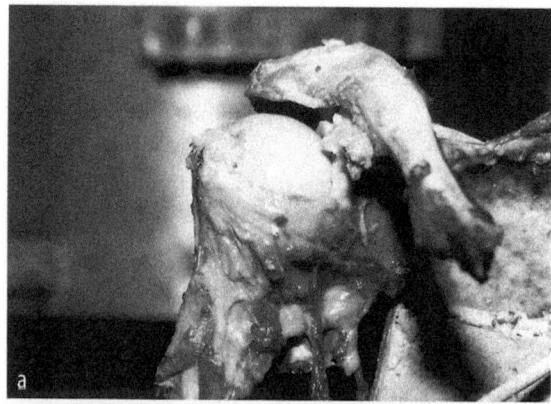
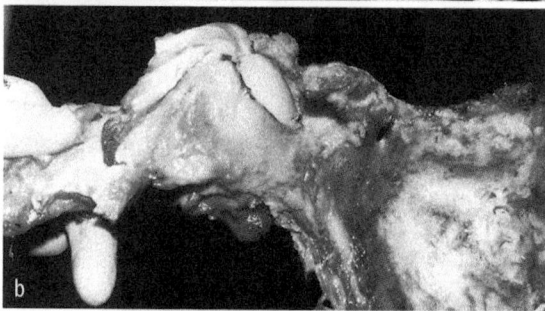
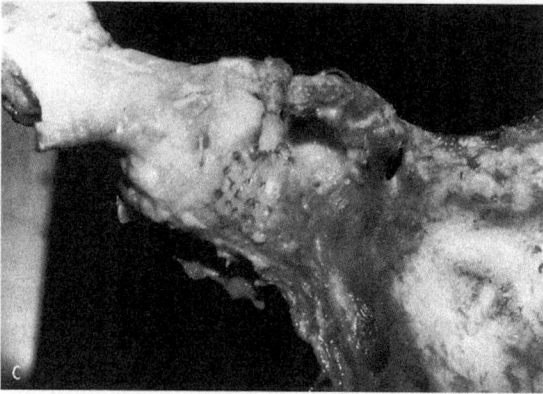

Abb. 8 a–c. Funktionell wirkt das anteriore Band (AB) als wichtigster Stabilisator des abduzierten Arms. Es verhindert exzessive Translation und wirkt umso stärker, je mehr der Arm abduziert wird. In maximaler Außenrotation und Abduktion wandert das anteriore Band nach vorne zur ventralen Stabilisierung. Diese Verwindung der beiden Bänder gegeneinander führt zusätzlich zu einem höheren Gelenkdruck, der weiter zur Stabilität beiträgt

Dynamische Elemente

Rotatorenmanschette

Die Rotatorenmanschette hat als vierteilige Muskelgruppe ihren Ursprung an der anterioren und posterioren Fläche der Scapula und inseriert halbkugelförmig an der ventralen, der lateralen und der dorsalen Humeruskopfhälfte. Ihre hauptsächliche Funktion ist die Kompression des Humeruskopfes gegen das Glenoid.

Der *M. subscapularis* zieht von der vorderen Fläche der Scapula zum Tuberculum minus und ist eng mit der vorderen Schulterkapsel verbunden, wo sein laterales Ende als sehniger Anteil durch den Recessus subscapularis ins Gelenk zieht, jedoch extrasynovial bleibt. Innerviert wird er durch den oberen und unteren Ast des N. subscapularis aus dem Plexus brachialis. Funktionell ist er primär ein Innenrotator und hat sekundär einen anterior stabilisierenden Effekt.

Der *M. supraspinatus* entspringt aus der Fossa supraspinata der Scapula, läuft unter dem korakoakromialen Bogen als breite sehnige, kaum durchblutete Platte zum Tuberculum majus und bildet das Dach des glenohumeralen Gelenkes. Seine Lage und Struktur macht ihn sehr verletzungsanfällig, sei es im Rahmen des subakromialen Impingements oder als Ort der häufigsten Manschettenrupturen. Innerviert wird er durch den N. suprascapularis nach dessen Passage durch die Incisura scapulae von medial her aus dem Plexus brachialis.

Der *M. infraspinatus* kommt von der dorsalen Fläche der Scapula stammend als kräftige Sehne dorsal zum Tuberculum majus. Wie der Subscapularis hat auch er durch direkt einstrahlende Fasern eine enge Beziehung zur posterioren Kapsel. Funktionell ist er primär ein Außenrotator und schließlich auch ein Abduktor. Seine Innervation steht in enger Nachbarschaft zum M. supraspinatus. Der N. suprascapularis zieht anschließend unter der Spina scapulae in die Fossa infraspinata.

Der *M. teres minor* schließlich hat seinen Ursprung an der lateralen Kante der Scapula und inseriert unterhalb des M. infraspinatus dorsal am Tuberculum majus. Primär wirkt auch er als Außenrotator und Abduktor. Die Innervation erfolgt durch den N. axillaris, der auf seinem Weg durch den *Quadrangular Space* nach dorsal um den Muskel zieht [11]. Bei Abduktion wird der N. axillaris unmittelbar an die vordere und untere Kapsel gespannt, so daß er hier bei zu tiefer Lage des Arthroskops leicht verletzt werden kann [18, 19].

Lange Sehne des M. biceps humeri

Anatomisch hat die lange Sehne des M. biceps ihren Ursprung am Tuberculum supraglenoidale an der superioren Ecke des Glenoids und im superioren Labrum glenoidale, von welchem Fasern in den posterosuperioren und in geringerem Umfang auch in den anterioren Teil des Labrum glenoidale y-förmig ausstrahlen. Die Sehne durchquert das Gelenk ventral zum Sulcus intertubercularis, wo sie in einer Sehnenscheide das Gelenk verläßt und sich mit dem kurzen Kopf, der vom Proc. coracoideus herkommt, vereinigt, um anschließend zum Ellbogengelenk zu ziehen, wo sie lateral an der Tuberositas des Radius und medial als Aponeurose an der Ulna inseriert. Durch das Ligamentum transversum humeri wird die Sehne im Sulkus gehalten. Obwohl der Sulcus meist der Ort der Bizeps-Rupturen und Luxationen ist, konnte doch keine Korrelation zwischen knöcherner Sulkus-Morphologie und Läsionsarten festgestellt werden. Hingegen sind Rupturen der Bizepssehne meist mit Läsionen der Rotatorenmanschette kombiniert. Bei Abduktion und Adduktion bewegt sich der Humeruskopf gegen die Sehne im Sulkus, wobei diese vor allem in Außenrotation als Depressor einem Impingement entgegenwirkt [25, 27].

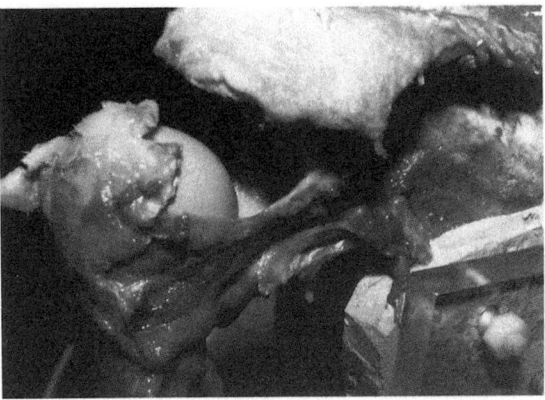

Abb. 9. Das Lig. glenohumerale inferius besteht aus dem anterioren Band (AB), dem Recessus axillaris und dem posterioren Band (PB) (inferior glenohumeral ligament complex, IGHLC). Wie eine Hängematte ist dieser Kapselband-Komplex zwischen Glenoid und Humerus aufgespannt. Diese kapsuloligamentären Strukturen lassen sich am besten mit „Circle Concept" umschreiben. Translation in der einen Richtung bewirkt eine erhöhte Spannung der gegenüberliegenden Bänder

Funktion

Erst das Zusammenwirken der vorderen und hinteren Kapsel- und Ligamentanteile gewährleistet die Stabilität des glenohumeralen Gelenkes. Dieses Zusammenwirken als gemeinsame Aktion der kapsuloligamentären Strukturen läßt sich am besten mit „Circle Concept" umschreiben (Abb. 9) [28, 31]. Translation in der einen Richtung bewirkt eine erhöhte Spannung der gegenüberliegenden Bänder. Keine einzige Struktur wirkt für sich allein [40]. Das SGHL verhindert zusammen mit dem CHL ein inferiores Absinken des Humerus, wenn der Arm an der Körperseite gehalten wird, während bei den mittleren Abduktionsgraden diese Funktion vom MGHL und dem AB des IGHLC übernommen wird. Mit zunehmender Abduktion kommt proportional dazu der ganze IGHLC mit dem vorderen und dem hinteren Band (AB/PB) mit dem Recessus axillaris in Funktion. Bei 90° Abduktion mit dem Humerus in der Ebene der Scapula wird die größte anteroposteriore Laxität des humeralen Gelenkes gesehen, während bereits bei 30° Horizontalflexion diese auf die Hälfte reduziert wird. Die Durchtrennung eines der beiden Bänder des IGHLC hat schließlich auch eine verstärkte Translation in beiden Richtungen zur Folge. Deshalb bedarf es einer Verletzung der vorderen und der hinteren Strukturen, damit es zu einer Dislokation der Schulter kommen kann. Chirurgische Rekonstruktionen haben unbedingt eine zu starke Straffung nur einer Seite der Gelenkkapsel, also einer Hälfte des „Circles", zu vermeiden, weil dies den Humeruskopf in die entgegengesetzte Richtung drückt und eine verstärkte Translation und verstärkte Gelenkkompression bewirkt [28].

Die gesamte Stabilität des glenohumeralen Gelenkes ist das Resultat des Zusammenspiels der knöchernen Kugelgelenkanteile, der ligamentären Strukturen für die zu haltenden Extrempositionen und der muskulären Stabilisatoren, im speziellen der Muskeln der Rotatorenmanschette. Diese dynamischen Elemente treten je nach Art der angewandten Lastverteilung in Funktion. Im Gegensatz zu anderen Muskeln, die bei ihrer Aktion das jeweilige Gelenk stabilisieren können, können die Muskeln der Rotatorenmanschette ihre Aufgabe nur gemeinsam lösen. Während bei der Abduktion der M. deltoideus den Humeruskopf nach oben gegen das Acromion in ein Impingement zieht, zentriert der M. supraspinatus den Kopf in die Gelenkpfanne. So wirkt jeder Rotatorenmuskel in seiner Weise zentrierend auf den Humeruskopf [41, 47, 48].

Literatur

[1] Basmajian JV, Bazant FJ (1959) Factors preventing downward dislocation of the adducted shoulder joint. J Bone Joint Surg 41A:1182–1186

[2] Boardman ND, Debski RE, Warner JJP, Taskiran E, Maddox L, Imhoff AB, Fu FH, Woo SL-Y (1996) Tensile properties of the superior glenohumeral and coracohumeral ligaments. J Shoulder Elbow Surg 5:249–254

[3] Bowen MK, Warren RF (1991) Ligamentous control of shoulder stability based on selective cutting and static translation experiments. Clin Sports Med 10/4:757–781

[4] Browne AO, Hoffmeyer P, Tanaka S, An KN, Morrey BF (1990) Glenohumeral elevation studied in three dimensions. J Bone Joint Surg 72B:843–845

[5] Browne AO, Hoffmeyer P, Morrey BF, An KN (1990) The influence of atmospheric pressure on shoulder stability. In: Proceedings of the 7th meeting of the European Society of Biomechanics B 9

[6] Clark JM, Harryman DT (1992) Tendons, ligaments and capsule of the rotator cuff. J Bone Joint Surg 74A:713–725

[7] Cooper DE, Arnoczky SP, O'Brien SJ, Warren RF, DiCarlo E, Allen AA (1992) Anatomy, histology and vascularity of the glenoid labrum. J Bone Joint Surg 74A:46–52

[8] Cooper DE, O'Brien SJ, Arnoczky SP, Warren RF (1993) The structure and function of the coracohumeral ligament: An anatomic and microscopic study. J Shoulder Elbow Surg 2:70–77

[9] Debski RE, Imhoff AB, Boardman ND, Warner JJP, Fu FH, Woo SL-Y (1995) Interrelationships of the capsuloligamentous restraints during passive glenohumeral motion. Abstract ORS/AAOS-Meeting Feb. 1995 Orlando FL

[10] De Palma AF, Callery G, Bennet GA (1949) Variational anatomy and degenerative lesions of the shoulder bone. Instr Course Lect 16:255–281

[11] Fredrich H, Imhoff AB, Höfler H (1998) Biomechanische und histomorphologische Untersuchungen zur Laserwirkung an der Schultergelenkskapsel. Z Orthop 136/5:A 119–120

[12] Fu FH, Imhoff AB, Warner JJP, Boardman ND, Debski RE, Taskiran E, Maddox L, Woo SL-Y (1994) Structural properties of the superior glenohumeral and coracohumeral ligaments. Abstract. American Shoulder & Elbow Surgeons Closed Meeting (ASES) September 25–28th, 1994 Vermont/USA

[13] Fu FH, Ticker JB, Imhoff AB (eds) (1998) An Atlas of Shoulder Surgery. Dunitz Publishers, London, pp 336

[14] Galinat BJ, Warren RF, Buss DD (1991) Pathophysiology of shoulder instability. In: McGinty JB et al. (eds) Operative Arthroscopy. Raven, New York, p 501–506

[15] Harryman DT, Sidles JA, Harris SL, Matsen FA (1992) The role of the Rotator Interval Capsule in passive motion and stability of the shoulder. J Bone Joint Surg 74A:53–66

[16] Helmig P, Sojbjerg JO, Sneppen O, Löhr JF, Ostgaard SE, Suder P (1993) Glenohumeral movement patterns after puncture of the joint capsule: An experimental study. J Shoulder Elbow Surg 2:209–215

[17] Howell SM, Galinat BJ (1989) The glenoid-labral socket: a constrained articular surface. Clin Orthop 243122-125

[18] Imhoff AB (1986) Schulterprobleme bei neurologischen Syndromen. Schweiz Rundschau Med (Praxis) 75/20:571–576

[19] Imhoff AB, Kubik S, Büsser G, Romero J (1989) N. Axillaris-Schädigung bei Schulterarthroskopie und Mobilisation. In: Contzen H (Hrsg) Komplikationen bei der Arthroskopie. Fortschritte in der Arthroskopie Band 5. Enke, Stuttgart

[20] Imhoff AB, Perrenoud A, Neidl K (1992) MRI bei Schulterinstabilität – Korrelation zum Arthro-CT und zur Arthroskopie der Schulter. Arthroskopie 5/3:122–129

[21] Imhoff AB, Hodler J (1992) Stellenwert von Arthroskopie und MRI an der Schulter. Eine vergleichende Untersuchung. Z Orthop 130:188–196

[22] Imhoff AB (1993) New developments in arthroscopic joint surgery of the shoulder: arthroscopic subacromial decompression and rotator cuff debridement by Holmium:YAG-Laser. Swiss Med 10-S: 306–310

[23] Imhoff AB (1994) Arthroskopie der Schulter und der Bursa subacromialis – Indikationen und Komplikationen (Instructional Course – Deutscher Orthopädenkongress 16.–20. September 1992, Mannheim). In: Springorum HW, Katthagen BD (Hrsg) Aktuelle Schwerpunkte der Orthopädie Band 5. Thieme, Stuttgart p 103–112

[24] Imhoff AB, Ledermann Th (1994) Schulter Impingement Syndrom. Arthroskopische subacromiale Dekompression mit Holmium:YAG-Laser – Eine prospektive Studie. Arthroskopie 7/4:158–169

[25] Imhoff AB, Ledermann Th (1995) Arthroscopic subacromial decompression with and without the Holmium:YAG-Laser – a prospective comparative study. Arthroscopy 11/5:549–556

[26] Imhoff AB, Debski RE, Warner JJP, Patel PR, Demirhan M, Fu FH, Woo SL-Y (1995) Biomechanical Function of the Glenohumeral Ligaments – A Quantitative Assessment. (Capsuloligamentous stabilization of the glenohumeral joint during motion). Abstract AOSSM, July 16–19, 1995, Toronto, Canada, pp 87–88

[27] Imhoff AB, Ledermann Th (1996) Das Impingementsyndrom der Schulter, Definition – Pathogenese – pathologische Befunde. In Eulert J., Hedtmann A (Hrsg) Das Impingementsyndrom der Schulter. Thieme, S 1–13

[28] Imhoff AB, Roscher E, König U (1998) Arthroskopische Schulterstabilisierung. Differenzierte Behandlungsstrategie mit Suretac, Fastak, Holmium:YAG-Laser und Elektrochirurgie. Orthopäde 27/8:518–531

[29] Kohn D (1987) The clinical relevance of glenoid labrum lesions. Arthroscopy 3:223-230

[30] Kumar VP, Balasubramaniam P (1985) The role of atmospheric pressure in stabilizing the shoulder: An experimental study. J Bone Joint Surg 67B:719-721

[31] Matsen FA, Fu FH, Hawkins RJ (eds) (1993) The shoulder: A balance of mobility and stability. American Academy of Orthopaedic Surgeons, Rosemont IL

[32] Morrey BF, An KN (1990) Biomechanics of the shoulder. In: Rockwood CA, Matsen FA (eds) The shoulder. WB Saunders Philadelphia, pp 208-245

[33] Neer CS II, Satterlee CC, Dalsey RM, Flatow EL (1992) The anatomy and potential effects of contracture of the coracohumeral ligament. Clin Orthop 280:182-185

[34] Ovesen J, Nielsen S (1986) Posterior instability of the shoulder. A cadaver study. Acta Orthop Scand 57:436-439

[35] Perrenoud A, Imhoff A (1992) Die veraltete hintere Schulterluxation. Z Unfallchir Vers med 85/3:127-133

[36] Reeves B (1968) Experiments on the tensile strength of the anterior capsule structures of the shoulder in man. J Bone Joint Surg 50B:858-865

[37] Saha AK (1971) Dynamic stability of the glenohumeral joint. Acta Orthop Scand 42:491-505

[38] Sarrafian SK (1983) Gross and functional anatomy of the shoulder. Clin Orthop 173:11-19

[39] Soslowsky LJ, Bigliani LU, Flatow EL et al. (1992) Articular geometry of the glenohumeral joint. Clin Orthop 285: 181-190

[40] Turkel SJ, Panio MW, Marshall JL, Gigis FG (1981) Stabilizing mechanisms preventing anterior dislocation of the glenohumeral joint. J Bone Joint Surg 63A:1208-1217

[41] Warner JJP, Micheli LJ, Arslanian LE, Kennedy J, Kennedy R (1992) Scapulothoracic motion in normal shoulders and shoulders with glenohumeral instability and impingement syndrome. A study using Moiré topographic analysis. Clin Orthop 285:191-199

[42] Warner JJP, Deng XH, Warren RF, Torzilli PA (1992) Static capsuloligamentous restraints to superior-inferior translation of the glenohumeral joint. Am J Sports Med 20:675-685

[43] Warner JJP, Caborn DNM, Berger R, Fu FH, Seel M (1993) Dynamic capsuloligamentous anatomy of the glenohumeral joint. J Shoulder Elbow Surg 2:115-133

[44] Warner JJP, Schulte KR, Imhoff AB (1995) Current Concepts in Shoulder Instability. Advances in Operative Orthopaedics, Mosby 3:217-248

[45] Warner JJP, Imhoff AB, Debski RE, Demirhan M, Patel PR, Fu FH, Woo SL-Y (1996) Functional relationships of the glenohumeral ligaments: a quantitative study. Abstract J Shoulder Elbow Surg 5/2 part 2:111

[46] Webster's Collegiate Thesaurus (1976) Merriam-Webster Inc, Springfield, Mass, USA

[47] Woo SL-Y, Debski RE, Patel PR, Imhoff AB, Fu FH (1995) Biomechanics of the full upper extremity in simple abduction: Application of the Pittsburgh dynamic shoulder testing apparatus. In: Wu JJ, Shih LY, Fukuda H, Chan KM (eds) Shoulder Surgery. Mosby June 1995, pp 23-28

[48] Woo SL-Y, Debski RE, Imhoff A, Patel PR, Saito R, Warner JJP, Fu FH (1995) Soft tissue restraints around the glenohumeral joint. In: Wu JJ, Shih LY, Fukuda H, Chan KM (eds) Shoulder Surgery. Mosby June 1995, pp 29-34

[49] Wullschleger M, Imhoff A (1997) Zur ligamentären Instabilität des Schultergelenkes - In vitro Untersuchungen. Dissertation, Universität Zürich

Klinische Diagnostik und Differentialdiagnostik

D. Kohn

Laxität und Instabilität

Unter Laxität eines Gelenkes wird die vermehrte Dehnbarkeit der Kapsel mit vergrößertem Bewegungsumfang verstanden. Laxität besitzt keinen Krankheitswert. Laxität ist das, was mit Schulterschubladen und beim sogenannten Sulcus-Test überprüft wird.

Davon abzugrenzen ist die Instabilität. Instabilität ist ein Symptom und besitzt Krankheitswert. Instabilität äußert sich an Gelenken durch das Auftreten von Subluxationen bzw. Luxationen. Subluxationen und Luxationen können zudem schmerzhaft sein. Am Schultergelenk ist Schmerz manchmal das einzige Hinweiszeichen einer Subluxation.

Hintere Schulterinstabilität

Klassifikation (nach AAOS, 1996)

- Richtung (vorne, hinten, unten, multidirektional)
- Ausmaß (Subluxation, Luxation)
- Ätiologie der Erstluxation (traumatisch, atraumatisch, wiederholtes Mikrotrauma)
- Zeitpunkt der Diagnosestellung (akut, chronisch)
- Häufigkeit (erstmalig, rezidivierend)
- Willentliche Beeinflussung (willkürlich, unwillkürlich).

Akute traumatische hintere Erstluxation

Ausgelöst durch Sturz auf den adduzierten, flektierten, innenrotierten Arm. Betroffener Arm steht in Innenrotation. Charakteristisch bei klinischer Untersuchung ist die aufgehobene Außenrotierbarkeit. Wichtigstes diagnostisches Hilfsmittel die Röntgennativaufnahme in axialer Projektion, falls schmerzbedingt nicht möglich die Scapula-Tangentialprojektion.

Cave: Die a.p.-Aufnahme kann ein zentriert stehendes Schultergelenk vortäuschen.

Die hintere Schulterluxation gehört zu den häufig übersehenden Verletzungen. Nach einigen Tagen ist die Funktion des betroffenen Schultergelenkes oft wieder erstaunlich gut.

Posttraumatisch rezidivierende hintere Schulterluxation

Wichtigster Test ist der hintere Apprehensiontest, bei dem der Untersucher den Arm innenrotiert, adduziert und eleviert und dabei Druck nach dorsal ausübt. Bei positivem Apprehensionstest fühlt der Patient die drohende Luxation und wehrt sich gegen eine Fortsetzung der Untersuchung. Nur am narkotisierten Patienten und nur nach mehrfachen Luxationen mit erheblicher Lockerung der dorsalen Kapsel werden die hinteren Schulterschubladen seitendifferent.

Multidirektionale dorsal betonte Schulterinstabilität

Bei Schwimmern und bei Wurfsportlern kommt es durch wiederholte Mikrotraumatisierung von Teilen der Gelenkkapsel zu deren Aufweitung. Der Humeruskopf subluxiert in die entsprechende Richtung. Aufgrund der stets vorhandenen kaudalen Instabilitätskomponente ist das Sulcus-Zeichen positiv. Auch das hintere Apprehensionzeichen ist positiv. Es findet sich zudem eine vermehrte Laxität der Schulter in Richtung nach dorsal.

Atraumatische Schulterinstabilität

Diese Instabilitätsform entsteht ohne äußere Einwirkung und macht sich im Kindes- oder frühen jugendlichen Alter bemerkbar. Die Betroffenen können ihr Schultergelenk oft willentlich und häufig in verschiedene Richtungen subluxieren. Die Erscheinung hat keinen Krankheitswert und bedarf keiner Therapie. Die häufig postulierte Kombination mit psychischen Störungen der Betroffenen wird nur von einem Teil der Autoren bestätigt. Therapiebedarf entsteht dann, wenn die Schulter auch ohne den Willen des Betroffenen und unbeeinflußbar bei bestimmten Bewegungen subluxiert oder gar luxiert. Bei diesen Patienten finden sich alle Zeichen einer vermehrten Laxität mit positivem Sulcus-Zeichen, vermehrter Translation bei Durchführung der Schulterschubladen und positive Apprehensiontests.

Differentialdiagnosen

Vordere und multidirektionale Schulterinstabilität sind die wichtigsten Differentialdiagnosen der reinen hinteren Instabilität. Auch Rotatorenmanschetten-Läsionen und subakromiales Impingement können zu Verwechslungen mit Beschwerden bei Subluxation der Schulter Anlaß geben. Tragen Anamnese und klinische Untersuchung beim wachen Patienten sowie Röntgennativaufnahmen nicht entscheidend zur Diagnose bei, ist die CT-Arthrografie bzw. die Kernspintomografie mit Rekonstruktion einer horizontalen Schnittebene der nächste Schritt. Schäden im ventralen Teil des Humeruskopfes sprechen für eine hintere Instabilität genauso wie Läsionen am knöchernen oder weichteiligen hinteren Pfannenrand. Weitere Schritte in der Abklärung wären Untersuchung unter Bildwandler-Kontrolle, Narkoseuntersuchung und schließlich diagnostische Arthroskopie zum Nachweis von Schäden entlang des Luxationsweges.

Die hintere Schulterinstabilität ist seltener als die vordere und macht nur 2 bis 3% der Schulterinstabilitäten aus (Hurley et al., 1992). Gerade deshalb bietet sie einige diagnostische Schwierigkeiten, die an drei Fallschilderungen beispielhaft dargestellt werden sollen.

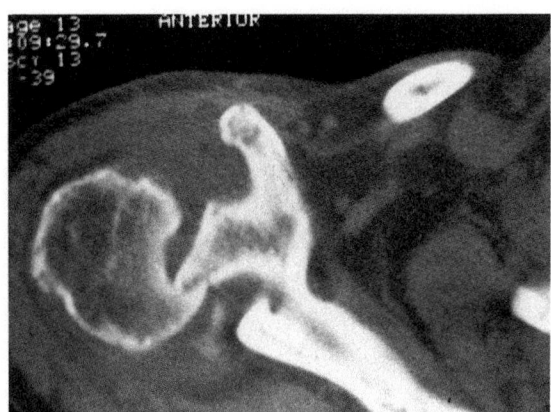

Abb. 1. CT (Horizontalebene) linke Schulter bei 3 Monate alter verhakter hinterer Schulterluxation

Fall 1

60jährige Patientin, die zwei Monate nach einem Unfall die Schultersprechstunde unserer Klinik aufsucht. Sie klagt über Schmerzhaftigkeit der rechten Schulter und erhebliche Bewegungseinschränkung. Zuweisungsdiagnose ist eine „posttraumatische Schultersteife rechts". Bei klinischer Untersuchung fällt die fast völlig aufgehobene Außenrotationsfähigkeit des Schultergelenkes auf. Konturunterschiede beider Schultern fallen bei der adipösen Patientin nicht auf. Die Tangentialaufnahme der Scapula zeigt den dorsal stehenden Humeruskopf, das Computertomogramm den am hinteren Pfannenrand verhakt stehenden Humeruskopf mit großer ventraler Dellenbildung (Abb. 1).

Nach wie vor zählt die hintere Schulterluxation zu den häufig übersehenen Verletzungen. Klinisches Bild und a.p.-Aufnahme sind oft wenig dramatisch und verleiten zur Fehldiagnose. Eine zweite Ebene ist bei der primären Röntgendiagnostik entweder als axiale Aufnahme, oder, bei Unfähigkeit den Arm zu abduzieren, als Tangentialprojektion der Scapula zu empfehlen.

Fall 2

Bei einem 12jährigen Jungen fällt auf, daß das rechte Schultergelenk willkürlich nach vorne und hinten verrenkt werden kann. Der Junge findet diesen Zustand eher interessant und klagt über keinerlei Beschwerden. Er wird von den besorgten Eltern in die Schultersprechstunde gebracht (Abb. 2). Klinisch findet sich eine ver-

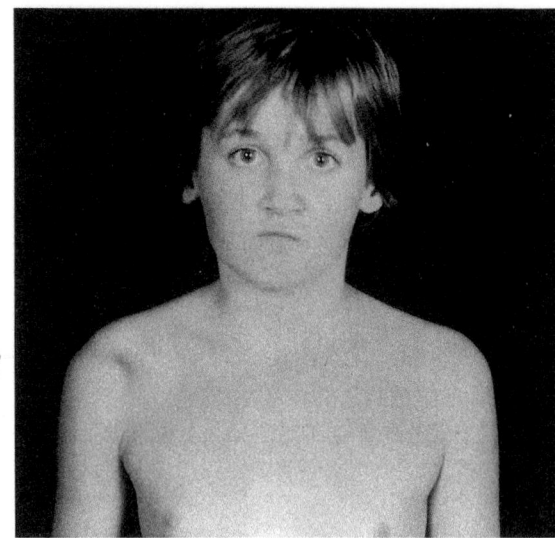

Abb. 2. 12jähriger Junge mit Möglichkeit der willentlichen Verrenkung des rechten Schultergelenkes. Kein Leidensdruck. Operatives Eingreifen ist nicht indiziert

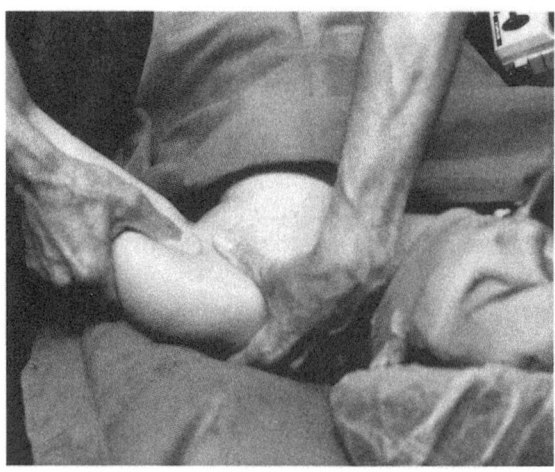

Abb. 3. Untersuchung in Narkose als letzter Schritt zur Abklärung der Instabilitätsrichtung. Neben dem hier gezeigten Schubladentest hat insbesondere der load-and-shift-Test große Bedeutung

mehrte Laxität des Schultergelenkes in alle Richtungen. Der Bewegungsumfang des Gelenkes ist vergrößert.

An einem Klientel von 36 Schultern haben Huber und Gerber 1994 gezeigt, daß die willkürliche Schulterverrenkung nur in wenigen Fällen Krankheitswert hat und daß die Prognose ausgezeichnet ist, wenn eine chirurgische Versorgung unterbleibt. Solche Kinder entwickeln offensichtlich in späteren Lebensjahren keine Probleme, insbesondere keine Arthrosen des Schultergelenkes.

Fall 3

Eine 19jährige Leistungsschwimmerin klagt über ein seit einigen Wochen auftretendes schmerzhaftes Schnappen des rechten Schultergelenks bei Adduktion und Innenrotation. Es findet sich ein positives Apprehensionzeichen beim Luxationsversuch nach hinten sowie eine vermehrte Laxität des Gelenkes nach unten und hinten. Röntgenologisch erscheint das Gelenk normal.

1980 haben Neer und Forster den Begriff der unwillkürlichen unteren und multidirektionalen Schulterinstabilität eingeführt. Ihr Konzept, daß durch wiederholte Mikrotraumatisierung eine zuvor intakte Schulter schließlich subluxations- und luxationsgefährdet wird, hat sich zwischenzeitlich bestätigt. Die Hauptluxationsrichtung bei solchen Gelenken geht zumeist nach kaudal und dorsal. Falls trotz Expositionsprophylaxe und Muskelkräftigung die Symptomatik persistiert, haben Kapselverschiebeplastiken eine gute Aussicht auf Erfolg. Die klare Unterscheidung von *Laxität* als Normvariante gegenüber *Instabilität* als Symptom, die Notwendigkeit zum *Ausschluß einer hinteren Schulterluxation* bei unklaren Beschwerden nach entsprechendem Trauma, die Möglichkeit der *dorsal betonten multidirektionalen Instabilität* bei entsprechender Exposition von Schwimmern und Werfern sowie die Kenntnis der *günstigen Prognose der willkürlichen Schulterverrenkung* bei Vermeidung operativer Interventionen sind die entscheidenden Informationen in bezug auf die hintere Schulterinstabilität. Die Klärung der Instabilitätsrichtung erweist sich in manchen Fällen in der Praxis als so schwierig, daß sie erst unter Narkose (Abb. 3) oder durch Nachweis der Läsionen längs des Luxationsweges unter arthroskopischer Sicht gelingt.

Literatur

Klassische Literatur

Boyd HB, Sisk TD (1972) Recurrent posterior dislocation of the shoulder. J Bone Joint Surg 54A:779-786

English E, MacNab J (1974) Recurrent posterior dislocation of the shoulder. Can J Surg 17:147-151

Hawkins RJ, Koppert G, Johnston G (1984) Recurrent posterior instability (subluxation) of the shoulder. J Bone Joint Surg 66A:169-174

Mok DWH, Fogg AJB, Hokan R, Bayley JJL (1990) The diagnostic value of arthroscopy in glenohumeral instability. J Bone Joint Surg 72B:698-700

Neer CS, Foster CR (1980) Inferior capsular shift of involuntary inferior and multidirectional instability of the shoulder. J Bone Joint Surg 62A:897-908

Norwood LA, Terry GC (1984) Shoulder posterior subluxation. Am J Sports Med 12:25-30

Rowe CR, Pierce DS, Clarke JG (1973) Voluntary dislocation of the shoulder: a preliminary report on a clinical, electromyographic and psychiatric study of twenty-six patients. J Bone Joint Surg 55A:445-460

Samilson RL (1964) Posterior dislocation of the shoulder. Clin Orthop 32:69-86

Aktuelle Literatur (seit 1985)

Bigliani LU, Pollock RG, McIlveen SJ, Endrizzi DP, Flatow EL (1995) Shift at the postereoinferior aspect of the capsulae for recurrent posterior glenohumeral instability. J Bone Joint Surg 77A:1011-1020

Brewer BJ, Wubben RC, Carrera GF (1986) Excessive retroversion of the glenoid cavity. A cause of nontraumatic posterior instability of the shoulder. J Bone Joint Surg 68A:724-731

Burghead WZ, Rockwood CA (1992) Treatment of instability of the shoulder with an exercise program. J Bone Joint Surg 74A:890-896

Dunkerton MC (1989) Posterior dislocation of the shoulder associated with obstetric brachial plexus palsy. J Bone Joint Surg 71B:764-766

Ferrari JD, Ferrari DA, Conmas J, Pappas AM (1994) Posterior ossification of the shoulder: The Bennett Lesion. Am J Sports Med 22:171-176

Fronek J, Warren RF, Bowen M (1989) Posterior subluxation of the glenohumeral joint. J Bone Joint Surg 71A:205-216

Hernandez A, Drez D (1986) Operative treatment of posterior shoulder dislocations by posterior glenoidalplasty, capsulorraphy and infraspinatus advancement. Am J Sport Med 14:187-191

Hintermann B, Gächter A (1995) Arthroscopic findings after shoulder dislocation. Am J Sports Med 23:545-551

Huber H, Gerber C (1994) Voluntary subluxation of the shoulder in children - a long-term follow-up study of 36 shoulders. J Bone Joint Surg 76B:118-122

Hurley JA, Anderson TE, Dear W, Andrish JT, Bergfeld JA, Wiker GG (1992) Posterior shoulder instability - surgical versus conservative results with evaluation of glenoid version. Am J Sports Med 20:396-400

Kessel L, Bayley I (1986) Clinical disorders of the shoulder, 2nd edn. Churchill Livingstone Edinburgh, pp 189-197

Lebar RD, Alexander AH (1992) Multidirectional shoulder instability. Clinical results of inferior capsular shift in an active-duty population. Am J Sports Med 20:193-198

Mowberg CA, Garfin SR, Booth RE, Rothmann RM (1985) Recurrent posterior dislocation of the shoulder: treatment using a bone block. J Bone Joint Surg 67A:777-781

Pollock RG, Bigliani LU (1993) Recurrent posterior shoulder instability. Diagnosis and treatment. Clin Orthop 291:85-96

Silliman JF, Hawkins RJ (1993) Classification and physical diagnosis of instability of the shoulder. Clin Orthop 291:7-19

Surin V, Blader S (1990) Rotational osteotomy of the humerus for posterior instability of the shoulder. J Bone Joint Surg 72A:181-186

Thomsen M, Loew M, Schneider U, Sabo D (1995) Ein Fall einer veralteten hinteren Schulterluxation. Z Orthop 133:333-334

Tibone J, Ting A (1990) Capsulorraphy with a staple for recurrent posterior subluxation of the shoulder. J Bone Joint Surg 72A:999-1002

Operative Therapieansätze der hinteren Schulterinstabilität

J. Jerosch

Einleitung

Die posteriore glenohumerale Luxation ist mit 2–4% aller Schulterluxationen ausgesprochen selten [2, 4, 7, 15, 17, 22, 33]. Die erste wissenschaftliche Erwähnung findet sich bei Sir Astley Cooper [9] im Jahr 1839. Sie stellt für den behandelnden Arzt sowohl in der akuten als auch in der rezidivierenden Form eine besondere diagnostische und therapeutische Herausforderung dar. Rowe und Zarins [31] stellten in einer retrospektiven Studie fest, daß bis zu 80% der hinteren Schulterluxationen übersehen wurden. Aber auch nach exakter Diagnose ergeben sich doch erhebliche Schwierigkeiten bei der einzuschlagenden Therapie.

Klassifikation – Pathologie – Therapie

Eine der Gründe für die relative Therapieunsicherheit sind Nomenklatur und Klassifikation [4, 7, 15, 17, 22, 26, 33]. Die traumatische Instabilität kann als Ursache ein Makrotrauma oder rezidivierende Mikrotraumatisierungen haben. Bei der atraumatischen Instabilität unterscheidet man die willkürliche Luxation durch aktiven Muskelzug am hängenden Arm von der positionellen Luxation durch die aktive Positionierung des Armes in Flexion, Adduktion und Innenrotation. Die traumatische Schulterluxation infolge eines einmaligen adäquaten Traumas ist eine Rarität und stellt zweifellos eine absolute Handlungsindikation. Sie wird jedoch auch nicht selten übersehen, wenn keine exakte ap-Röntgenaufnahme sowie eine axiale Röntgenaufnahme vorliegt. In solchen Fällen kann es zu einer chronischen posterioren Luxation kommen, bei den der Humeruskopf in der dorsalen luxierten Position verbleibt. Derartige Situationen stellen insofern Besonderheiten dar, als eine normale Reposition in vielen Fällen nicht ausreicht und ergänzende Maßnahmen über Versetzung des Tuberculum minus in den ventralen Hill-Sachs-Defekt bis hin zu einer Endoprothese notwendig werden können. Die willkürliche posteriore Luxation durch aktiven Muskelzug ist eine eindeutige Kontraindikation für die operative Intervention.

Somit stellen oft nur die posterioren Instabilitäten infolge rezidivierender Mikrotraumatisierung oder bei atraumatisch positionellen Situationen Therapieprobleme dar.

Hier beginnt jedoch ein therapeutischer Zwiespalt. Allgemein sind relativ akzeptable Ergebnisse bei konservativer Therapie bekannt [29]. Demgegenüber stehen nicht akzeptable Ergebnisse nach operativen Stabilisierungsversuchen [14].

Die klassische Arbeit von Hawkins et al. [14] ergab bei 50 operierten Patienten eine Reluxationsrate von 50% und unterstrich die Notwendigkeit zur differentialtherapeutischen Abwägung der Erfolgsaussichten einer operativen Therapie, insbesondere unter Berücksichtigung der beruflichen Situation des Patienten [18]. Diese und andere Literaturmitteilungen haben dazu geführt, daß die Indikationsschwelle bei der dorsalen Instabilität von vielen Autoren als sehr hoch eingestuft wird.

Das Problem bei der einzuschlagenden operativen Therapie beginnt bereits mit der relativen Uneinigkeit hinsichtlich der zugrundeliegenden Pathologie. Je nach Autor werden eine reverse Bankart-Läsion, eine Kapsellaxität, eine vermehrte Humerusretroversion oder eine verminderte Glenoidanteversion angeschuldigt. Dementsprechend werden auch unterschiedliche Operationsverfahren empfohlen und in der Literatur beschrieben. Diese sind in Weichteil- und knöcherne Eingriffe zu differenzieren. Bei den Weichteileingriffen sind eine umgekehrte Putti-Platt-Operation, ein umgekehrter Bankart sowie ein posteriorer oder posteroinferiorer Kapselshift beschrieben. Bei den knöchernen Operationen werden Rotationsosteotomien, Knochenblockoperation sowie Glenoidosteotomien angegeben.

Operationsverfahren und Literaturergebnisse

Die dorsale Knochenblockoperation wurde erstmals von Hindenach [18] beschrieben. Es handelt sich hierbei prinzipiell um eine dorsale Eden-Hybinette-Operation mit einem Knochenspan vom Beckenkamm oder von der Spina scapulae (Abb. 1). Die Indikation wird bei einer posterioren Glenoidhypoplasie gesehen. Fried [11] berichtet bei 6 Patienten über 1 Rezidiv. Jones [21] zeigte ein gutes Ergebnis bei einem Patienten und Ahlgren et al. [1] ein gutes Ergebnis bei 5 Patienten. Eine Knochenspanoperation wäre nach unserer Erfahrung bei einer Glenoidhypoplasie sowie bei Revisionseingriffen mit schlechten posterioren Weichteilen indiziert. Hierbei ist jedoch darauf zu achten, daß der Span im unteren Glenoiddrittel plaziert wird.

Die Kombination von Knochenblock mit Kapselraffung zeigt in der Literatur wenig Akzeptanz. McLaughlin [23] beschrieb das Verfahren, teilte jedoch keine Ergebnisse mit. Gleiches gilt für Fronek et al. [12]. Mowerry et al. berichten über befriedigende Ergebnisse bei 5 Patienten [24].

Eine Glenoidosteotomie wurde primär von Scott [34] publiziert. Hierbei handelte es sich um eine Reorientierung der Fossa glenoidalis, wobei der Knochenblock von der posterioren Acromionbegrenzung entnommen wird. Die Indikation wird von Verfechtern dieses Eingriffes in der vermehrten Retroversion der Fossa glenoidalis gesehen (Abb. 2). Es sind jedoch ernsthafte Komplikationen mit Glenoidfraktur, sekundärer Arthrose, Glenoidnekrose, anteriore Luxationen sowie auch anteriores Coracoid-Impingement beschrieben. Scott [34] selber zeigte bei 3 Patienten 2 gute Ergebnisse auf. English und Macnab [10] fanden gute Resultate bei 4 Patienten. Brewer et al. [5] gaben 4 befriedigende Ergebnisse bei 5 Patienten. Wilkinson und Thomas [38] berichteten über 4 Rezidive bei 21 Patienten. Norwood and Terry [27] zeigten 9 Rezidive bei 19 Patienten und Hawkins et al. [14] berichteten über 7 Rezidive bei 17 Patienten.

Bei der Rotationsosteotomie [8] handelt es sich um eine reverse Weber-Osteotomie mit einer Außenrotation von 25° und einer Fixierung mit einer AO-Platte. Als Indikation gilt die ver-

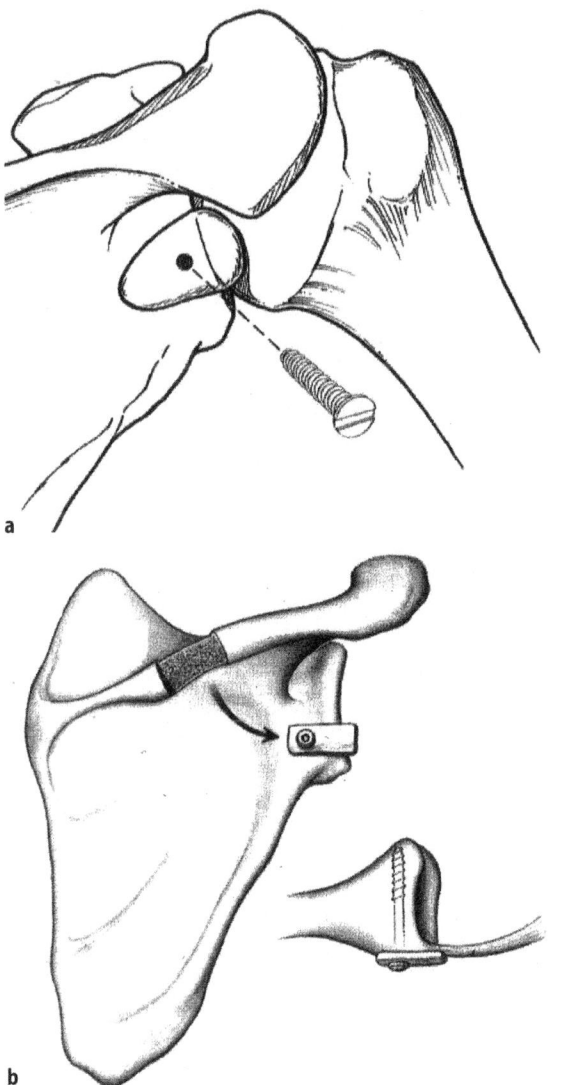

Abb. 1. Dorsaler Knochenblock. **a** Knochenspan aus dem Beckenkamm. **b** Modifikation mit Span aus der Spina scapulae. Bei beiden Techniken ist darauf zu achten, daß der Span im unteren Glenoiddrittel plaziert wird

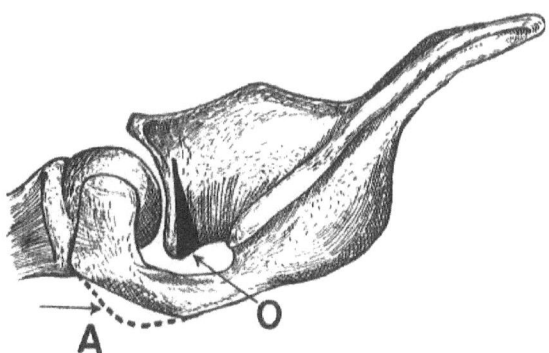

Abb. 2. Glenoidosteotomie mit Spanentnahme vom dorsalen Akromion

minderte Humeruskopfretroversion. Chaudhuri et al. [8] sahen ein schlechtes Ergebnis bei 1 Patienten und Surin et al. [35] berichteten über 1 Rezidiv bei 12 Patienten.

Die Labrumrefixation [30] beinhaltet das Prinzip der reversen Bankart-Operation mit Refixation des Labrums und sieht als Indikation den Abriß des Kapsel-Labrumkomplexes. Rowe und Yee [30] berichteten über gute Ergebnisse bei 2 Patienten und Tibone et al. [36] über 3 Rezidive bei 10 Patienten.

Eine Staple-Refixation wurde von Tibone et al. [37] mit 9 Rezidiven bei 20 Patienten durchgeführt und ist ähnlich wie bei den ventralen Eingriffen nicht mehr zu empfehlen.

Die posteriore Muskelversetzung im Sinn eines reversen Putti-Platt [13] beinhaltet die Lateralisation der Infraspinatussehne sowie eine Kapseldoppelung. Dieser Eingriff zeigte bei English und Macnab [10] ein gutes Ergebnis bei 4 Patienten. Tibone und Bradley [36] gaben 16 Rezidive bei 40 Patienten an. Hawkins et al. [14] berichteten über 5 Rezidive bei 6 Operationen und Hurley et al. [19] sahen 17 Rezidive bei 22 Patienten.

Eine absolute Rarität stellt der Transfer des Biceps longus dar [6].

1996 wurde von Wolf [39] das Prinzip der arthroskopischen Kapselraffung mit Raffnähten vorgestellt (Abb. 3). Die Indikation sei nach Angaben des Autors bei der multidirektionalen Instabilität gegeben. Ergebnisse werden nicht mitgeteilt. Die in der Literatur mitgeteilten Erfahrungen über die arthroskopische, dorsale Schulterinstabilität sollte man kritisch werten. Selbst bei der anteroinferioren bidirektionalen Instabilität hat das arthroskopische Verfahren deutlich schlechtere Ergebnisse als offene Verfahren. Bisher wurden für die arthroskopisch dorsale Stabilisation nur Techniken beschrieben, ohne entsprechende mittel- oder langfristige Ergebnisse mitzuteilen. Akzeptabel wäre eine arthroskopische Stabilisation unseres Erachtens zum jetzigen Zeitpunkt und bei der jetzt vorhandenen Technik bei einer unidirektionalen, posttraumatischen Instabilität mit Kapsellabrumablösung und guter erhaltener Labrumsubstanz ohne Kapselüberdehnung. Dieses stellt jedoch anhand unserer Erfahrung eine absolute Rarität dar.

Alle Operationen zeigen somit eine relativ hohe Rate von Fehlschlägen. Diese sind sicherlich dadurch bedingt, daß die Mehrzahl der posterioren Instabilitäten zumindest eine bidirektionale Komponente haben. Für eine derartige Pathologie bietet sich konsequenterweise der posteroinferiore Kapselshift nach Neer und Foster [25] an. In der Originaltechnik erfolgt die vertikale Inzision lateral am Humerus. Die Erstbeschreiber [25] hatten kein Rezidiv bei 12 Patienten. 1990 berichtete Neer über 23 rezidivfreie Patienten [26]. Bigliani et al. zeigten [3] 4 Rezidive bei 35 Patienten auf. Fronek et al. [12] hatten nur 1 Rezidiv bei 10 Patienten zu verzeichnen und Santini und Neviaser [32] zeigten 2 Rezidive bei 18 Patienten auf. Mit einer Modifikation dieses Verfahrens hatten Hawkins und Janda kein Rezidiv bei 14 Patienten zu verzeichnen [16].

Eigene Technik und Ergebnisse

Operationstechnik. Das eigene Standardverfahren bei diesem Patientengut ist modifizierter postero-inferiorer Kapselshift (Abb. 4). Der Hautschnitt in der posterioren Axiallarlinie erfolgt hierbei in Bauchlage des Patienten. M. deltoideus und M. infraspinatus werden nach Inzision der Fascie in Faserrichtung längs gespalten und nicht abgelöst. Die Arthrotomie wird in Form einer T-Inzision durchgeführt, wobei der vertikale Schnitt medial parallel zum Glenoidrand angelegt wird. Anschließend wird im Übergang vom mittleren zum oberen Drittel eine horizontale Kapselinzision durchgeführt. Der Glenoid-

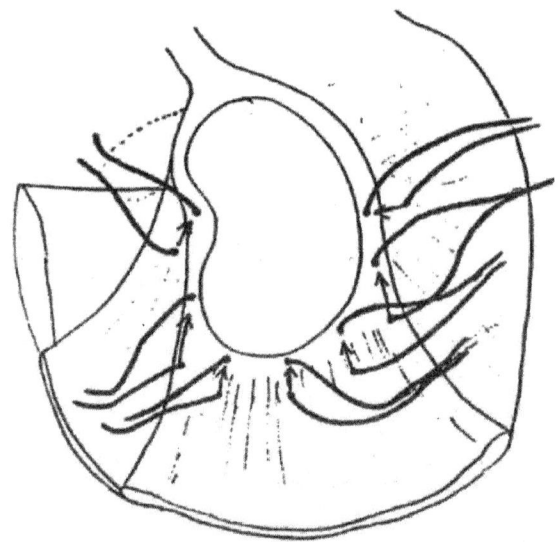

Abb. 3. Arthroskopische Kapselraffung bei dorsaler Instabilität nach Wolf [39]

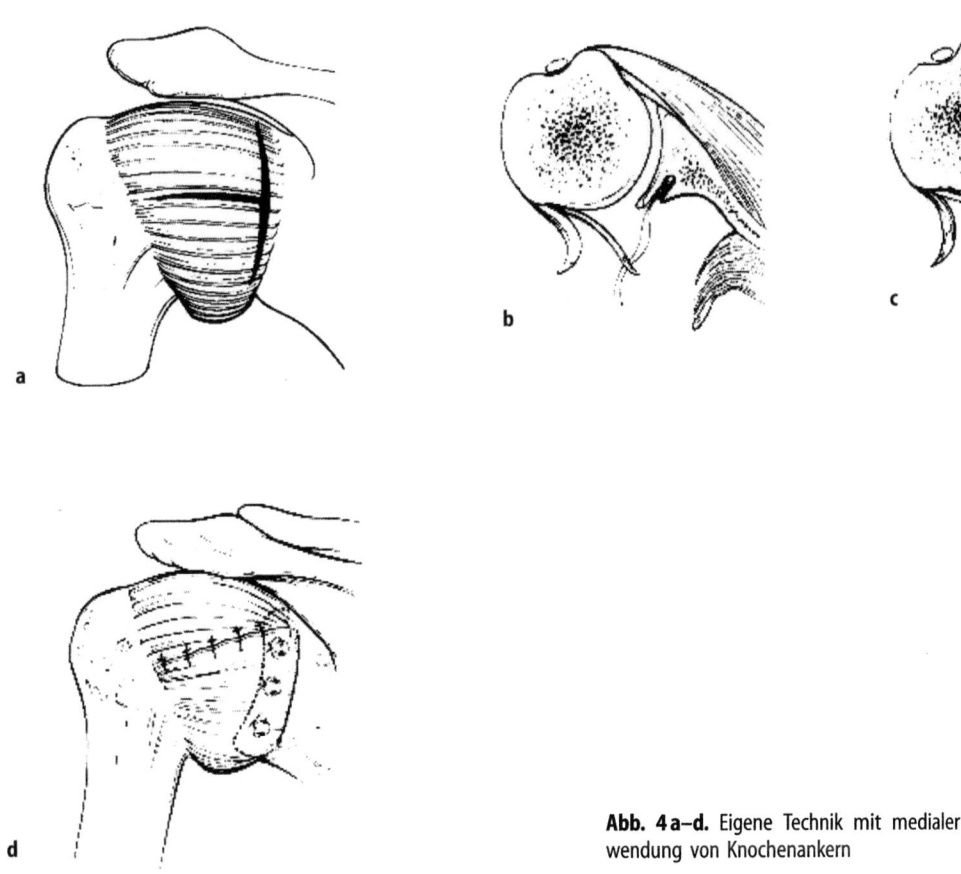

Abb. 4a–d. Eigene Technik mit medialer Arthrotomie und Verwendung von Knochenankern

rand wird mit einer Kugelfräse knöchern angefrischt und in der 9.00 Uhr- und 11.00 Uhr-Position werden 2 Mitek-Anker plaziert (Abb. 5). Die inferiore Kapsel, welche bis über die 6 Uhr-Position hinaus mobilisiert wird, wird dann nach cranial und medial gezogen, so daß die inferiore Kapseltasche verschlossen wird. Der craniale Kapsellappen wird nach medio-kaudal gedoppelt.

Nachbehandlung. Die Patienten erhalten eine standardisierte Nachbehandlung mit einer 6-wöchigen Immobilisation im Hand-Shake-Gips (Abb. 6). Für diesen Zeitraum wird der Arm ausschließlich im Gips belassen. 3 Monate erfolgt keine Überkopfarbeit und 6 Monate keine Überkopfsportarten.

Eigene Ergebnisse. 14 Schultergelenke mit dorsal rezidivierender Schulterluxation wurden in der beschriebenen Technik behandelt. Das Durchschnittsalter der Patienten betrug 28,2 Jahre. Der Nachuntersuchungszeitraum betrug mindestens 12 Monate (MW: 22,2 Monate). Die dorsale Instabilität konnte von den Patienten durch Flexion, Innenrotation und Adduktion des Armes demonstriert werden (positionelle Instabilität). Patienten mit strukturellen ossären Veränderungen wie massiven Pfannenrandveränderungen oder pathologischen Inklinationswinkeln der Fossa glenoidalis sind in der beschriebenen Gruppe ausgeschlossen. Bei keinem Patienten lag eine ausgeprägte dorsale Bankart-Läsion vor. Kleinere degenerative Veränderungen waren jedoch bei allen Patienten vorhanden.

Alle Patienten wurden mit dem Rowe-, dem ASES-Score (American Shoulder and Elbow Surgeons) sowie einem Score für die allgemeine Lebensqualität (SF-36) präoperativ, 6 Wochen postoperativ, 6 Monate postoperativ, 1 Jahr postoperativ und zum Zeitpunkt der Nachuntersuchung dokumentiert. Weiterhin erfolgten eine EMG-Analyse (M. trapezius, rhomboideus, infraspinatus, deltoideus (anterior, lateral, posterior), serratus anterior, latissimus dorsi, pectoralis major und biceps brachii) für 18 schultertypische Belastungen, isokinetische Messungen (Cybex-6000 Einheit) sowie die Dokumentation der propriozeptiven Fähigkeiten mit einem Winkelreproduktionstest.

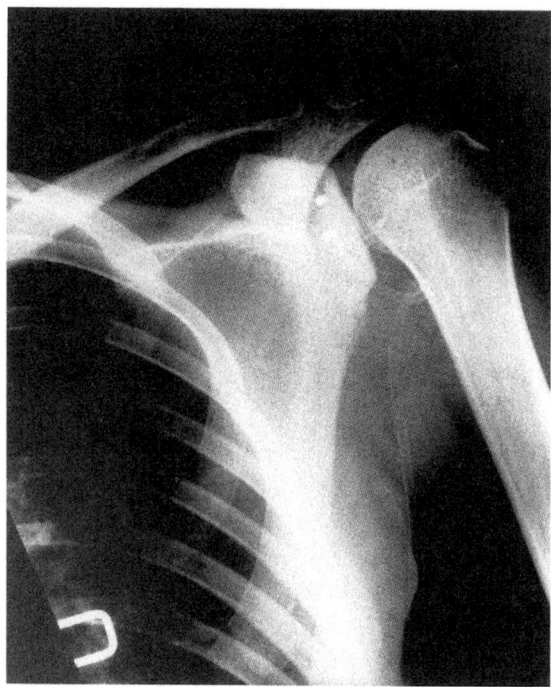

Abb. 5. Postoperatives Röntgenbild nach posteroinferiorem Kapselshift

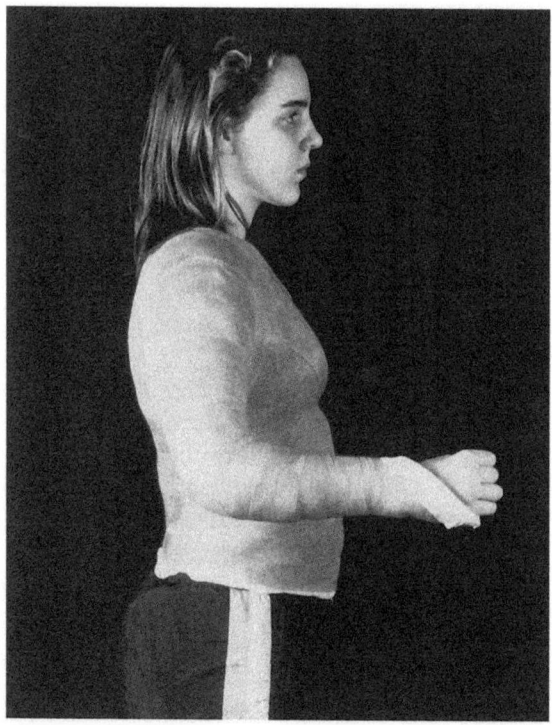

Abb. 6. Hand-shake-Gips für die 6-wöchige postoperative Immobilisation nach posteroinferiorem Kapselshift

Der Rowe-Score stieg postoperativ innerhalb der ersten 6 Monate deutlich. Bedingt durch 2 Reluxationen innerhalb des ersten Jahres fiel der 1-Jahreswert und erreichte zum Zeitpunkt der Nachuntersuchung einen Durchschnittswert von 76,34 (Abb. 7). Der ASES-Score zeigte eine ähnliche Entwicklung wie der Rowe-Score (Abb. 8). Bei den einzelnen Parametern (Schmerzen, Jacke anziehen, auf der Schulter schlafen, Rücken waschen, Toilettengang, in ein Regal greifen, Schwierigkeiten beim Heben von ca. 4,5 kg, Schwierigkeiten bei der täglichen Arbeit) zeigten sich ähnliche Tendenzen wie beim Gesamt-Score. Bei der Beurteilung „Werfen eines Balles" zeigte sich, daß auch durch die Operation kein entscheidender Zugewinn für diese Funktion erlangt wurde (Abb. 9). Die Endphase des Wurfes mit Flexion, Innenrotation und Adduktion des Armes bereitet dem Patienten somit offensichtlich auch bei ansonsten stabiler Schulter nach wie vor Probleme. Eine volle Wiederherstellung der Sportfähigkeit, insbesondere für Wurfsportarten, scheint uns aufgrund dieser Ergebnisse somit kaum möglich.

Der SF-36 zeigte bezüglich der allgemeinen Lebensqualität einen deutlichen Zugewinn, wobei einzelne Parameter sehr unspezifisch bei der Beurteilung der dorsalen Schulterluxation waren. Sowohl bei männlichen als auch weiblichen Patienten zeigten sich bei den EMG-Messungen in unterschiedlichen Muskelgruppen reduzierte Potentiale. Bei den männlichen Patienten waren hier die Mm. rhomboidei, infraspinati sowie die vorderen, mittleren und hinteren Anteile des M. deltoideus betroffen. Bei den weiblichen Patientinnen fanden sich weit ausgeprägtere Defizite. Diese betrafen die Mm. trapezii, rhomboidei, infraspinati, vorderer, mittlerer und hinterer M. deltoideus, serratus anterior, pectoralis major sowie biceps brachii.

Die männlichen Patienten erreichten bei der isokinetischen Kraft bis auf wenige Ausnahmen nahezu die Ergebnisse des Kontrollkollektivs. Signifikant geringere Werte gab es lediglich bei der Abduktion mit 60°/s beim maximalen Drehmoment und beim Durchschnitt des maximalen Drehmoments. Bei allen übrigen 22 gemessenen Parametern ließen sich keine auffälligen Abweichungen zu Schultergesunden nachweisen.

Anders stellte sich die Situation bei den weiblichen Patientinnen dar. Hier wichen die Parameter deutlich von den Ergebnissen der Kontrollgruppe in Ab-/Adduktion, Extension/Flexion sowie Innen-/Außenrotation ab. Am

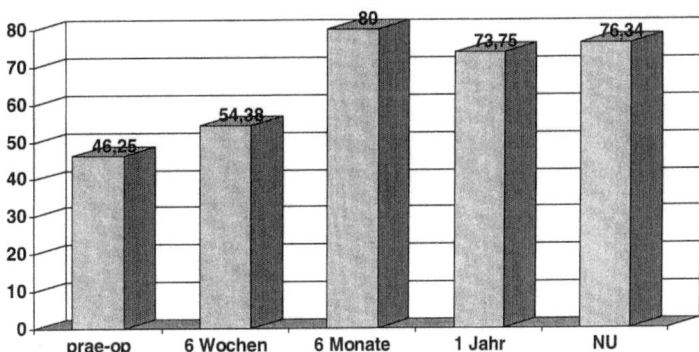

Abb. 7. Prä- und postoperativer Rowe-Score nach posteroinferiorem Kapselshift

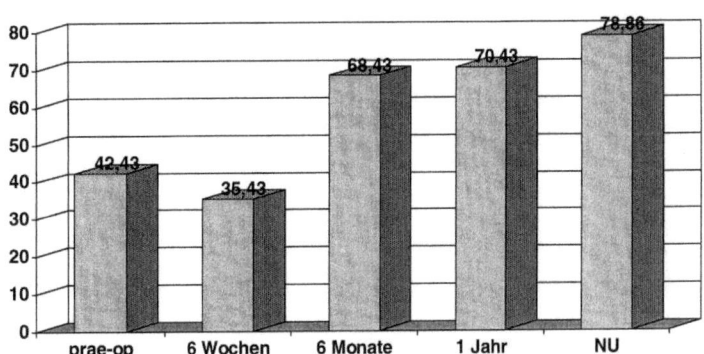

Abb. 8. Prä- und postoperativer ASES-Score nach posteroinferiorem Kapselshift

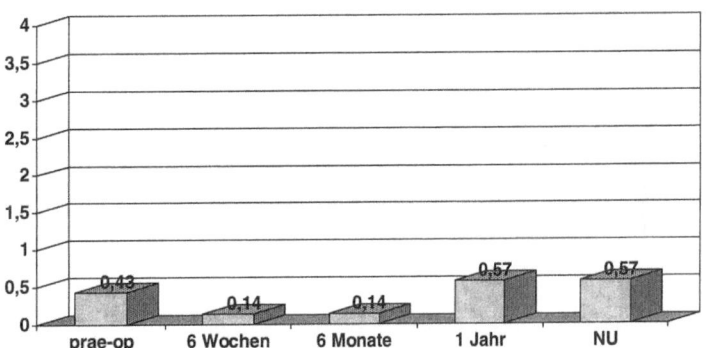

Abb. 9. Prä- und postoperative Bewertung des Kriterium „Werfen eines Balles" im ASES-Score nach posteroinferiorem Kapselshift. Der Maximalwert beträgt hierfür 4 Punkte

auffälligsten waren die Ergebnisse bei Abduktionsbewegung mit 180°/s, wo im Durchschnitt nur 13,69% der Arbeit der Probanden erbracht wurde. Auch der Durchschnitt des maximalen Drehmoments lag mit 14,89% ebenso deutlich unter den Werten des weiblichen Kontrollkollektivs wie die Leistung mit 19,27%. Die explosive Arbeit in der Adduktionsbewegung mit 180°/s lag bei 18,77% im Vergleich zum Kontrollkollektiv. Auch bei der geringeren Winkelgeschwindigkeit von 60°/s zeigte sich ein deutlicher Abfall im Vergleich zum Kontrollkollektiv.

Die doch teilweise erheblichen Mängel bei der isokinetischen Kraft sowie den EMG-Aktivitäten, welche auch und vor allem bei den Skapulastabilisatoren dokumentiert werden konnten, unterstreicht deren zentrale Rolle bei der dorsalen Schulterinstabilität [28].

Bei keinem der gemessenen Winkelreproduktionsparameter konnten signifikante Abweichungen zum Kontrollkollektiv gefunden werden. Teilweise lagen die Ergebnisse der Patienten sogar näher an den vorgegebenen Winkeln als in der Kontrollgruppe. Dieses war bei den Tests mit visueller Kontrolle in 150° Flexion sowie der 0° Rotation der Fall. Ohne visuelle Kontrolle gab es sogar 3 Werte, die näher an der Vorgabe lagen als die Ergebnisse des Kontrollkollektivs. Dieses war die 100° Flexion, 0° Rotation sowie 45° Außenrotation.

Bereits 6 Monate postoperativ ergaben sich keine signifikanten Bewegungseinschränkungen mehr. Dies galt auch für die Innenrotation und zeigte sich objektivierbar in den Ergebnissen der unterschiedlichen Scores. Im Rahmen der manuellen klinischen Stabilitätsprüfung fanden sich auch bei den nicht reluxierten Gelenken noch leicht vermehrte posteriore Translationsausmaße. Ein posteriorer Apprehensiontest lag jedoch in keinem Fall vor.

Fazit. Aufgrund unserer eigenen Erfahrungen und den Mitteilungen der Literatur würden wir für Patienten mit einer rezidivierenden posterioren positionellen oder posttraumatischen (Mikrotrauma) Schulterluxation das folgende Vorgehen vorschlagen:

- Zunächst intensive Krankengymnastik zur Aufschulung der glenohumeralen und besonders der scapulothorakalen Stabilisatoren. Hierbei sollten die von uns aufgezeigten, geschlechtsspezifischen Defizite Beachtung finden. Gleichfalls sollten Propriozeptionstests als Eingangsuntersuchung für die konservative Therapie durchgeführt werden, um dann gezielt evtl. vorhandene propriozeptive Defizite zu trainieren.
- Verbleiben nach Ausgleich der dokumentierten koordinativen sowie muskulären Defizite Luxationsepisoden, so stellt der posteroinferiore Kapselshift das Behandlungsverfahren der Wahl dar.
- Über rein arthroskopische Verfahren besteht zum jetzigen Zeitpunkt noch keine ausreichende Gewißheit und sollten zunächst speziellen Zentren vorbehalten bleiben.
- Knöcherne Eingriffe in Form von Knochenblockoperationen sollten allenfalls bei ausgeprägter dorsaler Glenoidinsuffizienz sowie bei schlechten Weichteilverhältnissen nach Rezidivoperationen in Erwägung gezogen werden.

Literatur

[1] Ahlgren SA, Hedlund T, Nistor L (1978) Idiopathic posterior instability of the shoulder joint. Results of operation with posterior bone graft. Acta Orthop Scand 49:600-603

[2] Becker R, Weyand F (1990) Die seltene doppelseitige hintere Schulterluxation. Unfallchirurgie 93:66-68

[3] Bigliani LU, Pollock RG, McIlveen SJ (1995) Shift of the posteroinferior aspect of the capsule for recurrent posterior glenohumeral instability. J Bone Joint Surg 77-A:1011-1020

[4] Blatter G, Suter P (1990) Die hintere Schulterluxation. Schweiz Med Wochenschr 120:1400-1405

[5] Brewer BJ, Wubben RC, Carrera GF (1986) Excessive retroversion of the glenoid cavity: a cause of non-traumatic posterior instability of the shoulder. J Bone Joint Surg 68-A:724-731

[6] Boyd HB, Sisk TD (1972) Recurrent posterior dislocation of the shoulder. J Bone Joint Surg 54-A: 779-786

[7] Cisterna SJ, Rogers LF, Stuffelbaum BC, Kruglik GD (1978) The through line: a radiographic sign of posterior shoulder dislocation. AJR 130:95

[8] Chaudhuri GK, Sengupta A, Saha SK (1974) Rotation osteotomie of the shaft of the humerus for recurrent dislocation of the shoulder: anterior and posterior. Acta Orthop Scand 45:193-198

[9] Cooper Sir A (1839) On the dislocation of the os humeri upon the dorsum scapulae, and upon fractures near the shoulder-joint. Guys Hospital Rep 4:265-284

[10] English E, Macnab I (1974) Recurrent posterior dislocation of the shoulder. Can J Surg 17:147-151

[11] Fried A (1949) Habitual posterior dislocation of the shoulder: a report of 15 operated cases. Acta Orthop Scand 18:329-345

[12] Fronek J, Warren RF, Bowen M (1989) Posterior subluxation of the glenohumeral joint. J Bone Joint Surg 71-A:205-216

[13] Greenhill BJ (1972) Persistent posterior dislocation: Its diagnosis and its treatment by posterior Putti-Platt repair. J Bone Joint Surg 54-B:763

[14] Hawkins RJ, Koppert G, Johnston G (1984) Recurrent posterior instability (subluxation) of the shoulder. J Bone Joint Surg 66-A:169-174

[15] Hawkins RJ, McCormack RG (1988) Posterior shoulder instability. Orthopedics 11:101-107

[16] Hawkins RJ, Janda DH (1996) Posterior instability of the glenohumeral joint. Am J Sports Med 24:275-278

[17] Heller KD, Forst J, Cohen B (1994) Posterior dislocation of the shoulder recommendations for a classification. Arch Orthop Trauma Surg 113:228-231

[18] Hindenach JCR (1947) Recurrent posterior dislocation of the shoulder. J Bone Joint Surg 29-A:582-586

[19] Hurley JA, Anderson TE, Dear W, Andrish JT (1992) Posterior shoulder instability. Surgical versus conservative results with evaluation of glenoid version. Am J Sports Med 20:396-400

[20] Jerosch J, Thorwesten L, Steinbeck J, Reer R (1996) Proprioceptive function of the shoulder girdle in healthy volunteers. Knee Surg Sports Traumatol. Arthroscopy 3:219-225

[21] Jones V (1958) Recurrent posterior dislocation of the shoulder. Report of a case treated by posterior bone block. J Bone Joint Surg 40-B:203-207

[22] Kadletz R, Resch H (1990) Verhakte hintere Schulterverrenkung. Unfallchirurg 16:270-275

[23] McLaughlin HL (1952) Posterior dislocation of the shoulder. J Bone Joint Surg 34-A:584–590
[24] Mowerry CA, Garfin SR, Booth RE (1985) Recurrent posterior dislocation of the shoulder: Treatment using a bone block. J Bone Joint Surg 67-A:777–781
[25] Neer CS II, Foster CR (1980) Inferior capsular shift for involuntary inferior and multidirectional instability of the shoulder. J Bone Joint Surg 62-A: 897–908
[26] Neer CS II (1990) Shoulder reconstruction. WB Saunders, Philadelphia
[27] Norwood LA, Terry GC (1994) Shoulder posterior subluxation. Am J Sports Med 12:25–30
[28] Pande P, Hawkins RJ, Peat M (1989) Electromyography in voluntary posterior instability of the shoulder. Am J Sports Med 17:644–648
[29] Rockwood CA Jr (1991) The shoulder: fact, confusions and myth. Int Orthop 15:401–405
[30] Rowe CR, Yee LBK (1944) A posterior approach to the shoulder joint. J Bone Joint Surg 26-A:580–584
[31] Rowe CR, Zarins B (1982) Chronic unreduced dislocations of the shoulder. J Bone Joint Surg 64-A 494–505
[32] Santini A, Neviaser RJ (1995) Long term results of posterior inferior capsular shift. J Shoulder Elbow Surg 4:65
[33] Schulz TJ, Jacobs B, Petterson RL Jr (1969) Unrecognized dislocations of the shoulder. J Trauma 9:1009
[34] Scott DJ Jr (1967) Treatment of recurrent posterior dislocation of the shoulder by glenoplasty: report of three cases. J Bone Joint Surg 49-A:471–476
[35] Surin V, Blader S, Markhede G (1990) Rotational osteotomy of the humerus for posterior instability of the shoulder. J Bone Joint Surg 72-A:181–186
[36] Tibone JE, Bradley JP (1992) The treatment of posterior subluxation in athletes. Clin Orthop 291:124–137
[37] Tibone JE, Prietto C, Jobe FW, Kerlan RW, Carter VS, Shields CL Jr, Lombardo SJ, Collins HR, Yocum LA (1981) Staple capsulography for recurrent posterior shoulder dislocation. Am J Sports Med 9:133–139
[38] Wilkinson JA, Thomas WG (1985) Glenoid osteotomy for recurrent posterior dislocation of the shoulder. J Bone Joint Surg 67-A:469
[39] Wolf EM (1996) Capsular plication technique for anterior, posterior, or multidirectional instability. Arthroscopy Association of North America, 25 Febr 1996, Atlanta

Impingementsyndrom

J. F. Löhr

Erste Beschreibungen einer Pathologie im Bereich der Schulter lassen sich auf Duplay 1872 zurückführen, der eine subakromiale Bursitis beschrieb, die in posttraumatischen Schultern zu finden war. Er betrieb erste anatomische Studien und prägte den Begriff der Periarthropathia humeroscapularis. Dieser deskriptive Begriff, der auf die eigentliche zugrundeliegende Pathologie einer bestimmten Schultersymptomatik keinen Hinweis geben konnte, wurde später durch den Begriff des Impingements aus dem Angelsächsischen ersetzt. Impingement läßt sich direkt übersetzen in: anschlagen, berühren oder reiben, so daß also ein morphologischer deskriptiver Begriff durch einen funktionellen Begriff ersetzt wurde.

Zum Verständnis des Impingementsyndroms ist es notwendig, daß die Anatomie der begleitenden Strukturen verstanden wird. So unterscheidet man die knöchernen-ligamentären Grenzen, wie sie durch das Coracoid, das Acromion and das damit verbundene AC-Gelenk nach kranial, ventral und dorsal gegeben werden. Coracoid und Acromion werden noch durch das feste Band des AC-Ligamentes verbunden. Der Boden des subakromialen Raumes wird durch die Humeruskopfkalotte mit der Rotatorenmanschette und dem kranialen Anteil des Glenoids mit der langen Bizepssehneninsertion gebildet (Abb. 1).

Das Acromion formiert sich aus 3 Ossifikationszentren (Prä-, Meso- und Metaacromion), die als eine der letzten Zentren im Alter von 22 Jahren miteinander verschmelzen. Die akromiale Morphologie ist in der Vergangenheit von verschiedenen Autoren (Bigliani, Edelson, Taitz, Uhthoff) betrachtet worden (Abb. 2), wobei eine Korrelation dieser akromialen Formvarianten mit einem sog. Einklemmen der Weichteile assoziiert wurde. Weichteilmäßig wird der subakromiale Raum von der Rotatorenmanschette mit seinen Anteilen des Subscapularis, Supra- und Infraspinatus bis hin zum Teres minor ge-

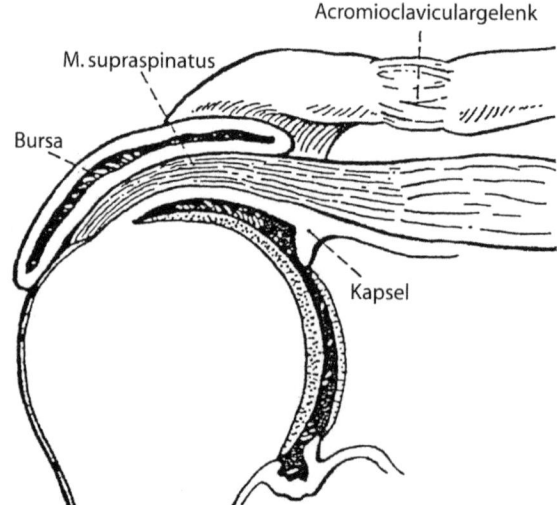

Abb. 1. Subakromialer Raum

bildet, wobei die lange Bizepssehne ein Teil dieses Weichteilmantels ist. Dazwischen gelegt ist die Bursa subacromialis. Zwischen Subscapularis und Supraspinatus liegt das Rotatorenintervall mit den proximalen Zuggurtungen für die lange Bizepssehne. Die subakromiale Bursa erfüllt dabei die Aufgabe eines Schleimbeutels, der die Gleitbewegungen des Armes in den verschiedenen Bewegungsebenen reibungslos ermöglichen soll. Die Führung des Gelenkes obliegt dem muskulären Gleichgewicht, wie es durch die Kraftschere zwischen Subscapularis anterior und dem Infraspinatus und Teres minor posterior gebildet werden kann, wobei der Supraspinatus eine gelenkkompressive Kraft ausübt. Je nach Gelenkstellung werden die das Schultergelenk übergreifenden Muskeln ebenfalls den Arm mitstabilisieren, dies in Abhängigkeit von der Stellung im scapulothorakalen Sekundärgelenk. Nur durch sie ist die konstante Elevation des Acromions bei der Armelevation möglich. Einen wesentlichen Einfluß auf die Stellung dieses thorakoscapulären Gelenks hat

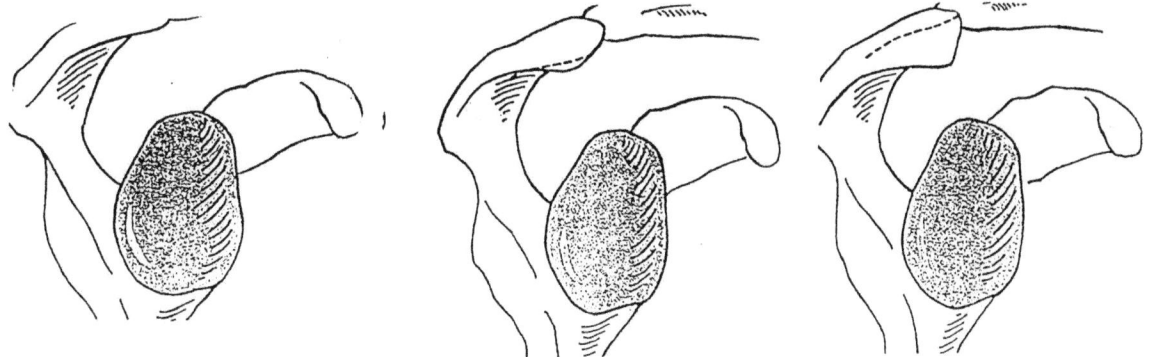

Abb. 2. Acromion Typen

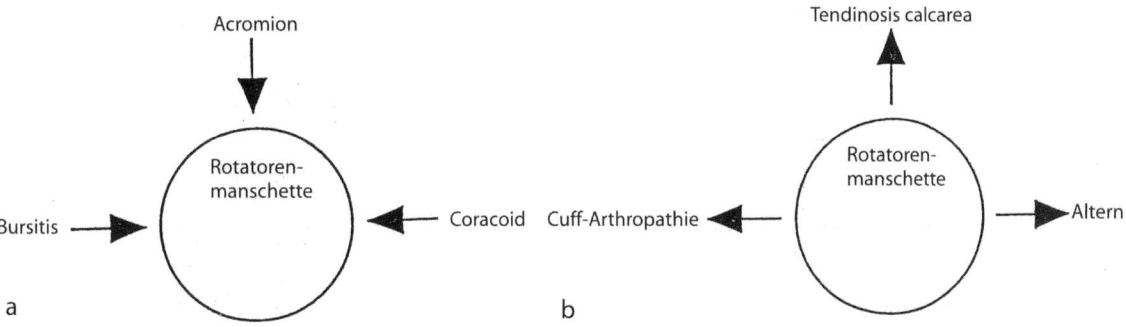

Abb. 3. a Extrinsic, **b** Intrinsic

auch die obere BWS-Stellung, die bei einer vermehrten Kyphosierung ebenso die Elevation einschränkt und damit ein Einklemmen im glenohumeralen Gelenkbereich wahrscheinlicher werden läßt.

Pathomechanik

Gemäß dem Vorschlag von Uhthoff wird die Pathomechanik der Impingementläsionen in *extrinsisch* und *intrinsisch* unterteilt. Stellt man sich den subakromialen Raum als eine geschlossene Box vor, so kann diese entweder von außen komprimiert werden oder durch eine vermehrte Füllung von innen heraus expandiert werden.

Primäre *extrinsische* Faktoren sind Veränderungen in der akromialen Morphologie, die sekundär zur Friktion in der Bursa führen können, zusammen mit einer reaktiven Bursitis und schließlich einer Attrition im bursalen Anteil der Rotatorenmanschette. Neer war der Auffassung, daß 95% aller Rotatorenmanschettenrupturen auf dem Boden dieses mechanischen Impingement entstehen würden.

Eine weitere Möglichkeit sind mechanische Obstruktionen, wie sie durch Osteophyten im Acromioclaviculargelenk entstehen können oder ein nach kaudal gelenktes Os acromiale. Seltener sind ein coracoideales Impingement oder ein Impingement bei Fehlstellung nach einer Tuberculum majus Fraktur bzw. nach Osteosynthesen. Ein sog. sekundäres Impingement kann auch als funktionelles bezeichnet werden. Hier steht meistens eine Instabilität im Vordergrund, wie sie auch bei jugendlichen Sportlern und hier besonders beim Schwimmen und Wurfsportarten gesehen werden kann. Jobe und Hawkins haben dieses beschrieben, wobei auch das posterosuperiore glenoidale Impingement hinzugezählt werden muß. Die Hauptsportarten, bei denen das Phänomen auftreten kann, sind bei uns Tennis, Handball und Volleyball (Abb. 3a).

Intrinsische Faktoren sind solche, die sich aus Veränderungen der Sehne selbst erklären lassen und wie sie mit einer physiologischen Alterung einhergehen. Hier sind zum einen beginnende

Risse zu nennen, die sich aus physiologischen degenerativen Prozessen ergeben und die sich dann zunehmend in komplette Rotatorenmanschettenrupturen umwandeln. Voraussetzung dafür ist die prekäre vaskuläre Situation in einer sog. kritischen hypovaskulären Zone. Wahrscheinlich ist, daß sog. Mikrotraumen, wie sie auch bei normalen Aktivitäten in der Schulter immer wieder auftreten, im Zusammenhang mit der physiologischen Degeneration zu Minirissen führen, die sich letztendlich zu kompletten Rotatorenmanschettenrupturen ausweiten können. Wie lange eine solche Rotatorenmanschettenruptur symptomfrei bleibt, ist kontrovers, es ist jedoch anzunehmen, daß eine stabile Kraftschere den Humeruskopf zu zentrieren vermag, was, wenn auch unter Kraftverlust, dem Deltoideus erlaubt, den Arm noch anzuheben (Abb. 3b).

Klassifikation

Die ursprüngliche Einteilung wurde von Neer 1983 beschrieben und geht in der ersten Phase mit lokalen Einblutungen und Ödem intratendinös einher, gefolgt von einer reaktiven Fibrose und Tendinitis in der zweiten Phase und resultiert schließlich in knöchernen Spornen und Sehnenrupturen.

Eine funktionelle Einteilung in extrinsische und intrinsische Ursachen läßt die Pathogenese eher zu Tage treten, so daß sich daraus auch eine allfällige Therapie direkt ergeben kann. Ein anatomisches Impingement entspricht dem extrinsischen, wohingegen ein funktionelles durch Instabilitäten oder sekundäre Veränderungen in der Sehne selbst gesehen werden können. Als Therapie ergibt sich daher, daß ein anatomisches Impingement, auch durch einen entsprechenden therapeutischen Eingriff in der betreffenden Struktur, sich in den meisten Fällen wird verbessern lassen, wohingegen in einem funktionellen outlet-Syndrom die zugrundeliegende Pathologie erkannt werden muß und der therapeutische Ansatz dort erfolgen muß.

Differentialdiagnostisch müssen sowohl die begleitenden Gelenke, also das AC-Gelenk, wie auch das thorakoscapuläre Gleitgelenk mit in Betracht gezogen werden. Eine AC-Gelenkseparation kann sekundär zu einer mechanischen Einengung im subacromialen Raum führen. Eine bizipitale Tendinitis wird ebenfalls ein Impingement hervorrufen können und ist oft im Zusammenhang mit einer Rotatorenmanschettentendinopathie zu finden. Sog. Intervall-Läsionen sollten besondere Beachtung finden, auch in den bildgebenden Verfahren.

Ein mechanisches Impingement kann auch durch eine Tendinosis calcarea hervorgerufen werden, wenn sie sich in der sog. Ruhephase befindet und bei entsprechender Größenausdehnung ein mechanisches Impingement ohne entzündliche Reaktion in der Rotatorenmanschette selbst hervorruft.

Labrumläsionen, wie sie durch Snyder und andere beschrieben wurden, können ebenfalls zu einem Impingement führen, mit einer sekundären Einklemmung, wie es auch am Bizepsanker bei Elevation und Innenrotationsbewegungen arthroskopisch beobachtet werden kann.

Radiographische Darstellung

Die Standardaufnahmen bestehen aus einer Röntgenaufnahme in 45° ap-Strahlengang mit Innen- und Außenrotation sowie einem axillären Bild bzw. einer lateralen transscapulären Aufnahme. Diese läßt das sog. outlet am besten erkennen. Die sog. outlet-view wird erreicht, indem eine transscapuläre Aufnahme mit einem 10° kaudal gerichteten Strahlengang aufgenommen wird. Akromiale Veränderungen lassen sich am besten im ap-Bild zeigen, wobei der Strahlengang 30° kaudal gerichtet wird, um so das AC-Gelenk darzustellen.

Die Ultrasonographie wird sowohl eine bursale Verdickung als auch Flüssigkeitsansammlungen aufzeigen, wie auch gleichzeitig die Rotatorenmanschetten Pathologie für den geübten Untersucher aufdecken. Kontrast-CT-Aufnahmen, wie sie besonders im französischen Sprachraum Verwendung finden, werden zunehmend durch die Kernspintomographie verdrängt.

Klinische Untersuchung

Neer beschrieb den sog. Impingementtest, bei dem das Acromion gegenüber dem elevierten Arm komprimiert wird. Hawkins beschrieb den sog. Reinforcementtest bei 90° abduzierten innenrotierten Arm, bei dem sich ebenfalls ein Schmerzsyndrom anterior auslösen läßt. Der

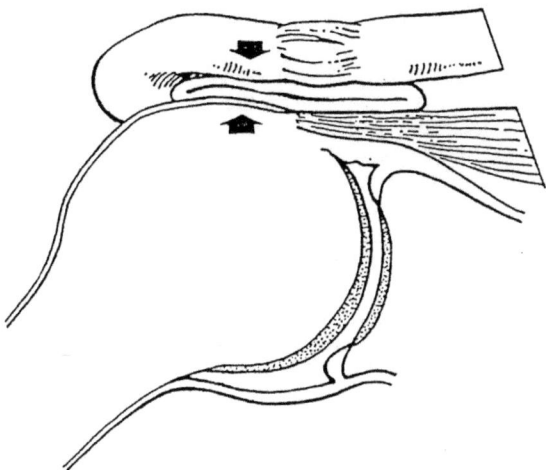

Abb. 4. Subakromiales Impingement

schmerzhafte Bogen wird in den meisten Fällen zwischen 60° und 120° positiv sein, bei einer reinen AC-Symptomatik nur im oberen Segment. Ein sog. Speedtest oder Yergasontest wird auf eine bizipitale Tendinitis hinweisen, wie auch der sog. Anquin's-Test, bei dem die Sehne im Sulcus palpiert wird und dann der Arm unter Palpation rotiert wird. Infraspinatus und Teres minor können durch Außenrotation, der Subscapularis durch Innenrotation oder den sog. Lift off-Test kontrolliert werden. Die einzelnen Apprehensionzeichen, wie sie für die vordere oder hintere Instabilität einen Ausdruck geben bzw. die Lag-Zeichen, wie sie durch Gerber und Mitarbeiter beschrieben werden, weisen ebenfalls auf eine Instabilität bzw. muskuläre Läsion hin. Der Impingementtest beschreibt eine subakromiale Infiltration mit einem Lokalanästhetikum, das nach entsprechender Aufklärung und Präparation subakromial instilliert wird. Differentialdiagnostisch kann das AC-Gelenk ebenfalls infiltriert werden, wobei jedoch bekannt sein muß, daß eine Kommunikation physiologisch zwischen AC-Gelenk und subakromialem Raum bestehen kann, so daß hier allenfalls ein positiver Befund zustande kommen kann.

Therapie

Die Therapie eines jeden Impingementsyndroms muß sich nach der zugrundeliegenden Pathologie richten, so daß die korrekte Diagnose vor einem Therapiebeginn unabdingbar ist. In den meisten Fällen wird diese Therapie zunächst mit einer Modifikation der Aktivitäten und der Vermeidung der auslösenden Tätigkeit bzw. Sportart beginnen. Gleichzeitig beginnt ein assistiertes Physiotherapieprogramm, das zunächst die passive Beweglichkeit wieder herstellen soll und von physikalischen Maßnahmen unterstützt wird. Sog. Stretching exercises sollten nicht in die Ebene einer möglichen Instabilität geführt werden, PNF-Programme können sich dem anschließen. Subakromiale steroidale Injektionen können eine akute Schmerzsymptomatik koupieren, wobei die Frage einer sekundären Sehnenschädigung durch wiederholte Injektionen nicht ausgeschlossen ist. Kräftigungstherapie beginnt nachdem die passive Beweglichkeit wieder hergestellt ist und kann sowohl mit Polyexercises wie auch mit Deuserbandübungen mit den verschiedenen Stärken begonnen werden.

Eine chirurgische Behandlung wird sich erst aufdrängen, wenn diese konservativen Behandlungen nicht erfolgreich sind. In den meisten Fällen wird hier nach einer intraartikulären Inspektion ein subakromiales Débridement durchgeführt werden mit einer vorderen Acromioplastik, der sich je nach Befund eine AC-Gelenkresektion anschließt. Die Indikation für die AC-Gelenkresektion ergibt sich, wenn präoperativ schmerzhafte arthrotische Veränderungen präsent mit marginalen Osteophyten sind, die ein sekundäres Impingement hervorrufen. Die vordere Acromioplastik ist besonders beim jüngeren Patienten nicht unbedingt indiziert, zumal hier die zugrundeliegende Pathologie durchaus in einer Instabilität begründet sein kann, die sich durch eine ossäre Operation nicht wird bessern lassen. Auch sollte bedacht werden, daß eine Acromionfusion erst im Alter von 22–25 Jahren abgeschlossen ist und lokale Beschwerden in diesem Alter nach endgültiger Fusion spontan abklingen können. Begleitende Pathologien, wie sog. Labrumläsionen bzw. partielle Rupturen, werden zu diesem Zeitpunkt mitbehandelt. Komplikationen entstehen aus der falschen Indikation, einer nicht mitbehandelten begleitenden AC-Arthrose bzw. Bizepstendinitis und Subluxation. Eine ungenügende Resektion wird ein anatomisches Impingement ggf. wieder auftreten lassen, wohingegen eine Überresektion zu einer Ablösung des Deltoideus führen kann, mit einer daraus resultierenden massiven Behinderung für den Patienten.

Literatur

Andrews JR, Broussard TS, Carson WG (1985) Arthroscopy of the shoulder in the management of partial tears of the rotator cuff: a preliminary report. Arthroscopy 1:117

Andrews JR, Carson WG, McLeod WD (1985) Glenoid labrum tears related to the long head of the biceps. Am J Sports Med 13:337-341

Aoki M, Ishi S, Usui M, Miayno S (1986) The slope of the acromion and rotator cuff tear: a cadaveric study. In: Takagishi N (ed) The shoulder: Professional Postgraduate Services, Tokyo. pp 215-219

Bigliani LU, Morrison D, April EW (1986) The morphology of the acromion and its relationship to rotator cuff tears. Orthop Trans 10:228

Codman EA (1934) The shoulder. Todd, Boston

Dines DM, Warren AF, Inglis AE, Pavlov H (1990) The coracoid impingement syndrome. J Bone Joint Surg Br 72:314-316

Duplay J (1972) Arch gén de méd 2:513

Edelson JG, Taitz C (1992) Anatomy of the coraco-acromial arch. Relation to degeneration of the acromion. J Bone Joint Surg Br 74:589-594

Ellmann H, Harris E, Kay SP (1992) Early degenerative joint disease simulating impingement syndrom: arthroscopic findings. Arthroscopy 8:482-487

Ellmann H (1987) Arthroscopic subacromial decompression: analysis of one to three year results. J Arthroscopic Rel Surg 3:173-181

Flatow EL, Soslowsky LJ, Ticker JB, et al (1994) Excursions of the rotator cuff under the acromion. Am J Sports Med 22:779-788

Fu F, Harner CD, Klein AH (1991) Shoulder impingement syndrom. Clin Orthop 269:162-173

Gerber C, Terrier F, Ganz R (1985) The role of the coracoid process in the chronic impingement syndrome. J Bone Joint Surg 67B:703-708

Habermeyer P, Kaiser E, Knappe M, Kreusser T, Wiedermann E (1987) Zur funktionellen Anatomie und Biomechanik der langen Bizepssehne. Unfallchirurg 90:319-329

Hawkins RJ, Chris T, Bokor D, Kiefer G (1989) Failed anterior acromioplasty: a review of 51 cases. Clin Orthop 243:106-111

Hawkins RJ, Kennedy JC (1980) Impingement syndrome in athletes. Am J Sports Med 8:151-158

Jobe FW, Tibone JE, Jobe CM, Kvitne RS (1990) The shoulder in sports. In: Rockwood CA Jr, Matsen FA III (eds) The shoulder. Saunders, Philadelphia, pp 961-990

Jobe FW, Kvitne RS (1989) Shoulder pain in the overhand or throwing athlete: the relationship of anterior instability and rotator cuff impingement. Orthop Rev 18:963-975

Löhr JF, Helmig P, Sojberg O, Jung A (1994) Shoulder instability caused by rotator cuff lesions: an in-vitro study. Clin Orthop 304:84-91

Löhr JF, Moreau G, Koenig U, Fersch N, Barthel T, Uhthoff HK (1995) Pathomorphology of the long head of biceps tendon. In: Jalovaara M (ed) Surgery of the shoulder. Elsevier Science Publishers, Amsterdam, pp 107-115

Löhr JF, Uhthoff HK (1990) The microvascular pattern of the supraspinatus tendon. Clin Orthop 254:35-39

Mudge MK, Wood VE, Frykman GK (1984) Rotator cuff tears associated with os acromiale. J Bone Joint Surg Am 66:427-429

Neer CS II (1983) Impingement lesions. Clin Orthop Rel Res 173:70-81

Nobuhara K, Ikeda H (1987) Rotator interval lesions. Clin Orthop 223:44-50

Ogata S, Uhthoff HK (1990) Acromial enthesopathy and rotator cuff tear: a radiologic and histologic postmortem investigation of the coracoacromial arch. Clin Orthop 254:39-48

Rockwood CA Jr (1993) Shoulder impingement syndrome: diagnosis, radiographic evaluation, and treatment with a modified Neer acromioplasty. J Bone Joint Surg Am 75:409-423

Uhthoff HK, Loehr JF, Hammond I, Sarkar K (1986) Ätiologie und Pathogenese der Rupturen der Rotatorenmanschette. Hefte z Unfallheilk 180:3-9

Uhthoff HK, Sarkar K, Loehr JF (1988) Rupturen der Rotatorenmanschette. Hefte z Unfallheilk 195:125-132

Walch G, Boileau P, Noel E, Donell ST (1992) Impingement of the deep surface of the supraspinatus tendon on the posterosuperior glenoid rim: an arthroscopic study. J Shoulder Elbow Surg 1:238-245

Walch G, Nove-Josserand L, Levigne C, Renaud E (1994) Tears of the supraspinatus tendon associated with "hidden" lesions of the rotator interval. J Shoulder Elbow Surg 3:353-360

Wirth CJ, Breitner S (1984) Die Resektion des acromialen Claviculaendes bei der Schultereckgelenksarthrose. Orthop 122:208-212

Die endoskopische subakromiale Dekompression

F. Gohlke, Th. Barthel

Seit der Beschreibung von Neer (1972) hat sich die offene Akromioplastik in der Behandlung des subakromialen Schmerzsyndroms als operatives Standardverfahren etabliert. Mitte der 80er Jahre wurde die endoskopische Variante von Ellmann (1985), Paulos et al. (1985) und Esch et al. (1988) beschrieben und weiterentwickelt. Neben einer Erweiterung des subakromialen Raumes, die den mechanischen Abrieb der Rotatorenmanschette unter dem vorderen Anteil des Fornix humeri vermindern soll, wird durch eine zumindest partielle Entfernung der Bursa subacromialis auch eine Denervierung des reich mit Schmerzfasern versorgten Schleimbeutels (Ide et al. 1996) erreicht. Die Resektion des Lig. coracoacromiale und des AC-Gelenks, bei dem offenen Verfahren anfangs obligater Bestandteil, wird derzeit bei der endoskopischen Variante nicht regelmäßig durchgeführt.

Indikation und präoperative Diagnostik

Die Indikation für die endoskopische subakromiale Dekompression (=ESD) entspricht weitgehend der für die offene Akromioplastik. Der Versuch einer konservativen Behandlung von wenigstens 6 Monaten sollte bei einem subakromialen Schmerzsyndrom ohne strukturelle Läsionen dem Eingriff vorausgehen (Bigliani und Levine 1997), da auch ohne operativen Eingriff eine Erfolgsrate von 67% zu erreichen ist.

Eine erfolgversprechende Selektion der Patienten (Gohlke 1996) beinhaltet, daß eine Überlagerung durch eine Instabilität, Omarthrose oder andere strukturelle Läsionen des GH-Gelenks erkannt wird. Bei der klinischen Untersuchung sollten daher die sog. Impingement-Zeichen (z. B. n. Neer, Jobe oder Hawkins) positiv ausfallen. Ein guter Indikator für den Erfolg der Operation besteht im Infiltrations-Test nach Neer.

Die Sonografie gibt Aufschluß über einen evtl. bestehenden Rotatorenmanschetten (=RM)-Defekt und Läsionen der langen Bizepssehne.

Das Röntgen (ap- und axiale Projektion, Outlet-view) erlaubt die Erkennung einer knöchern bedingten Einengung des sog. Supraspinatus-Outlet. Die Dekompression erscheint insbesondere dann erfolgversprechend, wenn folgende Veränderungen nachweisbar sind. Zu diesen gehören:

- Nachweis von Traktionsosteophyten am anterolateralen Acromion
- nach kaudal reichende AC-Gelenk-Osteophyten
- ein überstehendes Tuberculum maius nach Fraktur (ca. >4 mm)
- bestimmte Varianten der Form und Stellung des Acromions.

Die präoperative Klassifikation der Acromion-Typen n. Bigliani et al. (1986) anhand des präoperativen Röntgenbildes sollte aufgrund der projektionsbedingten Fehlermöglichkeiten (Barthel et al. 1995) jedoch nur mit Zurückhaltung in die Indikationsstellung eingehen. Röntgenologisch lassen sich auch andere Ursachen wie eine Omarthrose, Kalkdepot, AC-Arthrose oder freie Gelenkkörper nachweisen.

Gegenüber dem offenen Verfahren bietet die ESD den Vorteil einer zusätzlichen Beurteilung und evtl. auch gleichzeitigen Behandlung intraartikulärer Läsionen (z. B. des Labrum glenoidale oder der RM-Unterfläche) des Glenohumeral (=GH)-Gelenks. An der Rotatorenmanschette bleiben somit nur Veränderungen verborgen, die intratendinös lokalisiert sind.

Tabelle 1. Stadien des Impingement-Syndroms nach Neer (1972)

Stadium 1	Ödem, Einblutung
Stadium 2	Fibrose
Stadium 3	RM-Ruptur, partiell oder komplett

Der präoperative Nachweis eines RM-Defektes erfordert für die Indikationsstellung zur ESD ein differenziertes Vorgehen, wobei folgende Faktoren in die Entscheidung mit einfließen:
- klinischer Befund
- Art, Größe und Lokalisation des Defektes
- Alter und Aktivitätsgrad des Patienten.

Snyder et al. (1991) haben eine Klassifikation der RM-Defekte angegeben, die aus arthroskopischer Sicht die Lage der Ruptur, ihre Lokalisation und Ausdehnung beschreibt.

Die Einteilung nach Ellmann et al. (1993) berücksichtigt die Partialdefekte in Abhängigkeit von der Tiefe in drei Schweregraden. Jedoch sind weder in der Klassifikation von Snyder noch in der von Ellmann intratendinöse Rupturen berücksichtigt.

Von Imhoff (1986) wurde unter der Bezeichnung „sekundäres Impingement" ein Konflikt der Rotatorenmanschette mit den anterolateralen Anteilen des Fornix aufgrund von Ursachen verstanden, die außerhalb des Subakromialraumes liegen. Hierzu zählen entweder eine fehlerhafte Stellung oder Mobilität der Scapula (z.B. eine Lähmung der Scapularotatoren oder thorakale Kyphose) oder eine Laxität bzw. Instabilität im GH-Gelenk. Die zentrierende Wirkung der Gelenkkapsel auf das GH-Gelenk, die sich insbesondere in endgradiger Abduktion und Rotation auswirkt, ist soweit geschwächt, daß die vermehrten Translationsbewegungen des Humeruskopfes nach kranial zum Konflikt mit dem Fornix humeri führen (Gohlke et al. 1994).

Eine Fibrose der dorsalen Gelenkkapsel bei Schultersteife kann durch den sog. „Jo-Jo-Effekt" bei Flexion des Armes den Humeruskopf nach vorne-oben verdrängen.

Bei jüngeren Patienten mit wiederholten dynamischen Überkopfaktivitäten bzw. Aktivitäten in Abduktion und Außenrotation, wie sie z.B. bei Wurf- und Rückschlagsportarten auftreten, können Impingement und Instabilität nebeneinander bestehen, wobei das Erkennen und die Beseitigung der Instabilität für den Therapieerfolg oft entscheidend ist. Unterflächenläsionen im Bereich der Supraspinatussehne und Auffaserungen des posterosuperioren Labrums bei der Arthroskopie des Glenohumeralgelenkes können Ausdruck eines Anstoßens der Rotatorenmanschette am Glenoidrand in der Abduktions- und Außenrotationsposition des Armes, eines „posterosuperioren Impingements" sein. Diese Veränderungen finden sich nicht, wie Jobe zunächst angenommen hatte, nur bei gleichzeitiger Instabilität sondern können auch als isolierter Befund auftreten (Jobe 1995; Walch et al. 1992). Für beide Krankheitsbilder, sowohl für das sekundäre Impingement bei Instabilität als auch das posterosuperiore Impingement stellt die endoskopische subakromiale Dekompression keine adäquate Therapie dar.

Bei Nachweis eines RM-Partialdefektes stehen verschiedene Optionen zur Verfügung:
- Débridement des RM-Defektes und ESD
- ESD und Rekonstruktion des RM-Defektes (offen oder endoskopisch)
- offene Akromioplastik, Exzision und Sehnenrekonstruktion.

Die Indikation zur ESD ohne Rekonstruktion der Sehne stellt sich nur beim älteren, wenig aktiven Patienten, bei dem der Schmerz als Hauptsymptom im Vordergrund steht, oder wenn der RM-Defekt so groß und die dazugehörige Muskulatur bereits so atrophiert ist, daß der Versuch einer Rekonstruktion nicht mehr sinnvoll erscheint. Die ESD im Sinn eines Débridements mit sparsamer Entfernung von störenden Sehnen- und Bursabestandteilen kann dann, analog zur offenen Technik von Apoil et al. (1982), als palliativer Eingriff zur Verbesserung des Schmerzes angesehen werden. Eine funktionelle Verbesserung ist nach Burkhart (1994) insbesondere dann zu erwarten, wenn die zentrierende Muskelschlinge, gebildet aus den Mm. infraspinatus und teres minor dorsal und M. subscapularis ventral, noch erhalten ist.

Operationstechnik

Die endoskopische subakromiale Dekompression erfolgt in 5 Schritten:
- Diagnostik und Therapie von Begleitläsionen im Glenohumeralgelenk
- Resektion der Bursa subacromialis
- Resektion des Ligamentum coracoacromiale
- antero/inferiore Akromioplastik
- Entfernen von AC-Gelenkosteophyten.

- *Anästhesie*

Die ESD wird bei uns am häufigsten in Intubationsnarkose durchgeführt, während die Regionalanästhesie in Form eines interskalenären Blocks vorwiegend im angloamerikanischen Raum ihre Befürworter hat.

• *Lagerung*
Die Lagerung des Patienten kann in halbsitzender Position (sog. „beach-chair-Position", Warner 1991) oder in Seitenlage („lateral decubitus position") erfolgen. Bei der Seitenlagerung wird der Arm in der Skapulaebene 30° abduziert, an einem Armhalter fixiert und mit 5% des Körpergewichtes extendiert. Bei halbsitzender Position ist in der Regel die Extension durch die Schwerkraft oder den Assistenten ausreichend. Bei beiden Lagerungen können notwendig werdende offene Eingriffe im subakromialen Raum wie z.B. die Rekonstruktion der Rotatorenmanschette angeschlossen werden. Für Operationen mit Zugang zum GH-Gelenk über den Sulcus deltoideopectoralis, z.B. für eine offene Stabilisierung bei Instabilität, empfiehlt sich die Umlagerung aus der Seiten- in die Rückenlage.

• *Instrumentarium*
Neben dem Standardinstrumentarium für die Arthroskopie (Videokette, 30°-Weitwinkeloptik) benötigt man zusätzlich ein Motorsystem mit einem 5,5 mm „full radius resector" und eine spezielle Knochenfräse, den ca. 5–6 mm dicken „Acromionizer". Das durch die Entfernung der Bursa subacromialis verursachte Fehlen eines abgeschlossenen Raumes und die gut vaskularisierte Umgebung machen gezielte Maßnahmen für die *Blutungskontrolle* notwendig. Hierzu gehört die Verwendung einer Volumen- und Druck-gesteuerten Pumpe. Ein ausreichender Flow muß durch Verwendung von im Durchmesser größeren Arthroskopieschäften oder Inflow-Kanülen gewährleistet sein. Der systolische Blutdruck sollte, wenn keine Kontraindikationen dafür bestehen, während des Eingriffs nicht über 110 mmHg steigen. Der Flüssigkeitsverlust kann durch die Vermeidung zu großer Inzisionen bzw. die Verwendung von Instrumentierkanülen niedrig gehalten werden. Durch die Verwendung eines Elektromessers bzw. der Elektrokoagulation können Blutungen vermieden oder beseitigt werden. Dafür ist jedoch die Verwendung nichtionischer Spülflüssigkeit (Purisol®) erforderlich. Bei der Verwendung einer Adrenalin-Lösung (1:300 000), um eine Vasokonstriktion der Gefäße im Subakromialraum zu erreichen, müssen mögliche systemische Wirkungen berücksichtigt werden.

Durch den Einsatz eines ausreichend leistungsstarken Lasers können intraoperativ ebenfalls Blutungen reduziert werden. Postoperativ sollen daher Schwellung und Schmerz vermindert werden, woraus bessere Ergebnisse und ein früheres Erreichen der freien Beweglichkeit resultieren (Imhoff 1995; Brillhart 1996; DeSimoni et al. 1996). Monopolare, spezielle Elektroden (Vaporisator) sind kostengünstiger und leichter zu handhaben, weshalb sie derzeit den Laser verdrängen.

• *Zugänge*
Das Endoskop wird in der Regel vom posterioren Portal (1,5 cm medial und 1,0 cm kaudal der gut tastbaren, posterolateralen Kante des Acromions) eingeführt. Die Gelenkkapsel wird mit einem Wechselstab oder stumpfen Obturator perforiert. Die gleiche dorsale Inzision wird später auch für die Arbeitsschritte im subakromialen Raum benutzt. Zu einem späteren Zeitpunkt kann ein anterolaterales Portal (2 cm lateral des anterolateralen Endes des Acromions), laterales Portal (2 cm lateral der Mitte des Acromions) oder dorsolaterales Portal (2 cm dorsolateral der hinteren Acromionkante) angelegt werden. Das sog. „Supraspinatus-Portal" (n. Neviaser) liegt medial des Acromions und wird nur selten verwendet, da es die Gefahr einer Verletzung des N. suprascapularis birgt.

• Die *arthroskopische Untersuchung* beginnt stets mit der Beurteilung des GH-Gelenkes. Je nach Befund im Glenohumeralgelenk sind ein oder selten mehrere ventrale Zugänge für das Einbringen von Instrumenten oder das Umsetzen der Optik notwendig. Ein Kalkdepot oder der Vorderrand der Supraspinatussehne können

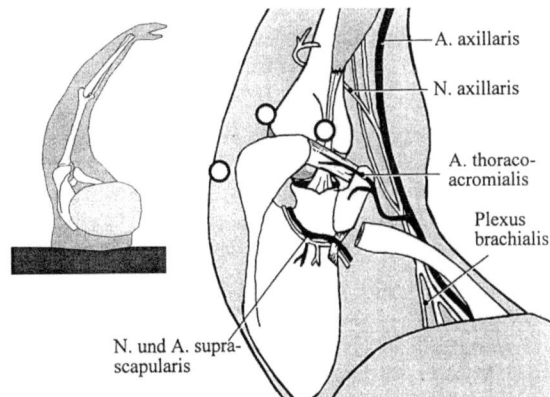

Abb. 1. Anatomische Beziehung der drei gebräuchlichsten arthroskopischen Zugangswege zu wichtigen neurovaskulären Strukturen der Schulter in Seitlagerung (Das laterale Ende der Clavicula ist reseziert dargestellt. Von links nach rechts posteriores, laterales und anterolaterales Portal)

zum Abschluß noch mit einem resorbierbaren Faden markiert werden.

• *Partielle Bursektomie*

Danach wird das Arthroskop aus dem Gelenk zurückgezogen und der Schaft über einen Wechselstab unmittelbar unter dem Acromion in die *Bursa subacromialis* eingebracht. Dabei ist zu beachten, daß die Bursa subacromialis doch relativ weit ventral liegt. Ein gutes Maß für das Erreichen der ventralen Begrenzung ist die Palpation der Unterfläche des Acromions und des straffen, lateralen Randes des Lig. coracoacromiale. Entfaltet sich die Bursa nicht gleich, ist in der Regel die Lage des Arthroskops nicht korrekt. Es kann sich zwischen den einzelnen Bursaschichten oder nicht weit genug ventral befinden. Eine chronische Bursitis, bei langdauernder Symptomatik recht häufig, erschwert grundsätzlich den Einblick in den Subakromialraum. Für die Beurteilung der Rotatorenmanschette ist daher meistens eine partielle Resektion der Bursa erforderlich, die unter Berücksichtigung der dabei auftretenden Blutungen und der unter der Bursa angrenzenden Sehnenmanschette schonend erfolgen muß. Hierzu wird entweder über den anterolateralen oder lateralen Zugang mittels des motorgetriebenen Shaversystems die Bursa reseziert und anschließend mit Hilfe der Elektrokoagulation eine Blutstillung durchgeführt. Auffaserungen des flächig in die Acromionunterfläche einstrahlenden Lig. coracoacromiale bestätigen das Vorliegen eines subakromialen Engpaßsyndroms.

Wesentlich für die Festlegung der weiteren Therapieschritte ist nun eine sorgfältige Beurteilung der Rotatorenmanschette. Während die Anteile des Supraspinatus gut einsehbar sind, erfordert die Untersuchung von Infraspinatus und Subscapularis eine entsprechende Rotation des Armes und ggf. auch erweiterte Bursektomie. Mit dem Tasthaken läßt sich die Art und Ausdehnung einer Läsion genau erfassen. Da eine Differenzierung der einzelnen Sehnenabschnitte im subakromialen Raum schwer möglich ist, kann ein zuvor in definiertem Abstand zur langen Bizepssehne durch die Rotatorenmanschette eingebrachter Faden die räumliche Zuordnung erleichtern. Bei Auffaserungen und partiellen Defekten der Manschette erfolgt ein Débridement im Sinn einer Glättung und Stabilisierung der Läsion.

• *Resektion des Lig. coracoacromiale*

Das Einbringen von zwei Injektionskanülen im Bereich der vorderen Begrenzung des AC-Gelenks und anterolateralen Begrenzung des Acromions erleichtert die Orientierung im Bereich der flächenhaften Einstrahlung des Lig. coracoacromiale in das Acromion. Wahlweise kann das Band mit einem Elektromesser am Vorderrand des Acromions abgelöst oder, wie von uns bevorzugt, schrittweise in dorsoventraler Richtung mit scharfem Löffel, Shaver und Elektromesser abgetragen werden. Durch das schrittweise Abschieben des Bandes von der Acromionunterfläche verringert sich die Gefahr einer Blutung aus Ästen der A. thoracoacromialis und zu weitgehende Ablösung der Insertion des Deltamuskels. Ebenfalls gut darstellbar ist bei dieser Technik die Kapsel des AC-Gelenks, so daß eine versehentliche Eröffnung des Gelenks bei der sich anschließenden Akromioplastik vermieden werden kann.

• *Resektion der Acromionunterfläche*

Das notwendige Ausmaß der Akromioplastik ist umstritten. Die Angaben bewegen sich zwischen einer ventralen Resektion bis zum Niveau der vorderen Clavicula (n. Rockwood und Lyons 1993) oder „limitierten" Abtragung der anterolateralen Unterfläche (nach Paulos et al. 1991).

Das Ausmaß der Resektion ist auch von der Form und Stellung des Acromions abhängig. Eine Kürzung des Acromions ist für uns insbesondere dann angezeigt, wenn das Acromion oder osteophytäre Ausziehungen weit nach ventral hin den Humeruskopf überragen, was in der axialen Röntgenprojektion bereits präoperativ erkannt werden kann.

Die eigentliche Erweiterung des subakromialen Raumes geschieht durch eine keilförmige inferiore Resektion, die anterolateral beginnt und auf einer Länge von 2,5 cm nach dorsal und zum AC-Gelenk hin ausläuft. Die Tiefe der Resektion läßt sich intraoperativ leicht am Durchmesser der hierfür benutzten Zylinderfräse abschätzen. Als Faustregel wird, ausgehend vom anterolateralen Ende, maximal eine Verkürzung von ca. 1–2facher Breite des Acromionizers nach ventral angestrebt. Eine unnötige Verkürzung des Acromions und Resektion der kranialen Periostschicht führt zu einer Beeinträchtigung der Insertion des M. deltoideus. Als Endresultat wird eine flach verlaufende Acromionunterfläche angestrebt. Durch das Umsetzen der Optik nach lateral und Vergleich der neugeschaffenen knöcher-

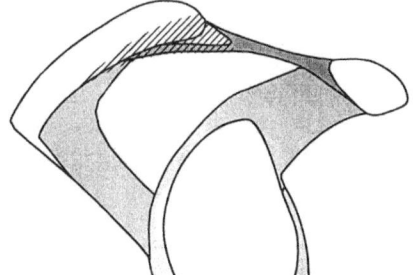
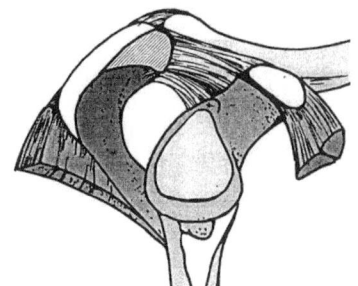

Abb. 2. Keilförmige Resektion des anterolateralen Acromions (Ansicht von lateral und kaudal)

nen Kontur mit dem von dorsal eingebrachten Instrument, das parallel zur Unterfläche des Acromions gehalten wird, kann das Ergebnis überprüft und gleichzeitig korrigiert werden. Nach kaudal prominente, den subakromialen Raum einengende AC-Gelenkosteophyten sollten entfernt werden. Hierzu erfolgt zunächst die Markierung der dorsalen Kante des AC-Gelenks mit einer Kanüle und anschließend die Darstellung der Osteophyten durch Abtragung der Weichteile mit dem Resektor. Die vollständige Resektion des AC-Gelenks in gleicher Sitzung ist möglich und erfordert lediglich ein Umsetzen der Instrumente, um über einen zusätzlichen ventralen Zugang auch die kranialen Anteile der lateralen Clavicula zu erreichen.

Nach Beendigung der Akromioplastik wird unter sukzessiver Reduktion des Pumpendruckes mit dem Elektrokauter eine möglichst optimale Blutstillung durchgeführt. Noch vor Entfernung des Arthroskops kann nach Warner (1994) im sog. arthroskopischen Impingement-Test der Arm ca. 120° flektiert werden und dabei unter endoskopischer Kontrolle die ausreichende Dekompression überprüft werden. Das Einbringen einer Redondrainage ist obligat.

Nachbehandlung

Schmerzreduktion und Wiedererlangung der Funktion sind die Ziele in der postoperativen Nachbehandlung. Dafür werden drei Behandlungsprinzipien einbezogen: die frühe passive Mobilisierung sowie Techniken zur Dehnung und Muskelkräftigung. Da der Ansatz der Deltamuskulatur nicht abgelöst wird, ist eine aktive Mobilisierung frühzeitig möglich.

Das Tragen eines Verbandes oder einer Schlinge ist in der Regel nicht notwendig. Der Patient beginnt am ersten Tag mit aktiv assistierten Rotations- und Elevationsübungen in Rückenlage sowie mit Pendelübungen. Diese Übungen verhindern in der ersten postoperativen Phase Verklebungen und verbessern das Bewegungsausmaß. Nach Erreichen der vollen Beweglichkeit treten Kräftigungsübungen in den Vordergrund, die zunächst vorwiegend am hängenden Arm durchgeführt werden. Im weiteren Verlauf können die Übungen mit elastischen Bändern oder sogar mittels freier Gewichte gesteigert werden. Ellmann (1993) empfiehlt, in Bauchlage zu beginnen, dann in die Rückenlage zu wechseln und schließlich die Übungen auch im Sitzen durchzuführen. Sportartspezifische Belastungen und Überkopfaktivitäten stehen am Ende der Rehabilitation und sind nur sinnvoll, wenn die vorausgegangenen Einheiten problemlos und schmerzfrei absolviert werden konnten.

Ergebnisse

Bei normalem postoperativem Verlauf kommt es in den ersten 2 bis 3 Wochen zu einer deutlichen Reduktion der Beschwerden. Insbesondere der typische Schmerz in der Nacht beim Liegen auf der Schulter verschwindet. Bevor eine schmerzfreie Elevation möglich ist, vergehen dagegen häufig einige Wochen. Das völlige Verschwinden aller klinischen Impingementzeichen kann, abhängig von der Dauer der Anamnese, auch mehrere Monate benötigen. Das Endresultat einer ESD sollte nicht vor Ablauf von 6 Monaten endgültig beurteilt werden.

Ähnlich wie bei den offenen Dekompressionen können Erfolgsraten von 70–90% erwartet werden. Auf längere Sicht ist im Vergleich zu den offenen Verfahren kein Vorteil eines Verfahrens zu erkennen. Die Ergebnisse werden jedoch signifikant von begleitenden Läsionen beeinflußt (Barthel et al. 1996).

ESD bei Rotatorenmanschetten-Defekt

Mit zunehmender Größe eines kompletten RM-Defektes finden sich schlechtere Ergebnisse (Esch et al. 1988; Ellmann et al. 1993). Im Gegensatz zur ESD bei intakter Rotatorenmanschette werden die Ergebnisse bei den kompletten Rupturen auch im Verlauf wieder deutlich schlechter (Zvijac et al. 1994). Snyder untersuchte die Abhängigkeit der Ergebnisse von der Größe bei partiellen Rupturen, fand jedoch keine Korrelation zwischen Größe der Läsion und dem erreichten Ergebnis nach subakromialer Dekompression (Snyder et al. 1991).

In einer prospektiven Sammelstudie des Arbeitskreises „Arthroskopie und endoskopische Operationen" der DGOT (Barthel 1996) konnte ein zufriedenstellendes Ergebnis, definiert als das Erreichen von mindestens 75 Punkten im alterskorrigierten Constant-Score, bei intakter RM von 86% der Patienten erreicht werden. Bei partiellen Defekten sank der Anteil auf 69% und bei kompletten sogar auf 52%. Innerhalb des ersten Jahres nach der Operation ergab sich in allen Gruppen eine stetige Verbesserung, insbesondere bei den Patienten mit intakter Rotatorenmanschette. Diese erreichten von 100 möglichen Punkten 93. Bei partiellen Defekten ließ sich nur eine Verbesserung auf 85 Punkte und bei kompletten Defekten lediglich auf 74 Punkte beobachten.

Bei Ausbleiben einer klinischen Besserung und Unzufriedenheit des Patienten nach einer Akromioplastik sind mehrere Gründe zu diskutieren (Ogilvie-Harris et al. 1990). Zunächst sollte der klinische Befund und die bildgebende Diagnostik daraufhin überprüft werden, ob die präoperative Diagnose korrekt war. So könnte eine Beteiligung des AC-Gelenks, Läsion der langen Bizepssehne oder ein sekundäres Impingement bei Instabilität vorgelegen haben.

Ein weiterer Grund für den Mißerfolg können technische Mängel bei der Durchführung der ESD sein. Hierzu gehört eine nicht ausreichend oder zu radikal durchgeführte Akromioplastik. Die Qualität der durchgeführten Operation sollte anhand der Röntgenbefunde überprüft werden: Wurde ausreichend Knochen entfernt, sind noch Knochensporne an der Vorderkante oder Unterseite des AC-Gelenks erkennbar?

Auch eine unzureichende Ablösung oder Abtragung des Lig. coracoacromiale, das sich zusammen mit neugebildeten Narbensträngen im Subakromialraum einklemmen, können Ursache für fortbestehende Beschwerden sein.

Vorgehen bei Begleitschäden (Kalk-Depot, RM-Defekt, Os acromiale, Schultersteife)

Tendinosis calcarea

Bei der Behandlung der Tendinosis calcarea ist nach Literaturangaben bei 15–20% der Fälle das Kalkdepot arthroskopisch nicht zu lokalisieren. Nach Mole et al. 1992 führt selbst die unvollständige Entfernung des Kalkdepots zu besseren Resultaten. Die Vollständigkeit der Entfernung spielt dabei wohl nur eine untergeordnete Rolle.

Die Frage der Notwendigkeit einer gleichzeitigen Akromioplastik wird kontrovers diskutiert. Im Rahmen einer europäischen Multicenter-Studie konnte Mole zeigen, daß die zusätzliche Dekompression keine Verbesserung der Ergebnisse bewirkt. Goutallier et al. (1992) dagegen befürwortet sogar die isolierte subakromiale Dekompression und hält die gleichzeitige Entfernung des Kalkdepots nicht für notwendig.

Tabelle 2. Ergebnisse der endoskopischen subakromialen Dekompression. Der Anteil guter und sehr guter Ergebnisse (%) ist angegeben

Autor	intakte RM	partieller Defekt	kompletter Defekt
Altcheck et al. (1989)	83%	66%	–
Ellmann (1992)	89%	75%	55%
Esch (1988)	82%	76%	77%
Gartsman (1990)	90%	82%	56%
Klein und Gassen (1993)	–	–	63%
Levy et al. (1991)	–	–	84%
Ryu (1992)	85%	85%	55%
Snyder (1988)	–	84%	–
Multicenter DGOT	86%	69%	52%

Eine im deutschsprachigen Raum durchgeführte Multicenterstudie konnte aufzeigen, daß die Tendenz zur Rückbildung des Kalkdepots bei Patienten mit partieller Entfernung des Kalkes größer war als bei den Fällen, in denen eine Lokalisierung endoskopisch nicht möglich war (Barthel et al. 1996). Bei einer Tendinosis calcarea konnten in der Sammelstudie der DGOT nahezu gleiche Werte wie bei intakter RM mit 90 Punkten erreicht werden.

RM-Partialdefekte

Obwohl momentan noch kontrovers diskutiert, können die meisten gelenkseitigen Partialrupturen mit einem arthroskopischen Débridement und einer subakromialen Dekompression zufriedenstellend behandelt werden (Yamaguchi und Flatow 1995). Voraussetzung ist jedoch, daß die Läsion nicht zu ausgedehnt ist und keine Rekonstruktion der Rotatorenmanschette erfordert. Die klinische Relevanz der Partialdefekte ist hinsichtlich der Art und Lokalisation sowie des Ausmaßes und nicht zuletzt der Ätiologie noch nicht ausreichend untersucht, um den Nutzen einer ESD bewerten zu können.

Das Aktivitätsprofil des Patienten ist ein wesentlicher prognostischer Faktor für das Ergebnis nach endoskopischer subakromialer Dekompression. So erreichen Werfer nur zu 68%, Baseball- und Softball-Pitcher sogar nur zu 50% ein zufriedenstellendes Ergebnis, während Athleten ohne Wurfaktivitäten zu 90% mit dem Ergebnis einer subakromialen Dekompression zufrieden sind (Roye et al. 1995). Als Ursache hierfür werden die strukturellen Defekte der Rotatorenmanschette, ein Verlust an sensomotorischen Afferenzen (Gohlke et al. 1998) oder eine übersehene Instabilität diskutiert.

Partialdefekte der Rotatorenmanschette

Bei Vorliegen eines Os acromiale sind die Resultate nach ESD nur geringfügig schlechter (Jerosch et al. 1994). Der klinische Befund kann aber auch wesentlich durch ein mobiles Os acromiale geprägt sein. Die Beschwerden entsprechen weitgehend dem Bild eines subakromialen Schmerzsyndroms, gelegentlich projiziert auf das AC-Gelenk. Die radiologischen Zeichen einer Sklerosierung der Randzonen und eine Abkippung des Fragmentes korrelieren gelegentlich mit einer lokalen Druckdolenz. Bestätigt sich der Verdacht intraoperativ und zeigt sich das Os acromiale mobil und gegenüber dem übrigen Acromion oder AC-Gelenk instabil, ist die Entfernung nur bei kleinem, ventral gelegenen Os acromiale angezeigt. Andernfalls ist die offene Refixation und Stabilisierung erforderlich. Liegt gleichzeitig eine AC-Gelenksarthrose vor, ist auch eine Resektion der lateralen Clavicula notwendig.

AC-Gelenksarthrose

Besteht der Verdacht auf das gleichzeitige Vorliegen eines subakromialen Schmerzsyndroms und einer AC-Gelenksarthrose, sollte bereits präoperativ durch klinische Provokationstests und eine diagnostische Lokalanästhesie geklärt werden, ob die Arthrose im Rahmen des geklagten Beschwerdebildes klinisch relevant ist. In diesem Fall führt die alleinige subakromiale Dekompression zu schlechteren Ergebnissen, so daß sie durch eine Resektion der lateralen Clavicula ergänzt werden sollte. Bei isolierter Arthrose des AC-Gelenks bevorzugen wir die offene Resektion.

Kontraindikationen gegen die alleinige ESD sind die primäre Schultersteife, das Vorliegen einer Instabilität oder eines posterosuperioren Impingements ebenso wie eine generelle Blutungsneigung und das Tragen eines Herzschrittmachers.

Komplikationen

Regelmäßig kann durch das Austreten von Flüssigkeit in das subkutane Gewebe und den Deltamuskel eine deutliche Schwellung der Schulterregion beobachtet werden, die von der Dauer des Eingriffs und den verwendeten Drücken der Pumpe abhängt. Diese Schwellung ist in der Regel unbedeutend und bildet sich innerhalb der ersten Stunden postoperativ wieder zurück.

Läsionen von Ästen des N. suprascapularis, N. axillaris oder N. musculocutaneus sind selten und können durch unsachgemäße Anlage der Zugänge bedingt sein.

Zu ausgiebige, konkave Resektionen des Acromions können zu Frakturen führen. Die Schwächung des Fornix humeri durch eine ausgiebige Ligament- und Knochenresektion bei einer Defektarthropathie kann eine anterosuperiore Dislokation begünstigen.

Lagerungsbedingte Paresen (z.B. des N. ulnaris) oder Schäden des Plexus brachialis als Folge einer langdauernden Extension sind die Ausnahme. Bei Beachtung des Extensionsgewichtes und der Armposition in Seitenlagerung mit nicht zu starker Abduktion können auch bei längeren Operationszeiten keine neurovaskulären Schäden auftreten.

Literatur

Altcheck DW, Skyhar MJ, Warren RF (1989) Arthroscopic acromioplasty: a prospective analysis of 43 patients. Orthop Trans 13:560

Apoil A, Dautry P, Koechlin P, Hardy J (1982) The surgical treatment of rotator cuff impingement. In: Bayley I, Kessel L: Shoulder surgery. Springer, Berlin Heidelberg New York, 22–26

Barthel Th, Gohlke F, Gandorfer A (1995) Die Akromionmorphologie und ihre Darstellbarkeit in der Supraspinatus-Tunnelaufnahme. Arthroskopie 8:218–223

Barthel Th (1996) Ergebnisse der endoskopischen subacromialen Dekompression. In: Eulert J, Hedtmann A: Das Impingement-Syndrom der Schulter. Georg Thieme, Stuttgart New York, 114–123

Bigliani LU, Morrison DS, April DW (1986) The morphology of the acromion and its relationship to rotator cuff tears. Orthop Trans 10:216

Bigliani LU, Levine WN (1997) Current concepts review: Subacromial impingement syndrome. J Bone Joint Surg 79A:1854–1868

Burkhart SS (1994) Reconciling the paradox of rotator cuff repair versus debridement: a unified biomechanical rationale for the treatment of rotator cuff tears. Arthroscopy 10:4–19

Brillhart AT (1996) Arthroscopic subacromial decompression with and without the Holmium: YAG-laser [letter]. Arthroscopy 12:263–264

DeSimoni C, Ledermann T, Imhoff AB (1996) Holmium: YAG-Laser beim „outlet impingement" der Schulter. Mittelfristige Ergebnisse. Orthopäde 25:84–90

Ellmann H (1985) Arthroscopic subacromial decompression: a preliminary report. Orthop Trans 9:43

Ellmann H, Bigliani LU, Flatow E, Esch JC, Snyder SJ, Ogilvie Harris D, Weber SC (1992) Arthroscopic treatment of calcifying tendinitis: the American experience. Abstract 5th International Conference on Surgery of the Shoulder, Paris

Ellmann H, Gartsman GM (1993) Arthroscopic shoulder surgery and related procedures. Lea & Febiger, Philadelphia, 8–99

Ellmann H (1987) Arthroscopic subacromial decompression: Analysis of one- to three-year results. Arthroscopy 3:173–181

Esch JC, Ozerkis LR, Helgager JA, Kane N, Lilliot N (1988) Arthroscopic subacromial decompression: results according the degree of rotator cuff tear. Arthroscopy 4:241–249

Gartsman GM (1990) Arthroscopic acromioplasty of the rotator cuff. J Bone Joint Surg 72A:169–180

Gohlke F, Daum P, Bushe Ch (1994) Über die stabilisierende Funktion der Kapsel des Glenohumeralgelenkes. Neue Aspekte zur Biomechanik der Instabilität. Z Orthop 2:112–119

Gohlke F (1996) Differenzierte Indikationsstellung für die operative Behandlung. In: Eulert J, Hedtmann A: Das Impingement-Syndrom der Schulter. Georg Thieme, Stuttgart New York, 86–89

Gohlke F, Janßen E, Leidel J, Heppelmann E, Eulert J (1998) Histomorphologische Grundlagen der Propriozeption. Orthopäde 8:510–518

Goutallier D, Duparc F, Postel JM (1992) Treatment of old painful calcified shoulders by decompression without calcifications removal. Abstract 5th International Conference on Surgery of the Shoulder, Paris

Hawkins RJ, Kennedy JC (1980) Impingement syndrome in athletes. Am J Sports Med 8:151–158

Ide K, Shirai J, Ito H, Ito H (1996) Sensory nerve supply in the human subacromial bursa. J Shoulder Elbow Surg 5:371–382

Imhoff AB, Ledermann Th (1995) Arthroscopic subacromial decompression with and without the Holmium: Yag-Laser – a prospective comparative study. Arthroscopy 11:549–556

Imhoff AB, Ledermann Th (1996) Definition, pathologische Befunde und Pathogenese. In: Eulert J, Hedtmann A: Das Impingement-Syndrom der Schulter. Georg Thieme, Stuttgart New York, 1–13

Jackson DW (1976) Chronic rotator cuff impingement in the throwing athlete. Am J Sports Med 4:231–240

Jobe CM (1995) Posterior superior glenoid impingement: expanded spectrum. 6th International Congress on Surgery of the Shoulder (ICSS), Helsinki

Jerosch J, Steinbeck J, Strauss JM, Schneider T (1994) Arthroskopische subacromiale Dekompression – Indikationen beim Os acromiale? Unfallchirurg 69–73

Klein W, Gassen A (1993) Die endoskopische subacromiale Dekompression bei kompletter Rotatorenmanschettenruptur. Indikation, Technik und Nachuntersuchungsergebnisse. Arthroskopie 6:107–111

Levy JJ, Gardner RD, Lemak LJ (1991) Arthroscopic subacromial decompression in the treatment of full-thickness rotator cuff tears. Arthroscopy 7:8–13

Mole D, Walch G, Kempf JF, Boyer T, Allard M, Resch H, Willems S, Haldenberg F, Jerosch J, Van Dijk E, Gerber C (1992) Arthroscopic treatment of calcifying tendinitis. Results of the multicentre european study. 5th International Conference on Surgery of the Shoulder, Paris

Morrison DS, Frogameni AD, Woodworth P (1997) Non-operative treatment of subacromial impingement syndrome. J Bone Joint Surg 79A:732–737

Neer CS (1972) Anterior acromioplasty for the chronic impingement syndrome in the shoulder: a preliminary report. J Bone Joint Surg 54A:41–50

Neer CS (1990) Cuff tears, biceps lesions, and impingement. In: Neer CS: Shoulder reconstruction. WB Saunders, Philadelphia Toronto 41:142

Ogilvie-Harris DJ, Wiley AM, Sattarian J (1990) Failed acromioplasty for impingement syndrome. J Bone Joint Surg 72B:1070–1072

Paulos LE, Chamberlain S, Murray (1985) Arthroscopic shoulder decompression, technique and preliminary report. Arthroscopy 1:149

Paulos LE, Franklin JL (1990) Arthroscopic shoulder decompression: development and application. A five year experience. Am J Sports Med 18:235–244

Roye RP, Grana WA, Yates CK (1995) Arthroscopic subacromial decompression: two to seven-year followup. Arthroscopy 11:301–306

Rockwood CA, Lyons FR (1993) Shoulder impingement syndrome: diagnosis, radiographic evaluation and treatment with a modified Neer acromioplasty. J Bone Joint Surg 75A:409–424

Ryu RKN (1992) Arthroscopic subacromial decompression: A clinical review. Arthroscopy 8:141–147

Snyder SJ, Pattee GA (1988) Shoulder arthroscopy in the evaluation and treatment of rotator cuff lesions. Techniques Orthop 3:47–58

Snyder SJ, Pachelli AF, Del Pizzo WD, Friedman MJ, Ferkel RD, Pattee GA (1991) Partial thickness rotator cuff tears: results of arthroscopic treatment. Arthroscopy 7:1–7

Tibone JE, Jobe FW, Kerlan RK, Carter VS, Shieldes CL, Lombardo SJ, Yocum LA (1985) Shoulder impingement syndrome in athletes treated by an anterior acromioplasty. Clin Orthop 198:134–140

Walch G, Boileau P, Noel E, Donell ST (1992) Impingement of the deep surface of the supraspinatus tendon on the postero-superior glenoid rim: an arthroscopic study. J Shoulder Elbow Surg 1:238–245

Warner JJP (1991) Shoulder arthroscopy in the beach chair position: basic setup. Oper Tech Orthop 1:147–154

Warner JJP, Kann S, Maddox L (1994) The arthroscopic impingement test. Arthroscopy 10:224–230

Yamaguchi K, Flatow EL (1995) Arthroscopic evaluation and treatments of the rotator cuff. Orthop Clin North Am 26:643-59

Zvijac JE, Levy HJ, Lemak LJ (1994) Arthroscopic subacromial decompression in the treatment of full thickness rotator cuff tears: a 3- to 6-year follow-up. Arthroscopy 10:518–823

Versorgung großer Rotatorenmanschettenrupturen

J. F. Löhr

Es bleibt immer noch unklar, welche Rotatorenmanschettenrupturen als sog. große globale oder massive Rupturen zu klassifizieren sind. Sieht man sich die Literatur an, so erkennt man, daß die Einteilung der Rotatorenmanschettenrupturen größenmäßig zugeordnet wird, wobei die Klassifikation von Cofield massive oder große Rupturen als solche definiert, die einen Durchmesser von mehr als 5 cm haben. Dieses entspricht in der Klassifikation von Walch und Gschwend einer Ruptur Typ III, wobei hier noch die Bizepssehne mit in Betracht gezogen wird. Ein anderer Weg der Klassifikation ist die auch von uns vorgeschlagene funktionelle Einteilung der Rotatorenmanschettenrisse in Muskeleinheiten –, also solche, die den Supraspinatus/Infraspinatus betreffen als Zweisehnenruptur –, ist der Subscapularis mitbetroffen als Dreisehnenruptur. Globale Rupturen sind solche, in denen eine Rotatorenmanschette nicht mehr erkennbar ist, sondern, ähnlich einem Haarkranz, nur noch Gewebe in den lateralen und dorsalen Anteilen am Kopf adhärent sind, also Teres minor bzw. der untere Anteil des Subscapularis. Diese gehen in vielen Fällen mit einer Verschmelzung des Sulcus intertubercularis einher, nach dem kompletten Verlust der langen Bizepssehne. Eine weitere Einteilung sollten in sog. akute oder traumatische Risse gegenüber degenerativen Rissen erfolgen, wobei im Folgenden die akuten traumatischen Risse, wie sie besonders im höheren Alter bei Dislokationen entstehen können, nicht näher betrachtet werden sollen.

Wichtig bleibt, wenn man Rekonstruktionen eines solchen Rotatorenmanschettenrisses diskutieren möchte, inwieweit die Funktionalität der assoziierten Muskeln noch gegeben ist, d.h. ob eine Verschieblichkeit in der muskulotendinösen Einheit noch möglich ist und inwieweit die Muskelbäuche zwischenzeitlich einer fettigen oder fibrotischen Degeneration unterlegen sind.

In den meisten Studien, die über Rotatorenmanschettenrupturen berichten, stellen die massiven Rotatorenmanschettenrupturen nur einen kleinen Teil des berichteten Patientengutes dar. So berichtet Neer über etwa 30% sog. massiver Rotatorenmanschettenrupturen in einem Kollektiv von 340, Ellman berichtet in seinem Krankengut über 18% massiver Rupturen und die Gruppe aus Seattle, Harryman et al., berichten von 29% Zweisehnenrupturen. Eine ähnliche Zahl läßt sich auch bei Hawkins et al. finden, die über 27% massiver Rupturen berichten.

Die Evolution dieser Rupturen ergibt sich in den meisten Fällen aus degenerativen Rupturen, wobei jedoch weiterhin unklar bleibt, welche prognostischen Faktoren dazu führen, ob eine Rotatorenmanschettenruptur fortschreiten wird bzw. wie lange eine Schulter in der Lage ist, eine Rotatorenmanschettenruptur zu kompensieren, im Hinblick auf die Bedürfnisse, die der Patient an seinen Arm und seine Schulter stellen muß.

Pathomechanik

Die Muskeln der Rotatorenmanschette, die eine sog. Kraftschere bilden, sind hinlänglich als Subscapularis, Supraspinatus und Infraspinatus bekannt, dorsal verstärkt durch den Teres minor. Studien haben den physiologischen Querschnitt ermittelt, wobei sich zeigte, daß der Subscapularis anterior und der kombinierte Infraspinatus/Supraspinatus sich jeweils zu ca. 50% kompensieren. Die Exkursion der Sehnen in der Elevation verändert sich dabei jeweils nach der Stellung des Armes im Verhältnis zum Glenoid und wenn in der Scapulaebene eine Elevation durchgeführt wird, so verkürzt sich am ehesten der Deltoideus in seiner Pars acromialis, wohingegen die übrigen Muskeln als statische Stabilisierer die Schulter im Fulcrum des Glenoids zu führen wissen.

Kommt es zu einer Destabilisierung dieser Kraftschere, sei es aufgrund von Rupturen oder Defekten in der neuropropriozeptiven Kette, entsteht eine Instabilität, mit der die Schulter zunehmend subluxiert und der Krafteinwirkung des Deltoideus von seiten der Rotatorenmanschette kein Gegenlager entgegengesetzt werden kann.

Diagnose

Die Diagnose ergibt sich daraus, daß der Patient über Schmerzen und eine zunehmende Bewegungseinschränkung klagt. Funktionell wird sich dieses in einer Kraftlosigkeit der Extremität in den entsprechenden Muskelsegmenten äußern, wie sie aus den Krafttesten für die Innen- und Außenrotation sowohl bei abduziertem wie auch seitlich angelegtem Arm bekannt sind und in der Krafttestung in der Scapulaebene. Der lift off-Test bzw. belly press-Test geben neben den sog. Lag-Zeichen weitere Hinweise auf die Funktion der Rotatorenmanschettenmuskeln.

Die radiographische Evaluation wird zunächst mit einer Nativröntgenaufnahme beginnen, wobei hier in Innen- und Außenrotation die kraniale Migration des Kopfes beurteilt werden kann. Sollte die humeroacromiale Distanz weniger als 5 mm aufweisen, deutet dies auf eine große Rotatorenmanschettenruptur hin, die sich mit einfachen Methoden nicht wird reparieren lassen. Die Kernspintomographie, besonders die Arthro-Kernspintomographie, sind nach der Ultrasonographie weitere Hilfsmittel, die das Ausmaß der Ruptur werden beurteilen lassen und gleichzeitig eine Qualitätsaussage über die muskuläre Substanz, d. h. mögliche Atrophie und Retraktion, zulassen. Eine CT-Untersuchung würde die knöchernen Strukturen besonders gut darstellen können, kommt es doch zu arthrotischen Veränderungen, die besonders in posttraumatischen Zuständen eine weitere Evaluation notwendig machen.

Therapie

Vor der chirurgischen Indikationsstellung sollte mit dem Patienten ein konservatives Therapieprogramm begonnen worden sein, wobei besonders zu berücksichtigen ist, inwieweit subacromiale Infiltrationen durchgeführt wurden, die den Patienten vielleicht über längere Perioden haben schmerzfrei werden lassen, aber gleichzeitig bei wiederholter Anwendung auch das Risiko einer Infektion in sich bergen oder bei steroidalen Injektionen die Degeneration der Restrotatorenmanschette vorantreiben mögen. Führen diese Maßnahmen nicht zum gewünschten therapeutischen Erfolg, so stehen für eine Therapie, entsprechend der pathologischen Grundsituation, die folgenden Eingriffe zur Wahl:

Arthroskopisches Cuff Débridement

Diese Methode, wie sie von Rockwood und Burkhart beschrieben wurde, erlaubt die Cuff-Ränder zu débridieren und ggf. die lange Bizepssehne, sollte sie subluxieren, entsprechend den Empfehlungen von Walch zu tenotomieren. Hierbei wird darauf Wert gelegt, daß es sich um ein Débridement handelt, das die Weichteile betrifft, aber nicht um eine subacromiale Dekompression, würde doch der Kopf nur unweigerlich nachwandern und einer vorderen Subluxation, vor allem bei Resektion des Ligamentum coracoacromiale, den Weg bereiten. Diese Art des Eingriffs hat den Vorteil, daß er relativ minimal invasiv ist, die Beweglichkeit des Patienten, die er präoperativ noch zur Verfügung hatte, nur in den wenigsten Fällen beeinträchtigen wird und zu einer Schmerzbefreiung führen kann. Diese ist nicht unbedingt von Dauer, was dem Patienten bewußt sein muß, wobei jedoch anfänglich gute Erfolgsraten von über 80% erzielt werden können, das Resultat sich über die Jahre jedoch in vielen Fällen verschlechtern wird.

Rotatorenmanschettenrevision

Hat man den Eindruck, daß sich die Rotatorenmanschette doch noch rekonstruieren läßt, so stehen verschiedene Revisionsmethoden zur Verfügung. Diese bestehen zum einen in den von Cofield und anderen beschriebenen Shiftoperationen für die Rotatorenmanschette, seien sie Subscapularis- oder Teres minor-Shifts, wobei prothetische Ersatzmaterialien, wie sie in der Vergangenheit benutzt wurden, heute nur noch an wenigen Zentren benutzt werden. Voraussetzung für eine solche Revision ist die Möglichkeit, die Rest-Rotatorenmanschette adäquat zu mobilisieren und ggf. den Cuff zu medialisieren, wobei diese Medialisierung sowohl extraartikulär im subakromialen Raum, wie aber auch intraartikulär um das Glenoid und hier besonders im dorsalen Aspekt, durchgeführt werden kann.

Wichtig erscheint, daß jede Rotatorenmanschettenrevision nur dann sinnvoll ist, wenn die mobilisierte und reinserierte Sehne auch eine Heilungsmöglichkeit hat, d.h. die Sehne im Knochenbett so verankert ist, daß sie dort verbleiben kann und nicht durch entsprechenden Zug in der initial kritischen Heilphase der ersten 6–8 Wochen rerupturiert oder von der Reinsertionsstelle distrahiert wird. Dies bedeutet, daß die Rotatorenmanschettenmobilisierung in der Form durchgeführt werden muß, daß eine möglichst spannungsfreie Reinsertion möglich wird und daß eine Nahttechnik verwendet wird, die, wie von Schneeberger et al. beschrieben, die Rotatorenmanschette an dem gewünschten Ort, auch in der entsprechenden Form, über einen Zeitraum zu halten vermag. Die Rehabilitation ist für diese Art der Rekonstruktion von entscheidender Bedeutung.

Muskel-/Sehnentransfer

Muskel-/Sehnentransfers sind in der Vergangenheit vielfach beschrieben worden und haben sich aus der Rekonstruktion für Paresen entwickelt. Herzberg hat seither verschiedene anatomische Details angegeben, so daß die häufiger verwendeten Muskeln, wie Pectoralis minor, Pectoralis major und Trapezius, entsprechend evaluiert werden konnten. Latissimus dorsi-Rekonstruktionen, wie sie von Saha und Gerber beschrieben wurden, sind ebenfalls eine Alternative, um besonders auch im jüngeren Patienten eine Schulterfunktion wiederherzustellen. Hier sind die Resultate für Schmerzbefreiung und akzeptable Funktion auch nach langem follow-up, wie er jetzt vorliegt, ermutigend.

Fusion und Alloarthroplastik

In den meisten Fällen wird eine Gelenkfusion für degenerative Rotatorenmanschettenrupturen nicht in Frage kommen und bleibt den posttraumatischen Zuständen vorbehalten. Eine sog. Cuff tear-Arthropathie, wie sie von Neer beschrieben wurde, oder eine globale Ruptur bei pcP wird am ehesten mit einer Hemiarthroplastik oder einer bipolaren Prothese zu therapieren sein, in der Hoffnung hiermit eine Schmerzreduzierung oder -befreiung zu erreichen, bei akzeptierter eingeschränkter Funktion. Sog. verblockte Prothesen, wie sie aus dem englischen Sprachraum bekannt sind, scheinen hier auch einen Platz zu finden, wobei jedoch die erhöhte Lockerungsrate mit in Betracht gezogen werden muß.

Zusammenfassung

Die Rotatorenmanschettenrevision globaler Rupturen ist weiterhin schwierig und man sollte nicht dazu neigen, besonders bei noch gut erhaltener Beweglichkeit, unbedingt eine Rotatorenmanschettenruptur schließen zu wollen, kann dies doch sekundär einen Verlust zur Folge haben. Gerade in diesen Fällen sollte das arthroskopische Débridement mit der Indikation der Schmerzverbesserung in Betracht gezogen werden. Eine intakte Rotatorenmanschette ist sicherlich einer defekten vorzuziehen und in den meisten Fällen wird sich eine Rotatorenmanschettenruptur auch mit einer der beschriebenen Techniken schließen lassen. Dies sollte jedoch nur dann erfolgen, wenn die prognostischen Faktoren auch ein verbessertes Resultat für den Patienten erwarten lassen. Prognostische Faktoren, die auf ein zu erwartendes schlechtes Ergebnis hinweisen, sind ein präarthrotisch deformiertes Gelenk mit einer verminderten acromiohumeralen Distanz in der ap-Aufnahme des Röntgenbildes, vorhergehende rekonstruktive Maßnahmen, mehrfache Revisionsoperationen, Hinweise auf eine Degeneration in den muskulären Anteilen der betroffenen Rotatorenmanschettenmuskeln und Subluxation des Kopfes, sei es durch Instabilität oder neuromuskuläre Defizite.

Präoperative Patientenselektion und präoperative physiotherapeutische Schulung werden einen Therapieerfolg sehr viel wahrscheinlicher werden lassen, wobei die Entscheidung zum rekonstruktiven Eingriff entsprechend den oben genannten Kriterien gefällt werden sollte.

Literatur

Apoil A, Augereau B (1985) Réparation par lambeau de déltoid des grandes pertes de substance de la coiffe des rotateurs de l'épaule. Chirurgie 11:287–290

Basset RW, Browne AO, Morrey BF, An KN (1990) Glenohumeral muscle force and moment mechanics in a position of shoulder instability. J Biomech 23:405–415

Bigliani LU, Cordasco FA, McIlveen SJ et al (1992) Operative repair of massive rotator cuff tears: Long-term results. J Shoulder Elbow Surg 1:120–130

Burkhart SS (1993) Arthroscopic debridement and decompression for selected rotator cuff tears: clinical results, pathomechanism, and patient selection based on biomechanical parameters. Orthop Clin N Am 24:111

Cofield RH (1985) Rotator cuff disease of the shoulder. J Bone Joint Surg (Am) 67A:974–979

Ellman H, Hanker G, Bayer M (1986) Repair of the rotator cuff: end result study of factors influencing reconstruction. J Bone Joint Surg (Am) 68A:1136–1144

Gazielly DF (1996) Deltoid muscular flap transfer for massive defects of the rotator cuff. In: Burkhead WZ (ed) Rotator cuff disorders. Williams & Wilkins, Baltimore, 356–367

Gerber C (1992) Latissimus dorsi transfer for the treatment of irreparable tears of the rotator cuff. Clin Orthop 275:152–160

Goutallier D, Postel JM, Bernageau J, Lavau L, Voisin MC (1994) Fatty muscle degeneration in cuff ruptures. Clin Orthop 304:78–83

Harryman DT, Mack LA, Wang KY et al (1991) Repairs of the rotator cuff correlation of functional results with integrity of the cuff. J Bone Joint Surg (Am) 73A:982–989

Hawkins RJ, Misamore GW, Hobeika PE (1985) Surgery for full thickness rotator cuff tears. J Bone Joint Surg 67A:1349–1355

Herzberg G (1995) Anatomical bases of musculotendinous transfers about the shoulder. University of Lyon, France, unpublished data

McLaughlin HL (1944) Lesions of the musculotendinous cuff of the shoulder 1: the exposure and treatment of tears with retraction. J Bone Joint Surg 26:31–51

Resch H (1996) Pectoralis major muscle transfer in case of irreparable chronic tear of the subscapularis tendon. Presented at the Closed Meeting of the American Shoulder and Elbow Surgeons, Amelia Island, FL, October 19, 1996

Rockwood CA Jr, Williams GR Jr, Burkhead WZ (1995) Debridement of degenerative irreparable lesions of the rotator cuff. J Bone Joint Surg 77A:857–866

Wirth M, Rockwood CA (1996) Pectoralis major transfer for the treatment of irreparable subscapularis tendon tears. J Bone Joint Surg, in press

Rotatorenmanschettendefekte:
Wann ist die Rekonstruktion sinnvoll und möglich?

J. M. Strauss

Ätiologie und Pathogenese

Die Ätiologie der Rotatorenmanschettenruptur ist bis heute nicht eindeutig geklärt. In der Vergangenheit wurden insbesondere extrinsische Faktoren, die zum primären Impingement führen, als wesentliche Ursache für Defekte der Rotatorenmanschette angesehen. Dabei wird zumeist noch zwischen einem „anatomischen Outlet-Syndrom" mit mechanischer Bedrängung der Rotatorenmanschette z.B. bei Typ III-Akromion (Bigliani) (Abb. 1) bzw. arthrotischen Veränderungen des Akromioklavikulargelenks und einem „funktionellen Outlet-Syndrom" bei pathologischen Bewegungsmustern nach Kapsel-Bandverletzungen oder Insuffizienz der schulterstabilisierenden Muskulatur unterschieden.

In der letzten Zeit sind jedoch auch zunehmend Hinweise auf eine intrinsische Schädigung der Sehne eingegangen, d.h. auf die primär nicht mechanischen Ursachen der Ruptur wie z.B. Alterung des Sehnengewebes oder regionäre Minderperfusion der Sehne [1] oder lokale Stoffwechselstörungen wie bei der Tendinosis calcarea. Löhr und Uhthoff [2] konnten nachweisen, daß in der sog. „hypovaskulären Zone" im Ansatzbereich der Supraspinatussehne am Tuberculum majus der bursaseitige Teil der Sehne gut, der intraartikuläre Teil der Sehne schlecht durchblutet ist. Dies könnte in direktem Zusammenhang mit der Beobachtung stehen, daß Partialrupturen weitaus häufiger gelenkseitig auftreten. Ogata und Uhthoff [1] stellten eine starke Korrelation zwischen Alter und degenerativen Veränderungen der Sehne fest, fanden aber keinen signifikanten Zusammenhang von Alter und degenerativen Veränderungen am Acromion oder AC-Gelenk. Man muß also insbesondere bei älteren Menschen transitiv von einer primär intrinsischen Schädigung der Sehne ausgehen. Dies sollte nicht ohne Einfluß auf das Therapiekonzept bleiben (s.u.).

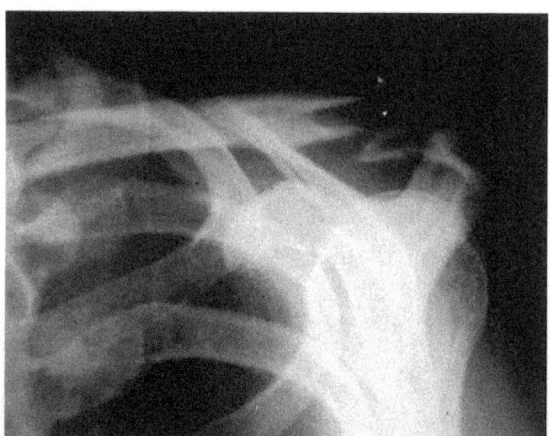

Abb. 1. Acromion Typ III nach Bigliani im „outlet view" als extrinsischer Faktor für das Entstehen einer Rotatorenmanschettenruptur

Epidemiologie

Die Häufigkeit des Auftretens von partiellen oder kompletten Rupturen der Rotatorenmanschette beträgt nach [3] in einem Sektionsgut von 122 Patienten im Durchschnittsalter von 79 Jahren 28,7% (partielle Ruptur) bzw. 30,3% (komplette Ruptur). Unter 70 Jahren fanden sich partielle oder komplette Rupturen nur in insgeamt 30%, zwischen 70 und 80 Jahren in 57,5% und bei über 80jährigen in 69,4% der Fälle. Im Gegensatz zu anderen Arbeiten waren in dieser Arbeit mehr Frauen als Männer betroffen. Bei großen Defekten ist in bis zu 50% auch die Gegenseite betroffen [5]. Anhand dieser Zahlen läßt sich schon ableiten, daß nur ein geringer Teil der Sehnendefekte klinisch apparent wird und somit keine absolute Behandlungsindikation gegeben ist.

Im Unterschied dazu sind jedoch bei Patienten unter 40 Jahren Komplettrupturen mit ca.

5% selten [4]. Primär traumatische Schädigungen sind eher selten und betreffen zumeist isoliert die Subscapularissehne [6]. Schulterluxationen bei über 40jährigen sind in bis zu 70% der Fälle mit einer Läsion der Rotatorenmanschette vergesellschaftet [7]. Von daher sollte man insbesondere bei Menschen mittleren Alters mit einem Trauma in der Anamnese gezielt nach einer Ruptur fahnden und diese auch operativ versorgen. Bei älteren Menschen hingegen erscheint aufgrund der Sektionsbefunde eine aggressive Behandlung von Rotatorenmanschettenrupturen nicht angezeigt.

Einteilung

Zur Einteilung der Rupturen sind in der Vergangenheit sehr unterschiedliche Vorschläge gemacht worden, die sich zum einen mehr auf die klinische Symptomatik, zum anderen mehr auf die morphologischen Veränderungen in der Bildgebung oder intraoperativ stützen und sich daher zum Teil überlappen bzw. ergänzen. Bei der praktischen Arbeit haben sich unseres Erachtens die folgenden Einteilungen bewährt:

Partialrupturen werden nach Ellmann [8] in A-seitige (=gelenkseitige) und B-seitige (=bursaseitige) Läsionen mit dem Schweregrad I bis III, je nach Rißtiefe, eingeteilt. Dabei bedeutet Grad I: Riß von weniger als einem Viertel der Sehnendicke, Grad II: Riß von weniger als der Hälfte der Sehnendicke und Grad III: Riß von mehr als der Hälfte der Sehnendicke. Eine Sonderstellung nehmen horizontal verlaufende intratendinöse Partialrupturen ein, da sie schwer zu diagnostizieren sind und ihre klinische Bedeutung nicht eindeutig geklärt ist.

Komplettrupturen lassen sich nach Bateman [9] nach ihrer Größe (klein, mittel, groß, massiv) je nach größter Defektbreite und ihrer Form (Längs-, Quer-, Dreiecks-, Massenruptur) unterscheiden.

In einer Einteilung von Patte [10] finden noch weitere Faktoren, wie genaue topografische Lagebeziehung des Defektes, Zustand der Muskulatur und Beschaffenheit der langen Bizepssehne Berücksichtigung.

Diagnostik

Über die Wertigkeit der verschiedenen diagnostischen Verfahren bei der Erkennung von partiellen und kompletten Läsionen der Rotatorenmanschette ist in der Vergangenheit sehr kontrovers diskutiert worden:

Neben klinischen Tests (Jobe, Speed, Hawkins, Neer) und radiologischen Kriterien in a.p.-Übersichtsbildern der Schulter (akromiohumeraler Abstand in 0°, 30°, 90° Abduktion) [11], die nur indirekte Hinweiszeichen auf eine Ruptur geben können, läßt sich mit der Doppelkontrastarthrografie (Abb. 2), der weniger verbreiteten Bursografie (Abb. 3) und der Kernspintomografie (Abb. 4 u. 5) der Defekt darstellen und in der Größe abschätzen. Die größte

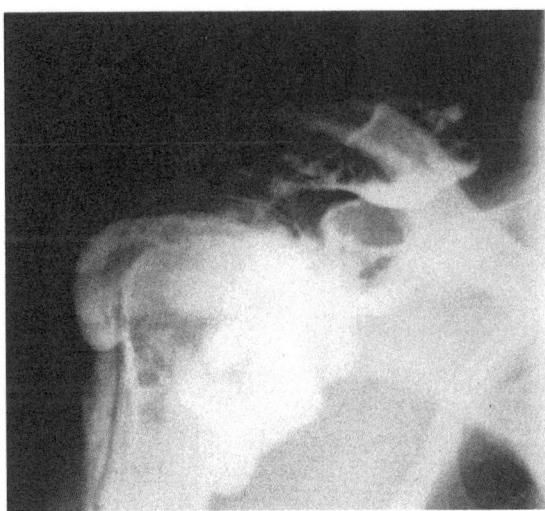

Abb. 2. Doppelkontrastarthrografie bei einem 66jährigen Patienten mit Massenruptur der Rotatorenmanschette

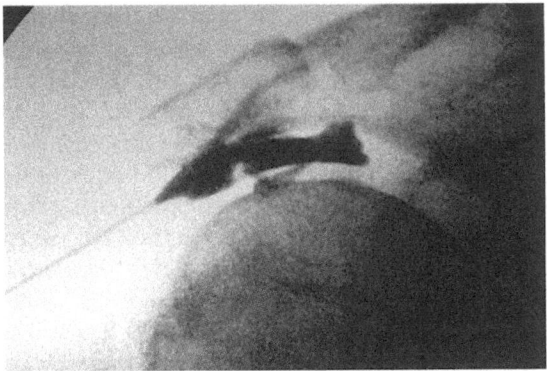

Abb. 3. Subakromiale Bursografie bei einer 52jährigen Patientin mit B-seitiger Partialruptur der Supraspinatussehne

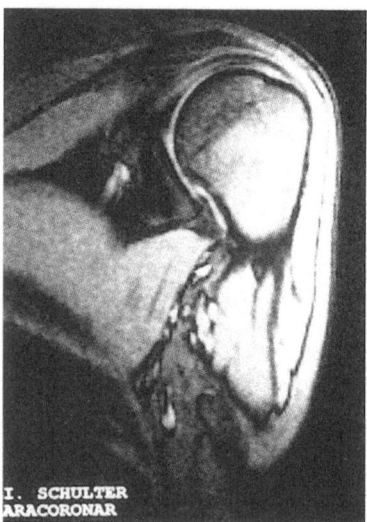

Abb. 4. A-seitige Partialruptur der Supraspinatussehne im MRI (koronare Schicht)

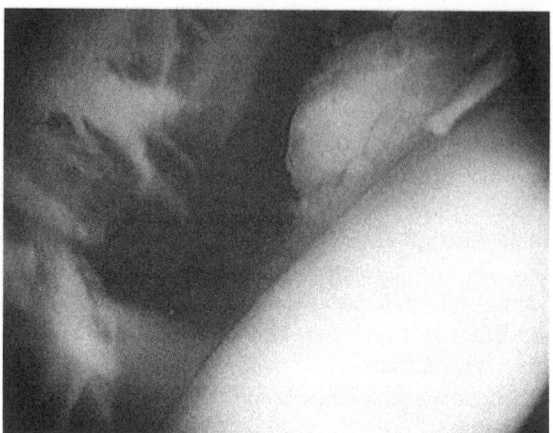

Abb. 6. Großer Defekt der Supraspinatussehne bei einer 47jährigen Patientin in der der offenen Rekonstruktion vorgeschalteten diagnostischen Arthroskopie

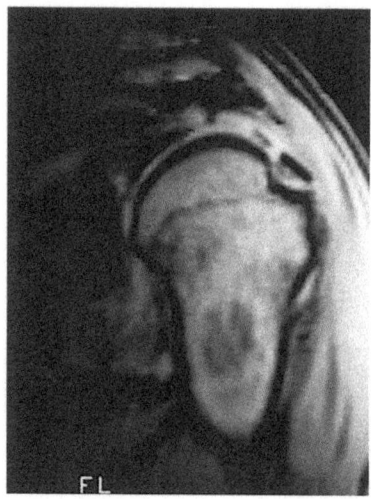

Abb. 5. Komplette Ruptur der Supraspinatussehne im MRI (koronare Schicht)

Sensitivität und Spezifität insbesondere bei Partialrupturen hat dabei die Kernspintomografie [12]. Auch die Sonografie hat sich bewährt, ist aber stark untersucherabhängig [13]. Ein Problem bilden die intratendinösen Läsionen, weil sie sich im MRI weniger sicher und auch in der diagnostischen Arthroskopie praktisch nicht darstellen lassen. Ist die Indikation zu einem operativen Eingriff aufgrund der klinischen Symptomatik und Bildgebung gegeben, bietet sich die diagnostischen Arthroskopie (Abb. 6) als vorgeschaltetes Verfahren vor einer offenen Rekonstruktion der Sehne an. Die Defektgröße, der Retraktionsgrad und eventuelle Begleitläsionen können so festgestellt und in das Therapiekonzept einbezogen werden.

Therapie

Prognostische Faktoren

Entscheidend für eine optimale Therapie ist die genaue Kenntnis der prognostischen Faktoren, die den Spontanverlauf bzw. den konservativen oder postoperativen Behandlungsverlauf beeinflussen.

In einer Zusammenstellung von Habermeyer [14] werden die folgenden Faktoren als prognostisch ungünstig aufgeführt:

Rupturgröße (altersabhängig), Kraftverlust bei Abduktion und Außenrotation, Muskelatrophien, präoperative Schultersteife, Rauchen [15] und Rentenbegehren. Radiologisch ungünstig sind eine akromiohumerale Distanz von weniger als 7 mm in der p.a.-Aufnahme. Intraoperativ ungünstig sind: Beteiligung von mehr als einer Sehne und schlechte Sehnenqualität nach Cortisongabe (mehr als drei Injektionen) [16]. Ferner beeinflussen die Qualität des Verschlusses („wasserdicht"), Begleitoperationen wie Bizepstenodese und das Behandlungsintervall das postoperative Ergebnis.

Vor allem über den optimalen Operationszeitpunkt gibt es zahlreiche und z. T. kontroverse Publikationen [17]. Nur wenige Autoren haben jedoch den Einfluß des Operationszeitpunktes prospektiv untersucht. Bassett und Cofield [18]

fanden bei 12 Patienten mit einer innerhalb der ersten drei Wochen nach Trauma versorgten Ruptur eine mit 168° deutlich bessere Abduktionsfähigkeit als in der Kontrollgruppe mit 19 Patienten, die erst zwischen der sechsten und zwölften Woche nach Läsion der Manschette operativ versorgt wurden (im Mittel 129° aktive Abduktion). Die Schmerzbefreiung war jedoch in beiden Gruppen gleich.

Aus dieser Übersicht und den epidemiologischen Daten aus Sektionsstudien (s. o.) können die wesentlichen Aspekte für eine differente Therapie unmittelbar abgeleitet werden.

Konservative Therapie

Aufgrund der Häufigkeit von Partial- und Komplettrupturen (ca. 30% im Lebensalter unter 70 Jahre) ist zunächst immer eine konservative Therapie angezeigt, es sei denn:
1) es liegt ein akutes Trauma vor (insbesondere die traumatische Schulterluxation bei Patienten, die älter sind als 40 Jahre)
2) der Patient ist jung (unter 50 Jahre) oder hat einen hohen Funktionsanspruch bei aktivem Arbeitsleben oder Sport.

Die Ergebnisse der konservativen Behandlung sind bei Komplettrupturen denen der offenen Therapie mit einer „Heilungschance" von ca. 40% [19, 20] bei konservativer Therapie gegenüber 71–84% [8, 21] bei operativer Therapie deutlich unterlegen. Die besten Ergebnisse weisen noch Patienten auf, die älter als 65 Jahre sind.

Dabei muß sicher als Fehlerquelle berücksichtigt werden, was alles unter dem Begriff „konservative Therapie" subsummiert wird bzw. welche differenten operativen Verfahren zur Anwendung kommen. Da Rupturen der Rotatorenmanschette, vielleicht mit Ausnahme der partiellen Ruptur nach Perforation eines Kalkdepots bei der Tendinosis calcarea, keine Tendenz zur Spontanheilung im Sinne einer restitutio ad integrum haben, ist dieses Ergebnis zumindest in der Tendenz verständlich.

Operative Therapie

Demnach sehen wir die Indikation zur operativen Therapie einer partiellen oder kompletten Ruptur bei akutem Trauma, Lebensalter unter 50 Jahre bzw. hohem Funktionsanspruch und nach frustraner konservativer Therapie von mehr als 3 Monaten. Dieser Zeitraum kann jedoch bei fehlender Besserungstendenz unter konservativer Therapie (insbesondere krankengymnastischer Physiotherapie) deutlich abgekürzt werden.

Insbesondere bei Massenrupturen sollte wegen der Möglichkeit des Übergangs in eine Cuff-Arthropathie (ca. 4% nach [22]) eine operative Deckung angestrebt werden. Kontraindikationen für eine operative Versorgung sind unseres Erachtens: hohes Alter (älter als 75 Jahre), fehlende Motivation (Rentenbegehren) oder eine „Frozen shoulder". Insbesondere bei den Patienten mit einer deutlichen Einschränkung der passiven Beweglichkeit präoperativ sahen wir die meisten unbefriedigenden Verläufe. Bei diesen Patienten sollte vor der operativen Rekonstruktion der Sehne zunächst eine zumindest Alltagsaktivitäten genügende passive Beweglichkeit der Schulter angestrebt werden.

Operationsverfahren

Die Auswahl des Verfahrens ist läsionsspezifisch, sie orientiert sich an dem in [14] vorgestellten Algorithmus. Grundsätzlich erfolgt zuerst die diagnostische Arthroskopie. Im einzelnen hat sich folgende Einteilung bewährt:

1. Partialruptur der Supraspinatussehne

Bei Partialrupturen Typ II (Ellmann): arthroskopisches Débridement und Akromioplastik, bei Rupturen Typ III: arthroskopische Akromioplastik und offene Exzision mit Naht im Sinn eines „mini open repair".

2. Komplettruptur der Supraspinatussehne

Bei kleinen Rupturen: arthroskopische Akromioplastik und Sehnennaht (mini open repair), bei mittleren Rupturen: offene Akromioplastik und spannungsfreie transossäre Naht.

3. Komplettruptur von Supraspinatus- und Infraspinatussehne

Offene transossäre Rekonstruktion mit Akromioplastik und ggf. Resektion der lateralen Clavicula. Bei älteren Patienten kann auch alternativ ein „Delta Flap" nach Augereau (Abb. 7) durchgeführt werden.

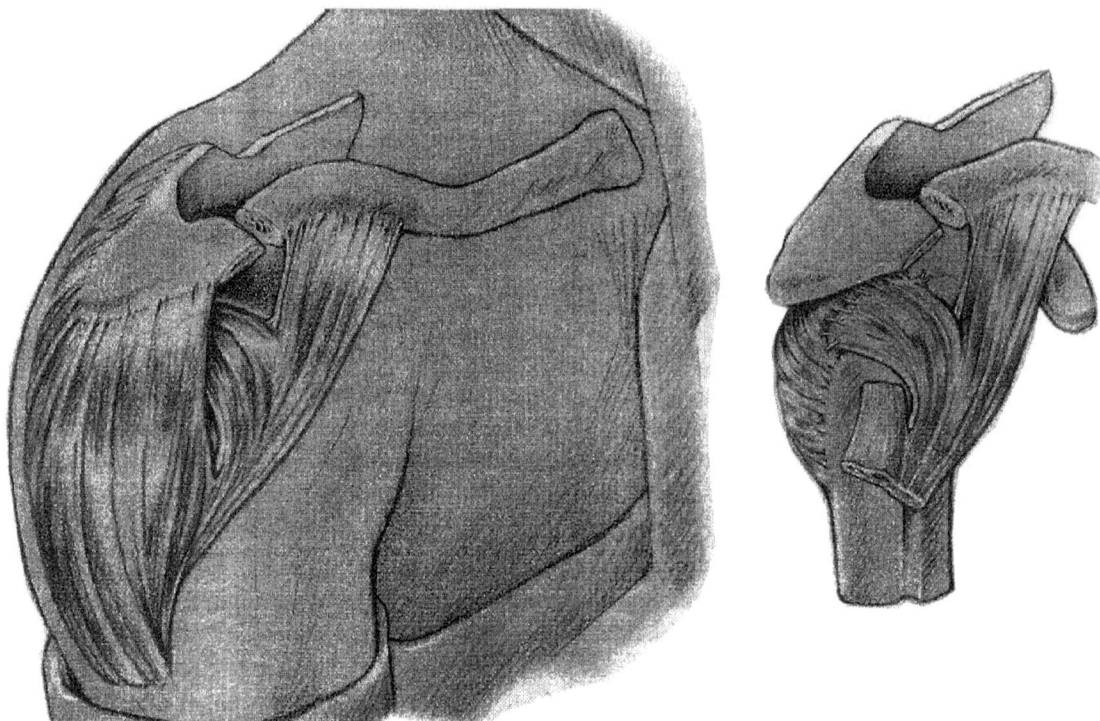

Abb. 7. Delta-Flap nach Augereau: Verschluß einer Massenruptur der Rotatorenmanschette mit einem gestielten Deltoideuslappen. Abbildung entnommen aus: Habermeyer P, Schweiberer L (1996) Schulterchirurgie, 2. Aufl. Urban & Schwarzenberg, München Wien Baltimore

4. Massenruptur

„Neviaser-Flap" (Abb. 8) mit Resektion der lateralen Clavicula oder „Delta-Flap" mit Resektion der lateralen Clavicula im Sinn der „grande liberation". Alternativ kommen die Rekonstruktion nach McLaughlin [23] mit Medialisierung des Sehnenansatzes oder ein „palliatives" Débridement in Frage. Letzteres Vorgehen ergab in unserem Krankengut insbesondere in Kombination mit einer Akromioplastik die schlechtesten Ergebnisse. Wir erklären uns diese Beobachtung dadurch, daß es in den meisten Fällen von länger bestehenden Massenrupturen bereits durch einen schalenartig dem Humeruskopf aufliegenden Acromionosteophyten zu einem Nearthros zwischen Humeruskopf und Acromion gekommen ist. Diesen „Erfolg von Mutter Natur" zur Vergrößerung der Kontaktfläche und damit verbundener Druckentlastung subakromial macht man durch eine ventrale Akromioplastik wieder zunichte, ganz ähnlich, als wolle man ein arthrotisches Hüftgelenk durch Entfernung des lateralen Pfannenerkers „entlasten". Die damit verbundene Dysplasie führt genau zum Gegenteil.

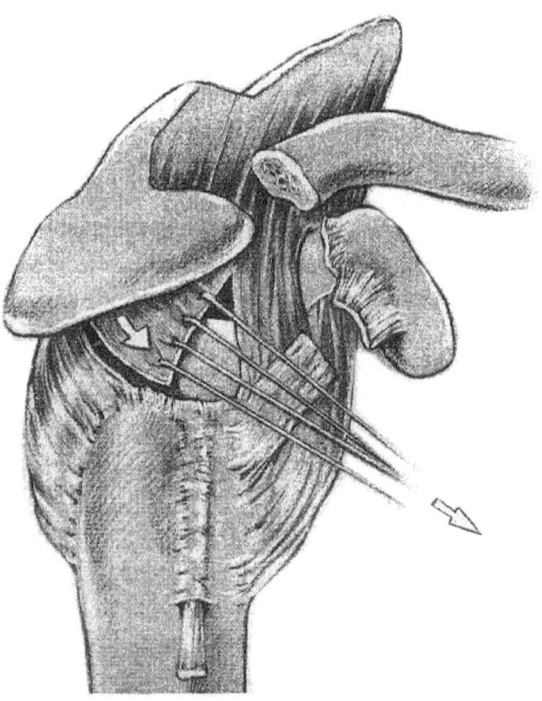

Abb. 8. „Neviaser-Flap": Mobilisation der Infraspinatussehne zum Verschluß einer großen Ruptur der Supraspinatussehne. Abbildung entnommen aus: Habermeyer P, Schweiberer L (1996) Schulterchirurgie, 2. Aufl. Urban & Schwarzenberg, München Wien Baltimore

5. Defektarthropathie

Oberflächenersatz („Cup" (Abb. 10)) bzw. Hemi-TEP ohne Akromioplastik (Gefahr der ventrokranialen Instabilität) ggf. in Kombination mit einem „Delta-Flap".

Grenzen der Operation

Wie jedem Behandlungsverfahren sind auch der Operation Grenzen gesetzt:

Trotz ausgedehnter Mobilisationsversuche durch das Lösen subakromialer Verklebungen, Resektion des Ligamentum coracohumerale, der Umschneidung des Coracoids und einer semizirkulären Kapsulotomie gelingt ein spannungsfreier Verschluß nicht immer. Zudem kann es bei forcierter Mobilisation durch Überdehnung der Muskulatur oder Überdehnung des N. suprascapularis zu einer völligen kontraktilen Insuffizienz der Rotatorenmanschette kommen, so daß der Vorteil für den Patienten zweifelhaft ist. Warner [24] konnte in einer anatomischen Studie von 18 Präparaten zeigen, daß diese Effekte schon bei einer Mobilisierung der Sehne von mehr als 1 cm (!) auftreten können. Unter diesem funktionellen Gesichtspunkt sollten alle aufwendigen Schwenkoperationen und „heroischen" Mobilisationsversuche einer kritischen Revision unterzogen werden und so Platz sein für die Entwicklung innovativer und weniger traumatisierender Verfahren.

Grundsätzlich muß der Aufwand des Verfahrens einschließlich seiner Nachbehandlung den Beschwerden und dem Funktionsanspruch des Patienten angemessen sein.

Literatur

[1] Ogata S, Uhthoff HK (1990) Acromial enthesopathy and rotator cuff tear: a radiologic and postmortem investigation on the coracoacromial arch. Clin Orthop 254:39-48
[2] Löhr JF, Uhthoff HK (1990) The microvascular pattern of the supraspinatus tendon. Clin Orthop 254:35-38
[3] Jerosch J, Müller T, Castro WM (1991) The incidence of rotator cuff rupture: an anatomic study. Acta Orthop Belg 57:124-129
[4] Neer CS II, Poppen NK (1987) The supraspinatus outlet. Orthop Trans 11:234
[5] Harryman DT, Mack LA, Wang KY, Jackins SE, Richardson ML, Matsen FA (1991) Repairs of the rotator cuff: correlation of functional results with integrity of the cuff. J Bone Jt Surg (1) 73A:982-989
[6] Walch G (1993) Synthèse sur l'épidémiologie et l'éthiologie des ruptures de la coiffe des rotateurs. Journées Lyonnaises de l'Epaule, Lyon, pp 256-266
[7] McLaughlin HL, Cavallaro WV (1950) Primary anterior dislocation of the shoulder. Am J Surg 80:615-619
[8] Ellmann H, Hanker G, Bayer M (1986) Repair of the rotator cuff and end result study of factors influencing reconstruction. J Bone Jt Surg 68A:1136-1144
[9] Bateman JE (1963) The diagnosis and treatment of ruptures of the rotator cuff. Surg Clin N Am 43:1523-1530
[10] Patte D (1990) Classification of rotator cuff lesions. Clin Orthop 254:81-86
[11] Bloom RA (1991) The active abduction view: a new maneuver in the diagnosis of rotator cuff tears. Skeletal Radiol 20:255-258
[12] Ianotti JP, Zlatkin MB, Esterhai JL et al (1991) Magnetic resonance imaging of the shoulder: sensitivity, specificity and predictive value. J Bone Jt Surg 73A:17-29
[13] Misamore GW, Woodward C (1991) Evaluation of degenerative lesions of the rotator cuff: a comparison of arthrography and ultrasonography. J Bone Jt Surg 73A:704-706
[14] Habermeyer P, Schweiberer L (Hrsg) Schulterchirurgie. 2. Aufl., Urban & Schwarzenberg, München, Wien, Baltimore.
[15] Mallon WJ (1995) Smoking and worker's compensation: relation to outcome after rotator cuff repair. J Shoulder Elbow Surg 4(1):Part 2, 15
[16] Bjorkenheim JM, Paavolainen P, Ahovuo J, Slatis P (1988) Surgical repair of the rotator cuff and surrounding tissues: factors influencing the results. Clin Orthop 236:148-153

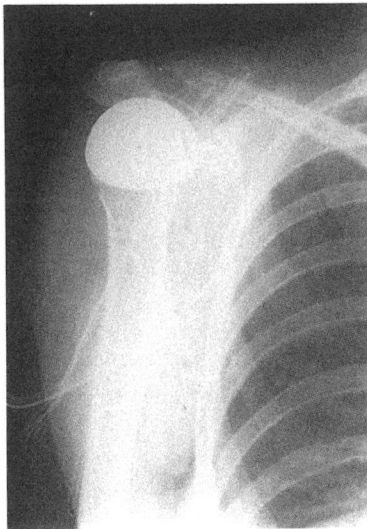

Abb. 9. „Scan-Cup": Oberflächenersatz des Humeruskopfes bei einer 30jährigen Patientin mit juveniler rheumatoider Arthritis

[17] Ianotti JP (1991) Rotator cuff disorders: evaluation and treatment. AAOS Monograph Series, Illinois
[18] Bassett RW, Cofield RH (1983) Acute tears of the rotator cuff: the timing of surgical repair. Clin Orthop 175:18–24
[19] Takagishi N (1978) Conservative treatment of the ruptures of the rotator cuff. J Jap Orthop Assoc 52:781–787
[20] Noel E (1993) Les ruptures de la coiffe des rotateurs avec tête humerale centrée. Resultats du traitment conservateur. Journées Lyonnaises de l'Epaule, Lyon, pp 283–297
[21] Watson M (1985) Major ruptures of the rotator cuff: results of surgical repair in 89 patients. J Bone Jt Surg 67B:1136–1144
[22] Neer CS II, Craig EV, Fukuda H (1983) Cuff tear arthropathy. J Bone Jt Surg 65A:1232–1244
[23] McLaughlin HL (1944) Lesions of the musculotendinous cuff of the shoulder: the exposure and treatment of tears with retraction. J Bone Jt Surg 26:31–51
[24] Warner JP, Krushell RJ, Masquelet A et al (1992) Anatomy and relationships of the suprascapular nerve: anatomical constraints to mobilization of the supraspinatus and infraspinatus muscles in management of massive rotator-cuff tears. J Bone Jt Surg 74A:36–45

Endoprothetik bei cuffdefizienten Schultergelenken

S. Schill, H. Thabe

Zusammenfassung

Mehr als zwei Drittel der Patienten mit einer gesicherten chronischen Polyarthritis weisen im Verlaufe der Erkrankung eine Beteiligung des Schultergelenks auf. In den späten Stadien 4 und 5 nach LDE [5] sind präventive Eingriffe nicht mehr ausreichend, und rekonstruktive Versorgungsmöglichkeiten in Form der Resektions-Interpositions-Arthroplastik oder der Alloarthroplastik kommen zur Anwendung. Die rheumatische Destruktion befällt nicht nur die knöchernen Strukturen, sondern es treten häufig sehr viel schwerwiegendere Weichteildefekte, insbesondere der Rotatorenmanschette, in Erscheinung. Neben der knöchernen Destruktion des Glenoids ist die Funktions- bzw. Rekonstruktionsfähigkeit der Rotatorenmanschette zentrales Problem der endoprothetischen Versorgung der rheumatischen Schulter.

Mit Hilfe eines modularen, bipolaren Prothesensystems mit Verzicht auf eine Glenoidfixierung ist eine Lösung dieser Problematik möglich.

Es werden die Indikationen und mittelfristigen Ergebnisse mit dem MVS-Schultersystem nach Thabe/Tschirren vorgestellt. Im Mittelpunkt stehen die Hemicup- und Cupversorgungen bei cuffdefekten Schultergelenken.

Seit März 1994 wurden in unserer Abteilung 54 MVS-Schulterprothesen implantiert, in der Mehrzahl Hemicup und Cup-Systeme. Das mittlere Nachuntersuchungsintervall beträgt 23,4 Monate. Es dominierte das weibliche Geschlecht entsprechend der Geschlechtsverteilung der Grunderkrankung. Die Studie basierte auf dem Constant-Score einschließlich einer radiologischen Verlaufskontrolle. Insgesamt konnte eine moderate Steigerung des Gesamtscores erzielt werden, wobei hier die schlechte präoperative Ausgangslage unseres Kollektivs berücksichtigt werden muß. Im Vordergrund steht die Verbesserung der Schmerz- und Kraftsituation mit guter Steigerung des Bewegungsradius, insbesondere hinsichtlich der Anteversion und Abduktion.

Zusammenfassend bestätigen die bisherigen Ergebnisse unser Konzept einer modularen-bipolaren Schulterprothese. Dieses neue Prothesensystem ist in der Lage, die Problematik der Rotatorenmanschettenpathologie sowie der Glenoidlockerung bei der prothetischen Versorgung der rheumatischen Schulter zu lösen.

Einleitung

Bei der Indikationsstellung zur prothetischen Versorgung der Schulter eröffnen sich mehrere Problemkreise, in deren Zentrum neben biomechanischen und implantationstechnischen Aspekten die Weichteilrekonstruktion und die knöchernen Defekte stehen. Wesentlich für den Erfolg des Schultergelenkersatzes ist die Rekonstruktion der am Schultergelenk mitbetroffenen Weichteilstrukturen, in erster Linie der Rotatorenmanschette.

Die Rotatorenmanschette, die eine zentrale Rolle für die Stabilität und Mobilität des Schultergelenkes spielt, ist gerade bei Patienten mit C.P. einem zweigleisigen Angriff durch die synovialen Proliferationen seitens des Glenohumeralgelenks und der subacromialen Bursen ausgesetzt.

Je nach Krankengut schwanken die Literaturangaben [9, 11, 12] zur intraoperativ korrelierten Rotatorenmanschettenpathologie zwischen 30 und 90%. Eine exakte Aufschlüsselung und Lokalisation der Rotatorenmanschettenpathologie wird häufig vermißt. Die Häufigkeit transmuraler Defekte liegt zwischen 20 und 40%; Partialdefekte und einfache Ausdünnungen werden in bis zu 80% der operierten Schultergelenke beschrieben.

In unserem eigenen rheumatischen Patientengut betrug der Anteil der intraoperativ korrelierten Rotatorenmanschettenpathologie im LDE 4–5 69%, wobei der Anteil transmuraler Rupturen bei 47,2% lag. Auch bei den gelenkerhaltenden Eingriffen im LDE 1–3 zeigte sich bereits in 29,9% ein transmuraler Rotatorenmanschettendefekt.

Ein weiterer wichtiger Aspekt ist der Langzeitverlauf nach operativer Rotatorenmanschettenrekonstruktion im Rahmen gelenkerhaltender oder gelenkersetzender Eingriffe an der Schulter. In der Literatur wird die Rotatorenmanschettenruptur als dritthäufigste Komplikation der Schulterarthroplastik aufgeführt [4, 6]. Die sehr niedrigen Angaben von durchschnittlich 2% dürften in der Realität wesentlich höher liegen (Tabelle 1).

Gestützt wird dieser Aspekt durch unsere eigenen Ergebnisse nach hemiprothetischer und gelenkerhaltender Versorgung des rheumatischen Schultergelenkes, welche den prognostischen Wert der Rotatorenmanschettenrekonstruktion kritisch bewerten [9]. So waren 4,5 Jahre nach Hemiprothesenversorgung und Rekonstruktion der Rotatorenmanschette in 38,7% der Fälle erneut sonographische Pathologien im Sinne der Reruptur und narbigen Ausdünnung zu beschreiben. Auch nach gelenkerhaltenden Eingriffen des rheumatischen Schultergelenkes waren 5 Jahre postoperativ erneut in 21,7% sonographische Rotatorenpathologien auffällig. Der Anteil transmuraler Rupturen lag bei 16 bzw. 10% (Tabelle 2).

Somit steht die funktionelle Integrität und sichere Rekonstruierbarkeit der Rotatorenmanschette im Zentrum der Schulterarthroplastik.

Der qualitative Zustand der Rotatorenmanschette ist der entscheidende Faktor für das funktionelle Resultat nach endoprothetischer Schulterversorgung. Insuffiziente oder defekte Rotatorenmanschetten lassen die Kraftentwicklung in einer kranialwärts gerichteten Luxation des Oberarmkopfes verpuffen. Die proximale Migration führt zum Bewegungsverlust, insbesondere hinsichtlich der Elevation.

Für viele Autoren [14–16] war daher noch bis 1990 ein Totalverlust bzw. eine nicht mehr rekonstruierbare Rotatorenmanschette eine Kontraindikation für die Schulterarthroplastik.

Neben der Weichteilproblematik sind bei der Schulterendoprothetik die biomechanischen Aspekte mit Wiederherstellung des Schulterdrehpunktes mit nachfolgender Verbesserung der Muskelangriffspunkte zu berücksichtigen. Insbesondere glenoidale Destruktionen mit Medialisierung des Gelenkdrehpunktes im Glenohumeralgelenk führen zu einer entscheidenden Schwächung der Deltoideusanteile.

Eine mögliche Problemlösung ist die TSA mit Versorgung der glenoidalen Schulteranteile. In der Literatur wird im Vergleich zur Hemiarthroplastik über eine bessere Schmerzreduktion und ein günstigeres Bewegungsresultat berichtet. Dieser scheinbare Vorteil wird durch das Risiko der Glenoidlockerung, für die zudem Rotatorenmanschetteninsuffizienzen verantwortlich gemacht werden, relativiert (Tabelle 3). Eine mögliche Kompensation der Rotatorendefekte durch zunehmenden Formschluß der Glenoidkomponente und craniale Kopfüberdachung wird durch die exzentrische Druckbelastung mit erhöhter Lockerungsrate in Frage gestellt (Abb. 1).

Tabelle 1. Intraoperative korrelierte Rotatorenmanschettenpathologie

Autor	Kollektiv	n	Transmuraler RM-Defekt	RM-Pathologie (inkl. Ausdünnung
Schwyzer/Gschwend (1994)	Schulterprothetik	121	41,35	86,6%
Schill/Thabe (1997)	Schulterprothetik (LDE 4–5)	83	47,2%	69%
Schill/Thabe (1997)	Gelenkerhaltende Eingriffe (LDE 1–3)	118	29,9%	39,2%

Tabelle 2. Sonographisch korrelierte Rotatorenmanschettenpathologie

Kollektiv	n	Ruptur supraspinatus	Ruptur infrasupraspinatus	Ausdünnung
Hemiprothese Schulter	40	11%	5,5%	22,2%
Gelenkerhaltende Eingriffe	97	8,2%	2%	11,5%

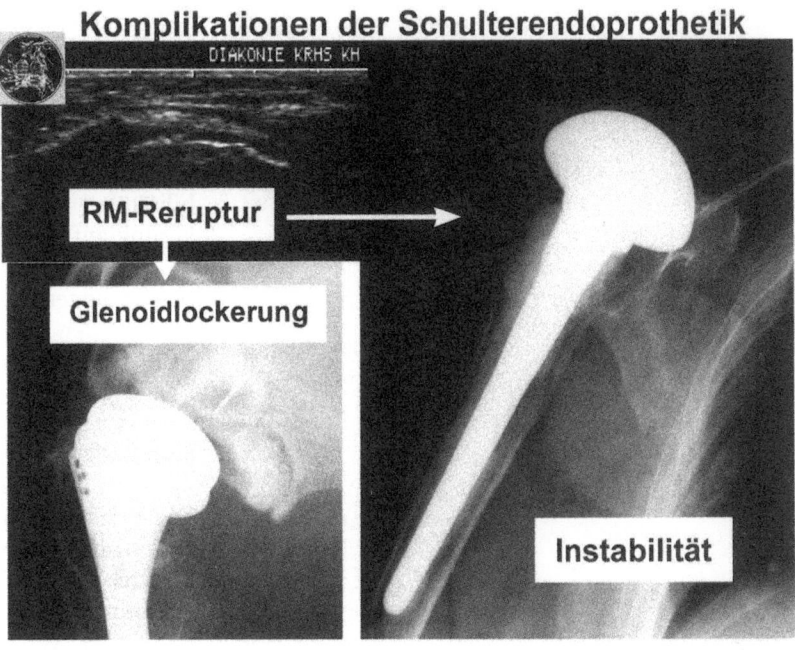

Abb. 1

Tabelle 3. Literaturübersicht zur Glenoidproblematik nach TSA

Autor	n	NUZ (Monate)	Glenoid (RL) %	Glenoid (Rev.) %	Schaft (Rev.) %
Neer [7] (1982)	69		30	2,9	0
Cofield [2] (1984)	29	49	80	10	3
Barret [1] (1987)	140	60	80	3	0
Settergren (1987)	71	78	33	4,2	0
Arnold (1988)	42	60	36	2,3	13
Allen (1990)	131	44	12	0	4
Brantschen [10] (1991)	19	19	58	0	0

Die Übersichtsarbeiten von Gschwend und Cofield [6, 4] hinsichtlich den Ergebnissen der Schulterarthroplastik in der Weltliteratur bestätigen eine hohe Rate an glenoidalen radiolucent-lines mit einer mittleren Revisionsrate von 2–4,5% (Tabelle 4).

Die Rotatorenmanschettenruptur ist immerhin die dritthäufigste Komplikation nach Schulterarthroplastik. Trotz der niedrigen absoluten Zahlenangaben ist insbesondere die Bedeutung der Rotatorenmanschetteninsuffizienzen für die Glenoidlockerung als auch für die Instabilität nicht zu unterschätzen.

Somit sind die Rotatorenmanschettendefekte und die glenoidalen Destruktionen die kritischen Momente der Schulterarthroplastik.

Material und Methodik

Mit Hilfe eines modularen, bipolaren Prothesensystems ist unseres Erachtens [13] eine Lösung der bisherigen Problematik möglich (Abb. 2).

Die Vorteile des Systems leigen in einer Rekonstruktion des Gelenkdrehpunktes mit Verbesserung der Angriffspunkte und Kraftentwicklung des Deltamuskels (Abb. 3). Schwache

Tabelle 4. Komplikationen nach Schulterarthroplastik

Autor	n	Pub.-Jahr	Glenoid (Rev.)	Instabilität	RM-Ruptur
Cofield [4] (1990)	516	1972–1988	4,7 (0–36%)	3,6 (0–15,3%)	2,2 (0–16,6%)
Gschwend [6] (1994)	557	1987–1992	1,3%	1,6%	1,97%

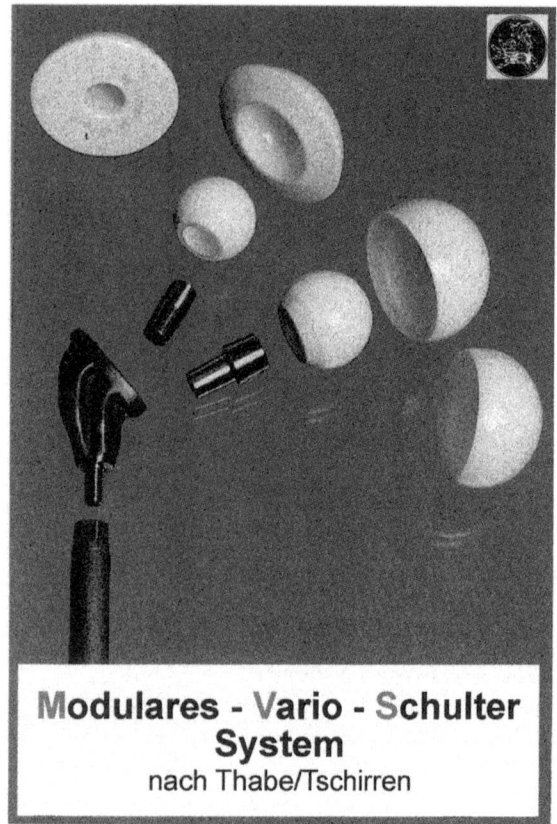

Abb. 2

Rotatorenmanschetten werden unterstützt bzw., bei Totalverlust durch ein Implantat funktionell ersetzt. Die aufgezeigte Glenoidproblematik im Sinne der Lockerung und Knochenschwächung entfällt. Die gewählte Materialkombination aus Titan und Keramik weist eine gute Biokompatibilität bei möglicher zementfreier Schaftverankerung auf.

In Indikation für die einzelnen Komponentenpaarungen richtet sich nach dem Funktionszustand der Rotatorenmanschette und dem Ausmaß der glenoidalen Destruktionen.

Standardkopf

Die Indikation für den Standardkopf entspricht der bisherigen Hemiprothesenversorgung mit intakter Rotatorenmanschette und fehlenden glenoidalen Defekten. Durch gezielte Abstimmung der verschiedenen Kopfhalslängen wird eine Korrektur der Kopfmedialisierung erreicht und eine sichere Rekonstruktion des Gelenkdrehpunktes gewährleistet. Zudem kann durch einen 15° Doppelkonus eine Drehpunkt-Schaftachsabweichung korrigiert werden (Abb. 4).

▼ Abb. 3

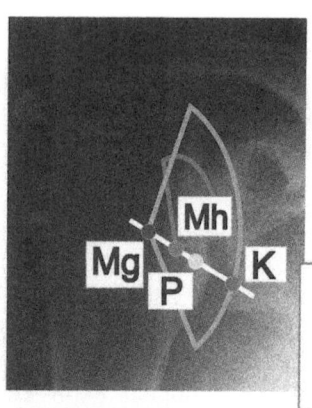
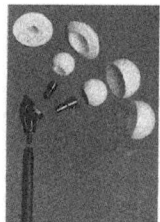
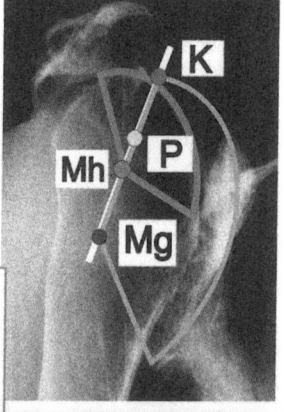
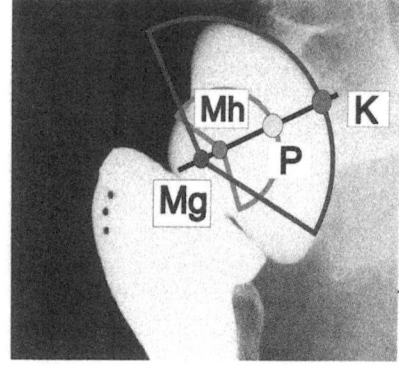

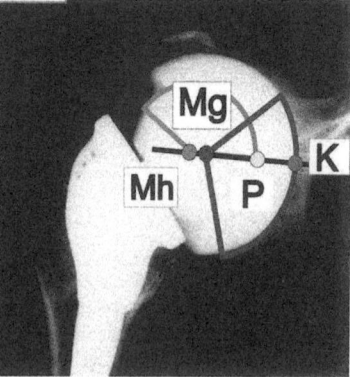

Indikationen

Standardkopf
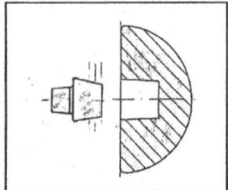

- intakte Rotatorenmanschette
- keine Glenoiddestruktion

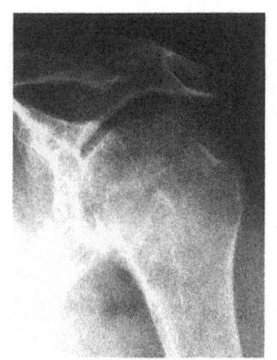
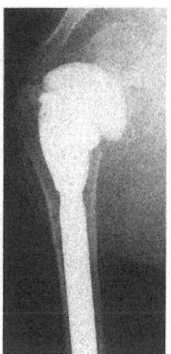

Hemicup

- intakte oder rekonstruierbare Rotatorenmanschette
- Glenoiddestruktion

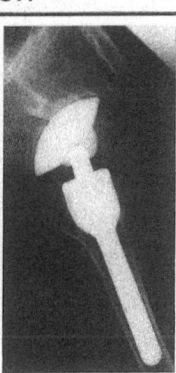

Abb. 4

Hemicup

Bei Destruktionen des Glenoids mit Medialisierung des Gelenkdrehpunktes und sicherer Rekonstruktion der Rotatorenmanschette verwenden wir eine halbschalige Bipolarprothese, sog. Hemicup. Die äußere Halbschale agiert als Platzhalter mit Rezentrierung des Gelenkes. Über Variation der Kopfhalslänge der Keramikkugel und des Doppelkonussystems wird der Gelenkdrehpunkt lateralisiert. Hierdurch wird die Rotatorenmanschette üntrrstützt und die Kraftentwicklung des Deltamuskels durch Optimierung der Muskelarbeitsstrecke verbessert (vgl. Abb. 4).

Cup

Bei Totalverlust der Rotatorenmanschette wirkt die Cupprothese mit ihrer äußeren Schale als subacromialer Platzhalter der statisch gewährleistet was intakte Rotatorenmanschetten dynamisch erreichen (Abb. 5).

Vom 1.1.94 bis 31.12.97 wurden 54 MVS-Prothesen implantiert, wobei in 15 Fällen eine Hemicup- und 18mal eine Cup-Prothese verwendet wurde. Die Hauptdiagnose war in beiden Kollektiven eine chronische Polyarthritis mit vergleichbarer Alters- und Geschlechtsverteilung. Der durchschnittliche Nachuntersuchungszeitraum betrug knapp zwei Jahre. Entsprechend der unterschiedlichen Indikationsstellung für die einzelnen Prothesenpaarungen wurden die Hemicup- und Cupversorgungen gesondert ausgewertet.

In fast allen Fällen mit Cup-Versorgung zeigte sich intraoperativ ein Totalverlust der Rotatorenmanschette. 85% der Patienten mit Hemicupversorgung wiesen eine Rotatorenmanschettenpathologie auf, wobei in 57% eine transmurale Ruptur und in 35% eine Ausdünnung zu beschreiben war. In allen Fällen war eine sichere Rekonstruktion möglich.

Der Constantscore [3] verbesserte sich postoperativ auf 65,6 Punkte für die Hemicup- bzw. auf 55,3 Punkte nach Cupversorgung, was jeweils einer Steigerung von über 100% ent-

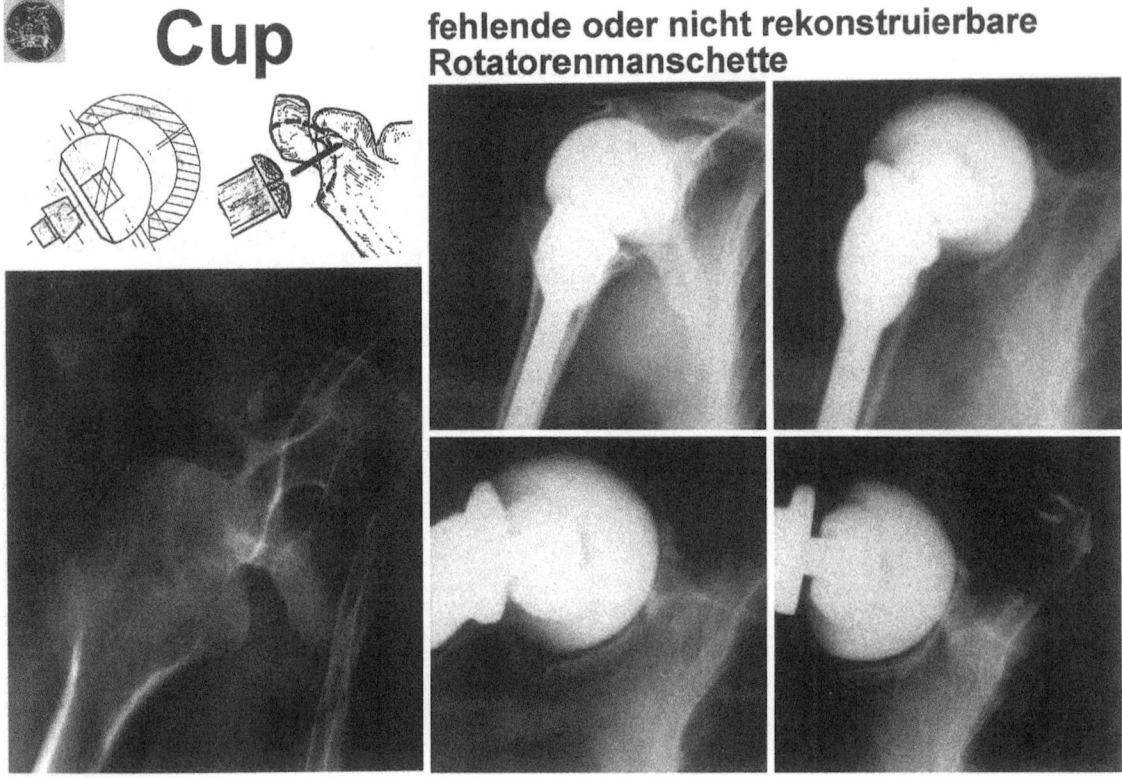

Abb. 5

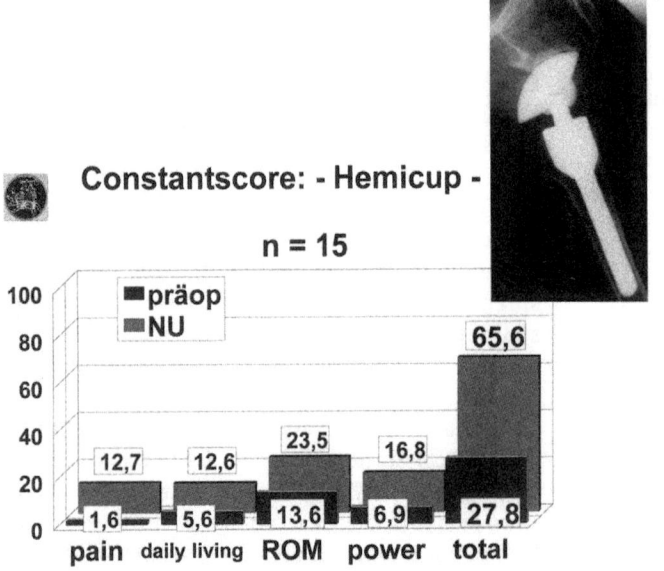

Abb. 6

spricht. Bei der Beurteilung dieser Ergebnisse muß die schlechte präoperative Ausgangslage insbesondere des Cupkollektives, einschließlich der häufig bestehenden Funktionsdefizite der benachbarten Extremitätengelenke, berücksichtigt werden (Abb. 6, Abb. 7, Tabelle 5).

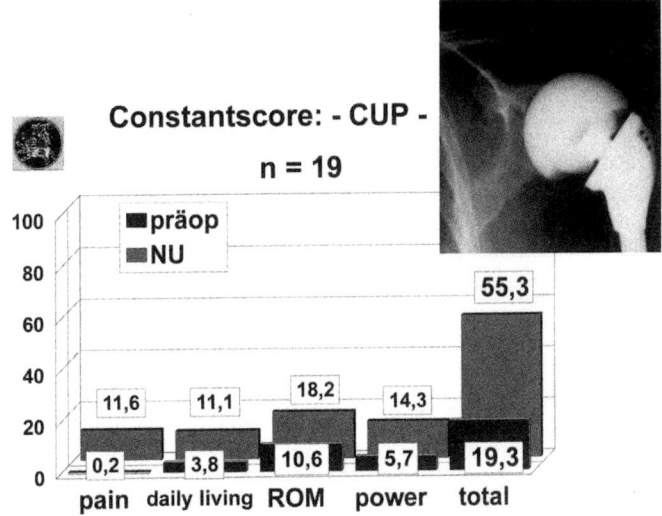

Abb. 7

Tabelle 5. Patientenkollektiv: prä- und intraoperative Befunde (n = 54)

Implantat	n	Geschl.	Alter	Diagnose	RM-Pathologie
Standard	20	W: 11 M: 9	61,7 Jahre	CP: 14 OA: 4 Nekrose: 2	Intakt: 11 Ausdünnung: 9
Hemicup	15	W: 12 M: 3	67,1 Jahre	CP: 15	Intakt: 1 Rupt supra: 3 Rupt. supra/infra: 5 Ausdünnung: 6
Cup	19	W: 15 M: 5	59,2 Jahre	CP: 12 OA: 4 Nekrose: 4	Rupt. supra/infra: 3 Totalverlust: 15 Audsünnung: 1

Die guten Ergebnisse des Gesamtscores lassen sich auch anhand der Einzelparameter Schmerz und Beweglichkeit nachvollziehen.

80,4% der Patienten mit Hemicupversorgung waren schmerzfrei, bzw. klagten noch in 19,6% über leichte Schmerzen bei starker körperlicher Aktivität.

Für die Cupimplantate war mit 95,7% bzw. leichten Belastungsschmerzen eine vergleichbar gute Schmerzreduktion zu verzeichnen.

Die aktive Beweglichkeit zeigte eine vergleichbar gute Steigerung der Elevation in beiden Kollektiven von plus 31,9° für die Hemicup und plus 29,8° für die Cupimplantate. Die Abduktion konnte entsprechend der besseren präoperativen Ausgangslage für die Hemicupversorgungen um 25,4° verbessert werden. Die Abduktion der Cupimplantate konnten dem gegenüber um 24,5° gesteigert werden (Abb. 8, Abb. 9).

Im Vordergrund für den Rheumapatienten mit cuffdefekten Schultergelenken steht die Schmerzreduktion und die Erweiterung des Funktionsradius. Entscheidend ist nicht der absolute Punktwert im Gesamtscore sondern der relative Funktionsgewinn der oberen Extremität im Vergleich zur präoperativen Situation. Das positive Patientenurteil und die hohe Operations-Wiederholungsbereitschaft bestätigen eine wesentliche Verbesserung der Schulterfunktion. Die subjektive Patientenakzeptanz ergab eine gute und sehr gute Bewertung in 69%. Die Wiederholungsbereitschaft lag bei 97,3%.

Schlußfolgerung

Zusammenfassend glauben wir, mit dem MVS-Schulersystem die Problematik der rekonstrukti-

ROM-Hemicup

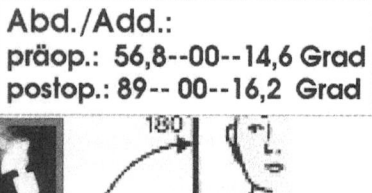

Abd./Add.:
präop.: 56,8--00--14,6 Grad
postop.: 89--00--16,2 Grad

Elv./Retro.:
präop.: 82,8--00--24,3 Grad
postop.: 107,9--00--29,2 Grad

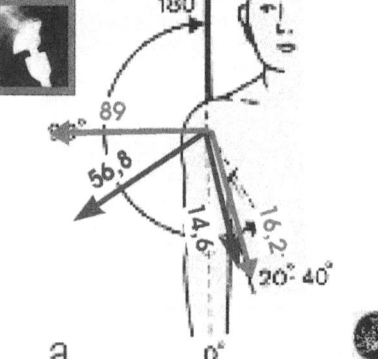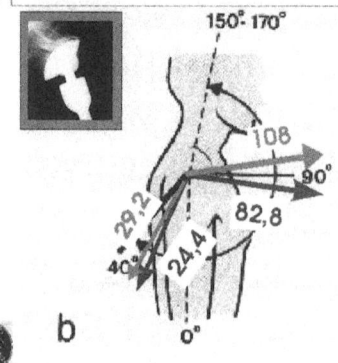

Abb. 8

ROM-CUP

Abd./Add.:
präop.: 52,1--00--12,3 Grad
postop.: 75,4--00--16,9 Grad

Elv./Retro.:
präop.: 60,7--00--23,6 Grad
postop.: 87,7--00--27,7 Grad

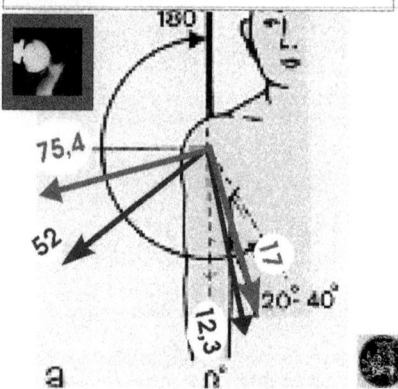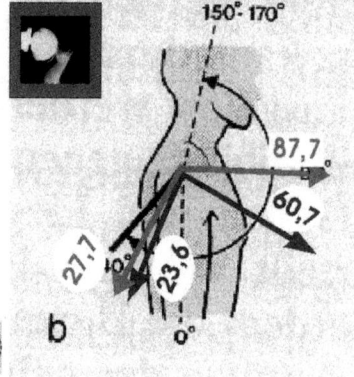

Abb. 9

ven Versorgung der Schulter lösen zu können. Das bipolare System gewährleistet eine Rekonstruktion des Schulterdrehpunktes mit Verbesserung der Angriffspunkte und Kraftentwicklung des Deltamuskels. Schwache Rotatorenmanschettem werden unterstützt, bzw. bei Totalverlust durch das Cup-Implantat funktionell ersetzt. Mit der modularer, bipolaren Technik können wir auf eine Glenoidfixation verzichten und die Glenoidproblematik im Sinne der Lokkerung vermeiden. Die jetzt vorliegenden 2-Jahresergebnisse bestätigen unser Konzept, und wir hoffen, in Zukunft über weiterhin gute Resultate mit längerfristigen Nachuntersuchungszeiträumen berichten zu können.

Literatur

[1] Barrett WP, Thornhill TS (1989) Nonconstrained total shoulder arthroplasty in patients with polyarticular rheumatoid arthritis. J Arthroplasty 4:91–96

[2] Cofield RH (1984) Total shoulder arthroplasty with the Neer prothesis. J Bone Jt Surg 66A:899–906

[3] Constant C, Murley A (1987) A clinical method of functional assessment of the shoulder. Clin Orthop Res 214:160

[4] Cofield RH, Edgerton BC (1990) Total shoulder arthrosplasty: complications and revision surgery. In: Green WB (ed) Instructional course lecture. American Academy of Orthopaedic Surgeons Vol XXXIX
[5] Larson A, Dahle K, Eek M (1977) Radiographic evaluation of rheumatoid arthritis and related conditions by standard reference films. Acta Radiol Diagnosis 18:481
[6] Gschwend N, Schwyzer HK (1994) Komplikationen der Schulterarthroplastik und Behandlungsmöglichkeiten. Akt Rheumatol 19:161–170
[7] Neer CS (1985) Unconstrained shoulder arthroplasty. Instr Course Lect 34:278–286 AAOS
[8] Arntz CT, Jackins S, Matsen FA (1993) Prosthetic replacement of the shoulder for the treatment of defects in the rotator cuff and the surface of the glenohumeral joint. J Bone Jt Surg 75A:485–491
[9] Thabe H, Schill S, Dinges H (1994) Die endoprothetische Versorgung des rheumatischen Schultergelenkes. Akt Rheumatol 19:155–160
[10] Brantschen R, Gerber C (1991) Möglichkeiten der Schulterendoprothetik bei Arthritis. Therapeutische Umschau, Band 84
[11] Dinges H, Schill S, Thabe H (1994) Die präventive operative Versorgung der rheumatischen Schulter. Akt Rheumatol 19:142–147
[12] Schwyzer HK, Gschwend N, Simmen BR (1994) Zur Häufigkeit der Rotatorenmanschettenruptur bei der cP-Schulter. Akt Rheumatol 19:134–135
[13] Thabe H (1997) Aktuelle Rheumaorthopädie. Chapman and Hall
[14] Krüger P, Habermeyer P (1990) Schulterchirurgie. Urban & Schwarzenberg Verlag, München, Wien, Baltimor
[15] Petersson CJ (1986) Das Schultergelenk bei chronischer Polyarthritis. Orthopäde 15:297–303
[16] Thabe H (1989) Schultergelenkarthroplastik-Gelenkersatz. Aktuelle prob Chir Orthop 37:34–38. Huber Verlag, Bern Stuttgart Wien
[17] Swanson AB, De-Groot-Swanson G (1989) Bopolar implant shoulder arthroplasty. Long term results. Clin Orthop 249:227–247

Inverse Schulterprothesen bei irreparablen Rotatorendefekten

M. Starker, F. Kerschbaumer

Einleitung

Verfolgt man die Schulterdestruktion im Verlauf einer rheumatoiden Arthritis, so erkennt man im Röntgenbild ein Höhertreten und eine Destruktion des Humeruskopfes (Abb. 1). Diese Veränderungen sind den LDE-Stadien IV und V zuzuordnen, so daß nur rekonstruktive Maßnahmen im Sinn einer Resektionsinterpositionsarthroplastik (RIAP) oder einer Prothesenimplantation in diesen Stadien als operative Eingriffe sinnvoll erscheinen. Diese Operationen werden jedoch nur dann zu einem funktionellen Gewinn für den Patienten führen, wenn entweder die Rotatorenmanschette des Schultergelenks intakt ist oder aber spezielle Schulterprothesen verwendet werden, die auch im Fall einer Rotatorenruptur Beweglichkeit ermöglichen.

Angaben in der Literatur über die Prävalenz von Rotatorenrupturen bei der RA schwanken zwischen 30 und 40% und zeigen damit, daß die rekonstruktive Schulterchirurgie beim Rheumapatienten komplexe Probleme zu lösen hat.

Pathophysiologie des rheumatischen Schultergelenks

Anders als bei der degenerativen Rotatorenmanschettenruptur, die häufig nur auf die Supraspinatussehne beschränkt bleibt, findet sich beim Rheumapatienten üblicherweise eine Schädigung der gesamten Rotatorensehnen. Der chronisch entzündliche Gelenkprozeß verursacht eine intraartikuläre Druckerhöhung durch den Gelenkerguß und führt verbunden mit dem infiltrativen Wachstum der Synovialis – ausgehend sowohl von der Bursa subdeltoidea als auch von der Gelenksynovialis – zu einer Ausdünnung der Sehnen und schließlich zu einer Nekrose, so daß die Defekte kaum rekonstruiert werden können. In Abb. 1 ist die Zerstörung der Rotatorenmanschette deutlich. Die Rotatorenruptur ist jedoch nicht zwangsläufig an ein solches radiologisches Spätstadium der Arthritis gebunden, sondern tritt nicht selten bereits in radiologischen Frühstadien auf. Andererseits ist zu beachten, daß sich durch die Destruktion des Humeruskopfes und des Glenoid der Hebelarm der Schulterrotatoren verkürzt, so daß klinisch auch ohne Ruptur eine Insuffizienz der Sehnen festzustellen ist.

Daher empfehlen wir zur präoperativen Planung vor einer Schulterprothese beim Rheumapatienten eine morphologische Untersuchung der Rotatorenmanschette idealerweise mit dem MRT oder auch Sonographie.

Biomechanik der inversen Prothese

Unter gewissen Bedingungen ist der Musculus deltoideus auch ohne Rotatorenmanschette allein in der Lage, Abduktions- und Elevationsbewegungen des Oberarms durchzuführen. Vor-

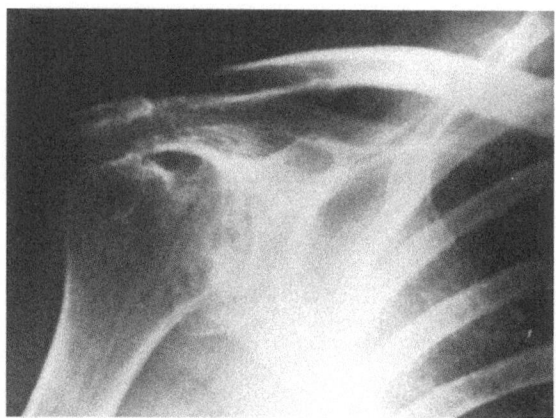

Abb. 1. Charakteristisches Röntgenbild eines Schultergelenks im LDE-Stadium IV. Die Zerstörung der Rotatorenmanschette ist sicher zu erwarten

aussetzung ist ein fixes, medialisiertes und kaudal versetztes Rotationszentrum des Schultergelenks. Durch die Konstruktion einer inversen Schulterprothese mit konvexem Glenoid und konkavem Humerusteil gelingt es, diese Bedindungen zu erfüllen (Abb. 2).

Die Funktion der inversen Prothese wird allein durch die Kraft des Deltamuskels möglich. Die hier beschriebene „Deltaprothese" von Grammont ist eine solche inverse Prothese. Durch ihren modularen Aufbau kann sie aber auch bei Bedarf als sog. anatomische Prothese oder Hemiarthroplastik verwendet werden, wenn es tatsächlich gelingt, den Rotatorenmanschettendefekt zu rekonstruieren oder sich ein solcher im Gegensatz zur präoperativen Untersuchung nicht findet. Die Indikation zur inversen Variante der „Deltaprothese" besteht daher bei der rheumatoiden Arthritis im Destruktionsstadium mit zerstörter Rotatorenmanschette oder bei Omarthrose mit Rotatorendefekt.

Die Prothese steht in verschiedenen Schaftgrößen zur Verfügung, welche präoperativ anhand geeigneter Schablonen am Röntgenbild orientierend ausgemessen werden. Der hemisphärische scapuläre Prothesenanteil liegt in 2 Größen vor. Entsprechend dazu gibt es eine sog. „Humeruspfanne" aus Polyethylen als tiefe oder flache „Pfanne", die bei Bedarf erhöht (lateralisiert) werden kann.

Die modulare Konstruktion erlaubt es, die Prothese mit einem normalen Metallkopf zu besetzen und die Schulterpfanne als normale Pfanne zu verwenden. Der scapuläre Teil wird zementfrei eingebracht, der Prothesenschaft kann wahlweise zementiert oder zementfrei verwendet werden. Die zur zementfreien Implantation vorgesehenen Komponenten sind HA-beschichtet.

Zugangsweg und Operationstechnik

Der von Grammont favorisierte Zugangsweg ist der transakromiale Zugang, der die beste Übersicht über das Glenoid ermöglicht. Hierzu empfehlen wir eine fast sitzende Position des Patienten mit einer Knickung des Operationstisches von 70°. Eine bogenförmige Hautinzision von etwa 10 cm über dem Schulterdach wird angelegt. Vor der Acromion-Osteotomie werden einige Millimeter des Deltoideusursprunges abgelöst, eine 4-Loch-Platte angelegt und 4 Löcher gebohrt. Diese dienen der späteren Refixation des Acromion in anatomisch korrekter Position. Bei Verwendung einer Zuggurtung zur Refixation des Acromion können die Bohrlöcher für die K-Drähte, die wir mit Gewinde benutzen, ebenfalls vor der Osteotomie gelegt werden. Nach erfolgter Acromion-Osteotomie zeigt sich unter der Bursa subacromialis der große Rotatorenmanschettendefekt, teilweise noch mit Resten der langen Bizepssehne.

Zunächst wird der Schaft präpariert. Hierzu wird zunächst der Markraum sondiert und nach Einbringen einer Schnittlehre der Humeruskopf osteotomiert. Die Metaphyse und der Markraum werden nun mit Fräsen so bearbeitet, daß die vorher anhand von Röntgenschablonen ermittelte Prothesengröße implantiert werden kann. Auf eine Retrotorsion der Humeruskomponente wird bei der inversen Prothese verzichtet, da sonst bei Innenrotation des Armes Stabilitätsprobleme auftreten können.

Da bei Darstellung des Glenoids der Humerusschaft mit einem Hohmannhebel nach kaudal gedrückt werden muß, belassen wir für diesen Arbeitsschritt den Schaft im Humerus, um eine Kompressionsschädigung des humeralen Knochens zu vermeiden. Etwa im Zentrum der Cavitas glenoidalis wird ein Kirschnerdraht ge-

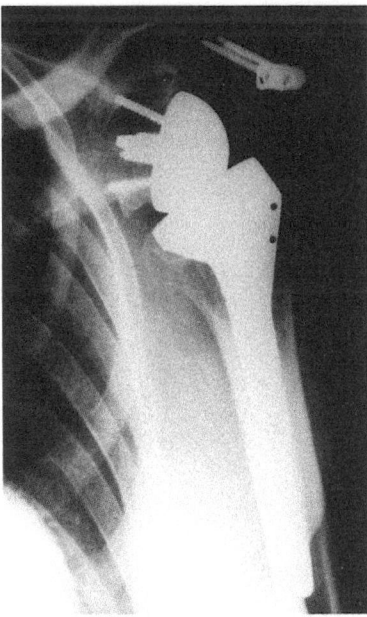

Abb. 2. Röntgenbild einer implantierten inversen Schulterprothese nach Grammont. Das Acromion ist mit einer Platte refixiert. Nur die kaudalen Gelenkflächen sind in dieser Stellung adaptiert

bohrt. Der Pfannengrund wird mit einer kanülierten Fräse ausgeweitet. In diese Vertiefung wird nun die Pfannenfräse eingebracht und das Glenoid begradigend gefräst. Nun wird die eigentliche Prothesenhalterung (das Metaglenoid) in die zentrale Vertiefung eingesetzt und mit 2 bis maximal 4 Schrauben fixiert. Mit verschiedenen Probeköpfen sowohl für die normale als auch für die inverse Schulterprothese ist es nun möglich, das Gelenk zu reponieren und die Stabilität zu überprüfen. Die Koaptation der Gelenkflächen sollte sehr straff sein. Eine Kongruenz der Gelenkkörper ist erst ab einer Abduktion von 40 bis 50° zu erwarten (Abb. 3). Bei adduziertem Oberarm sind nur die kaudalen Anteile des Gelenks in Kontakt. Bei straffem Sitz der Prothese ist eine Luxation kaum möglich. Intraoperativ soll eine Innenrotation von 90° und eine Extension von 30° möglich sein. Osteophyten an der kaudalen Begrenzung des Glenoids sollten entfernt werden, damit es nicht zu einem Impingement zwischen Humeruspfanne und Glenoid kommt. Nach Einlage eines Redon-Drains wird das osteotomierte Acromion zuerst mit einer Faßzange reponiert und anschließend mit 4 Schrauben fixiert oder die Zuggurtung angebracht. Sollte das Osteosynthesematerial insbesondere die K-Drähte später stören, können sie nach knöchernem Durchbau des Acromion entfernt werden.

Nachbehandlung

Wir empfehlen in der 1. und 2. postoperativen Woche zum Schutz der Acromion-Osteotomie das Tragen ein sog Briefträgerkissen in leichter Abduktion des Oberarms. Mit assistierten Bewegungsübungen sollte am 1. postoperativen Tag begonnen werden. Eine Elevation von etwa 90 bis 140° wird angestrebt. Aktive Bewegungen über Schulterhöhe sind ab der 6. postoperativen Woche möglich. Zu dieser Zeit ist auch besonderer Wert auf Rotationsbewegungen, vor allem das Training der Innenrotation, zu legen. Die Außenrotation macht normalerweise geringere Schwierigkeiten.

Auf Abb. 4 und 5 sind die Bewegungsumfänge, die mit inverser Schulterprothese ohne Rotatorenmanschette erreicht werden können, vorgeführt.

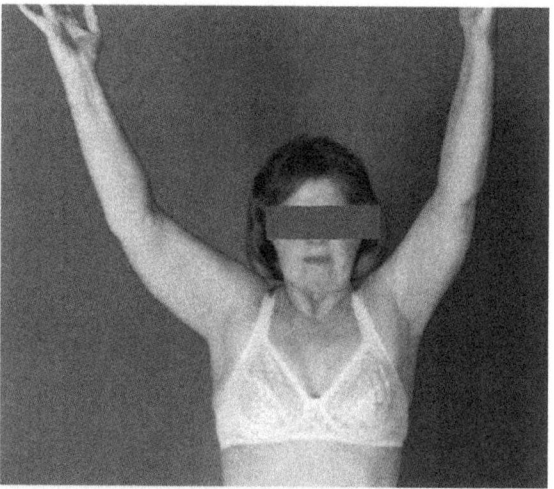

4

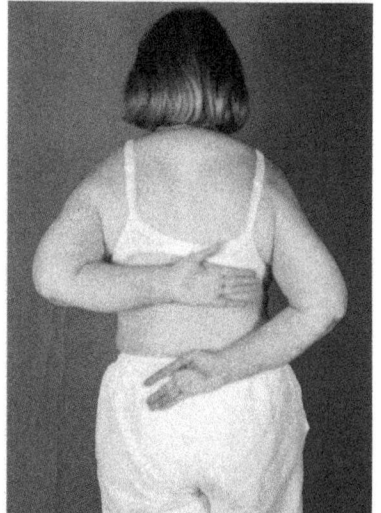

5

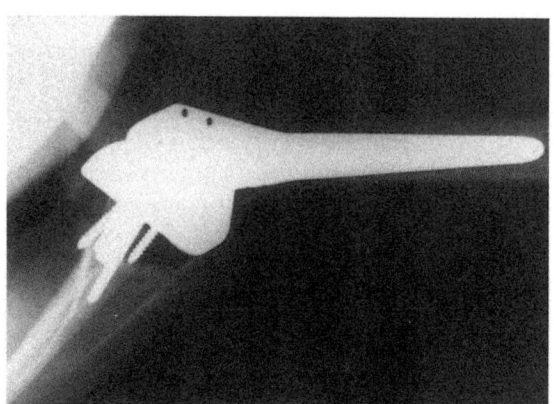

Abb. 3. Röntgenbild in kranio-kaudalem Strahlengang mit abduziertem Arm. Erst in Abduktion vergrößert sich die Kongruenz der Gelenkkörper

Abb. 4, 5. Die inverse Prothese erlaubt auch ohne Rotatorenmanschette eine Abduktion deutlich über die Horizontale sowie eine gute Innenrotation. Die Prothese ist am rechten Schultergelenk implantiert

Komplikationen

Die Pseudarthrose ist die häufigste Komplikation des transakromialen Zugangsweges, speziell bei schlechter Knochenqualität. Wir haben eine Festigkeitsuntersuchung verschiedener Fixationsmethoden am Präparat durchgeführt. Die Osteosynthesen wurden durchgeführt mit der Grammont-Platte, einer speziellen Hakenplatte und einer Zuggurtung. Die Untersuchungen zeigten, daß die größte Festigkeit mit einer Zuggurtung zu erreichen ist, so daß wir heute die Grammont-Platte zur Refixation des Acromion nicht mehr benutzen. Die Fixation des Schaftes bereitet im allgemeinen keine Schwierigkeiten; das Metaglenoid muß dagegen sehr sorgfältig und solide fixiert sein, da hier hohe Scherkräfte einwirken.

Ergebnisse

Seit 1992 haben wir 16 inverse Schulterprothesen bei 15 Patienten implantiert. 12 Prothesen wurden bis dato nachuntersucht. Das Durchschnittsalter betrug 67,5 Jahre. Die zugrundeliegende Diagnose war ausnahmslos Rheumatoide Arthritis. Der präoperative Constant-Score von 20 Punkten konnte durch diesen Eingriff auf 64 Punkte verbessert werden.

Folgende Komplikationen traten auf:
2 Pseudarthrosen der Acromion-Osteotomie,
2 Lockerungen der Pfannenkomponente,
1 tiefe Infektion
 jedoch keine Luxation.

Literatur

Bauer R, Kerschbaumer F, Poisel S (1991) Orthopädische Operationslehre. Georg Thieme, Stuttgart New York

Benjamin A, Helal B, Copeland St, Edwards J (1993) Surgical repair and rekonstruction in rheumatoid. Springer, London

Grammont PM, Baulot E (1993) Delta shoulder prosthesis for rotator cuff rupture. Orthopedics 16:65–68

Kerschbaumer F, Starker M, Schneider R (1995) Möglichkeiten der Arthroskopie bei rheumatoider Arthritis. Jahrbuch der Orthopädie, Biermann 99–109

Larsen A, Dahle K, Eek M (1977) Radiographic evaluation of rheumatoid arthritis and related conditions by standard reference films. Acta Radiol Diagn 15:92

Ellbogen

KAPITEL 1

Konservative Therapie bei Epicondylopathie des Ellbogengelenks

St. Middeldorf, H.-R. Casser

Einleitung

Bereits 1873 beschrieb Runge die typischen Schmerzen im Bereich des Ellbogengelenks erstmalig als „Schreibkrampf junger Mädchen" [1]. Ende des 19. Jahrhunderts wurde die Erkrankung bei „klavierspielenden jungen Damen" ausgemacht und erstmalig trat die angloamerikanische Benennung der Erkrankung als „Tennisellenbogen" in den Vordergrund [2]. Der Name „Epicondylitis" stammt von Vulliet und Franke (1910) [3, 4]. Die ersten Erkenntnisse über diese Krankheit sind Bernhardt zu verdanken, der diese 1896 im „Neurologischen Zentralblatt" als eine wenig bekannte Form der „Beschäftigungsneuralgie" beschrieb [5].

Die Erkrankung tritt bevorzugt im 4. Dezennium auf, eine Geschlechtsbevorzugung ist nicht festzustellen. Überwiegend ist der Gebrauchsarm (meist rechts) betroffen, was für eine mechanisch-funktionelle Entstehung spricht. 90–95% der Epicondylotiden betreffen den radialen, 5–10% den ulnaren Epicondylus humeri. Die folgenden Ausführungen beziehen sich daher überwiegend auf die radiale Epicondylopathie, sind aber im Grundsatz auch auf die ulnare Lokalisation zu übertragen.

Cyriax stellte fest, daß es bei Entwicklung dieses Krankheitsbildes meist zu einer Schädigung des Ursprunges oder der Sehne des M. extensor carpi radialis brevis (ECRB) kommt [8].

Eine der größten sportmedizinischen Studien zur Epicondylopathie wurde von Priest am Vic Braden Tennis College in Coto de Caza, Kalifornien, mit 2516 Tennisspielern durchgeführt. Es wurden 1277 Männer und 1239 Frauen untersucht, wobei 31% der Spieler Beschwerden am Ellenbogen angaben [7].

Als biomechanische Ursachen konnten insbesondere technische Fehler bei den Bewegungsabläufen, das Halten des Schlägers, kraftintensive Schläge, falsche Rückhandtechnik, harte Bespannung und eine Eigenschwingung des Schlägers zwischen 80 und 200 Hz ausgemacht werden [9].

Die radiale Epicondylopathie tritt selbstverständlich nicht nur, wie das Synonym nahelegt, beim Tennissport, sondern auch bei zahlreichen anderen Sportarten wie Tischtennis, Badminton und Squash auf. Die typische Insertionstendopathie ist jedoch nicht alleine auf Sportler beschränkt, sie tritt ebenso häufig bei Hausfrauen, Sekretärinnen und Handwerkern auf, wobei anamnestisch eine vermehrte mechanische Beanspruchung des Ellbogengelenks in Extension bei poniertem Unterarm und extensiertem Handgelenk festzustellen ist.

Der wesentliche Pathomechanismus besteht in einer chron. Überbelastung des Ursprungsbereichs des M. extensor carpi radialis brevis, der über eine Mikrotraumatisierung im Insertionsbereich zu degenerativen und reparativen Umbauvorgängen führt.

Muskel, Sehne, Knochen und Gelenk bilden eine funktionelle Einheit mit einer gewissen anatomisch und biomechanisch bedingten Anfälligkeit [10]. Die Sehne hat in diesem System die Aufgabe der Verstärkung bzw. Dämpfung der Kraftübertragung, der elastischen Energiespeicherung und Beeinflussung des Muskeltonus [11].

Während sich die Muskeln aktiv durch Tonuserhöhung und Kraftzuwachs entsprechenden Belastungen rasch anpassen können, werden Sehnen und Bänder überwiegend passiv durch Zugkraft überbeansprucht [12]. Hohe und rasch wiederholte Zugwirkungen führen dazu, daß die bzgl. der Regenerations- und Reparationsfähigkeiten bradytrophen Gewebe keine ausreichende Zeit finden, sich schnell genug der vermehrten Belastung anzupassen [10]. Dieses Mißverhältnis zwischen Belastung und Belastbarkeit des Gewebes führt dann u.a. zu einer Ödembildung und Verminderung der kapillären und extrakapillären Ernährung. Die nachfolgende Azidose bewirkt den Schmerz, der zu Schonhaltung und Ausweichbewegung führt.

Die Alterung des Sehnengewebes beginnt früh und ist gekennzeichnet durch eine Faserverarmung und zunehmende Verfestigung des Gewebes. Dementsprechend erfolgt die Kraftübertragung über die knorpelige Zwischenzone in den Knochen zunehmend ungedämpfter. Mikrotraumatisierungen im Bereich einer Überbeanspruchung könnten die Alterungsvorgänge pathologisch beschleunigen. Die Minderung des Gesamtstoffwechsels führt zu Einlagerung von Stoffwechselschlacken in das Insertionsgebiet mit der Folge von Nekrosen und Kalksalzeinlagerungen bis hin zu Ossifikationen. Histologisch zeigen sich degenerative Veränderungen des Sehneninsertionsgebietes am Epicondylus mit Verfettung und Aufsplitterung der Sehnenfasern [13].

Konservative Therapie

Die laterale Epicondylopathie ist eine Domäne der konservativen Therapie, unter welcher in 80 bis 90% der Fälle eine rasche Ausheilung zu erzielen ist [15].

Die Auswahl der Vielzahl der möglichen Therapiemaßnahmen hängt neben dem Stadium der Erkrankung auch von der persönlichen Erfahrung des Behandlers ab, wobei invasive Maßnahmen grundsätzlich erst später zur Anwendung kommen sollten.

Folgende Therapiemaßnahmen kommen in Frage:
- Kryotherapie
- Reduktion der Beanspruchung, Sportpause
- Ruhigstellung des Armes und des Handgelenkes
- Physikalische Maßnahmen (Ultraschall, Iontophorese, Mikowelle, Interferenzstrom, Röntgenbestrahlung)
- Orale Medikation mit Analgetika, NSAR
- Krankengymnastik/Isometrie/Dehnungsbehandlung, Deep friction
- Funktionelle Verbände (Tape, Epicondylitis-Bandage)
- Injektionstherapie (Lokalanästhetikum, Kortikoid)
- ESWT
- Akupunktur
- Naturheilverfahren
- Strahlentherapie.

Die im weiteren dargestellten Therapieverfahren berücksichtigen eine im Jahr 1992 durchgeführte META-Analyse zur konservativen Therapie der lateralen Epicondylopathien. Aufgrund der Tatsache, daß von 185 berücksichtigten Studien lediglich 18 randomisiert und kontrolliert durchgeführt worden waren, leitet der Autor seine Publikation mit den Worten „Lack of scientific evidence" ein [18].

Therapieverfahren im Einzelnen

Kryotherapie. Zur Behandlung von Schmerz und entzündl. Reizzuständen ist Kälte eine der ältesten Therapieformen. Über Jahrhunderte verstand man darunter kalte Umschläge mit essigsaurer Tonerde oder Alkohol. Neben der Applikation als Eisbeutel, Kältepackung oder mittels Kaltluft (auch als gasförmiger Stickstoff) bietet sich bei der Epicondylopathie insbesondere die Applikation als „Eislolly" (Wasser wird z.B. in einem Joghurtbecher gefroren, in dem ein Löffel oder ähnliches steckt) an [19]. Diese Methode eignet sich insbesondere für die Selbstbehandlung des Patienten.

Die Analgesie wird erreicht durch Herabsetzung der Nervenleitgeschwindigkeit und Hemmung von Nozizeptoren in der Haut, Hemmung von C-Fasern und vermehrte Freisetzung biogener Substanzen. Durch die Erniedrigung der Gewebetemperatur wird die Aktivität von Entzündungsmediatoren wesentlich gemindert.

Eine intensive Kühlung führt in der Haut zu einer Vasokonstriktion. In der darunterliegenden Muskulatur ist reflektorisch eine Zunahme der Durchblutung zu erwarten, die insbesondere in der subakuten Phase zur Verbesserung der Gewebstrophik gewünscht wird.

Krankengymnastik und manuelle Therapie. Im Mittelpunkt der Behandlung mit manueller Therapie und Krankengymnastik steht insbesondere die Dehnungsbehandlung der Unterarmextensoren und des M. supinator. Hier kommen u.a. auch neuromuskuläre Techniken, wie die postisometrische Relaxation und Deep friction zum Einsatz.

Die Mobilisationsbehandlung des Radiusköpfchengelenks ist dann angezeigt, wenn Pro- und Supinationsbewegungen eingeschränkt und/oder schmerzhaft sind. Am angelegten und im Ellbogengelenk gebeugten und ponierten Unterarm wird das Radiusköpfchen mittels Daumenkontakt radialwärts mobilisiert [20].

Bei der Durchführung der Querfriktion (Deep friction) ist die Ausgangsstellung für den Patienten die Rückenlage oder der Sitz. Der Therapeut palpiert die betroffene Stelle und massiert quer zu der behandelnden Struktur, über eine Zeitdauer von 5–10 min.

Injektionstherapie. Bei Injektionsbehandlungen werden Lokalanästhetika, NaCl und Kortikoide (unter Umständen verdünnt mit einem Lokalanästhetikum) eingesetzt. Generell sind hierbei die Richtlinien zur Durchführung von Punktionen und Injektionen im Hinblick auf Sterilität und auch Aufklärung zu berücksichtigen. Zu bevorzugen ist als Kortikoid Triamcinolon-Hexazetonid aufgrund seiner Kristallgröße, seiner Genetik und seiner klinischen Wirkungsdauer [21]. Die Gabe des Kortikoids erfolgt zur Hemmung der Arachidonsäurekaskade und damit der Prostaglandine und Leukotriene. Die verwendeten Kristallsuspensionen können periartikuläre Verkalkungen hervorrufen. Diese bestehen aus Apatit, bleiben oft klinisch stumm und resorbieren sich nach Monaten bis Jahren wieder. Weiterhin kann es zu lokalen Hautatrophien kommen. Da solche Atrophien kosmetisch stören, empfiehlt es sich, nach der Kortikoid-Injektion noch 1/2 ml Lokalanästhetikum nachzuspritzen. Zu den Regeln der Vermeidung von Komplikation gehören daher selbstverständlich eine strenge Indikationsstellung, die korrekte Asepsis und der Verzicht einer Injektion bei bakterieller Infektion und Psoriasisherd in Gelenkumgebung. Ebenfalls sollte bei Vorliegen eines Allgemeininfektes nicht indiziert werden.

Eine vergleichende Untersuchung bei 95 Patienten, die jeweils eine Injektion mit Prednisolon bzw. Xylocain bzw. Kochsalz erhielten, ergab eine höhere Wirksamkeit der Steroidinjektion als die Injektion von Lokalanästhetikum oder Kochsalzlösung [22].

Ultraschall. Die mechanischen Longitudinalwellen der Ultraschall-Therapie erzeugen zum einen Druckwechsel im Gewebe (mechanisch Vibrationswirkung), zum anderen wird ein Teil der Schallenergie auch in Reibungsenergie umgewandelt (thermische Wirkung mit Vasodilatation). Somit entsteht im Weichteilgewebe eine Art „Mikromassage", die analgesierend, permeabilitätssteigernd, hyperämisierend und muskelrelaxierend wirkt. Weiterhin wird eine anregende Wirkung auf die Geweberegeneration vermutet. Bei akutem Vorliegen der Erkrankung sollte

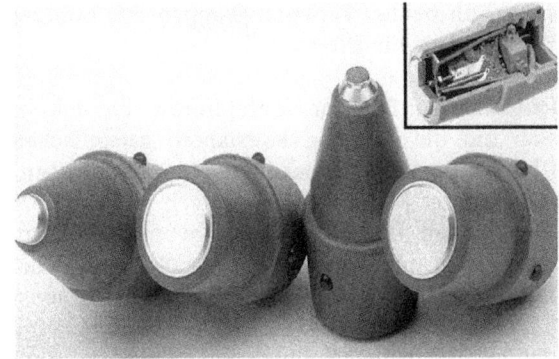

Abb. 1. Ultraschall

Tabelle 1. Injektionstherapie, nach Labelle [18]

Autor	n	Methode	Ergebnisse
Day, 1978	95	Prednisolon vs. Xylocain vs. NaCl	Steroid +, Xylocain = NaCl
Brattberg, 1983	60	Akupunktur vs. Steroid-Injektion	Akupunktur +, Steroid =
Hughes u. Currey, 1969	50	Steroid-Spray vs. Steroid-Injektion	Spray = Injektion
Kivi, 1983	80	Orales Steroid vs. Steroid-Injektion	Indomethacin +, Steroid +

Tabelle 2. Ultraschall, nach Labelle [18]

Autor	n	Methode	Ergebnisse
Binder, 1985	76	Ultraschall vs. Placebo	Ultraschall ++, Placebo +
Lundberg, 1988	99	Ultraschall vs. Placebo, Ultraschall vs. Ruhe	Ultraschall ++, Placebo ++, Ruhe +
Halle, 1986	48	Ultraschall vs. Phonophorese vs. TENS vs. Steroid-Injektion	Ultraschall +, Phonophorese +, TENS +, Steroid +

die Therapie mit niedriger Intensität und kurzer Dauer (3–7 min) erfolgen, jedoch häufiger. Je chronischer das Beschwerdebild ist, desto höher sollte die Intensität bei längerer Anwendungsdauer (5–15 min) gewährt werden. Die Ultraschall-Behandlung kann mit einem Medikament, das als Kopplungsmittel dient, kombiniert werden (Ultraschall-Phonophorese), ebenfalls läßt sich der Ultraschall mit der Diadynamik sinnvoll kombinieren. Eine Untersuchung von Binder an 76 Patienten, bei der Ultraschall versus Placebo getestet wurde, ergab eine Verbesserung in beiden Patientengruppen mit höherer Wirksamkeit für Ultraschall.

Iontophorese. Bei der Iontophorese handelt es sich um die Nutzung konstanten galvanischen Gleichstroms zur transkutanen Applikation undissoziierter Medikamente. Je nach eingesetztem Medikament ist die Wirkung hyperämisierend, analgetisch und antiphlogistisch. Bei akuter Erkrankung erfolgt die Behandlung täglich, sonst 3×/Woche, über 10–20 min. Die Aufbringung der Medikamente erfolgt je nach Ladung.

Die Studien von Famaey, Vecchini und Grossi [23–25] weisen nach, daß bei der Galvanisation und bei gleichzeitiger transkutaner Applikation von Medikamenten im Sinne einer Iontophorese eine Beschwerdelinderung zu erzielen ist.

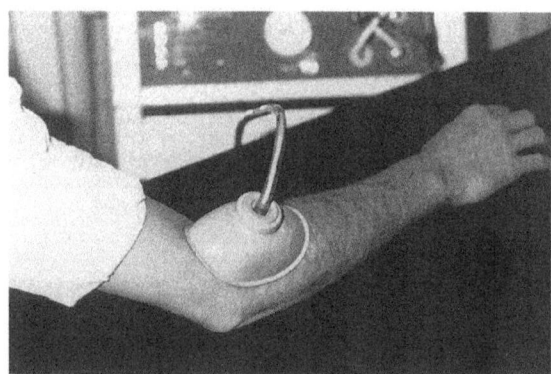

Abb. 2. Iontophorese

Tabelle 3. Medikamente bei Iontophorese

Positiv geladene Medikamente (unter Anode)	Negativ geladene Medikamente (unter Kathode)
Histamin, Novocain, Doloarthrosenex®	Salicylsäure, Heparin, Mobilat®, Exhurid®, Voltaren-Emulgel®

Tabelle 4. Iontophorese, nach Labelle [18]

Autor	n	Methode	Ergebnisse
Famaey, 1982	97	Diclofenac-Iontophorese vs. Placebo-Iontophorese	Diclofenac-Iontophorese ++, Placebo-Iontophorese +
Vecchini u. Grossi, 1984	24	Diclofenac-Iontophorese vs. Placebo-Iontophorese	Diclofenac-Iontophorese ++, Placebo-Iontophorese +

TENS. Die Wirkung der transkutanen elektrischen Nervenstimulation (TENS) beruht auf dem Therapieprinzip, daß durch Reizung afferenter, kutaner myelinisierter (Aβ-) Fasern peripherer Nerven inhibitorische Mechanismen im Hinterhorn des Rückenmarks aktiviert werden können, die im gleichen Segment die durch C-Faser-Einstrom bedingte Aktivität verringern. Ferner werden wahrscheinlich auch periphere Nozizeptoren blockiert [26]. Die kontinuierliche und diskontinuierliche Stimulation (z. B. bei Burst-Stimulation) erfolgen über selbstklebende Elektroden oder Carbon-Kunststoff-Elektroden, die mit Klebebändern oft an der Haut befestigt werden und bei denen der elektrische Kontakt durch spezielles TENS-Elektrodengel hergestellt wird. Insgesamt variiert die TENS-Wirkung von Patient zu Patient beträchtlich. Ein großer Teil des Behandlungserfolges hängt von der individuellen Anpassung der Therapie ab.

Eine Untersuchung von Halle, bei der als Methode Ultraschall versus Phonophorese versus TENS versus Steroidinjektion zum Einsatz kam, ergab keine Unterschiede der Wirksamkeit bei Verbesserung in allen Bereichen (siehe auch Tabelle 2).

Epicondylitis-Spangen. Das Wirkprinzip der Epicondylitis-Spangen basiert auf einer Schwächung bzw. Unterbrechung der Kraftübertragung der Unterarmmuskulatur auf den radialen Epicondylus. Weiterhin soll eine Änderung der Zugrichtung der Sehnen am Ansatz provoziert werden. Nach einer Untersuchung von van Laack konnte jedoch kein meßbarer Unterschied der Muskelaktivitäten im EMG bei vorschriftsmäßig getragener Epicondylitis-Spange festgestellt werden. Es kann daher vermutet werden, daß die empirisch nachweisbare positive Wirkung von Epicondylitis-Spangen nicht auf das postulierte Wirkprinzip zurückzuführen ist, sondern evtl. auch auf andere Effekte, wie z.B. die Vermeidung von Extrembewegungen oder die Wirkung als „Schon- und Mahnbandage" [28].

Akupunktur. Unter Berücksichtigung der Prinzipien der Körperakupunktur ist bei der lateralen Epicondylopathie insbesondere der Dickdarmmeridian betroffen. Neben lokalen Punkten, wie Di 10 und 11, die im akuten Zustand jedoch zunächst gemieden werden sollten, kommen weitere Punkte auf dem Meridian wie Di 4 und 7 in Betracht. Nach der Oben/Unten-Kopplung könnten Ma 36 oder Ma 35 ergänzt werden. Insbe-

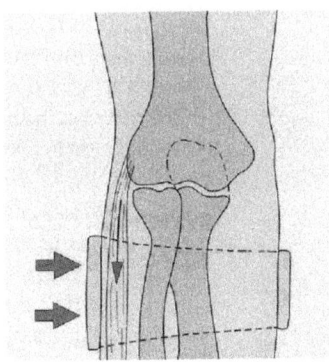
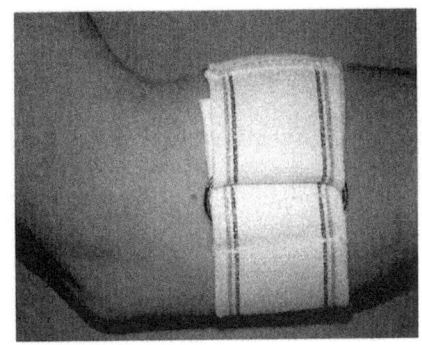

Abb. 3. Epicondylitis-Spange

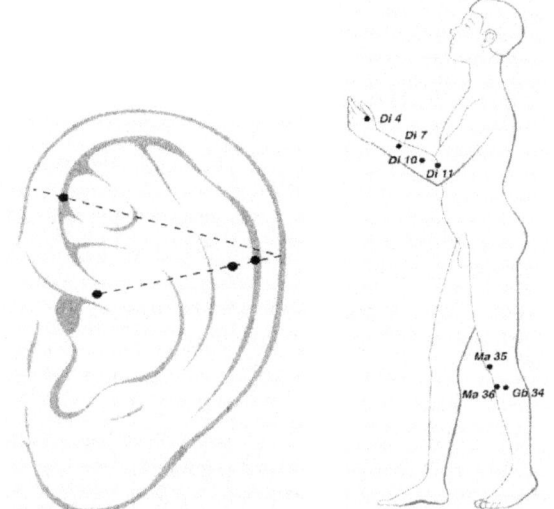

Abb. 4. Körper- und Ohrakupunktur, nach Milz (29)

sondere wenn Drehbewegungen im Ellbogengelenk eingeschränkt sind, sollte noch der Punkt GG 34, der Meisterpunkt der Sehnen und Bänder, behandelt werden.

Bei der Ohrakupunktur wird zunächst der Punkt für den Ellenbogen in der Scapha sehr genau lokalisiert. Weitere Nadeln können entsprechend der Ohrgeometrie und über den 30°-Winkel in der vegetativen Rinne gesetzt werden [29].

Naturheilverfahren. Die laterale Epicondylopathie läßt sich durch naturheilkundliche Maßnahmen auf verschiedenen Wegen angehen.

Bei den ausleitenden Verfahren empfiehlt sich die Applikation eines kleinen Kantharinden-Pflasters (5 × 15 cm) auf das druckschmerzhafte Areal.

Als äußerliche phytotherapeutische Anwendungen kommen z. B. Retterspitz® (Arnika, Thymian, Rosmarin), Brennesselspiritus, ABC Lokale Schmerz-Therapie Wärme-Pflaster N® (Arnika und Cayenne-Pfeffer) oder Dolenon® (Capsicain) zum Einsatz.

Zur weiteren antiphlogistischen Therapie empfiehlt sich die Gabe von Enzympräparaten (Bromelain).

Die Gabe homöopathischer Mittel orientiert sich an den Symptomen des Patienten. Bei traumatisch bedingten Periarthropathien, auch mit ausgeprägten Weichteilschwellungen, ist Arnica montana D6 (3 × tgl. 5 Tropfen) angezeigt. Bei Verkürzungen von Sehnen und Bändern mit Bewegungseinschränkungen sowie einer Verschlechterung der Symptomatik durch Bewegung und Wärme wird Guajacum D6 (2 × tgl. 5 Tropfen) empfohlen. Schmerzhafte Sehnenansätze mit plötzlich kommenden und gehenden Beschwerden sowie einer Verschlechterung durch Bewegung in feuchte Kälte könnte mit Kalium bichromicum D6 (2 × tgl. eine Tablette) angegangen werden [29].

Die Naturheilverfahren (Enzymtherapie, ausleitende Verfahren, Homöopathie) können insbesondere bei hartnäckigen Fällen als zweckmäßig angesehen werden, wo besser untersuchte Verfahren keinen Erfolg brachten. Die in einigen Erfahrungsberichten beschriebene Wirksamkeit trifft wahrscheinlich nur bei einem Teil der Behandelten zu. Insbesondere die ausleitenden Verfahren (Baunscheidtieran, Cantharinden-Pflaster) sollten nur eingesetzt werden, wenn weniger eingreifende Verfahren keinen Erfolg brachten [33].

Ellbogenverbände. Zur temporären Ruhigstellung des Ellbogengelenks bietet sich auch in Kombination mit anderen Maßnahmen die Anlage eines Tape-Verbandes an. Es bietet sich an, die Haut zunächst mit einem hypoallergenen Sprühkleber zur Haftverbesserung und zum

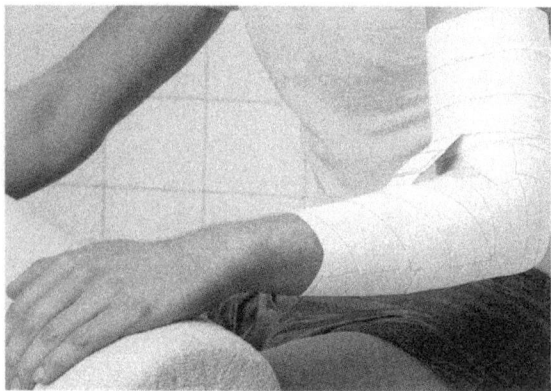

Abb. 5. Verbände

Tabelle 5. Weitere Maßnahmen, nach Labelle [18]

Autor	n	Methode	Ergebnisse
Burton, 1988	33	Manipulation vs. Manipulation und Epi-Bandage vs. Manipulation und NSAR-Verband	= Verbesserung in allen Gruppen
Deveraux, 1995	30	Elektromagnetisches Feld vs. Placebo	= Verbesserung in beiden Gruppen
Förster, 1997	48	Tape und orales NSAR vs. Tape und Placebo	Wirksamkeit 95,5% bei Verum und Tape, 63% bei Placebo und Tape

Hautschutz vorzubereiten. Alsdann wird einer kohäsiven elastischen Fixierbinde als Hautschutz aufgebracht. Die gewünschte Fixierung und Gelenkstellung kann dann durch eine unelastische Pflasterbinde mit Ankerstreifen, U-Zügeln und Verstärkungsstreifen geschaffen werden.

Eine Untersuchung von Förster ergab bei der vergleichenden Untersuchung zweier Patientengruppen, die mit Tape und NSAR bzw. Tape und Placebo behandelt wurden, eine Wirksamkeit von 95,5% bei Verum und Tape bzw. 63% bei Placebo und Tape.

Strahlentherapie

Unter der Fragestellung, wie Radiotherapie auf Ruhe- und Belastungsschmerzen bei der Epicondylopathie zu beurteilen ist, erfolgte durch Heyd et al. die Behandlung von 45 Ellbogengelenken von 41 Patienten mit einer Dosis von $6 \times 1,0$ Gy innerhalb von 3 Wochen an einem Telekobaltgerät. Nach einer medianen Nachbeobachtungszeit von 7,5 Wochen konnte bei 68,9% bezüglich des Schmerzempfindens eine zufriedenstellende Analgesie erreicht werden. 50% der Patienten wiesen in den Funktionstests noch einen objektiven Belastungsschmerz auf. Daraus wird von den Autoren gefolgert, daß die Strahlentherapie ein hochwirksames Verfahren zur Schmerzlinderung ist, wobei der Therapieerfolg bei der Ruheschmerzhaftigkeit besser als bei den belastungsabhängigen Beschwerden ist [30].

Extrakorporale Stoßwellentherapie. Die extrakorporale Stoßwellentherapie wird seit Jahren in der Orthopädie bei verschiedenen Krankheitsbildern erfolgreich eingesetzt. Das Verfahren vermag einerseits analgesierend einzugreifen und vermag auch resorptive bzw. osteogenetische Prozesse einzuleiten bzw. zu beschleunigen [31].

Eine Untersuchung von Rompe an 100 Patienten, bei denen seit mindestens 12 Monaten therapieresistente Beschwerden vorlagen, konnte unter Anwendung der ESWT (insgesamt 3000 Impulse der Energiedichte 0,08 mJ/mm^2, verteilt über 3 Wochen) 52% gute und sehr gute Ergebnisse (Kontrollgruppe 30 Impulse; 6% gute und sehr gute Ergebnisse) festgestellt werden. Nach einer Untersuchung von Krischek bei 30 Patienten, die unter einer therapieresistenten radialen Epicondylopathie litten, ergaben sich nach ESWT ($3 \times$ im wöchentlichen Abstand 500 Impulse der Energiedichte 0,08 mJ/mm^2) gute bis sehr gute Resultate in 60% der Fälle. Dem jedoch hohen apparativen und personellen Aufwand der ESWT steht jedoch eine Routineanwendung entgegen, sie sollte daher insbesondere als letzte Art der Therapie vor einem operativen Eingriff eingesetzt werden [31, 32].

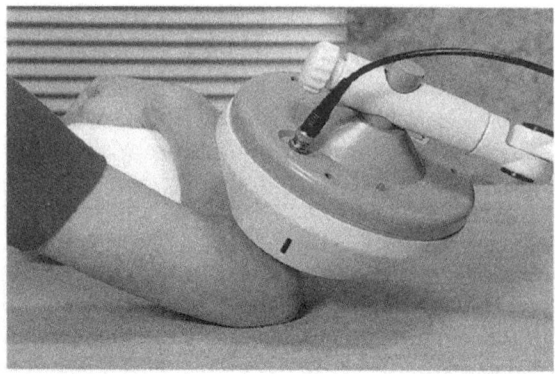

Abb. 6. ESWT

Stadienspezifische Orientierung der Therapiemaßnahmen. Unter Berücksichtigung der Vielzahl der möglichen Maßnahmen bietet sich eine an den Stadien der Erkrankung orientierte Einteilung an.

Bei akut aufgetretener Beschwerdesymptomatik (Phase 1) erfolgt zunächst die Reduktion der Beanspruchung des Armes, bei Sport als Ursache sollte eine Pause veranlaßt werden. Eiskühlung und die Anlage eines Salbenverbandes sind ebenfalls angezeigt.

In der postakuten Phase (Phase 2) treten Maßnahmen wie orale Medikation (NSAR), Infrarot-Lampe, Deep-Friktion und Eismassage in den Vordergrund. Diese Maßnahmen haben zum Ziel, durch eine lokale Erwärmung im schmerzhaften Areal eine Verbesserung der Durchblutung zu erzeugen.

Zwischen der 2. und 4. Woche (Phase 3) treten Maßnahmen wie Ultraschall, krankengymnastische Beübung, Injektionstherapie, Akupunktur, Iontophorese, Tape-Verbände und Naturheilverfahren in den Vordergrund.

Die Phase 4 (4. Woche bis 4. Monat) beinhaltet neben der Fortführung der Therapiemaßnahmen der Phase 3 eventuell eine Ruhigstellung des betroffenen Armes mit Gips, die ESWT und ggf. die Anpassung einer Epicondylitisspange.

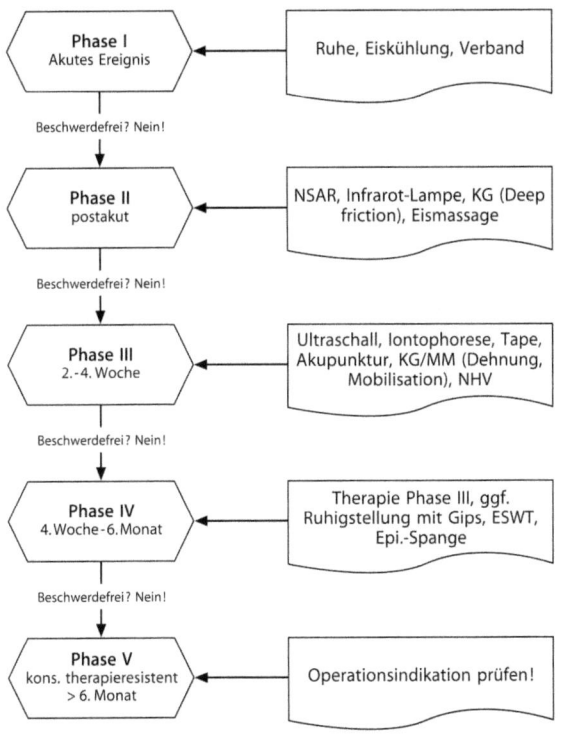

Abb. 7. Algorithmus der Therapiemaßnahmen

Wird nach 4 bis 6 Monaten eine Therapieresistenz gegen konservative Maßnahmen festgestellt, sollte die Durchführung einer operativen Behandlung erwogen werden.

Zusammenfassung

Die konservative Therapie bei lateraler Epicondylopathie beinhaltet eine gezielte Polypragmasie. Die dabei in das Konzept der Behandlung integrierten Therapiemaßnahmen sollten konsequent durchgeführt werden, wobei ein stufenweises Vorgehen unter Berücksichtigung des therapeutischen Algorithmus zu empfehlen ist. In die differentialdiagnostischen Betrachtungen sollten insbesondere das Supinator-Schlitz-Syndrom und mögliche Ursachen im Bereich der HWS (Blockierung bei C6, Cervicobrachialgie bei Prolaps) einbezogen werden.

Bei Therapieresistenz gegen konservative Maßnahmen und Diskrepanz zwischen angegebenen Beschwerden und klinischem Befund sollte das Bestehen einer psychosozialen Konfliktsituation als mögliche Ursache und Faktor zur Chronifizierung des Krankheitsbildes mit berücksichtigt werden.

Solange allerdings die Ätiologie der Epicondylitis nicht eindeutig geklärt ist, sind weiterhin Unsicherheiten und Mißerfolge bei der Therapie der Epikondylitis vorprogrammiert. Auch wenn die pessimistisch stimmenden Metaanalysen über bisherige Therapiestudien neue Studien mit besserem Untersuchungsdesign (Randomisierung, Kontrollgruppe etc.) fordern, wird auch dies nicht den Durchbruch für ein in jedem Falle erfolgreiches Therapiekonzept mit sich bringen, solange die Ursachenerforschung der Epikondylitisbeschwerden unbefriedigend bleibt.

Literatur

[1] Runge F (1873) Zur Genese und Behandlung des Schreibkrampfes. Berliner Klin Wochenschr 10:245
[2] Major HP (1883) Correspondence to the British Medical Journal. British Med J 557
[3] Vulliet H (1910) Die Epicondylitis humeri. Zentralblatt für Chirurgie 38:1311
[4] Franke F (1910) Über Epicondylitis humeri. Deutsche med Wochenschr 34:13, 420, 999
[5] Bernhardt M (1896) Über eine wenig bekannte Form der Beschäftigungsneuralgie. Neurol Zentralblatt 13

[6] Nierschl RP (1985) Tennis Elbow. In: Morrey FF (eds) The Elbow and its disorders. Saunders Comp, Philadelphia

[7] Priest JD, Gerberich SG (1980) The Elbow and Tennis, Part I: An Analysis of Players with and without pain. The physician and sportmedicine, Vol 8, No 4:81–91

[8] Cyriax JM (1936) The pathology and treatment of tennis elbow. J Bone and Joint Surg, Vol 18, No 4:1177–1182

[9] Roetert EP (1995) The biomechanics of tennis elbow. Clinic in Sports Medicine, Vol 14, No 1

[10] Berneltt F, Feldmeier Ch (1986) Tendopathien und Sport. Chir Praxis 36:101–108

[11] Merker HJ, Barrach HJ (1982) Stoffwechsel und Morphologie der Sehnen. In: Groher W, Noack W (eds) Sportliche Belastungsfähigkeit des Haltungs- und Bewegungsapparates. Thieme, Stuttgart New York

[12] Friedebold G (1978) Sportverletzungen und Sportschäden an den Weichteilen-Sehnen. Bericht Unfallmed Tagung der gewerbl BG, Hannover 161

[13] Szewczyk JT (1992) Eine Übersicht zur Entstehung des sogenannten Tennisellenbogens beim Tennisspieler. Deutsche Zeitschrift für Sportmedizin, Heft 3, 43:104–117

[14] Wanivenhaus A (1985) Die Differentialdiagnose des Tennisellenbogens. In: Czurda R (eds) Der Ellenbogen. ML Verlag, Uelzen

[15] Freiherr von Salis-Soglio G (1988) Epikondylitis. Die Medizinische Welt, No 39:1063–1065

[16] Iselin M (1985) Epikondylitis. In: Czurda R (eds) Der Ellenbogen. ML-Verlag, Uelzen

[17] Vidal H (1978) Erfahrungen mit der Epikondylitisbandage Futuro. Therapiewoche 28:1376

Das rheumatische Schulter- und Ellbogengelenk

A. Wanivenhaus

Die rheumatische Arthritis stellt eine Erkrankung dar, die aufgrund ihres multilokulären Befalls häufig das Schulter- und Ellbogengelenk betrifft. Die Schulter steht durch Kompensationsmechanismen des Schultergürtels, des Ellbogengelenkes und der intakten Hand bis zum Auftreten schwerster Veränderungen therapeutisch im Hintergrund. Das Ellbogengelenk führt bei Streckdefizit bzw. Beugeverlust frühzeitig zu Funktionsausfall der gesamten Gelenkkette der oberen Extremität, der eine frühe Behandlung erfordert.

Die Häufigkeit des Befalls im Bereich des Schultergelenks liegt nach Schilling (1984) bei 50–75%, die Beteiligung des Ellbogengelenkes bei 25–50%.

Die Beurteilung des Gelenkzustandes erfolgt einerseits durch die Anamnese, den Funktionsstatus der oberen Extremität im gesamten, durch klinische Untersuchung und Röntgenevaluation. Die radiologische Klassifikation des rheumatisch-destruktiven Prozesses an Schulter- und Ellbogengelenk wird standardmäßig nach Larsen, Dale, Eek (1975) durchgeführt:
- Grad 0 entspricht dem radiologisch unauffälligen Zustand.
- Grad 1 zeigt eine leichte Gelenkspaltverschmälerung mit gelenknaher Porose.
- Grad 2 weist Erosionen und Gelenkspaltverschmälerungen auf.
- Grad 3 weist fortgeschrittene Erosionen und weitere Gelenkspaltverschmälerung auf.
- Grad 4 zeigt erhebliche Destruktion und Gelenkspaltschwund sowie Deformierung.
- Grad 5 ist mit Schwund der Gelenkkonturen, Knochendeformierung oder Ankylose verbunden.

Die Gradeinteilung nach Steinbrocker (1949) ist nur in 4 Stufen vorliegend und findet bei der Auswertung kaum mehr Anwendung.

Im Bereich des Schultergelenks läßt sich radiologisch früh eine Vergrößerung der Bursa subacromialis und subdeltoidea in Weichteilaufnahmen darstellen. Diese Bursa ist in 7% der Fälle gut tastbar und einer lokalen Therapie mit Corticosteroid-Infiltrationen zugänglich, womit häufig eine Remission der akuten Symptomatik erzielt werden kann. In der Regel ist diese Bursitis jedoch mit einer *Schädigung auch der Rotatorenmanschette* verknüpft, die bei Fortbestand zu einem Höhertreten des Kopfes mit weiterer Destruktion entsprechend dem Röntgenstadium nach Larsen führt. Die Arthritis des Schultergelenks selbst ist in der Regel kaum als Schwellung tastbar, jedoch durch Druckschmerz vor allem im Subscapularisbereich auslösbar. Die Bewegungseinschränkung ist vielmehr durch Begleitveränderungen wie Bursitis und Rotatorenmanschettenruptur eingeschränkt.

Im Bereich des Ellbogengelenks ist die klinische Erfassung der Gelenksynovitis einfacher. Im Bereich des Olecranons läßt sich radial und ulnar eindeutig Pannus tasten, der in Einzelfällen auch mit einer *Involvierung des Nervus ulnaris* und entsprechender neurologischer Symptomatik in dessen Versorgungsgebiet verbunden sein kann. Die Ausbildung eines Streckdefizites ist in der Regel mit einer Subluxation bis Luxation des Radiusköpfchens verbunden, die entsprechend radiologisch dokumentiert und aufgezeigt werden kann. Vor allem die Rotation ist in diesen Fällen stark schmerzhaft und in der klinischen Untersuchung offensichtlich.

Sowohl Schulter- als auch Ellbogengelenk sind nur in seltenen Fällen Erstmanifestationen einer rheumatischen Arthritis (1,7–3%) (Voitisek 1968; Fleming 1976). Aus diesem Grund ist der Beginn der rheumatischen Erkrankung bei Beteiligung von Schulter und Ellbogengelenk oft schon fortgeschritten. Mobilität steht als primäres Anliegen in der Behandlung des Rheumapatienten im Vordergrund, so daß häufig Operationen im Bereich der unteren Extremität den Vorzug finden und damit frühe Stadien entsprechend Röntgenveränderungen Larsen 1 und 2 längst überschritten sind, wenn die Therapie an diesen Gelenken einsetzt.

Schultergelenk

Bei der operativen Behandlung der rheumatischen Schulter hat die Sonografie einen großen Stellenwert erreicht. Die Differenzierung zwischen rein *subakromialen Bursitiden* und Beteiligung auch des Gelenks sowie Hinweis auf *Sehnenrupturen* erleichtert die operative Planung. Rein subakromiale Verfahren werden routinemäßig arthroskopisch durchgeführt, was im Folgereferat besprochen wird. Die Synovektomie der Schulter, die unter Resektion des Stratum synoviale der Schultergelenkskapsel einhergeht wird routinemäßig mit einer Resektion der vergrößerten Bursa subacromialis kombiniert.

Die Operation erfolgt in „beach chair-Position" mit einem Standardzugang nach Neer, der eine gute Exposition der Schulter gestattet und in Folge auch für weitere Eingriffe, wie Schulterendoprothese Anwendung finden kann. Es wird dabei in maximaler Außenrotation die Subscapularissehne abgetrennt, wodurch eine gute Exposition der Schultergelenkskapsel möglich ist. Diese wird unter Sicht längs inzidiert, das Stratum synoviale mit dem Lüer scharf entfernt und bis in die knöchernen Usuren sorgfältig ausküretiert. Durch Rotation des Kopfes lassen sich auch entlegene Lakunen darstellen. In jedem Fall wird auf sorgfältige Schonung des intakten Knorpels geachtet. Bei Knorpeldestruktion kann noch im Rahmen des Eingriffs auf eine Schulterendoprothese entschieden werden. Destruktionen im Rotatorenmanschettenbereich werden sorgfältig rekonstruiert und nach Möglichkeit mit transossärer Fixation gesichert.

Eine postoperative Ruhigstellung wird nur zur Lagerung auf einem Schaumstoffadduktionswürfel durchgeführt, frühfunktionell wird bereits am 1. postoperativen Tag gependelt, um Verklebungen im Schulterbereich zu vermeiden. Die alleinige Synovektomie erfordert lediglich eine Ruhigstellung in der Mitella, aus der aktiv bis auf die Außenrotation (Naht der Subscapularissehne) mobilisiert werden kann.

Zu beachten ist auch, daß im Rahmen der Schultergelenkssynovektomie die Bizepssehne (langer Bizepssehnenkopf) mit inspiziert werden sollte, da hier häufig Rupturen die Folge einer rheumatischen Tenosynovitis sein können.

In jedem Fall ist eine Synovektomie im Bereich der Bizepsgrube angezeigt. Rupturen rekonstruieren wir beim Patienten mir rheumatischer Arthritis nicht.

Ellenbogengelenk

Im Ellbogengelenksbereich führen wir routinemäßig die Operation von einem erweiterten *radialen Zugang* (Gschwend u. Steiger 1986) heraus, der es uns ermöglicht, einerseits das Radiusköpfchen zu resezieren, inspizieren und den ventralen Gelenkanteil zu synovektomieren, andererseits die Möglichkeit bietet, hinter dem radialen Kollateralband in das Gelenk einzugehen und auch den dorsoradialen Aspekt des Gelenks zu synovektomieren. In der Regel verzichten wir seit fast 10 Jahren auf einen zusätzlichen ulnaren Zugang, da wir einen Großteil des Stratum synoviale auch bei Belassung des Radiusköpfchens vom radialen Zugang resezieren können. Liegt eine Rotationshemmung und/oder Streckhemmung verursacht durch die Subluxation des Radiusköpfchens vor, so resezieren wir dieses routinemäßig, wodurch sich der ulnare Gelenkanteil zur Gänze synovektomieren läßt.

Ein Zugang von ulnar erfolgt lediglich bei Vorliegen einer *Nervus ulnaris-Symptomatik* gelenknahe (Sulcus ulnaris) und ist immer mit einer Verlagerung des Nervus ulnaris verbunden. *Die Abtragung gelenkrandständiger Osteophyten* wird von uns angeschlossen, dürfte jedoch keinen wesentlichen Einfluß auf die anschließende Gelenksbeweglichkeit haben. Auch bei diesen Patienten ist eine Frühmobilisierung aktiv und passiv in Extensionsflexionsrichtung vorgesehen, die Rotation wird erst nach 14 Tagen geübt.

Die über Jahre angewendete Technik der *Radiusköpfcheninterpositionsarthroplastik mit einem Silasticspacer* hat sich in unseren Händen nicht bewährt, die Patienten hatten lokal Schmerzen und es kam auch zum Auftreten von Silikonfremdkörpergranulationsgewebsbildung, so daß wir davon Abstand genommen haben. Dies umso mehr, als bei vielen Patienten bereits im Bereich des Handgelenks eine Ulnaköpfchenresektion durchgeführt wurde, so daß selten Handgelenksprobleme im Sinn eines Ulnavorschubs bestanden (Marmor 1972). Tröb hat 1989 sogar bessere Resultate mit Resektion des Radiusköpfchens (76%) als ohne Resektion des

Radiusköpfchens bei der Synovektomie des Ellbogengelenks gefunden. Die schlechtesten Resultate waren bei Ersatz des Radiusköpfchens mit Silastic mit nur 43% Zufriedenheit.

Ausgehend von den eigenen Erfahrungen im Bereich von Schulter- und Ellbogengelenk und von den Angaben der Literatur kann festgehalten werden, daß die frühe Operation des rheumatischen Ellbogen- und Schultergelenks sicher die besten Resultate wie auch an den übrigen Gelenken bringt; allerdings direkt mit Radiosynoviorthesen konkurriert. Die Einführung endoskopischer Techniken an Schulter- und Ellbogengelenk erreicht hier sicherlich gerade diese Zielgruppe, so daß die offene Synovektomie zunehmend in den Bereich der Spätsynovektomie der Larsenstadien 3 und in Einzelfällen auch höher kommt. Eine fließende Erweiterung der reinen Synovektomie in Richtung Arthroplastik und bis hin zur Endoprothetik für den Individualfall erscheint daher angezeigt und sollte erfahrungsspezifisch eingesetzt werden.

Literatur

Fleming A, Benn RT, Corbett M, Wood PHN (1976) Early rheumatoid disease, part I and II. Ann Rheum Dis 35:357–364

Gschwend N, Steiger JU (1986) Ellbogengelenk. Orthopädie 15:304–312

Larsen A, Dale K, Eek M (1977) Radiographic evaluation of rheumatoid arthritis and related conditions by standard reference films. Acta Radiol 18:481–491

Marmor L (1972) Surgery of the rheumatoid elbow – follow-up study on synovectomy combined with radial head excision. J Bone Joint Surg 54A:573–578

Neer CS (1974) Replacement arthroplasty for glenohumeral osteoarthritis. J Bone Joint Surg 56A:1

Schilling F (1984) Röntgendiagnostik in Rheumatologie B. In: Mathies M (Hrsg) Handbuch der inneren Medizin, Spez. Teil I, pp 128–176

Steinbrocker O, Traeger Ch, Battermann RC (1949) Therapeutic criteria in rheumatoid arthritis. JAMA 140:659

Tulp NJA, Winia WPCA (1989) Synovectomy of the elbow in rheumatoid arthritis – long term results. J Bone Joint Surg 71B:664–668

Vojtisek O (1968) Eine klinische Beobachtung und Laborbefunde mit Rücksicht auf die Frühdiagnose der primär chronischen Polyarthritis. Beitr Rheumatol 13:21–29

Arthroskopische Synovektomie im Schulter- und Ellbogengelenk
K. Schmidt

Einleitung

Wohl kaum ein Fachbegriff wird in Abhängigkeit vom Ausbildungsstand, aber auch der Interessenslage dermaßen unterschiedlich benutzt und interpretiert, wie der Terminus Rheumatismus. Der Interpretationsversuch: „Erkrankung des mesenchymalen Systems mit einer vielfältigen klinischen Symptomatik" (Pschyrembel 1986) gibt in seiner Unschärfe breiten Raum für unterschiedliche Sinngebung und Interpretationsmöglichkeit. So wird unter dem Begriff degenerativer Rheumatismus alterungs- und verschleißbedingte arthrotische Veränderungen, unter dem Begriff extraartikulärer Rheumatismus sowohl Autoimmunerkrankungen wie Kollagenosen aber auch bislang nur unscharf definierte Krankheitsbilder wie Fibromyalgien subsummiert.

Zu den rheumatischen Erkrankungen im engeren Sinn zählen jedoch die entzündlich rheumatischen Erkrankungen. Der Hauptvertreter dieser Erkrankung ist die rheumatoide Arthritis oder chronische Polyarthritis. Rein deskriptiv ist die rheumatoide Arthritis (R.A.) durch eine proliferative Synovitis, eine Knorpeldestruktion und eine Knochenzerstörung charakterisiert. Ursache für diese Veränderung ist ein komplexer Autoimmunprozeß, dessen Auslöser jedoch bislang nicht bekannt ist. Neben Bakterien und Viren werden auch Autoantigene wie das Kollagen II diskutiert. Für einen antigeninduzierten Mechanismus sprechen unter anderem der plötzliche Beginn entzündlicher Läsionen und die deutliche Expression von MHC Klasse II-Antigenen (Kekow 1995).

Eine chronische Gelenkinnenhautentzündung findet sich nicht nur bei der rheumatoiden Arthritis, sondern auch bei der juvenilen chronischen Arthritis (JcA), im Rahmen einer sog. Psoriasisarthropathie (PsA), bei seronegativen Spondarthritiden (SpA), bei eher seltenen Kollagenosen und bei reaktiven Arthritiden. Nach exakter Diagnosestellung kann in vielen Fällen durch gezielte konservative, d.h. durch eine der Erkrankung angepaßte medikamentöse und physikalische Therapie das Krankheitsgeschehen inklusive der lokalen Arthritiden zurückgedrängt werden. Hierzu zählt eine der Akuität der Erkrankung angepaßte antiphlogistische Therapie mit nichtsteroidalen Antiphlogistika oder Steroiden, eine konsequent durchgeführte Basismedikation, deren Wirkung bekanntermaßen erst nach Wochen und Monaten beurteilt werden kann, und eine regelmäßige Physiotherapie mit Kryotherapie und Krankengymnastik. Erst nach Versagen einer umfangreichen, suffizienten konservativen Therapie und dem Auftreten von rezidivierenden Gelenkinnenhautentzündungen bestehen bei den aggressiv destruierenden Erkrankungen wie rheumatoide Arthritis (RA), juvenile chronische Arthritis (JCA), Psoriasisarthropathie (PsA) und Spondarthritiden (SpA) Indikation zur Synovialektomie.

Entwicklung der Synovektomie

Gelenkinnenhautentfernungen wurden bereits Ende des letzten Jahrhunderts zur Behandlung der Gelenktuberkulose angewandt (Volkmann 1885). Der Begriff Synovektomie geht auf Mignon zurück, der 1899 die Entfernung der Gelenkinnenhaut zur Therapie nicht tuberkulöser chronischer Arthritiden in Frankreich einführte. Die Einschätzung über die Wertigkeit der Synovektomie ist seitdem in verschiedenen Regionen sehr unterschiedlich erfolgt. Im deutschsprachigen und skandinavischen Europa hat sich die Synovektomie zum Standardverfahren zur Behandlung konservativ nicht oder nur schlecht beeinflußbarer Synovialitiden bei rheumatischen Erkrankungen etabliert, deren Wirksamkeit in vielen umfangreichen und multizentrischen Studien bestätigt und in vielen Übersichtsartikeln hervorgehoben wurde (Brattström 1985; Goldie 1984; Mori 1985; Taylor 1972; Tillmann 1990). Im Gegensatz hierzu wurde über relativ schlechte Resultate in mehreren angelsächsischen Multicenterstudien berichtet, woraus sich in diesen Ländern eine eher zurückhaltende Indikationsstellung zur Synovektomie entwickelte (ARC 1976; AFC 1977; Meijers 1983; McEwen 1988). Bei diesen Multicenterstudien wurde jeweils eine relativ kleine Fallzahl bei einer großen Zahl verschiedener Operateure nachuntersucht. Deshalb ist unter Kritik an der Studienplanung und Auswertung die Aussagekraft diese Studien mehrfach in Frage gestellt worden (Shott 1989; Tillmann 1990, 1991).

Entwicklung der arthroskopischen Synovektomie

Die möglichst radikale, aber auch weitgehend schonende Entfernung der entzündlich veränderten Gelenkinnenhaut ist das Idealziel bei der Durchführung der operativen Synovektomie. Aufgrund der anatomischen Gegebenheiten führen die obengenannten Therapieziele zu einem Konflikt bei operativen Gelenkinnenhautentfernungen. Gerade am Schultergelenk ist zur Durchführung einer möglichst radikalen Synovektomie die Ablösung und zum Teil Durchtrennung wesentlicher periartikulärer Bewegungselemente notwendig, so daß eine entsprechende Traumatisierung auch bei sorgfältiger Technik unumgänglich ist. Mit Einschränkung gilt dies auch für das Ellenbogengelenk. Seit der Einführung der arthroskopischen Technik zur Gelenkinnenhautentfernung ist diese Traumatisierung der periartikulären Strukturen wesentlich verringert worden. Auch kann mit der Entwicklung leistungsfähiger Shaversysteme und verfeinerter Operationstechniken von einer hochgradigen Radikalität der Gelenkinnenhautentfernung ausgegangen werden. Interessanterweise hat die Anwendung der arthroskopischen Synovektomie zu einer Verringerung des in der Literatur erkennbaren krassen Gegensatzes der Einstellung zur Gelenkinnenhautentfernung zwischen den deutschsprachigen und skandinavischen Orthopäden auf der einen Seite und ihren angelsächsischen und französischen Kollegen auf der anderen Seite geführt.

Wegen des Vorsprungs in der Erfahrung mit der Arthroskopie waren es nun japanische, aber auch amerikanische Autoren, die früh über die Verwendung der arthroskopischen Technik zur Synovektomie, zunächst am Kniegelenk berichteten. Während in den ersten Jahren die Frühergebnisse nach arthroskopischer Synovektomie von seiten der die Methode anwendenden und entwickelnden Arthroskopeuren meist sehr optimistisch eingeschätzt wurden, bestand seitens der Chirurgen mit langjähriger Erfahrung der Anwendung und Verfeinerung des offenen Verfahrens lange Zeit eine deutliche Skepsis (Tillmann, 1990). In den letzten Jahren mehrt sich die Zahl der guten, meist jedoch nur kurz- bis mittelfristigen Ergebnisse nach endoskopischer Synovektomie. So hat sich die arthroskopische Kniegelenkssynovektomie in den meisten großen Rheumazentren als Standardverfahren etabliert.

Synovialektomie der rheumatischen Schulter

Obwohl das Schultergelenk im Lauf der rheumatischen Erkrankung nahezu immer mit befallen ist, und die Ergebnisse nach offener Schultersynovektomie mit einer deutlichen Zunahme des Bewegungsumfangs und einer deutlichen Beschwerdeminderung sich recht positiv darstellen (Tabelle 1), werden Schultersynovektomien eher selten durchgeführt. Als Ursache hierfür gilt der geringe Funktionsanspruch, den der Rheumapatient an sein Schultergelenk stellt. Zudem können der Bewegungsschmerz und die Bewegungseinschränkung im Glenohumeralgelenk durch Kompensationsbewegungen im Schultergürtel ausgeglichen werden. Meist stehen auch Schmerzen der beim Gang und Stand belasteten, befallenen Gelenke der unteren Extremität und die Behinderung bei Alltagstätigkeiten durch den Hand- und Ellenbogengelenksbefall im Vordergrund. Aber auch ärztlicherseits führte die Notwendigkeit einer weiten Ablösung periartikulärer Bewegungselemente zur Durchführung einer hinreichend radikalen offenen Synovektomie zur Zurückhaltung bei der Indikationsstellung. Der Widerspruch in der postoperativen Phase, zum einen die refixierten Muskelansätze ruhigzustellen oder zumindest zu entlasten und der Notwendigkeit einer frühen Bewegungstherapie, um die großen intraartikulären Wundflächen am Verkleben zu hindern, führt in der Regel zu einer langdauernden, schmerzhaften und aufwen-

Tabelle 1. Ergebnisse nach *offener* und *arthroskopischer* Schultersynovektomie

Quelle Autor	Jahr	Schultern (n)	Postop. (Jahre)	+ ROM (% ROM)	(% Pat.)	– Schmerz (% Pat.)	Rezidive (% Pat.)
Pahle	89	54	5,3	11	85	81	?
Tessel	89	75	6,1	?	77	60	19
Petersson	86	13	4	69	100	83	?
Schmidt	*94*	*10*	*3,7*	*32*	*80*	*100*	*10*

digen Nachbehandlung nach offener Schultersynovektomie. Der Bedarf an einer Technik, die diesen Nachteil umgeht, ist daher groß.

Arthroskopische Schultersynovektomie

Der anatomische Aufbau der Schulter aus dem weiten Muskelmantel der Rotatorenmanschette, einem relativ großen Humeruskopf mit einer vergleichsweise kleinen Glenoidpfanne ermöglicht einen weiten Bewegungsumfang. Gleichzeitig besteht jedoch eine relative Instabilität, die durch aktive Muskelführung kompensiert wird. Unter anästhesiologischer Relaxation ist diese Muskelführung jedoch aufgehoben, so daß trotz der starken Krümmung der Gelenkflächen das Schultergelenk gut arthroskopisch einsehbar ist. Das Schultergelenk gilt daher, neben dem Kniegelenk, als das am ehesten zur Arthroskopie geeignete Gelenk. Auch das zweite Schulterkompartiment, der Subakromialraum, läßt sich meist relativ gut einsehen, insbesondere dann, wenn eine relativ große wenig septierte Bursa vorhanden ist.

Der Nachteil, daß eine Blutleere im Gegensatz zu den distalen Extremitätengelenken nicht angewendet werden kann, kann unter Verwendung gekühlter Spüllösung mit Adrenalinzusatz, kontrollierter Hypotension, zusätzlichen Inflowkanülen bzw. Verwendung eines hohen Flüssigkeitsdruckes weitgehend kompensiert werden (Südkamp 1993).

Obwohl die Arthroskopie des Schultergelenks bereits 1931 von Burman erstmals beschrieben wurde, dauerte es dennoch nahezu 50 Jahre, bis es zur Verbreitung dieser Technik kam (Burman 1931). Bis dahin mußten bei den meisten offenen Gelenkeingriffen wesentliche Bewegungselemente am Schultergelenk abgelöst werden, was in den meisten Fällen zu erheblichen postoperativen Schmerzen und einer langwierigen, aufwendigen und oftmals schmerzhaften Nachbehandlung führte. Der Vorteil der geringeren Traumatisierung der periartikulären Strukturen beim arthroskopischen Operieren ist an keinem Gelenk so augenfällig, wie bei der Schulter.

Typischerweise neigen die nach einer Synovektomie entstehenden großen Wundflächen zu einer raschen Verklebung, oder gar Vernarbung, wenn nicht eine rechtzeitige intensive Bewegungstherapie des Gelenks erfolgt. Eine solche Bewegungstherapie ist nach arthroskopischer Schultersynovektomie im Gegensatz zum Zustand nach offenem Verfahren in der Regel gut möglich. Neben der reinen Synovialektomie des Schultergelenks sollte stets gleichzeitig eine Bursoskopie mit Entfernung des Entzündungsgewebes im Subakromialraum erfolgen. In Einzelfällen hat sich die arthroskopisch assistierte Zystenauffüllung im Humeruskopf bei intakten Gelenkflächen und großen interossären Zysten bewährt (Abb. 1) (van den Boom 1994).

Die Indikationsstellung zum arthroskopischen Vorgehen besteht im wesentlichen in Frühfällen und mittelgradigen Stadien der rheumatischen Erkrankung, entsprechend einem Stadium nach Larsen I bis III. Nach dem heutigen Stand der operativen Technik ist eine in höheren Stadien oftmals notwendige Resektionsarthroplastik oder Rotatorenmanschettenrekonstruktion in arthroskopischer Technik kaum suffizient durchführbar, zumal die rheumatisch erkrankte Rotatorenmanschette nach Rekonstruktion eine geringere Heilungstendenz aufweist. Die günstigste Indikation stellt die Frühsynovektomie dar, die nach Literaturangaben die besten Langzeitergebnisse aufweist (Pahle, 1989; Petersson, 1986; Tressel 1989).

Operative Technik an der Schulter

Zur Durchführung der arthroskopischen Schultergelenkssynovektomie hat sich die Lagerung

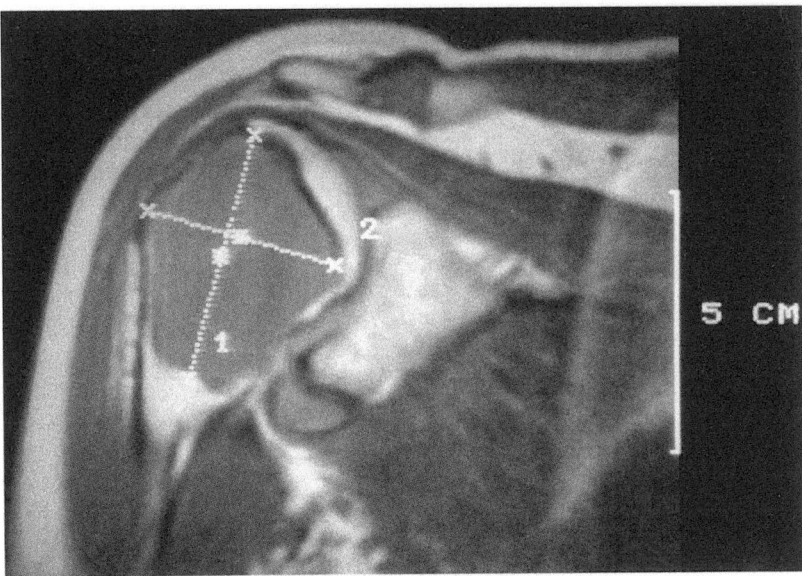

Abb. 1. Kernspintomographisches Bild einer rheumatischen Humeruskopfzyste.

des Patienten in „beachchair position" bewährt, die ggf. ein problemloses Übergehen auf ein offenes, operatives Vorgehen ermöglicht. Zur Erweiterung des glenohumeralen Gelenkspaltes kann bei dieser Lagerung eine steril verpackte Rolle oder Kissen knapp unterhalb der Axilla zwischen Arm und Oberkörper geklemmt werden, so daß durch Druck auf den Ellenbogen eine Hebelwirkung auf den Humeruskopf erfolgt.

Zur Durchführung der arthroskopischen Synovektomie reicht ein Standard-30°/5 mm-Arthroskop und die Verwendung des arthroskopischen Standardinstrumentariums mit Tasthaken, Faßzangen und Elektrokaustikhaken aus. Das wesentliche Instrument ist jedoch ein leistungsfähiger Shaver, wobei sich doppelschneidende oszillierende Systeme als besonders wirkungsvoll erwiesen haben.

Nach Punktion des Gelenks am sog. dorsalen „soft spot", ca. 1 cm unterhalb und medial der dorsalen Acromionprominenz, wird nach Gelenkauffüllung, in möglichst atraumatischer Technik, das Arthroskop eingeführt. Hierbei hat es sich bewährt, lediglich die Haut zu ritzen und das darunter gelegene Gewebe mittels stumpfen Klemmchens zu spreizen, um zuletzt die Arthroskopiehülse mit einem stumpfen Troicart in Richtung des Prozessus coracoideus in das Gelenk einzubringen. Die Arthroskopieoptik wird dann eingeführt und das Gelenk nach Sichtkontrolle mit elektrolytfreier Spüllösung gefüllt. Zur Verminderung von Blutungen empfiehlt es sich, die Spüllösung zu kühlen und mit 1 mg Adrenalin pro 3 l zu versetzen (Südkamp 1993). In der oben beschriebenen atraumatischen Technik wird etwa 1 cm lateral des Processus coracoideus ein Arbeitszugang gesetzt. Um eine weitere Traumatisierung beim Instrumentenwechsel zu verhindern, empfiehlt es sich, selbstschließende Wechselhülsen zu verwenden. Nach Inspektion des Gelenks und Abtasten mit dem von ventral eingebrachten Tasthaken wird zur Durchführung der eigentlichen Synovektomie ein Synovialresektor eingeführt und zunächst die ventralen und kranialen Gelenkanteile von entzündeter Gelenkinnenhaut befreit (Abb. 2). Von Beginn an sollte konsequent ein Elektrokaustikhaken zur subakromialen Blutstillung über die Wechselhülse eingeführt werden, so daß blutungsbedingte Übersichtsprobleme verhindert werden können. In Einzelfällen kann es jedoch notwendig werden, über einen weiteren Zugang eine Inflowhülse zur Erhöhung des Spülmitteldurchsatzes einzubringen. Über den vorderen Arbeitszugang kann bei den meist laxen Kapselbandverhältnissen des Rheumatikers der axilläre Rezessus teilweise synovektomiert werden, wobei die Verwendung von gebogenen Rangeuren und Shaversystemen von Vorteil sein kann. Oftmals muß jedoch ein weiterer Zugang von ventrokaudal, ca. 3–4 cm unterhalb des ersten ventralen Zugangs, gesetzt werden, wobei hier wegen der Nähe der Vena cephalica eine

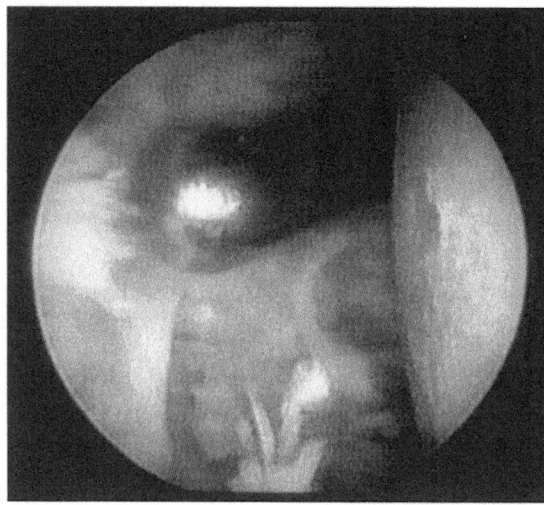

Abb. 2. Massive Synovialitis des axillären Rezessus im arthroskopischen Bild.

besonders subtile Spreizung des Subkutangewebes in der obengenannten Technik durchzuführen ist. Über diesen Zugang ist eine meist weitgehende radikale Synovektomie des axillären Rezessus möglich. Im folgenden wird die Arthroskopieoptik von ventral, sowohl über den oberen als auch über den unteren Zugang eingebracht, so daß über den hinteren Zugang die restlichen Gelenkanteile unter Sicht synovialektomiert werden können. Nach mehrfacher Gelenkspülung sollte die Arthroskopieoptik über den dorsalen Zugang zur Bursoskopie in den Subakromialraum eingebracht werden.

Fast immer liegt gleichzeitig eine Bursitis vor, die einer Bursektomie bedarf, wobei große, ausgedehnte Bursen leichter zu synovialektomieren sind, als kleine, verklebte Schleimbeutel. Zur Bursektomie wird über einen zusätzlichen lateralen Zugang etwa 1,5 cm seitlich des Acromions ein Synovialresektor eingebracht. Zunächst sind die Sichtverhältnisse oftmals beschränkt, so daß zu Beginn knochennah an der Acromionunterseite synovektomiert wird, bis eine ausreichende Übersicht besteht. Eine konsequente Blutstillung mittels eines Elektrokaustikhakens ist notwendig, um blutungsbedingte Übersichtsprobleme zu vermeiden. Fibrinexsudate, die zum Teil sargkornartig ausflocken, müssen zunächst mit einem großen Synovialresektor oder einer dicklumigen Absaughülse entfernt werden. Die dann sichtbare Innenwand der Bursa kann gezielt über die bereits gesetzten Zugänge entfernt werden. Auf den Verlauf des Nervus axillaris und die ihn begleitenden Gefäße und auf die Lage des Nervus musculocutanaeus ist selbstverständlich zu achten. Eine Resektion des Ligamentum coracoacromiale empfiehlt sich nicht, da die subakromiale Beschwerdesymptomatik beim Rheumatiker meist durch die Bursitis bedingt ist und die durch die Insuffizienz der Rotatorenmanschette bedingte Instabilität nach dieser Maßnahme eher noch zunimmt.

Der postoperative Blutverlust kann trotz konsequenter subakromialer Blutstillung bis zu 1/2 l betragen, so daß die Einlage einer Redondrainage notwendig ist. Da die vor einem Infekt schützende Tunica synovialis entfernt wurde, empfiehlt sich ein sorgfältiger Verschluß der Stichinzisionen und das Abdecken mit antiseptischer Salbe.

Die für die rheumatoide Arthritis typischen Usuren bzw. Zysten können in Einzelfällen am Humeruskopf eine beträchtliche Größe erreichen. Die artikulierenden Gelenkflächen bleiben in solchen Fällen oftmals noch lange intakt, so daß bis zum plötzlichen Einbruch des Humeruskopfes lange Zeit eine gute Funktion besteht (Abb. 1). Beim rechtzeitigen Erkennen dieser pathologischen Verhältnisse kann durch eine autologe oder homologe Spongiosatransplantation nach Zystenausfüllung der Humeruskopfkollaps verhindert werden. In geeigneten Fällen kann dies durch eine Kombination aus einer arthroskopischen Synovektomie mit einer arthroskopisch assistierten Zystenausräumung durch einen umschriebenen Zugang über dem Tuberculum majus erreicht werden. Nach arthroskopischer Synovektomie und Bursektomie wird hierzu, je nach Lage der Zyste, über dem Tuberculum majus eine 4 cm lange Hautinzision gesetzt und das Tuberculum majus dargestellt. Ein periostgestielter Knochendeckel wird aufgeklappt, so daß das Zysteninnere sorgfältig abgesaugt, kürettiert und ggf. angefräst werden kann. Da die Entfernung des entzündlichen Gewebes über ein eingeführtes Arthroskop kontrolliert wird, kann die Knochenfensterung relativ klein (ca. 2 × 1 cm) gehalten werden. Nach mehrfacher Zystenspülung wird je nach Größe des knöchernen Defekts ein Spongiosatransplantat mit autologer Beckenkammspongiosa oder Knochenbankspongiosa durchgeführt. Nach schichtweisem Wundverschluß kann das so operierte Schultergelenk unverzüglich, uneingeschränkt aktiv und passiv mobilisiert werden, so daß, wie auch bei der alleinigen arthroskopischen Schultersynovektomie, der nach der Synovektomie üblichen Verklebungstendenz der ausgedehnten Wundflächen erfolgreich entgegengewirkt werden kann.

Fazit

Langfristig zeigen sich bislang nach arthroskopischer Schultersynovektomie ähnlich gute Ergebnisse wie nach dem offenen Vorgehen (Tabelle 1). Die Vorteile des arthroskopischen Verfahrens, bezüglich des unmittelbaren postoperativen Verlaufes mit geringerer Beschwerdesymptomatik, rascherer Mobilisierbarkeit und kürzerer Hospitalisierung läßt hoffen, daß dieses Verfahren in Zukunft eine breitere Anwendung findet, da insbesondere durch die Frühsynovektomie des Schultergelenkes, der oftmals rasch voranschreitenden rheumatischen Schultergelenkdestruktion entgegen gewirkt werden kann.

Die Synovialektomie des rheumatischen Ellenbogengelenks

Synovektomien des Ellenbogengelenks zählen zu den eher seltenen rheumachirurgischen Eingriffen. Umfangreiche Studien zeigten, daß in frühen Stadien keine wesentliche Schmerzbesserung, in den mittleren Stadien der radiologischen Veränderungen nach Larsen die beste Schmerzlinderung und in höheren Larsenstadien immer noch eine deutliche Verbesserung der Schmerzsituation zu erwarten ist. Unter Berücksichtigung aller Röntgenstadien ließ sich eine Schmerzverbesserung in 82% der Ellenbogengelenke durch die Synovektomie erreichen (Hagena 1991). Unter dem reinen Gesichtspunkt der Beschwerdeverbesserung wäre die Synovektomie erst bei fortgeschrittenen Veränderungen indiziert. Zudem existieren bislang keine gesicherten Studien über Frühsynovektomien. Dennoch darf in Analogie zu den Ergebnissen an anderen rheumatisch erkrankten Gelenken postuliert werden, daß vermutlich auch hier frühzeitige Eingriffe langfristig am ehesten ein Fortschreiten der Arthritis mit Zerstörung verhindern können. Somit ist auch für das Ellenbogengelenk eine rechtzeitige Entfernung der lokalen Entzündungsaktivität nach dem Versagen geeigneter konservativer Maßnahmen zu fordern.

Arthroskopische Ellenbogensynovektomie

Die Arthritis des Ellenbogengelenks verläuft in Frühphasen oft schmerzarm ohne wesentliche Funktionsbehinderung, die Indikation zur Frühsynovektomie wird daher selten gestellt (Hagena 1994). Auch ist bei ausgesprochenen Frühsynovektomien der Kapselbandapparat oft straff und die Gelenkhöhle folglich eng, so daß man bei der Arthroskopie mit Übersichtsproblemen zu rechnen hat.

Idealerweise läßt sich die arthroskopische Synovektomie an einem bandlockeren Gelenk durchführen, das keine wesentlichen knöchernen Destruktionen erkennen läßt. Mit zunehmender Einsteifung oder gar Ankylosierung des Gelenks bei fortgeschrittenen arthritischen Veränderungen stößt man ebenfalls rasch an die Grenzen der Methode. Zwar läßt sich eine Erweiterung des Bewegungsumfangs in arthroskopischer Technik durch subperiostales Abschieben der Kapsel und Abtragen des Processus coronoideus bzw. Olecranonspitze erreichen, dennoch darf man aufgrund extraartikulärer Kontrakturen keine sprunghafte Zunahme der Beweglichkeit erwarten (Husband 1990).

Obwohl derzeit noch Unklarheit darüber besteht, inwieweit eine radikale Entfernung der Gelenkinnenhaut auf arthroskopischem Weg möglich ist, zeigen erste klinische Studien mittelfristig ähnlich gute postoperative Ergebnisse wie nach offener Synovektomie (Tabelle 2).

Operative Technik am Ellenbogen

Wegen der Möglichkeit, bei Bedarf auf ein offenes Operationsverfahren umzuwechseln, wird der Patient vorzugsweise in Bauchlagerung mit Lagerung des Armes auf einer Operationstischverbreiterung oder aber in Seitlage mit Lagerung des Ellenbogens über einen am Tisch angeschlagenen Bügel positioniert.

Für Rheumapatienten empfiehlt sich aufgrund der bei den Lagerungen auftretenden Gelenkschmerzen die Anwendung einer Allgemeinanästhesie.

Die Verwendung eines Tourniques zur Oberarmblutleere ist bei der arthroskopischen Synovialektomie unumgänglich.

Zur Durchführung des Eingriffs wird ein Standard-30°/5 mm-Arthroskop mit einer Kame-

Tabelle 2. Ergebnisse nach offener und *arthroskopischer* Ellbogensynovektomie

Quelle Autor	Jahr	Ellenbogen (n)	Postop. (Jahre)	ROM + (% Pat.)	Schmerz – (% Pat.)	Rezidive (% Pat.)
Laine	69	92	1	39	57	21
Porter	74	154	3	21	63	16
Copeland	79	25	4,3	73	90	?
Linclau	83	39	2	54	69	20,5
Rymaszewski	84	40	6	95	70	?
Brumfield	85	82	7	64	87	31
Waertel	85	104	4,7	65	79	3
Kerschbaumer	85	20	4,5	57	76	3
Gschwend	86	40	3	60	90	0
Saito	86	23	4	91	74	0
Ferlic	87	57	7,2	76	77	?
Neumann	87	75	5,2	?	97	6,7
Summers	88	65	5,1	84	59	17
Grimm	89	16	5	75	82	6,3
Niehaus	90	30	2,9	83	90	6,6
Siekmann	90	36	7,5	83	44	8,3
Schmidt	94	16	3,1	62,5	93,3	12,5

rakette verwendet. Arthroskopische Standardinstrumentarien wie Tasthaken, Elektrokaustikhaken und Faßzangen werden ebenso benötigt. Wesentlich ist die Anwendung eines leistungsfähigen Shaversystems mit einem kleineren (z. B. 4 mm) Shaveraufsatz für die Vorgehensweise in den z. T. engen Gelenkanteilen.

Das Ellenbogengelenk wird zunächst vorzugsweise von dorso-radial punktiert und die Gelenkkapsel mittels Einbringung von Spüllösung dilatiert. Hierbei führt der Unterarm beim Auffüllen eine geringe Supinationsbewegung durch.

Zunächst wird dazu das Arthroskop über einen postero-lateralen Zugang im Zentrum eines von Epicondylus humeri radialis, Radiusköpfchen und hinterer Olecranonbegrenzung gebildeten Dreiecks eingebracht. Zur Vermeidung von Gefäß- und Nervenverletzungen sollte nur die Haut geritzt werden, um anschließend mit einem stumpfen Klemmchen unter Spreizung des Subkutangewebes und der Muskulatur einen Kanal bis auf die Gelenkkapsel zu bilden. Die Arthroskopiehülse kann dann gefahrlos in kranio-mediale Richtung mit dem scharfen Troicart bis in die Fossa olecrani vorgebracht werden. Nach Einbringen der Optik und Überprüfen der intraartikulären Lage wird das Gelenk mit Spüllösung gefüllt. Ein weiterer Zugang wird in der beschriebenen Technik 2–3 cm proximal und medial des ersten Zugangs gesetzt, über den ein Synovialresektor eingebracht wird. Die Synovialmembran muß zu Beginn meist unter relativ schlechten Sichtverhältnissen knochennah entfernt werden, bis eine ausreichende Gelenkübersicht entsteht. Ist diese nicht erreichbar, sollte man hier abbrechen, um zunächst ventral arthroskopisch zu synovektomieren und zuletzt dorsal über eine umschriebene Arthrotomie vorzugehen. Bei ausreichender arthroskopischer Übersicht kann unter Verwendung von gebogenen Rangeuren bis weit nach ulnar synovektomiert werden. Nach Einbringen des Synovialresektors über den weiter distalen Zugang und Umstecken des Arthroskopes nach proximal kann eine weitgehende Gelenkinnenhautentfernung des dorsalen Gelenkkompartments durchgeführt werden. Im Fall von Streckbehinderungen kann eine Abtragung von Osteophyten am Olecranon unter Verwendung von Fräsen oder aber eines eingeführten schmalen Osteotoms, bzw. groben Rangeurs durchgeführt werden. Die Vertiefung der Fossa olecrani mittels einer Fräse hat sich in Einzelfällen bewährt. Über die dorsalen Zugänge kann in der Regel bei den meist weichen Kapselwandverhältnissen des Rheumatikers, insbesondere in fortgeschrittenen Fällen,

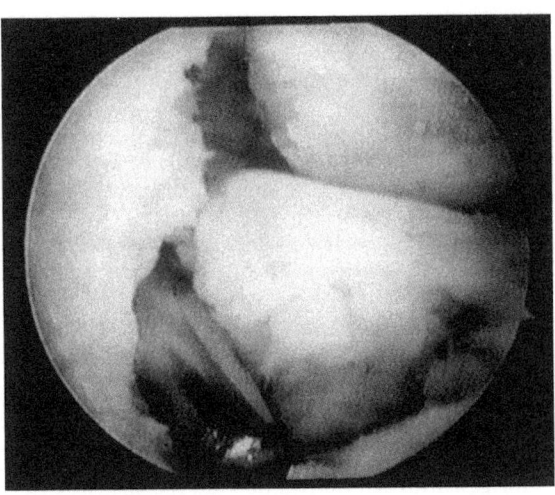

Abb. 3. Arthroskopische Ellenbogensynovektomie. Shaving im ventralen Rezessus vor dem Radiusköpfchen.

relativ problemlos auf das Radiusköpfchen vorgegangen werden, um die entzündliche Gelenkinnenhaut des dorsalen Anteils des proximalen Radioulnargelenks zu entfernen.

Zur ventralen Synovektomie wird eine Punktionskanüle vor dem Epicondylus humeri radialis knapp oberhalb des Radiusköpfchens eingebracht. Nach Rückfluß von Spülflüssigkeit wird in der o.g. Technik das Arthroskop eingeführt. Nach Einbringen der Arthroskopieoptik kann der ventrale Rezessus inspiziert werden. Ein antero-ulnarer Zugang wird gesetzt, dessen Lage durch Diaphanie des nach ulnar vorgeschobenen Endoskopes bestimmt wird. Gegebenenfalls kann auch die Arthroskopiehülse mittels eines spitzen Troicarts bis nach subkutan vorgeschoben werden und nach Stichinzision ein 4 mm Shaver retrograd in die Endoskopiehülse vorgeschoben werden. So können beide Instrumente sicher in das Gelenkinnere gebracht werden. Der ventro-ulnare Anteil des Gelenkinnenraums wird unter Sicht von radial von Tunica synovialis befreit. Die Arthroskopieoptik wird nach ulnar umgesteckt und der ventro-laterale Anteil inklusive der ventralen Anteile des proximalen Radioulnargelenks synovektomiert (Abb. 3).

Beim Vorliegen einer Streckhemmung kann die ventrale Kapsel subperiostal mittels eines eingebrachten schmalen Rasparatoriums oder eines scharfen Löffels mobilisiert werden. Auch können im Fall einer Beugehemmung sekundär arthrotische Anbauvorgänge am Prozessus coronoideus gezielt abgetragen werden. Ein grob destruiertes Radiusköpfchen sollte reseziert werden. Dies kann bei osteoporotischen Knochen rein arthroskopisch mittels eines groben Rangeurs durchgeführt werden. Bei festen Knochenverhältnissen empfiehlt sich die Einbringung eines schmalen Osteotoms oder eines turbinengetriebenen Seitenschneiders, um nach Zerteilen die knöchernen Segmente zu entfernen. Gegebenenfalls kann auch ein distaler radialer Zugang etwa in Höhe des Radiusköpfchens zusätzlich angebracht werden, um gezielt das Radiusköpfchen zu entfernen. Bei technischen Schwierigkeiten kann dieser Zugang leicht erweitert werden, um über eine kleine Arthrotomie das Radiusköpfchen in konventioneller Technik abzutragen.

Aufgrund der postoperativen Blutungen trotz subaqualer Blutstillung empfiehlt sich die Einlage einer Redon-Drainage.

Der wesentliche Vorteil der arthroskopischen Ellenbogensynovektomie besteht in der sofortigen uneingeschränkten aktiven und passiven Mobilisierbarkeit, so daß der nach Synovektomie üblichen Verklebungstendenz der Wundflächen erfolgreich entgegengewirkt werden kann.

Fazit

Die Synovektomie des Ellenbogengelenks führt insbesondere in mittleren und höheren Stadien der rheumatischen Gelenkerkrankung zu einer Beschwerdeminderung. Die effektivere Verhinderung der raschen arthritischen Gelenkdestruktion durch die sog. Frühsynovektomie legt eine frühere Anwendung der Methode nahe. Bei hinreichend dehnbaren Kapsel-Bandstrukturen stellt das arthroskopische oder teiloffene Verfahren unter Beachtung der notwendigen Indikationseinschränkungen für den erfahrenen Arthroskopiker eine zwar technisch aufwendige, doch für den Patienten eine weniger traumatisierende Operationstechnik dar.

Literatur

Arthritis and Rheumatism Council and British Orthopädic Association (1976) Controlled trial of synovectomy of knee and metacarpophalangeal joints in rheumatoid arthritis. Ann Rheum Dis 35:437–442

Arthritis Foundation Commitee on Evaluation of Synovectomy in Rheumatoid Arthritis (1977) Multicenter evaluation of synovectomy in the treatment of rheumatoid arthritis. Arthritis Rheum 20:765–771

van den Boom H, Schmidt K, Miehlke RK (1994) MRT gestützte Diagnostik und Verlaufskontrolle bei Operationen von rheumatischen Humeruskopfzysten in semiarthroskopischer Technik. Akt Rheumatol 19: 136–141

Brattström H, Czurda, Gschwend, Hagena F-W, Kinell, Köhler, Mori, Pavlov, Thabe (1985) Long-term results of knee synovectomie in early cases of rheumatoid arthritis. Clin Rheumatol 4:19–22

Brumfield RH jr, Resnick CT (1985) Synovectomy of the elbow in rheumatoid arthritis. J Bone Jt Surg 67-A:16–20

Burman MS (1931) Arthroscopy or the direct visualisation of joints. J Bone Jt Surg 13:669–695

Copeland SA, Taylor JG (1979) Synovectomy of the elbow in rheumatoid arthritis: the place of excision of the head of the radius. J Bone Jt Surg 61-B:69–73

Ferlic DC, Patchett CE, Clayton ML, Freeman AC (1987) Elbow synovectomy in rheumatoid arthritis. Long-term Results Clin Orthop 220:119–125

Goldie I (1984) A synopsis of surgerey for rheumatoid arthritis (excluding the hand). Clin Orthop 191:185–192

Grimm J (1989) Spätsynovektomie des Ellbogens und Resektion des Radiusköpfchens bei c.P. Z Orthop 127:77–81

Gschwend N, Steiger JU (1986) Ellenbogengelenk. Orthopädie 15:304–312

Hagena F-W (1991) Synovectomy of the elbow. A review of literature and results of an ERASS multicentre study. In: Hämäläinen M, Hagena F-W (eds) Rheumatoid arthritis surgery of the elbow. Karger, Basel 6–21

Hagena F-W (1994) Die Ellenbogengelenkssynovektomie bei chronischer Polyarthritis. Akt Rheumatol 19:38–43

Husband JB, Hastings H (1990) The lateral approach for operative release of posttraumatic contracture of the elbow. J Bone Jt Surg 72-A:1353

Kekow J (1995) Ätiopathogenese der rheumatoiden Arthritis. In: Jahrburch der Orthopädie. Biermann Zülpich

Kerschbaumer F, Ginger A (1985) Zur operativen Behandlung des Ellbogens bei c.P. In: Buchreihe für Orthopädie, Bd 10. ML-Verlag, Uelzen

Kerschbaumer F, Kodyl G, Horresthal J (1997) Arthroskopische Synovektomie des rheumatischen Ellbogengelenks. Arthroskopie 10:27–35

Laine V, Vainio K (1965) Möglichkeiten, Begrenzungen und Aussichten der chirurgischen Behandlung des entzündlichen Rheumatismus. Z Rheumaforsch 24: 81–90

Larsen A, Dahle K, Eek M (1977) Radiographic evaluation of rheumatoid arthritis and related conditions by standard reference films. Acta Radiol Diagnosis 18:481–491

Lee BP, Morrey BF (1997) Arthroscopic synovectomy of the elbow for rheumatoid arthritis. A prospective study. J Bone Joint Surg 79-B:770–772

Linclau LA, Winia WP, Korst JK (1983) Synovectomy of the elbow in rheumatoid arthritis. Acta Orthop Scand 54:935–937

McEwen C (1988) Multicenter evaluation of synovectomy in the treatment of rheumatoid arthritis. Report of results and the end of five years. J Rheumatol 15:765–769

Meijers KA, Valkenburg HA, Cats A (1983) A synovectomy trial and the history of early knee synovitis in rheumatoid arthritis. A multicenter study. Rheumatol Int 3:161–166

Mori M (1985) A review of knee joint synovectomy in rheumatoid arthritis with theoretical and technical considerations. Ann Chir Gynaecol Suppl 198:40–47

Neumann HW, Weber C, Jäger B (1987) Ergebnisse der operativen Synovektomie bei Rheumatoid-Arthritis am Knie- und Ellenbogengelenk. Z ärztl Fortbild 81: 447–449

Niehaus P, Staudte HW (1990) Lohnt sich die Spätsynovektomie mit Radiusköpfchenresektion bei der weit fortgeschrittenen Destruktion des rheumatischen Ellenbogengelenkes? Akt Rheumatol 15:181

Pahle JA (1989) Experiences with synovectomy of the shoulder. In: Lettin AWF, Petersson CJ (eds) Rheumatoid arthritis surgery of the shoulder. Rheumatology. Karger, Basel 12:131–139

Petersson CJ (1986) Shoulder surgery in rheumatoid arthritis. Acta Orthop Scand 57:222–226

Porter BB, Richardson BA, Vainio K (1974) Rheumatoid arthritis of the elbow. The results of synovectomy. J Bone Jt Surg 56-B:427

Pschyrembel (1986) Klinisches Wörterbuch. De Gruyter, Berlin New York

Rymaszewski L, Mackay I, Amis A, Miller JH (1984) Longterm effects of excision of the radial head in rheumatoid arthritis. J Bone Jt Surg 66-B:109

Saito T (1986) Radical synovectomy with muscle release of the rheumatoid elbow. Acta Orthop Scand 57:71

Schmidt K, Miehlke RK (1990) Die arthroskopische Synovektomie im Schulter- und Ellenbogengelenk. Beitr Orthop Traumatol 37:637–641

Schmidt K, Miehlke RK (1992) Arthroskopische Synovektomie im Schulter- und Ellenbogengelenk. Operat Orthop Traumatol 4:112–129

Schmidt K, Miehlke RK (1994) Die arthroskopische Synovektomie des Ellenbogengelenkes. Akt Rheumatol 19:50–55

Schmidt K, Miehlke RK (1994) Mittelfristige Ergebnisse nach arthroskopischer Synovektomie des Schultergelenkes von Rheumatikern (cP). Akt Rheumatol 19:148–154

Schmidt K, Miehlke RK (1994) Arthroscopic synovectomy of shoulder- and elbow. Orthop Traumatol 3:11–28

Shibata T, Shiraoka K, Takubo N (1976) Comparison between arthroscopic and open synovectomy for the knee in rheumatoid arthritis. Arch Orthop Trauma Surg 105

Shott S (1989) Multicenter evaluation of synovectomy (letter, comment). J Rheumatol 848–850

Siekmann W, Hagena FW, Refior HJ (1990) Vergleichende Langzeituntersuchungen von Ellenbogengelenkssynovektomien mit und ohne Radiusköpfchenresektion. Akt Rheumatol 15:169–175

Stegers M, Tahira S, Miehlke RK (1989) Involvement of the shoulder in rheumatoid arthritis. In: Lettin

AWF, Petersson CJ (eds) Rheumatoid arthritis surgery of the shoulder. Rheumatology, Karger, Basel 12:24–30

Südkamp NP, Lobenhoffer P, Seitz W, Szabo M, Tempka A, Haas NP (1993) Hämostase durch Adrenalinzusatz zur Spülflüssigkeit bei arthroskopischen Schulteroperationen. Arthroskopie 6:127–131

Summer G, Webly GDM, Taylor AR (1987) A repraisal of synovectomy and radial-head excision in rheumatoid arthritis. B J Rheumatol 26:59–61

Taylor AR, Harbison JS, Pepler C (1972) Synovectomy of the knee in rheumatoid arthritis. Ann Rheum Dis 31:159

Tillmann K (1990) Recent advances in the surgical treatment of rheumatoid arthritis. Clin Orthop 285:62–72

Tillmann K (1991) Die Synovektomie in der Behandlung entzündlich-rheumatischer Krankheiten: historisch oder aktuell? Z Orthop 129:129–135

Tressel W, Köhler G, Mohing W (1989) Synovectomy of the shoulder joint in rheumatoid arthritis. In: Lettin AWF, Petersson CJ (eds) Rheumatoid arthritis surgery of the shoulder. Rheumatology, Karger, Basel 12:40–45

Volkmann R (1885) Die Artrektomie am Knie. Zbl Chir 137–141

Waertel G, Wessinghage D Ergebnisse nach Ellenbogengelenkeingriffen bei chronischen Polyarthriden. Buchreihe für Orthopädie, Bd 10. ML-Verlag, Uelzen 198

Operative Versorgung bei Insertionstendinosen am Ellbogen

J. Grifka, A. Müller, P. Julius, M. Moraldo, E. Broll-Zeitvogel

Vorbemerkung

Entsprechend des allgemeinen Grundsatzes, daß zuvor eine eingehende diagnostische Abklärung erfolgt und die konservativen Therapiemöglichkeiten ausgeschöpft sind, stellt sich die Indikation zur operativen Versorgung. Dabei orientiert sich das Vorgehen an pathophysiologischen Vorstellungen der chronischen Überlastung und Irritation.

In der weit überwiegenden Zahl handelt es sich um eine Epicondylopathia radialis humeri. Neben der Dizision des Sehnenspiegels können bei entsprechender Begleitsymptomatik ergänzende Prozeduren zur Beseitigung nervaler Irritationen indiziert sein. Eine gleichzeitige Spaltung des Lig. anulare radii wird kontrovers diskutiert. Mit der Spaltung des Sehnenspiegels bei Epicondylopathia ulnaris humeri kann u. U. eine Vorverlagerung des N. ulnaris kombiniert werden. Andere Insertionstendinosen, beispielsweise des distalen Brachioradialisansatzes oder des Trizepsansatzes am Olecranon sind selten. Hier ist differentialdiagnostisch eher an andere Ursachen einer lokalen Beschwerdesymptomatik in diesem Bereich zu denken.

Die typischen lokalen Veränderungen bei Insertionstendinosen beschrieb Cyriax (1936) nach makro- und mikroskopischen Analysen als Rißbildungen und Vernarbungen, in denen unreife, fibroblastische und vaskuläre Strukturen nachzuweisen sind.

Epicondylopathia radialis humeri

Bei der klassischen Beschwerdesymptomatik einer Epicondylopathia radialis humeri mit lokalem Druckschmerz über der am Epicondylus radialis inserierenden Muskulatur anläßlich der typischen Provokationstests hat Hohmann (1926) die Diszision des Sehnenursprungs der Handstrecker empfohlen. Um die Zugbelastung der Sehnen zielgerichtet zu reduzieren, wird üblicherweise die gesamte Sehnenplatte der Handstrecker inzidiert. Zu beachten ist, daß die Sehne des M. extensor carpi radialis brevis bis unter die Muskelsehnenanteile des Extensor carpi radialis longus verläuft und weit nach proximal ansetzen kann, was biomechanisch ungünstig ist, da hier die Zugspannung bei Streckung verstärkt wird. Die Entlastung im proximalen Insertionsbereich wirkt zugleich auf die Einstrahlungen zum M. extensor radialis longus, M. extensor digitorum communis, M. supinator, radialen Kollateralband, Ringband, Ellbogengelenkkapsel und zur tiefen Faszie. Entsprechend geht mit der Inzision des M. extensor carpi radialis brevis auch eine Entlastung im Supinatorschlitz am Durchtrittspunkt des tiefen Anteils des N. radialis einher, so daß durch die Entspannung der fibrösen Kante des Supinatorschlitzes eine relative Dekompression resultiert.

Bosworth (1955) gibt neben der proximalen Einkerbung eine partielle Resektion des Lig. anulare an. Die Indikation stellt Bosworth bei einer Verdickung und Degeneration des Lig. anulare. Modifikationen dieser Technik reichen bis zur zusätzlichen Bursaresektion und Lösen der Sehnenplatte der Handextensoren, so daß auch hier eine Entlastung des Muskelzuges realisiert wird (Boyd u. McLeod, 1973). Die Entlastung der Sehnenspannung durch distale Verlängerungsplastik nach Garden (1961) ist wenig geläufig, so daß sich hierzu kaum Ergebnisse finden (Nollen, 1981).

Nach den Untersuchungen von Kaplan (1959) stellten Wilhelm und Gieseler (1962) die Denervation des lateralen Epicondylus und Dekompression des N. radialis vor. Dabei gehen auch sie von einer funktionellen Überbeanspruchung der Handextensoren aus, orientieren sich aber an der lokalen Innervation. Mit der Umschneidung bis zum Periost und der gezielten Koagulation der Nervenansätze und -verläufe mit Ablösen eines ventralen Hautsubkutislappens gehen sie symptomatisch vor. Über die Verlängerung dieser Inzision nach distal ist neben der Desinsertion der Streckmuskulatur auch die Darstellung des M. supinator mit Aufsuchen des Radialiseintritts möglich, der als ergänzende Therapiemaßnahme empfohlen wird (Beenisch u. Wilhelm, 1985).

Wanivenhaus et al. (1986) berichten bei 45 nachuntersuchten Patienten nach Wilhelm-OP über vermehrte Schmerzen im Bereich des Lig. anulare im Fall einer unzureichenden Entlastung des M. extensor carpi radialis brevis sowie von zwei Fällen mit explizitem Druckschmerz über dem Metacarpale III als Ansatzpunkt dieses Muskels.

Heute ist die OP nach Wilhelm kritisch zu betrachten, da experimentelle Untersuchungen von Putz und Müller-Gerbl (1988) bereits auf die besonders große Zahl propriozeptiver Rezeptoren im Bereich des Bindegewebes um das Ellbogengelenk hingewiesen haben. Wie nicht anders zu erwarten, finden sich in den periartikulären Strukturen, den Muskelfaszien und Sehnenplatten Spannungsrezeptoren und es muß angenommen werden, daß die von diesen Rezeptoren ausgehenden afferenten Impulse maßgebliche Bedeutung für die Steuerung der muskulären Stabilisierung des Gelenks haben, wie auch Wahl et al. (1987) fanden.

In diesem Licht erlangt die ursprüngliche Operation nach Hohmann wieder vermehrte Bedeutung, da sie zum einen zielgerichtet an der überlastet zugbeanspruchten Struktur ansetzt, zum anderen die Propriozeption möglichst wenig stört.

Endoskopische Technik

Die endoskopische Darstellung und Sehnenspaltung bei der Epicondylopathia radialis humeri wurde in unserer Klinik 1991 entwickelt und ist durch die gemeinsame Erfahrung mit einem ambulanten Operationszentrum mit mittlerweile mehr als 110 Eingriffen als standardisierte Technik ausgearbeitet. In Übertragung der Hohmann-OP zielt auch die endoskopische Technik auf die Kerbung und damit Entlastung des Extensoren-Sehnenansatzes. Aus dem Arthroskopie-Instrumentarium wird dazu eine übliche 30°-Optik mit Videokette, ein arthroskopiegeeignetes Hochfrequenzmesser mit hakenförmiger Schneide und ein Tasthäkchen benötigt. Zum Spülen muß eine elektrolytfreie Lösung, z.B. Purisole® (Sorbit-Mannit-Lösung), gewählt werden.

Bei Orientierung am Hautnervenverlauf sowie einer möglichst guten Darstellung wird ca. 5 cm oberhalb des Epicondylus lateralis humeri im dorsolateralen Oberarmbereich mit einer 15er Klinge eine kutane Stichinzision in Oberarmlängsrichtung durchgeführt. Die Inzision erfolgt in Längsrichtung, um auch durch diese Schnittführung eine Hautnervenverletzung zu vermeiden (Abb. 1).

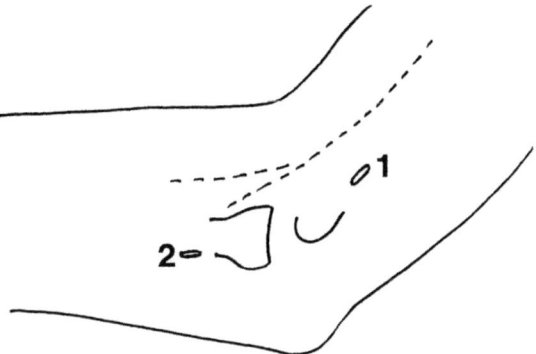

Abb. 1. Schematische Darstellung der Inzisionen. Die erste Inzision (1) erfolgt ca. 5 cm oberhalb des Epicondylus radialis humeri in Oberarmlängsrichtung im dorsolateralen Oberarmbereich. Der Hautnervenverlauf mit Abgang des N. cutaneus antebrachii posterior ist gestrichelt eingezeichnet. Er kann große Variationen aufweisen, verläuft aber generell in Oberarmlängsrichtung. Die zweite Inzision (2) erfolgt distal unterhalb des Radiusköpfchens in Unterarmlängsrichtung

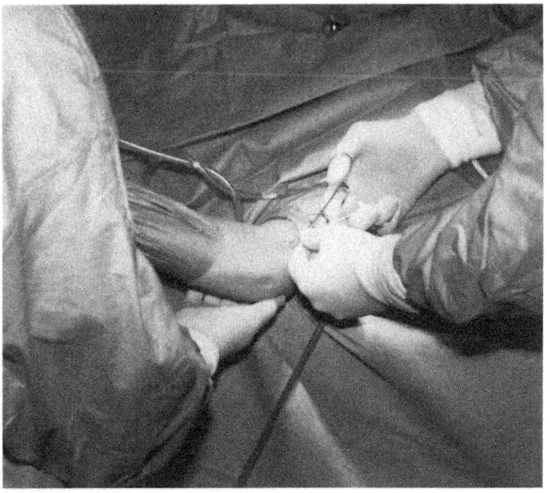

Abb. 2. Stumpfes Spreize des Subkutangewebes mit einer Moskitoklemme bis zur Muskelfaszie

Das Sukutangewebe wird mit einer Moskitoklemme stumpf gespreizt und bis zur Muskelfaszie gelöst (Abb. 2). Sodann wird der stumpfe Trokar in Richtung auf den Epicondylus lateralis und distal hiervon über die Extensorensehne vorgebracht. Hierbei hat man bereits ein unmittelbares Gefühl für den Kontakt der stumpfen Trokarspitze auf dem Sehnenanteil (Abb. 3). Dabei ist das Ellbogengelenk ca. 70° gebeugt.

Durch dieses Vorgehen ohne vorherige Unterspritzung und Flüssigkeitsauffüllung hat man den Vorteil, daß die Landmarks beim Einführen des Arthroskops noch unverändert als Orientierung dienen und nicht schon zu Beginn eine Flüssigkeitsdurchtränkung mit diffuser Aufquellung eintritt. Das Arthroskop wird nun in Richtung auf den Extensorenansatz vorgeführt und die Sehnenplatte ist in der Regel bereits bei Spülung mit wenig Flüssigkeit darzustellen (Abb. 4).

In unveränderter, leichter Beugestellung kann nunmehr 3–4 cm distal des Epicondylus unter Diaphanoskopie die zweite Inzision in Längsrichtung des Unterarmes erfolgen. Die Diaphanoskopie hat den Vorteil, daß durch die Durchleuchtung des Gewebes eine Inzision im Hautnerven- oder Gefäßverlauf vermieden werden kann. Zur Bestimmung der Plazierung dieses zweiten Zugangs kann ggf. auch zuvor mit einer Kanüle der beabsichtigte Zugangsweg sondiert und die Lage der Kanülenspitze zu den Extensorenansätzen beobachtet werden. Durch die zweite Inzision wird nun ein Tasthäkchen vorgeführt (Abb. 5), mit dem der Extensorenursprung zusätzlich von kleinen anhaftenden Gewebssträngen befreit wird (Abb. 6).

Diese Situation von anhaftenden Gewebsanteilen ist bei chronischen Epikondylopathien und wiederholten Injektionen häufig. Zugleich kann mit dem Tasthäkchen die Inzisionsrichtung abgetastet werden. Der Sehnenansatzbereich ist aus dieser Position mühelos zu erreichen. Die sichere Lokalisation kann auch durch passive Dorsalextension und Palmarflexion im Handgelenk überprüft werden. Die gleichmäßige Wölbung von Muskulatur und Sehnenplatte erweist sich als besonders vorteilhaft. Inspektorisch herrscht, ana-

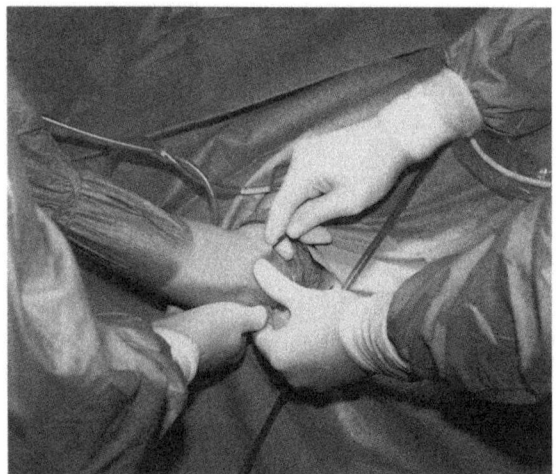

Abb. 3. Abschieben des Subkutangewebes von der Muskelfaszie mit einem stumpfen Trokar. Der Daumen der linken Hand markiert in diesem Bild den Epicondylus radialis humeri. Der stumpfe Trokar wird bis distal hiervon vorgeschoben, während das Ellbogengelenk ca. 70° gebeugt ist

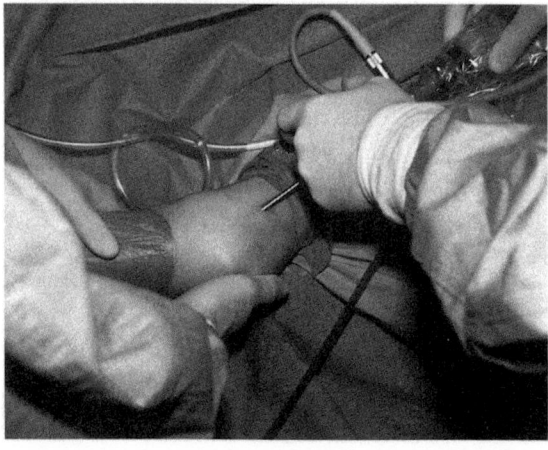

Abb. 4. Das Arthroskop wird bei Spülung mit wenig Flüssigkeit zum Sehnenursprung der Handgelenksextensoren vorgeführt

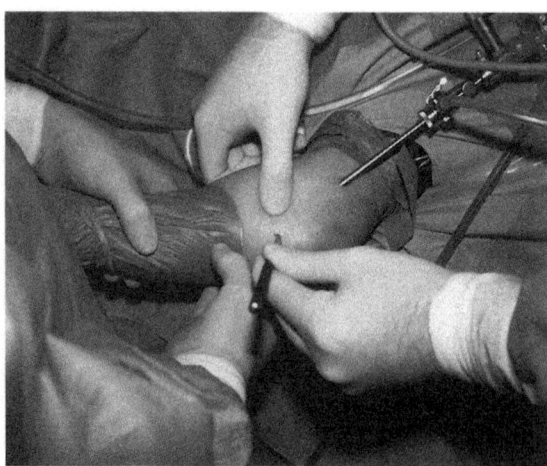

Abb. 5. Unter Diaphanoskopie wird die zweite Inzision in Längsrichtung des Unterarms, wie in Abb. 1 gezeigt, vorgenommen und das Subkutangewebe analog zu dem ersten Zugang mit einer Moskitoklemme stumpf gespreizt. Sodann wird ein Tasthäkchen eingeführt, mit dem noch auf dem Extensorenursprung haftende Gewebsanteile gelöst werden

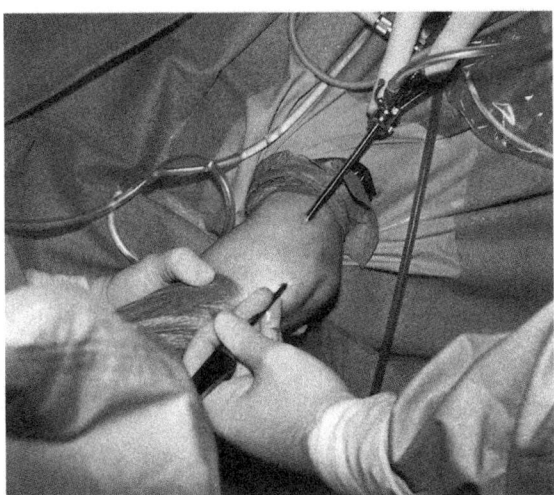

Abb. 6. Spätestens nach der zusätzlichen Befreiung des Extensorenursprungs mit dem Tasthäkchen ergibt sich das endoskopische Bild des Extensorenursprungs

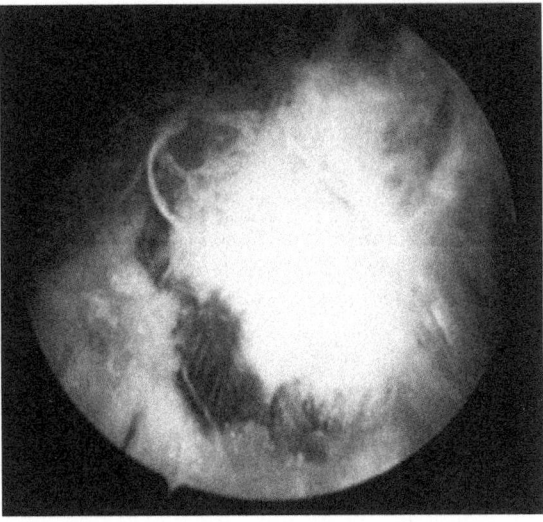

Abb. 8. Endoskopisches Bild des inzidierten Sehnenbereichs, der sich retrahiert, mit den darunterliegenden Muskelanteilen

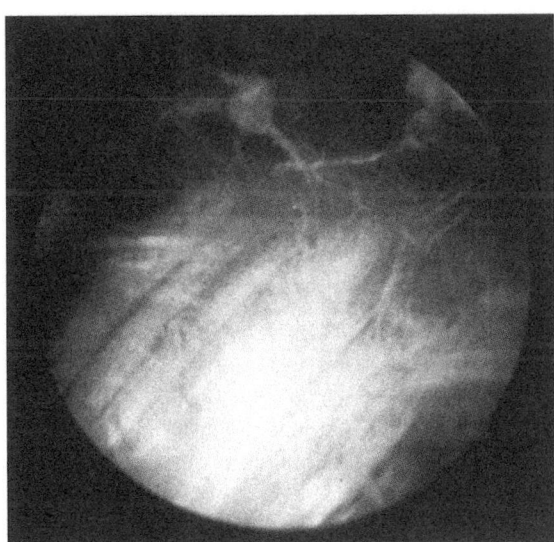

Abb. 7. Spalten des Extensorenursprungs analog zur Hohmann-OP mit dem Hochfrequenzmesser, indem das schneideaktive Häkchen im proximalen Bereich angesetzt und unter endoskopischer Kontrolle auf den zweiten Zugang hin bewegt wird

log zur offenen Operation, der Eindruck einer aufgequollenen, verdickten Sehnenplatte. Mit dem Hochfrequenzmesser wird sodann in der auch bei offener OP-Technik üblichen Schnittrichtung proximal zum Epicondylus radialis humeri über der Sehnenplatte begonnen und der Schnitt sukzessive unter Zurückziehen des E-Messers in Richtung auf den zweiten Zugang hin ausgeführt (Abb. 7). Dabei wird die Sehnenplatte durchtrennt und es zeigen sich die darunter verlaufenden Muskelanteile (Abb. 8).

Nach den vorangegangenen Ausführungen ist es verständlich, daß insbesondere die sichere Kerbung und Entlastung im Sehnenbereich des M. extensor carpi radialis brevis vorgenommen wird. Durch die Inzision retrahieren sich die unter Spannung stehenden Sehnenanteile und die darunter liegenden Muskelstrukturen werden sichtbar. Der Befund wird mit einem Tasthäkchen kontrolliert.

Eine separate Blutstillung ist nicht erforderlich. Durch die Verwendung des Hochfrequenzmessers ist der Effekt einer gleichzeitigen Blutstillung gegeben. Über den Skopzugang wird eine Redondrainage eingelegt. Auf Hautnähte kann verzichtet werden. Dies hat auch den Vorteil, daß sich die Flüssigkeit zusätzlich durch die Inzisionsstellen entleeren kann.

Für das operative Vorgehen kann es sich als vorteilhaft erweisen, nur dosiert Flüssigkeit zu verwenden, damit keine Durchtränkung des gesamten Gewebes eintritt und dadurch die Orientierung erschwert wird. Schon mit wenig Flüssigkeit und geringem Druck läßt sich diese Operation sicher durchführen. Durch das Verwenden einer Blutsperre besteht keine Gefahr, daß einzelne Blutungen die Darstellung erschweren.

Von den 80 bis Ende 1996 operativ versorgten Patienten konnten 75 (93,5%) mit einem durchschnittlichen standardisierten follow-up von 29,4 Monaten nachuntersucht werden. Die

Altersverteilung reichte von 22 bis 68 Jahre (mittel: 48,4 Jahre). 60 Fälle wurden ambulant versorgt. Bei 68,7% erfolgte der Eingriff am dominanten Arm, wobei 92,5% der Patienten Rectshänder waren. In einem Fall wurden beide Arme operativ versorgt. Die mittlere Dauer der konservativen Vorbehandlung betrug 22,5 Monate mit einem maximalen präoperativen Beschwerdezeitraum von 150 Monaten. Unter Berücksichtigung der Kriterien „Funktion", „Schmerzen" und „subjektive Einschätzung" ergab sich in 54,7% der Fälle ein sehr gutes Ergebnis mit kompletter Beschwerdefreiheit. In 13,4% zeigte sich ein gutes Ergebnis mit nur leichten Beschwerden bei stärkster Belastung. 15,9% zeigten ein zufriedenstellendes Ergebnis mit deutlicher Besserung gegenüber den präoperativen Beschwerden. In 5,4% fand sich ein nicht zufriedenstellendes Ergebnis. 10,6% der Patienten hatten sich zum Zeitpunkt der Nachuntersuchung bereits einem weiteren operativen Eingriff unterzogen.

Somit darf die Schlußfolgerung gezogen werden, daß beim Versagen der konservativen Therapie die endoskopische Darstellung und Sehnenspaltung bei der Epicondylopathia radialis humeri in Anlehnung an die Hohmann'sche Diszision ein geeignetes und erfolgreiches Verfahren darstellt. Die besonderen Vorteile des endoskopischen Vorgehens sind neben einer schnellen postoperativen Belastbarkeit und schnellen Wiederaufnahme der Berufstätigkeit die ungestörten Innervationsverhältnisse, denen auch im Ellbogenbereich durch ihre Afferenzen propriozeptive Funktionen zugeschrieben wird. Für den geübten Arthroskopeur ist die Übertragung der offenen Operationstechnik auf das endoskopische Vorgehen problemlos und bietet bezüglich Durchführungstechnik und Inzisionsweise ausreichende Sicherheit.

Epicondylopathia medialis humeri

Bei der Epicondylopathia medialis humeri überspannt die Beugersehnenplatte mit dem Anteil des M. flexor carpi ulnaris auch den N. ulnaris nach seiner Passage im Sulkus. Daher empfiehlt sich bei der Inzision der Sehnenplatte vom Pronator teres über den Flexor carpi radialis und Palmaris longus bis zum Flexor carpi ulnaris die Freilegung und Anschlingung des N. ulnaris. Einkerben und Abschieben der Sehnenplatte bis zum Periost erfolgt in üblicher Weise, so daß die Spannung der Flexoren reduziert ist. Liegt keine gleichzeitige Störung im Bereich des N. ulnaris vor, so wird dieser in seinem ursprünglichen Bett belassen.

Nervenkompressions-Syndrome

Das sog. Sulkus-Ulnaris-Syndrom ist differentialdiagnostisch bei Epicondylopathia medialis humeri sowie bei Beschwerden im Bereich der Trizepsinsertion am Olecranon abzugrenzen. Das Lig. epicondylo-olecranium überspannt den oberen Anteil des Sulcus ulnaris und kann durch den M. anconaeus verstärkt werden. Nach distal begrenzt der Arcus tendineus als Ausläufer des M. flexor carpi ulnaris den Nervenverlauf. Das Sulkus-Ulnaris-Syndrom ist die häufigste nervale Druckschädigung im Bereich des Ellbogens. Deswegen sollte auch bei unauffälligen knöchernen Verhältnissen an die Einengung des Ulnaris in diesem Bereich gedacht werden. Gerade bei muskelkräftigen Patienten mit ausgeprägtem M. triceps brachii aufgrund Streck- und Beugebeanspruchung sowie bei vermehrter Valgusstellung des Ellbogengelenkes und schließlich bei Ballsportarten kommt es gehäuft zu Irritationen in diesem Bereich. Nach Ausschöpfen der konservativen Therapie empfiehlt sich die langstreckige Freilegung des N. ulnaris, der nach distal unter Schonung der Muskeläste dekomprimiert werden muß. Hierzu bedarf es der Spaltung des Septum intermusculare ulnare humeri, um den Nerven ohne Umlenkung in möglichst harmonischem Zug zu transponieren. Damit der Nerv nicht lediglich subkutan verlagert wird, kann die Beugersehnenplatte tief gespalten und der Nerv bei loser Muskeladaption weich gebettet werden.

Eine Druckschädigung des M. radialis im Bereich des Septum intermusculare radiale humeri, in dem er um den Humerusschaft von dorsal nach ventral verläuft, kann ein ähnliches Bild wie eine Epicondylitis radialis humeri machen. Grundsätzlich muß in diesem Bereich auch an ein Neurom oder eine fibrotische Einscheidung des Nerven gedacht werden.

Im weiteren Verlauf zwischen M. brachialis und M. brachioradialis geht der R. profundus ab, der in den M. supinator strahlt und dorsal über die Membrana interossea bis zum Handgelenk verläuft. Die Sehnenarkaden vom M. extensor carpi radialis brevis sowie des M. supinator können eine Kompression verursachen, bei der ausschließlich der tiefe Ast betroffen ist, während der sensible R. superficialis ungestört ist. Wieder zeigen sich die typischen Beschwerden, die auch bei Epicondylopathia radialis humeri festzustellen sind. Zur Dekompression müssen die Sehnenarkaden ausreichend gespalten werden.

Der N. medianus ist insbesondere beim Pronatorlogen-Syndrom betroffen. Bei seinem Verlauf in der Ellenbeuge zieht er zwischen Caput humerale und Caput ulnare durch den M. pronator teres. Bei Hypertrophie der Pronator teres-Muskulatur oder anhaltendem Druck kommt es zur typischen distalen Medianuskompressionssymptomatik. Ebenso kann der M. medianus durch Bandverbindungen zum ulnaren Epikondylus unter Zug geraten. Bei der operativen Therapie muß der komprimierende Faserzug vollständig durchtrennt werden. Mit sorgfältiger Blutstillung ist der Hämatombildung und nachfolgenden Organisierung des Gewebes mit Rezidivgefahr entgegenzuwirken.

Bei der operativen Versorgung konservativ therapieresistenter, klinisch imponierender Insertionstendinosen muß stets auch bedacht werden, ob ursächlich und begleitend nervale Irritationen vorliegen, die entsprechend angegangen werden müssen. Sowohl Kompressionen im Bereich des N. radialis, als auch medialis und ulnaris können Beschwerden verursachen, die denen von Insertionstendinosen ähnlich sind. Besonders schwierig ist die differentialdiagnostische Abklärung bei muskelstarken Individuen aufgrund sportlicher oder arbeitsbedingter beruflicher Belastung.

Literatur

Beenisch J, Wilhelm K (1985) Die Epicondylitis humeri lateralis. Fortschr Med 103:417–423

Bosworth DM (1955) The role of the orbicular ligament in tennis elbow. J Bone Joint Surg 37 A:527–533

Boyd HD, McLeod AC (1973) Tennis elbow. J Bone Joint Surg 55 A:1183–1187

Cyriax JH (1936) The pathology and treatment of tennis elbow. J Bone Joint Surg 18:921–940

Garden RS (1961) Tennisellbogen. J Bone Joint Surg 43 B:100–160

Hohmann G (1926) Über den Tennisellbogen. Verhandlungen der deutschen orthopädischen Gesellschaft 1:349–355

Kaplan EB (1959) Treatment of tennis-elbow by denervation. J Bone Joint Surg 41 A:147–151

Nollen AJG (1981) Ergebnisse der operativen Behandlung der Epikondylitis lateralis humeri. Orthopäde 10:328–839

Putz R, Müller-Gerbl M (1988) Funktionelle Anatomie des Ellbogengelenkes. Orthopäde 17:338–346

Wahl van der JC, Strasman T, Drukker J, HAlata Z (1987) The occurance of sensory nerve endings in the lateral capital region of the rat in relation to the architecture of the connective tissue. Acta Anat 130:94

Wanivenhaus A, Kickinger W, Zweymüller K (1986) Die Epicondylitis humeri radialis unter besonderer Berücksichtigung der Operation nach Wilhelm. Wiener klinische Wochenschrift 98:338–341

Wilhelm A, Gieseler H (1962) Die Behandlung der Epicondylitis humeri radialis durch Denervation. Chirurg 33:118–122

Stoßwelle

Kapitel 1

Differenziertes Vorgehen bei subkromialem Impingement und ACG-Arthrose – der Stellenwert der Stoßwellentherapie

M. Loew

Einleitung

Der Begriff des subakromialen Impingement faßt verschiedene Schmerzsyndrome der Schulter zusammen, deren gemeinsame Ursache ein Mißverhältnis zwischen der Weite des subakromialen Gleitraumes und der Beschaffenheit der darin verlaufenden Weichteile darstellt. Typisches Symptom ist der Schmerz beim Anheben des Armes. Neben anderen funktionellen Störungen führt auch die ACG-Arthrose zu schmerzhaften Funktionsstörungen des Schultergelenks.

Neer postulierte den Begriff des *extrinsischen* und *intrinsischen* Impingement – ersterem liegt eine subakromiale Enge zugrunde, z.B. durch ein überhängendes Akromion, letztem eine Volumenvermehrung des subacromialen Gleitgewebes, z.B. durch eine Kalkeinlagerung in die Rotatorenmanschette.

Das *extrinsische Impingement* wird nach Neer in 3 Stadien eingeteilt deren letztes die Ruptur der Rotatorenmanschette mit den Sekundärfolgen einer „cuff-tear-arthropathy" darstellt.

Die Stadien I und II des subakromialen Impingement und die ACG-Arthritis sind eine Domäne der konservativen Behandlung durch Physio- und Elektrotherapie sowie durch lokale Infiltrationen. Nur in einem geringen Prozentsatz sind bei hartnäckigen und über 6 Monate therapieresistenten Beschwerden operative Maßnahmen zu diskutieren.

Die vordere Akromioplastik nach Neer hat sich als „golden standard" in der Behandlung des subakromialen Impingement Stadium II etabliert; das Verfahren ist auch integraler Bestandteil der operativen Versorgung von Rotatorenmanschettenrupturen. In 80–90% der Fälle sind danach subjektiv und funktionell gute Ergebnisse zu erwarten.

Die endoskopische subakromiale Dekompression (ESD) findet seit den Arbeiten von Ellmann zunehmende Verbreitung. Die meisten Autoren berichten nach der ESD über Resultate, die denen der offenen Akromioplastik vergleichbar sind. Vergleichende Studien über die unterschiedlichen Behandlungsstrategien sind allerdings selten. Unsere prospektive Vergleichsstudie an 50 Patienten (Loew 1994) zeigte für beide Operationsverfahren gute Ergebnisse in ca. 78% der Fälle; wegen der niedrigeren Weichteiltraumatisierung ziehen wir daher die endoskopische Operation vor. Der Einsatz der Lasertechnik scheint nach Imhoff weitere Vorteile zu bieten.

Bei der Tendinosis calcarea führt die endoskopische Entfernung des Kalkdepots mit oder ohne ESD in den meisten Fällen zu Beschwerdefreiheit. Ultima ratio der schmerzhaften ACG-Arthrose ist die offen oder endoskopisch ausgeführte Resektionsarthroplastik (Mumford).

Extrakorporale Stoßwellentherapie

1992 berichtete Dahmen erstmals kasuistisch über Erfolge der *niedrigenergetischen* Stoßwellentherapie (NESWT) bei der Tendinosis calcarea – später dehnte er die Indikation auf verschiedene schmerzhafte Enthesiopathien, unter anderem im Bereich der Schulter aus, ohne daß durch seine oder andere Arbeitsgruppen bisher kontrollierte Behandlungsresultate publiziert wurden.

Unsere Arbeitsgruppe (Loew 1993, 1995) setzte erstmals die *hochenergetische* Stoßwellentherapie (HESWT) in der Therapie der Tendinosis calcarea ein. Dem Behandlungskonzept lag die Arbeitshypothese zugrunde, daß der stoßwelleninduzierte Druck im therapeutischen Fokus über direkte Fragmentationswirkungen und indirekte Kavitationsphänomene in den amorphen Kalkstrukturen eine Desorganisation und Desintegration bewirken und zu einem Durchbruch der Kalkdepots in die benachbarte Bursa subacromialis oder zur Einleitung resorptiver Vorgänge durch das angrenzende Bindegewebe führen könnte.

In einer prospektiven klinischen Studie an 195 Patienten wurden in 2 Phasen vier Gruppen gebildet, die nach einem einheitlichen Therapieprotokoll mit niedrigenergetischen (*NESWT*) bzw. hochenergetischen Stoßwellen (*HESWT*) behandelt wurden:

Gruppe	n	follow-up	Energiedicht	Applikationen
I	20	3 Mo		
II (NESWT)	20	3 Mo	0,09 mJ/mm²	1
III (HESWT)	74	6 Mo	0,32 mJ/mm²	1
IV (HESWT)	81	6 Mo	0,32 mJ/mm²	2

Kriterien für die Erfolgsbewertung waren die subjektive Beurteilung durch den Patienten, die Veränderungen der Röntgenmorphologie des Kalkschattens und die Entwicklung der Schulterfunktion nach dem CONSTANT-Score 3 und 6 Monate nach der Behandlung.

Ergebnisse

Unter allen Bewertungskriterien stellte sich ein von der applizierten Gesamtenergie abhängiger Behandlungserfolg ein. Dabei unterschieden sich jedoch die Ergebnisse der niedrigenergetischen Behandlung (Gruppe II) nicht signifikant von denen der unbehandelten Kontrollgruppe.

Subjektiver Behandlungserfolg

Gruppe	positiv
I	5%
II	28%
III	49%
IV	58%

Röntgenologische Desintegration/Auflösung der Kalkdepots

Gruppe	insgesamt	Auflösung	Desintegration
I	10%	5%	5%
II	20%	10%	10%
III	49%	34%	15%
IV	72%	51%	21%

Constant-Score

Gruppe	Differenz
I	+ 4,9 Punkte
II	+ 6,5 Punkte
III	+21 Punkte
IV	+24 Punkte

In der 75% der Fälle korrespondierte der röntgenologische Behandlungserfolg mit den subjektiven und funktionellen Veränderungen bei den Patienten.

Von Schmerzen unter der Therapie und oberflächlichen Einblutungen im Ankopplungsbereich abgesehen wurden klinisch, szintigraphisch und kernspintomographisch keine behandlungsinduzierten Frühkomplikationen beobachtet.

Ausblick

Die hochenergetische Stoßwellentherapie (*HESWT*) stellt nach den gewonnenen Erfahrungen als komplikationsarme nicht-invasive Methode einen neuen Weg in der Behandlung der Tendinosis calcarea an der Schnittstelle zwischen den konservativen und operativen Verfahren dar. Nachteile sind der hohe apparative, personelle und zeitliche Aufwand und die damit verbundenen Behandlungskosten – Faktoren, die sich limitierend für die Verbreitung der Methode in der Orthopädie erweisen könnten. Eine kritische Patientenselektion, verbindliche Maßnahmen zur Qualitätssicherung und eine qualifizierte Einweisung in das Verfahren sind daher als „conditio sine qua non" zu fordern.

Therapie der Ansatztendopathien am lateralen Ellenbogen

J.-D. Rompe

Epicondylopathia humeri radialis

Konservative Therapie

Mehr als 40 konservative und operative Therapieansätze sind für die Epicondylopathia humeri radialis beschrieben worden, was darauf schließen läßt, daß eine kausale Therapieform bis heute nicht existiert (Chard u. Hazleman 1989). Da der Verlauf in der Regel benigne ist und viele Patienten, selbst ohne Therapie, innerhalb eines Jahres beschwerdefrei werden, haben konservative Maßnahmen immer Vorrang vor einem operativen Eingriff.

Im Rahmen der weitverbreiteten Polypragmasie zählen zu den konservativen Verfahren unter anderen die Immobilisation, der therapeutische Ultraschall, die Laserbehandlung, die Magnetfeldtherapie, Massage, die nieder- und mittelfrequente Elektrotherapie, die transkutane elektrischen Nervenstimulation, die antiphlogistische Salbenbehandlung, die systemische Verabreichung von nichtsteroidalen Antiphlogistika, die Infiltration mit Lokalanästhetika oder Glukokortikoiden, die Schmerzbestrahlung, die Akupunktur (Tabelle 1). Insgesamt spricht für die nicht kausalen konservativen Behandlungskonzepte in erster Linie ihre Harmlosigkeit für den Patienten. Die Therapiewahl beruht vor allem auf persönlicher Erfahrung des behandelnden Arztes. Mit vollem Recht beklagten Labelle et al. (1992) in ihrer Literaturanalyse, daß bis auf wenige Ausnahmen der wissenschaftliche Nachweis für die Wirksamkeit der oben angeführten Methoden nicht erbracht werden konnte. In keiner einzigen Publikation gab es einen Hinweis auf den natürlichen Verlauf der Erkrankung. Insofern bleibt das Ergebnis jeder nichtkontrollierten Studie (60 von 78) äußerst fragwürdig, da ja die Selbstheilungsquote unbekannt ist. Bei der Auswertung der verbliebenen 18 kontrollierten Untersuchungen konnte nur eine einzige (Stratford et al. 1989) strengsten Kriterien benügen. Die Behandlung muß also weiterhin auf den Einzelfall eingehen und kann sich kaum auf statistisch gesicherte Behandlungsvorschläge verlassen.

Operative Therapie

Maßgebend für die Operationsentscheidung sollten die Schmerzstärke, die Behinderung im täglichen Leben und die Leidensdauer des Patienten sein. Es sind zahlreiche chirurgische Verfahren zur Behandlung der lateralen Epikondylitis beschrieben worden, die meisten Techniken datieren aus dem Anfang des 20. Jahrhunderts. Prinzipiell sind die Fasziendiszision, die Verlängerung des M. extensor carpi radialis brevis mittels Z-Plastik, die Exzision des rupturierten Extensorenursprungs, die Denervation des lateralen Epicondylus infolge einer Durchtrennung der sensorischen Fasern des N. radialis, die teilweise oder komplette Durchtrennung des Lig. anulare, die Synovektomie, die Neurolyse des N. interosseus posterior im Radialistunnel und im Supinatorschlitz bekannt (Tabelle 2). Mit wenigen Ausnahmen lag die Quote guter und sehr guter Resultate bei den retrospektiven Studien mit uneinheitlichem Patientengut über der 80%-Marke (Wittenberg et al. 1992; Newey u. Patterson 1994), in einer prospektiven Untersuchung berichteten Verhaar et al. (1993) über 69% beziehungsweise 89% sehr gute und gute Ergebnisse nach 1 und 5 Jahren. Komplikationen wie Infektionen oder Bewegungseinschränkungen waren vernachlässigbar (Cabot 1987). Ob die Verwendung arthroskopischer Operationstechniken (Grifka et al. 1995) gleichwertige Ergebnisse erbringen kann, muß weiteren Untersuchungen vorbehalten bleiben (Tabelle 3). Die Resultate der einzelnen Studien sind nicht miteinander zu vergleichen, da die Patienten überwiegend retrospektiv, ohne Kontrollgruppe,

Tabelle 1. Ergebnisse kontrollierter Studien (konservative Therapie), aufgeteilt nach Ultraschall, Iontophorese, NSAR-Gabe, Kortikosteroidinjektionen und anderen Behandlungsformen (CI: Corticosteroidinjektion; CS: Cortisonsalbe; Diclo-I: Diclofenac-Iontophorese; F: Friktion; I: Iontophorese; NSAR: Nicht-steroidale Antiphlogistika; PH: Phonophorese; PL: Placebo; TENS: Transkutane Elektrische Nervenstimulation; US: Ultraschall)

Autor	Fallzahl	Behandlung	Ergebnis
Binder et al. 1985	76	US vs. PL	US besser ($p<0{,}01$)
Halle et al. 1986	48	US+PH vs. TENS vs. CS	Kein Unterschied Besserung in allen Gruppen
Lundeberg et al. 1988	99	US vs. PL US vs. Ruhe	US=PL US besser als Ruhe
Stratford et al. 1989	40	US+CS vs. US+PL+F vs. US+PL	Kein Unterschied Besserung in allen Gruppen
Famaey et al. 1982	97	Diclo-I vs. PL-I	Diclofenac-Iontophorese besser ($p<0{,}01$)
Vecchini und Grossi 1984	24	Diclo-I vs. PL-I	Diclofenac-Iontophorese besser als PL-Iontophorese ($p<0{,}001$)
Grossi et al. 1986	73	PL vs. PL-I vs. Pirprofen-I	Besserung in allen Gruppen Pirprofen-I besser ($p<0{,}001$)
Rosenthal 1984	50	Flurbiprofen vs. Piroxicam	Kein Unterschied Besserung in beiden Gruppen
Saartok und Eriksson 1986	21	Naproxen vs. CI	Kein Unterschied Keine Besserung
Adelaar et al. 1987	18	Diflunisal vs. Naproxen	Kein Unterschied Keine Besserung
Akermark et al. 1995	60	Glykosaminoglykan vs. PL	Glykosaminoglykan besser ($p<0{,}001$)
Clarke und Woodland 1975	50	Methylprednisolon vs. Hydrocortison	Kein Unterschied Besserung in beiden Gruppen
Day et al. 1978	95	CI vs. Xylocain vs. NaCl	Steroid besser ($p<0{,}001$) Xylocain=NaCl
Brattberg 1983	60	Akupunktur vs. CI	Akupunktur besser ($p<0{,}005$) Keine Besserung durch CI
Solveborn et al. 1995	109	CI+Lidocain vs. CI+Bupivacain	Kein Unterschied Nur kurzfristige Besserung
Verhaar et al. 1995	106	CI vs. F	Kein Unterschied Besserung in beiden Gruppen
Percy und Carson 1981	80	Dimethylsulphoxid 40% vs. PL	Kein Unterschied Besserung in beiden Gruppen
Devereaux et al. 1985	30	Elektromagnetisches Feld vs. PL	Kein Unterschied Besserung in beiden Gruppen
Burton 1988	33	Manipulation vs. Manipulation + Spange vs. Manipulation + NSAR-Salbe	Kein Unterschied Besserung in allen Gruppen

Tabelle 2. Übersicht der Operationsmethoden (nach Meine und Eicher 1981)

Hypothese der Pathogenese	Operationsverfahren
Tendoperiostose	Entspannung des Muskelzugs durch Einkerbung des Extensorenursprungs (Hohmann 1933) Entspannung des Muskelzugs durch distale Verlängerungsplastik der ECRB-Sehne (Garden 1961)
Tendoperiostose + Ringbandveränderung	Entspannung des Muskelzugs durch proximale Einkerbung und partielle Exzision des Ringbands (Bosworth 1965)
Granulations- und Narbengewebe sub- oder intratendinös	Exzision des Granulations- und Narbengewebes (Goldie 1964; Coonrad und Hooper 1973; Nirschl und Pettrone 1979)
Entrapment des N. radialis	Dekompression des Radialistunnels (Roles und Maudsley 1972)
Radialisirritationssyndrom	Denervierung des Epikondylus (Kaplan 1959; Wilhelm und Gieseler 1962)

Tabelle 3. Ergebnisse verschiedener Operationsverfahren (ECRB: M. extensor carpi radialis brevis; Op: Operation)

Autor	Patienten	Op-Verfahren	Gute/sehr gute Ergebnisse (%)
Boyd und McLeod 1973	28	Bosworth-Op	79
Roles und Maudsley 1972	38	Dekompression Radialis-Tunnel	91
Nirschl und Pettrone 1979	88	Exzision des ECRB-Ursprungs	85
Meine und Eicher 1981	62	Denervierung nach Wilhelm	94
Goldberg et al. 1985	34	Dekompression Radialis-Tunnel	91
Waldis 1989	63	Hohmann-Op	80
Wittenberg et al. 1992	34 27	Wilhelm-Op Wilhelm+Bosworth-Op	85 56
Verhaar et al. 1993	57	Einkerbung	89
Atroshi et al. 1995	37	Dekompression Radialis-Tunnel	68

nach unterschiedlichen Beobachtungszeiträumen und unterschiedlichen Bewertungskriterien erfaßt werden. Auch hier bleibt ein Hauptkritikpunkt, daß der Spontanverlauf einer Kontrollgruppe unbekannt blieb.

Extrakorporale Stoßwellentherapie

Um Patienten mit chronischen Tennisellenbogenbeschwerden eine Alternative zu einem operativen Eingriff anbieten zu können, wurde die niedrigenergetische extrakorporale Stoßwellentherapie (ESWT) in das konservative Therapiespektrum aufgenommen (Rompe et al. 1995, 1996).

Patienten und Methode

120 Patienten mit persistierender Epicondylitis humeri radialis wurden in die Studie aufgenommen. 20 Patienten hielten die vereinbarten Untersuchungsbedingungen nicht ein und wurden aus der Untersuchung ausgeschlossen. 100 Patienten beendeten die Studie.

Vor Beginn der Behandlung mußte ein 6wöchiges therapiefreies Intervall absolviert werden. Während des Kontrollzeitraumes von 12 Monaten sollte keine zusätzliche Behandlung erfolgen. Die Patienten wurden angewiesen, ihren Arm zu benutzen, schmerzauslösende Aktivitäten sollten unterlassen werden.

Konsekutiv wurden die Patienten randomisiert auf 2 Gruppen zu je 50 Personen verteilt:
- Gruppe I (Behandlungsgruppe): 3000 Impulse der Energiedichte 0,08 mJ/mm^2
- Gruppe II (Kontrollgruppe): 30 Impulse der Energiedichte 0,08 mJ/mm^2

Folgende *Einschlußkriterien* wurden definiert:
- Schmerzen im Bereich des Epicondylus humeri radialis seit mehr als 12 Monaten.
- Mindestens 6monatige erfolglose Behandlung.

Darüber hinaus mußten von den im folgenden aufgeführten Tests zwei oder mehr positiv sein:
- Druckschmerz: persistierender scharf lokalisierter Druckschmerz über dem Epicondylus humeri radialis.
- Thomsen-Test. Position: Schulter 60° Anteflexion, Ellenbogen gestreckt, Unterarm proniert, Dorsalextension des Handgelenks von 30°. Druck gegen Widerstand wurde auf den Handrücken über dem 2. und 3. Metacarpale ausgeübt in Richtung einer Palmarflexion nach ulnar, um die Mitbeteiligung der Mm. extensores carpi radiales brevis et longus besser zu erfassen.
- Mittelfingerstrecktest. Position: Schulter 60° Anteflexion, Ellenbogen gestreckt, Unterarm proniert, Extension der Finger. Druck wurde

gegen Widerstand auf den 3. Finger in Richtung der Palmarflexion im MCP-III-Gelenk ausgeübt.
- Stuhlhebe-Test (Chair-Test). Position: Schulter 60° Anteflexion der Schulter, Ellenbogen gestreckt. Anheben eines Stuhls von 3,5 kg Gewicht an einem Stuhlbein.

Als *Ausschlußkriterien* wurden definiert:
- Dysfunktionen (auch nichtorthopädische) im Schulter-, Nacken- und Thoraxbereich.
- Lokale Arthrose/Arthritis.
- Rheumatoide Arthritis.
- Pathologische neurologische und/oder vaskuläre Befunde.
- Kompressionssyndrom des N. radialis im Supinatorschlitz.
- Alter unter 18 Jahren.
- Gerinnungsstörungen.
- Infektionen.
- Einschränkung der Beweglichkeit im Ellenbogen.

Die extrakorporale Stoßwellentherapie (ESWT) wurde mit dem Siemens Osteostar durchgeführt, einem Experimentalgerät, das durch die Integration einer Stoßwellenquelle in den C-Bogen eines Bildwandlergerätes gekennzeichnet ist. Der Stoßwellenfokus liegt bei diesem Gerät im Isozentrum des C-Bogens. Der Fokusbereich der Stoßwellenfront, definiert als das Areal, in dem 50% der Maximalenergie erzielt werden, hat eine Länge in Richtung der Stoßwellenachse von 50 mm, und einen Radius von 3,5 mm, in der Richtung senkrecht zur Stoßwellenachse. Sobald der Epikondylus im Isozentrum des C-Bogens lokalisiert war, wurde konventionelles Ultraschallgel auf die Haut aufgebracht und die Wasservorlaufstrecke des Stoßwellengenerators angedockt. Anschließend wurden 10 oder 1000 Impulse der Energiedichte 0,08 mJ/mm^2 mit einer Folgefrequenz von 2 Hz direkt auf den Epikondylus sowie auf 3 Punkte um diesen Bezirk mit einem Radius von 1,5–2 cm appliziert. Obwohl die Behandlung von einem großen Teil der Patienten als schmerzhaft empfunden wurde, verzichteten wir auf die subkutane Infiltration mit einem Lokalanästhetikum, um additive Effekte auszuschließen.

Die Kontrolluntersuchungen erfolgten 3, 6, 12, 24 und 52 Wochen nach der letzten ESWT unabhängig von dem die Stoßwellenbehandlung durchführenden Arzt.

Die Schmerzangaben der Patienten wurden mittels „visueller Analogskala" (VAS) erfaßt, wobei 0 keinen Schmerz, 100 unerträglichen Schmerz bedeutete. Erfragt wurden Nacht- und Ruheschmerzen sowie die bei den Provokationstests erzeugten Beschwerden. Darüber hinaus wurde die Griffstärke beider Hände mit einem Vigorimeter ermittelt. Der Druck konnte in kp/cm^2 abgelesen werden. Es wurden jeweils 5 Messungen vorgenommen und der Mittelwert gebildet. Die Punkteinteilung erfolgte nach Mucha und Wannske (1989). Am Ende der Studie wurden die Patienten um eine Einschätzung ihrer Schmerzsituation gebeten, die sich an den Kriterien von Roles und Maudsley (1972) orientierte.

Die statistische Analyse wurde im Institut für Medizinische Statistik und Dokumentation mittels SAS (Statistical Analysis System) durchgeführt. Zur Anwendung kam der Wilcoxon-Test für unverbundene Stichproben. Von Signifikanz wurde gesprochen, wenn der entsprechende p-Wert kleiner als 5% war. Eine multiple Adjustierung fand nicht statt.

Ergebnisse

Nacht- und Ruheschmerzen. Während sich die beiden Gruppen 6 Wochen und unmittelbar vor der ESWT nicht signifikant voneinander unterschieden ($p>0,05$), wurde in Gruppe I zu allen Nachuntersuchungsdaten ein signifikant besseres Resultat erzielt (alle $p<0,001$).

Druckschmerz. Verglichen mit den beiden oben genannten Parametern Nacht- und Ruheschmerz wurden beim Drucktest vor der ESWT einheitlich deutlich höhere Werte auf der VAS, teilweise bis 100, angegeben. Um so deutlicher trat hier der schmerzreduzierende Effekt der ESWT in der Behandlungsgruppe I zutage (alle $p<0,0001$).

Funktionsuntersuchungen. Beim Thomsen-Test, beim Mittelfingerstrecktest und beim Stuhlhebe-Test wurden die durch lokalen Druck ausgelösten Schmerzen im Mittel nicht erreicht. Wie zuvor unterschieden sich die beiden Gruppen vor der ESWT nicht signifikant (alle $p>0,05$). Nach der Stoßwellentherapie wurde im Verlauf jedoch nahezu eine Halbierung der Beschwerden in Gruppe I beobachtet, verglichen mit nahezu konstanten Werten in Gruppe II (alle $p<0,001$).

Objektive Kriterien. Vor der Stoßwellenbehandlung war die Griffstärke des betroffenen Arms zwischen 25% und 50% gegenüber dem gesunden Arm reduziert. Beide Gruppen unterschieden sich hierin nicht (alle p > 0,05). Während es bei dieser Kraftminderung in Gruppe II blieb, gelang es mit der ESWT, die Griffstärke in Gruppe I nach 3 Wochen unter die 25%-Marke zu drücken und nach 6 Wochen an die Seitengleichheit heranzuführen (alle p<0,001).

Subjektive Erfolgsbewertung. Der Erfolg der ESWT spiegelt sich in der Gesamtbewertung nach Roles und Maudsley (1972) wieder. Definiert man ein sehr gutes oder gutes Ergebnis als Erfolg der Behandlung, so trat dieser Erfolg in Gruppe I bei 54% - nach 3 Wochen - bis 48% der Patienten - nach 24 Wochen - ein. Zum Abschluß der Untersuchung wiesen 52% einen Therapieerfolg auf. In Gruppe II lag diese Quote bei höchstens 20%, nämlich nach 3 Wochen, um dann auf 6% im Untersuchungszeitraum zu fallen. Der erste Wert spricht für einen Placeboeffekt der ESWT, da er durch die funktionellen und objektiven Untersuchungsergebnisse nicht gestützt wird.

Diskussion

Die genannten Werte entsprechen denen nach Ultraschalltherapie, nieder- und mittelfrequente Elektrotherapie aber auch Kortikoidinfiltration. Es ist dabei zu berücksichtigen, daß die in dieser Studie mit der extrakorporalen Stoßwellentherapie behandelten Patienten mit jenen Verfahren in 74%, 86% und 96% schon behandelt worden waren, es sich also diesbezüglich um klassische Therapieversager gehandelt hat. Nach der ESWT lagen in der Kontrollgruppe weiter 70% schlechte Ergebnisse vor im Vergleich zu lediglich 14% in der Behandlungsgruppe. Insgesamt war unsere Erfolgsquote damit deutlich geringer als die 86% sehr guten und guten Resultate, über die Haist und Steeger von Keitz (1994) berichteten. Das Krankengut jener retrospektiven Studie, 468 Patienten, wurde jedoch uneinheitlich häufig, zum Teil unter Lokalanästhesie, behandelt. Auch wird die durchschnittliche Nachuntersuchungszeit nicht angegeben. Haupt und Katzmeier (1995) berichteten, daß 7 ihrer 10 retrospektiv untersuchten Patienten nach hochenergetischer extrakorporaler Stoßwellentherapie in Lokalanästhesie zumindest eine deutliche Besserung angaben. Die Nachuntersuchungszeit schwankte allerdings zwischen 3 und 24 Monaten. Richter et al. (1995) führten an lediglich 16 Patienten eine prospektive Untersuchung ebenfalls mit hochenergetischer Stoßwellentherapie in Lokalanästhesie durch. Alle Patienten wurden 2mal innerhalb von 2 Wochen mit 2000 Impulsen behandelt und ein halbes Jahr verfolgt. Nach 3 Monaten gaben noch 13 Patienten eine Beschwerdebesserung an, nach 6 Monaten lediglich noch 2 Patienten. Die Ergebnisse waren damit erheblich schlechter als in den Untersuchungsreihen von Patienten, die mit niedrigen Energiestärken behandelt worden sind. Dahmen et al. (1995) kontrollierten prospektiv 66 Patienten im Mittel 12 Monate nach niedrigenergetischer Stoßwellentherapie, wobei kein einheitliches Konzept zur Anwendung kam und die Patienten ein- bis 23mal behandelt wurden. Die applizierte Impulszahl wurde nicht mitgeteilt. In einer zusammengefaßten Eigen- und Fremdeinschätzung, deren Kriterien nicht genannt werden, wurden 30 Patienten als gut, 16 als verbessert angegeben.

Nebenwirkungen wie Schwellung, Rötung, Bewegungseinschränkungen, wie sie z.B. nach Kortikoidinfiltration beschrieben sind, wurden von den mit niedrigen Energiedichten arbeitenden Autoren nicht beobachtet. Demgegenüber wurden lokale Rötungen und kleine Hämatome nach hochenergetischer Therapie beschrieben. In unserer Untersuchung kam es bei 6 Patienten der mit 1000 Impulsen behandelten Gruppe I und bei 2 der mit 30 Impulsen therapierten Gruppe II innerhalb der ersten 48 Stunden nach ESWT zu einer Schmerzintensivierung, die dann spontan nachließ. Sonographisch und kernspintomographisch konnten, wie nach den tierexperimentellen Erfahrungen nicht anders zu erwarten, keine spezifischen Sehnenansatzveränderungen nachgewiesen werden. Die Entzündungsparameter stiegen diskret an, normalisierten sich aber innerhalb von 7 Tagen.

Theorien zum Wirkmechanismus

Mit der Anwendung der niedrigenergetischen extrakorporalen Stoßwellentherapie bei Enthesiopathien, für die eine kausale Therapieform nicht bekannt ist, wurde lediglich eine Schmerzminderung angestrebt. Die gesammelten Erfahrungen (Rompe et al. 1995) stimmen mit den wesentlichen Punkten der von Melzack (1973) vorgestellten Theorie der Gegenirritation oder Hyperstimulationsanalgesie überein:

- ein mäßiger bis starker sensorischer Reiz kann zuvor bestehende Schmerzen lindern
- dieser Reiz muß direkt am Schmerzpunkt ausgeübt werden
- Der kurzdauernde Reizzustand (Sekunden bis 30 Minuten) kann chronische Schmerzen langanhaltend vermindern.

Literatur

Adelaar RS, Maddy L, Emroch KS (1987) Diflunisal vs. Naproxen in the management of mild to moderate pain associated with epicondylitis. Adv in Therapy 4:317–327

Akermark C, Crone H, Elsasser U, Forsskahl B (1995) Glycosaminoglykan polysulfate injections in lateral epicondylalgia: a placebo-controlled double-blind trial. Int J Sports Med 16:196–200

Atroshi I, Johnsson R, Ornstein E (1995) Radial tunnel release. Acta Orthop Scand 66:255–257

Binder A, Hodge G, Greenwood AM, Hazleman BL (1985) Is therapeutic ultrasound effective in treating soft tissue lesions? Br Med J 292:512–514

Bosworth DM (1965) Surgical treatment of tennis elbow. A follow-up study. J Bone Joint Surg 47A:1533–1536

Boyd HB, McLeod AC (1973) Tennis elbow. J Bone Joint Surg 55A:1183–1190

Brattberg G (1983) Acupuncture therapy for tennis elbow. Pain 16:285–288

Burton AK (1988) A comparative trial of forearm strap and topical anti-inflammatory drugs as adjuncts to manipulative therapy in tennis elbow. Manual medicine 3:141–143

Cabot A (1987) Tennis elbow, a curable affliction. Orthop Rev 16:322–326

Chard MD, Hazleman BL (1989) Tennis elbow – a reappraisal. Brit J Rheumatol 28:186–192

Clarke AK, Woodland J (1975) Comparison of two steroid preparations used to treat tennis elbow using the hypospray. Rheumatol Rehabil 14:47–49

Coonrad RW, Hooper WR (1973) Tennis elbow: course, natural history, conservative and surgical management. J Bone Joint Surg 55A:1177–1187

Dahmen GP, Franke R, Gonchars V, Poppe K, Lentridt S, Lichtenberger S, Jost S, Montigel J, Nam VC, Dahmen G (1995) Die Behandlung knochennaher Weichteilschmerzen mit Extrakorporaler Stoßwellentherapie (ESWT), Indikation, Technik und bisherige Ergebnisse In: Chaussy C, Eisenberger F, Jochum D, Wilbert D (Hrsg) Die Stoßwelle – Forschung und Klinik. Attempto, Tübingen 175–186

Day BH, Govindasamy N, Patnaik R (1978) Corticosteroid injections in the treatment of tennis elbow. Practioner 220:459–465

Devereaux MD, Hazleman BL, Page-Thomas DP (1985) Chronic lateral humeral epicondylitis – a double-blind controlled assessment of pulsed electromagnetic field therapy. Clin Exp Rheumatol 3:333–336

Famaey JP, Brounx G, Cleppe D (1982) Ionisation with Voltaren: a multi-centre trial. J Belge Med Phys 5:55–60

Garden RS (1961) Tennis elbow. J Bone Joint Surg 43B:100–106

Goldberg D, Rondier J, Oberlin F, Cayla J, Parier J (1985) Etude preliminaire de l'injection locale de superoxyde dismutase au cours des epicondylites. Rev Rheum Mal Osteoartic 52:291–300

Goldie I (1964) Epicondylitis lateralis humeri. Acta Chir Scand Suppl 339–347

Grifka J, Boenke S, Krämer J (1995) Endoscopic therapy in epicondylitis radialis humeri. Arthroscopy 11:743–748

Grossi E, Monza GC, Pollavini S, Bona L (1986) NSAID ionisation in the management of soft-tissue rheumatism: role played by the drug, electrical stimulation and suggestion. Clin Exp Rheumatol 4:265–267

Haist J, Steeger von Keitz D (1994) Die Stoßwellentherapie der Epicondylopathia radialis et ulnaris. Vortrag DGOT, Wiesbaden

Halle JS, Franklin RJ, Karalja BL (1986) Comparison of four treatment approaches for lateral epicondylitis of the elbow. J Orthop and Sports Physical Therapy 8:62–69

Haupt G, Katzmeier P (1995) Anwendung der hochenergetischen extrakorporalen Stoßwellentherapie bei Pseudarthrosen, Tendinosis calcarea der Schulter und Ansatztendinosen (Fersensporn, Epicondylitis). In: Chaussy C, Eisenberger F, Jochum D, Wilbert D (Hrsg) Die Stoßwelle. Forschung und Klinik. Attemto, Tübingen 143–146

Kaplan EB (1959) Treatment of tennis elbow (epicondylitis) by denervation. J Bone Joint Surg 41A:147–151

Labelle H, Guibert R, Newman N, Fallaha M, Rivard CH (1992) Lack of scientific evidence for the treatment of lateral epicondylitis of the elbow. J Bone Joint Surg 74B:646–651

Lundeberg T, Haker E, Thomas M (1987) Effect of laser versus placebo in tennis elbow. Scand J Rehab Med 43:243–247

Meine J, Eicher E (1981) Ergebnisse der Denervationsoperation bei Epicondylitis radialis et ulnaris humeri. Handchirurgie 13:254–259

Melzack R (1973) The puzzle of pain. Basic Books, New York

Mucha C, Wannske M (1989) Ergebnisse einer kontrollierten Studie zur physikalischen Therapie der Epicondylopathia humeri. Z Phys Med Baln Med Klin 18:137–147

Newey ML, Patterson MH (1994) Pain relief following tennis elbow release. J Royal Coll Surg Edinb 39:60–61

Nirschl RP, Pettrone FA (1979) Tennis elbow. J Bone Joint Surg 61A:832–839

Noteboom T, Cruver R, Keller J, Kellogg B, Nitz AJ (1994) Tennis elbow: a review. J Orthop Sports Phys Ther 19:357–366

Percy EC, Carson JD (1981) The use of DMSO in tennis elbow and rotator cuff tendonitis: a double-blind study. Med Sci Sports Exerc 13:215–219

Richter D, Ekkernkamp A, Muhr G (1995) Die extrakorporale Stoßwellentherapie – ein alternatives Konzept zur Behandlung der Epicondylitis humeri radialis? Orthopäde 24:303–306

Roles NC, Maudsley RH (1972) Radial tunnel syndrome. J Bone Joint Surg 54B:499–508

Rompe JD, Hopf C, Eysel P, Heine J, Witzsch U, Nafe B (1995) Extrakorporale Stoßwellentherapie des therapieresistenten Tennisellenbogens – erste Ergebnisse von 150 Patienten. In: Chaussy C, Eisenberger F, Jocham D, Wilbert D (eds) Die Stoßwellen-Forschung und Klinik. Attempto, Tübingen 147–152

Rompe JD, Hopf C, Küllmer K, Witzsch U, Nafe B (1996) Extrakorporale Stoßwellentherapie der Epicondylopathia humeri radialis – ein alternatives Behandlungskonzept. Z Orthop 134:63–66

Rompe JD, Hopf C, Küllmer K, Heine J, Bürger R, Nafe B (1996) Low-energy extracorporal shock wave therapy (ESWT) for persistent elbow epicondylitis. Int Orthop 20:23–27

Rompe JD, Hopf C, Küllmer K, Heine J, Bürger R (1996) Analgesic effect of Extracorporeal Shock-Wave Therapy on chronic tennis elbow. J Bone Joint Surg 78B:233–237

Rompe JD (1996) Stoßwellentherapie: Therapeutische Wirkung bei spekulativem Mechanismus. Z Orthop 4:13–19

Rompe J-D, Küllmer K, Vogel J, Eckardt A, Wahlmann U, Kirkpatrick CJ, Bürger R, Nafe B (1997) Extrakorporale Stoßwellentherapie – Experimentelle Grundlagen, klinischer Einsatz. Orthopäde 26:215–228

Rosenthal M (1984) The efficacy of flurbiprofen versus piroxicam in the treatment of acute soft tissue rheumatism. Cur Med Res Opin 9:304–309

Saartok T, Eriksson E (1986) Randomized trial of oral naproxen or local injection of betamethasone in lateral epicondylitis of the humerus. Orthopedics 9:191–194

Salis-Soglio G v (1988) Epikondylitis – Klinik – Therapie – sportmedizinische Aspekte. Med Welt 39:1063–1065

Schaible HG, Schmidt RF, Willis WD (1987) Convergent inputs from articular, cutaneous and muscle receptors onto ascending tract cells in the cat spinal cord. Exp Brain Res 66:479–488

Schmidt RF (1993) Aktivierung axoaxonischer Synapsen durch Salven in afferenten C-Fasern: Manfred Zimmermanns Falsifizierung der Gate-Control-Theorie. Der Schmerz 7:262–267

Solveborn SA, Buch F, Mallmin H, Adalberth G (1995) Cortisone injection with anesthetic additives for radial epicondylalgia (tennis elbow). Clin Orthop 316:99–105

Stratford PW, Levy DR, Gauldie S, Miseferi D, Levy K (1989) The evaluation of phonophoresis and friction massage as treatments for extensor carpi radialis tendinitis: a randomized controlled trial. Physiotherapy, Canada 41:93–99

Vecchini L, Grossi E (1984) Ionization with diclofenac sodium in rheumatic disorders: a double-blind placebo-controlled trial. J Int Med Res 12:346–350

Verhaar J, Walenkamp G, Kester A, van Mameren H, van der Linden T (1993) Lateral extensor release for tennis elbow. A prospective long-term follow-up study. J Bone Joint Surg 75A:1034–1043

Verhaar JAN, Walenkamp GHIM, van Mameren H, Kester ADM, van der Linden AJ (1995) Local corticosteroid injection versus cyriax-type physiotherapy for tennis elbow. J Bone Joint Surg 77B:128–132

Waldis MF (1989) Der Eingriff nach G Hohmann am Ellbogen – operative Behandlung eines Symptoms? Z Orthop 127:606–610

Wilhelm A, Gieseler H (1962) Die Behandlung der Epicondylitis humeri radialis und Denervationsoperation. Chirurg 33:118–122

Wittenberg R, Schaal S, Muhr G (1992) Surgical treatment of persistent elbow epicondylitis. Clin Orthop 278:73–80

Nichtinvasive Therapie von Pseudarthrosen mit hochenergetischer Extrakorporaler Stoßwellen-Therapie (ESWT)

W. Schaden

Einführung

Seit 1995 wurden insgesamt 56 Patienten mit Pseudarthrosen oder verzögerter Knochenbruchheilung einer einmaligen Stoßwellenbehandlung unterzogen. Nach der Behandlung wurde eine korrekte Fixation der Fraktur nach den Regeln der konservativen Knochenbruchbehandlung durchgeführt.

Der Nachuntersuchungszeitraum für alle Patienten beträgt im Mittel 11 Monate (3 bis 24 Monate). In 34 Fällen (60,7%) kam es zur knöchernen Konsolidierung mit gleichzeitiger Abnahme der Beschwerden. Abgesehen von geringgradigen lokalen Reaktionen (Schwellung, Hämatome, petechiale Blutungen) wurden keine Komplikationen beobachtet. Die Behandlung ist nicht invasiv und erfordert personell und technisch nur einen geringen Aufwand.

Die Extrakorporale Stoßwellen-Therapie sollte daher bei der Behandlung von Pseudarthrosen und verzögerter Knochenbruchheilung vor einer aufwendigen operativen Versorgung erwogen werden.

Patientenkollektiv:

Seit Januar 1995 wurden insgesamt 56 Patienten mit Pseudarthrosen oder verzögerter Bruchheilung mit Stoßwellen behandelt. Die Indikationsstellung für eine ESWT wurde sehr weit gefaßt, um die Wirksamkeit dieses konservativen Therapiekonzepts zu validieren und mit einer sonst erforderlichen Operation vergleichen zu können.

Im Mittel bestanden die Frakturen 106,4 Wochen (3 –1300 Wochen = 20 Jahre).

Beim Patientenkollektiv handelte es sich um 19 Frauen im Alter zwischen 17 und 85 Jahren und um 37 Männer zwischen 10 und 82 Jahren. Das mittlere Alter der Frauen betrug 54,2 Jahre und 46,2 Jahre bei den Männern. Durchschnittlich waren die Patienten 50,2 Jahre alt.

Von den 56 Patienten waren 47 (83,9%) zum Zeitpunkt der Stoßwellenbehandlung mindestens einmal operativ versorgt worden. 18 Patienten waren einmal, 16 zweimal und 13 drei- oder mehrmal operiert. In 8 Fällen war es im Rahmen der Vorbehandlung zu einem tiefen Infekt gekommen. Osteosynthesematerial in Form von Schrauben, Platten, Marknägeln und Drähten sowie Cerclagen wurde bei 34 Frakturen (60,7%) während der Behandlung angetroffen. Externe Fixateure wurden nicht mitgezählt.

Hospitalisation

Am Aufnahmetag erfolgte die präoperative Vorbereitung (Labor, EKG, Lungenröntgen sowie die Vorstellung bei einem Facharzt für Innere Medizin). 19 Patienten wurden am Aufnahmetag, die übrigen am nächsten Tag behandelt. Am Tag nach der Behandlung wurden alle Patienten entlassen, so daß sie für insgesamt 2 oder 3 Tage stationär im Krankenhaus verweilten. Retrospektiv gesehen, hätte die Therapie bei entsprechender Vorbereitung bei fast allen Patienten mit einer einzigen Nächtigung im Spital durchgeführt werden können.

Anästhesie

Aufgrund der Schmerzhaftigkeit der ESWT mit dem OssaTron® ist eine Anästhesierung des Patienten für die Behandlung erforderlich. 26 Patienten erhielten eine Allgemeinnarkose (49%) und 27 Patienten eine Regionalanästhesie (51%). Davon hatten 14 Patienten eine Plexusanästhesie (26,4%) und 13 Patienten eine Spinalanästhesie (24,5%).

Behandlungsablauf

Mit zwei Ausnahmen wurden alle Patienten nur einer einmaligen Stoßwellenbehandlung unterzogen. Zwei Patientinnen mit Tibiapseudarthrosen wurden 2 bzw. 3 Monate nach der ersten Therapie neuerlich mit der Stoßwelle behandelt.

Nach der Stoßwellenbehandlung mußte eine korrekte Fixation der Fraktur durchgeführt werden. In den meisten Fällen hatten die Patienten nach Erstversorgung oder Reoperationen bereits Osteosynthesematerial liegen. Wenn dieses keine Lockerungszeichen aufwies und man davon ausgehen konnte, daß die Fraktur stabil versorgt war, wurde auf eine äußere Fixation verzichtet.

Alle Behandlungen erfolgten in einem Operationssaal. Der Patient wurde auf einem höhenverstellbaren OP-Tisch (Fa. Maquet) gelagert und auf die Behandlungshöhe voreingestellt. Die entsprechende Extremität wurde so gelagert, daß ein Positionieren des Stoßwellenkopfes und das simultane Verwenden eines Bildwandlers (BV 25, Fa. Philips) möglich war. Die Fraktur wurde mit dem Bildwandler lokalisiert, und die Ankopplung des Wasserkissens erfolgte mit handelsüblichem Ultraschallgel.

Nach etwa 500 bis 1000 Stoßwellen wurde die Einschallrichtung neu gewählt oder die Positionierung überprüft.

Für den Fall, daß Osteosynthesematerial, also schalldichtes Material vorlag, wurde die Stoßwellenrichtung so gewählt, daß die Metallteile die Energie nicht von der Fraktur abschirmen konnten.

Eine Fraktur wurde mit maximal 12000 Stoßwellen behandelt, das entspricht einer Behandlungsdauer von ca. 100 min.

Nachbehandlung

Bei 31 Patienten (55,3%) wurde die Fraktur nach der Behandlung durch Gips oder orthopädische Schienen ruhiggestellt. Die Ruhigstellungszeit wurde individuell nach Art und Lokalisation der Fraktur gewählt. Röntgenuntersuchungen wurden nach 4, 8 und 12 Wochen durchgeführt. Wenn eine Instabilität der Fraktur vorlag, wurden Röntgenkontrollen zur Überprüfung der Achsenstellung bei Bedarf auch öfter durchgeführt.

Nachuntersuchungen

Von allen Patienten lagen die Krankengeschichte sowie die zugehörigen Röntgenbilder am Tag der Aufnahme vor. Nach der Behandlung wurden im Abstand von 4-8-12 Wochen Kontrollaufnahmen angefertigt. Nach Fixationsabnahme erfolgte auch eine klinische Kontrolle. Wenn trotz Röntgen und Klinik Zweifel an der Stabilität der Fraktur blieben, wurde eine CT-Untersuchung durchgeführt. Zeigte sich dabei, daß die sklerosierten Pseudarthroseränder aufgebrochen waren, aber die Überbrückung der Fraktur noch nicht vollständig war, wurde die Ruhigstellung um 4 bis 6 Wochen verlängert. Danach erfolgte neuerlich eine Röntgenkontrolle sowie die klinische Untersuchung. War die Pseudarthrose nach 4 bis 6 Monaten (je nach Lokalisation) nicht ausgeheilt, wurde sie als Mißerfolg gewertet.

Die Ergebnisse sind in Tabelle 1 aufgelistet.

Kontraindikationen

Bei Vorliegen einer der 7 folgenden Ausschlußkriterien hielten wir eine Stoßwellenbehandlung für kontraindiziert:
- offene Wachstumsfugen im Fokus
- Gerinnungsstörungen
- akuter Infekt
- Lungengewebe im Fokus
- Wirbelkörper und Schädelknochen (Hirngewebe oder Rückenmark im Fokus)
- Schwangerschaft
- Tumor im Fokus.

Bei der Stoßwellenapplikation war unbedingt darauf zu achten, eine Fokussierung der Stoßwellenenergie auf große Gefäße oder Nerven zu vermeiden.

Ergebnisse

Die Ergebnisse der Stoßwellenbehandlungen aller 56 Patienten sind in Tabelle 1 zusammengefaßt.

In der Spalte 4 (Tab. 1) „nicht geheilt" sind die nicht geheilten Frakturen festgehalten. Eine Differenzierung und Auflistung möglicher Ursachen erfolgt in Tabelle 2.

Tabelle 1. Ergebnisse nach Regionen und Fallzahl

Region	Anzahl	Knöchern geheilt	Nicht geheilt
Unterschenkel	19	12	7
Elle	7	5	2
Oberarm	5	1	4
Kahnbein	5	3	2
Oberschenkel	4	3	1
Speiche	2	1	1
Sprungbein	2	2	
Knie	2		2
Sprunggelenk	3	3	
Ellenbogen	2	1	1
Daumen	1		1
Mittelfuß	2	1	1
Schenkelhals	1	1	
Beckenosteotomie	1	1	
Gesamt	56	34	22
%	100 %	60,7%	39,3 %

Tabelle 2. Nicht geheilte Frakturen 22 (39,3%)/mögliche Ursachen

Nicht geeignet	9	16%
Keine oder zu kurze Ruhigstellung	2	3,6%
Reoperation zu früh	2	3,6%
Neuerliches Trauma	1	1,8%
Gesamt	14	25%
Unklar	8	14,3%
Gesamt	22	39,3%

Insgesamt zeigt sich, daß mit einer einmaligen Stoßwellenbehandlung bei weiter Indikationsstellung rund 60% der Patienten geheilt werden konnten.

Nicht geheilte Frakturen

Die durch Stoßwellenbehandlung nicht konsolidierten Frakturen (22 Patienten/39,3%) wurden auf mögliche Ursachen für das Ausbleiben des knöchernen Durchbaus überprüft (Tabelle2). In einer retrospektiven Betrachtungsweise konnten von den 22 Frakturen 9 (16%) für die Stoßwellenbehandlung mit der von uns eingebrachten Energie als „nicht geeignet" eingestuft werden, und zwar wenn der Frakturspalt über 5 mm Breite hatte oder eine Defektzone von mehr als 5 mm Durchmesser bestand. Außerdem scheinen Frakturen, die nach der Behandlung nicht exakt ruhiggestellt werden können, ebenfalls als „nicht geeignet".

Unter „keine oder zu kurze Ruhigstellung" fielen 2 Patienten (3,6%). Bei 2 weiteren Patienten (3,6%) erfolgte die Reoperation bereits 4 bzw. 6 Wochen nach der Stoßwellenbehandlung. Bei den beiden letztgenannten Gruppen handelte es sich um 4 zugewiesene Patienten, deren Nachbehandlung nicht von uns durchgeführt wurde.

Ein neuerliches Trauma erlitt 1 Patient (1,8%) in der Konsolidierungsphase einer Oberarmschaftfraktur 8 Wochen nach der Behandlung. Nicht weiter spezifizierbare Ursachen für das Ausbleiben der Konsolidierung lag in 8 Fällen (14,3%) vor.

Dies bedeutet, daß bei genauer Indikationsstellung und bei korrekter Nachbehandlung die Fehlerrate auf rund 15% gesenkt werden kann. Dies ist zum Teil schon bei den letzten 13 Patienten berücksichtigt worden, von denen 11 (86,4%) zur knöchernen Heilung gebracht werden konnten.

Konsolidierte Frakturen

Von den durch Stoßwellentherapie eindeutig konsolidierten Frakturen (34 Patienten) lag bei 5 ein abgelaufener Infekt vor. Die übrigen Frakturen zeigten im wesentlichen keine Gemeinsamkeiten. Als typisch atroph konnte nur eine Pseudarthrose eingestuft werden. Wenn auch keine allgemeine Korrelation der Stoßwellenenergie zum Heilungserfolg hergestellt werden konnte, so ergab sich doch für die einzelnen Regionen eine verbesserte Heilungschance, wenn sowohl die Intensität der einzelnen Wellen (kV Wahl) als auch die Anzahl der Stoßwellen im oberen Bereich gewählt wurde.

Bei der Gruppe „knöchern geheilt" erfolgte in 3 Fällen zusätzlich zur Stoßwellenbehandlung eine Dynamisierung des Marknagels. Ob die Dynamisierung alleine für die Konsolidierung dieser 3 Frakturen ausreichend gewesen wäre, ist jedoch nicht eindeutig zu beantworten. In 2 Fällen zeigte sich eine erstaunlich schnelle Konsolidierung innerhalb von 4 bzw 6 Wochen. Dies wiederum spricht sehr für eine zusätzliche Knochenwachstumsbeschleunigung durch die Stoßwellenapplikation.

Eine allgemeine Korrelation der applizierten Stoßwellenenergie zum Heilungserfolg kann aufgrund des extrem heterogenen Frakturgutes und der für statistische Zwecke zu geringen Fallzahl nicht hergestellt werden.

Bei der Korrelation der positiven Ergebnisse sowie auch der Therapieversager fanden wir weder einen Zusammenhang mit dem Alter der Patienten noch mit dem Alter der Fraktur.

Es scheinen die individuellen Verhältnisse wie Frakturspaltbreite und ausreichende Stabilisierung sowie eingebrachte Energie entscheidend für die Knochenwachstumsstimulation mit Stoßwellen zu sein.

Nebenwirkungen

Die Stoßwellenbehandlung hatte keine negativen Auswirkungen auf die Anästhesiedurchführung.

Als direkte Nebenwirkungen der Stoßwellenenergie wurden gefunden:
- lokale Hämatome
- petechiale Blutungen
- lokale Schwellung

Die Hämatome waren vor allem bei den hohen Stoßwellenenergien und Impulszahlen aufgetreten. Unterhalb von 20 kV und etwa 1500 Stoßwellen fanden sich keine Hämatome. Selbst petechiale Blutungen wurden sehr selten unter 20 kV und 1000 Stoßwellen gefunden. Neben der eingeschallten Energie ist die blasenfreie Ankoppelung mit Ultraschallgel für die Verringerung der Provokation von Petechien und Hämatomen notwendig, zumal diese Blasen sehr viel von der applizierten Stoßwellenenergie absorbieren würden. Bei Patienten, die an der Stoßwelleneintrittstelle sehr behaart waren, wurde zuvor lokal rasiert, um eine luftblasenfreie Ankoppelung zu ermöglichen.

Offene Blutungen an der Stoßwelleneintrittstelle der Haut wurden bei keinem Patienten gefunden. Das größte Hämatom hatte einen Durchmesser von ca. 5 cm, die petechialen Blutungen lagen in der Größe von 1 bis 3 mm. Sowohl die Hämatome als auch die Petechien sind ohne Behandlung innerhalb von 5 bis 7 Tagen komplikationslos abgeheilt. Die lokalen Schwellungen klangen ebenfalls innerhalb weniger Tage ab. Bei keinem der Patienten wurde eine Gefäß- oder Nervenschädigung im Anschluß an die Behandlung gefunden.

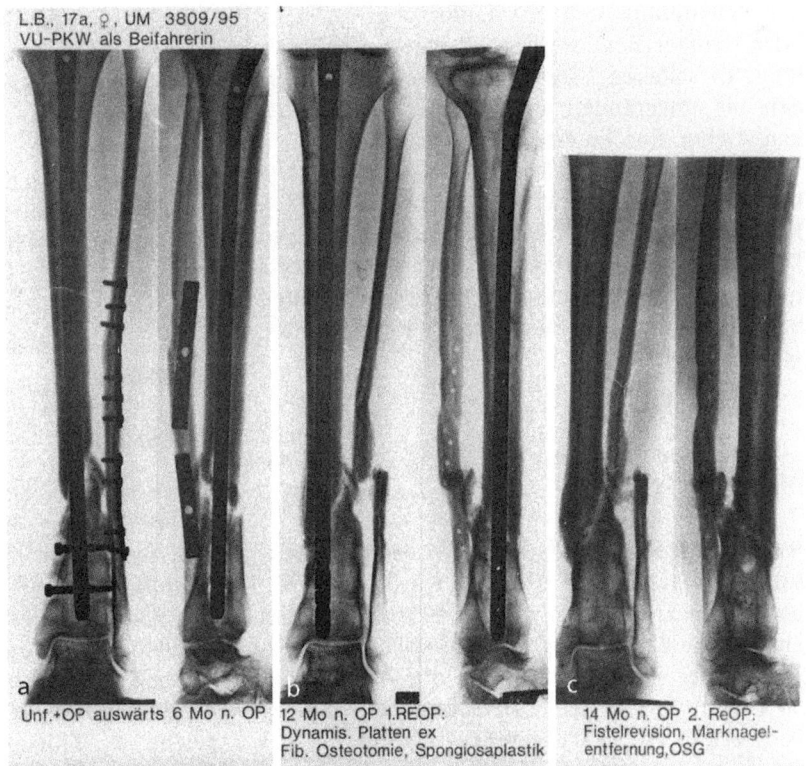

Abb. 1 a–c

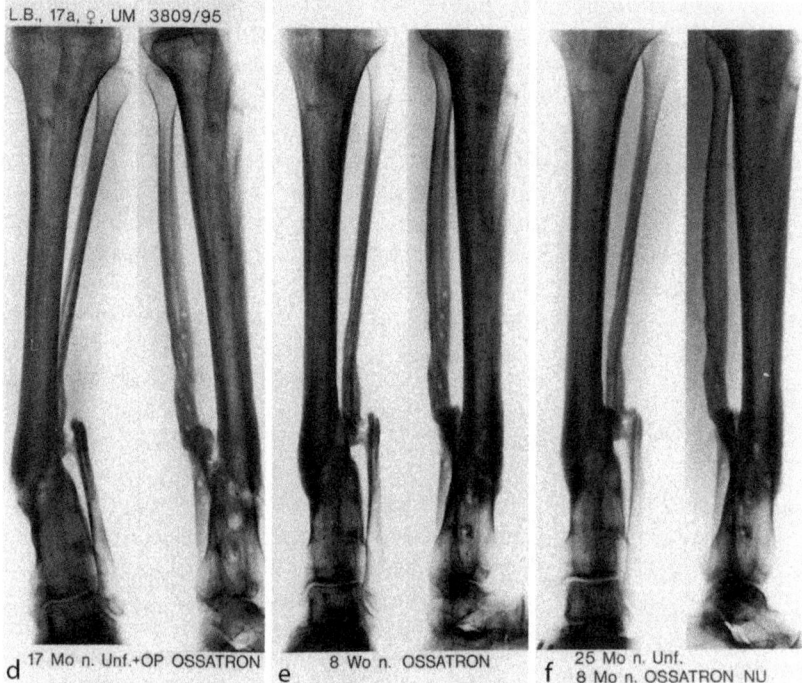

Abb. 1 d–f

Schmerzbeobachtung

Die meisten Patienten hatten unmittelbar nach der Behandlung und am Entlassungstag keine oder weniger Beschwerden als vor der Behandlung. In seltenen Fällen wurden die Beschwerden als unverändert angegeben. Kein Patient klagte über eine Zunahme der Schmerzen.

Typischerweise nahmen die Beschwerden nach 3 bis 4 Wochen wieder zu, um dann nach Konsolidierung der Fraktur wieder abzuklingen. Das Schmerzniveau erreichte aber in der Regel nicht mehr den Ausgangswert. Einige Patienten blieben ab dem Zeitpunkt der Behandlung beschwerdefrei.

Diskussion

Bei 56 Patienten mit Pseudarthrosen oder Frakturen mit verzögerter Heilung wurde eine einmalige, in zwei Fällen nach 2 bzw. 3 Monaten eine zweite Behandlung mit Stoßwellen in Allgemein- oder Regionalanästhesie durchgeführt. In 34 Fällen (60,7%) kam es zur knöchernen Konsolidierung mit gleichzeitiger Abnahme der Beschwerden. Abgesehen von geringgradigen lokalen Reaktionen (Schwellung, Hämatome, petechiale Blutungen) wurden keine Komplikationen beobachtet. Insbesondere kam es zu keiner Infektprovokation oder zu Nerven- und Gefäßschädigung. Die Behandlung ist nicht invasiv und erfordert personell und technisch nur einen geringen Aufwand.

Wir sind daher zur Ansicht gelangt, daß die Anwendung der Extrakorporalen-Stoßwellen-Therapie die Methode der ersten Wahl bei der Behandlung von Pseudarthrosen und verzögerter Knochenbruchheilung sein sollte.

Fallbeispiele

Patient 1

Die 17jährige Patientin erlitt einen PKW-Unfall als Beifahrerin und wurde mit einer Unterschenkelfraktur links primär auswärts versorgt (Abb. 1a). 12 Monate nach dem Unfall wurde die Platte im Bereich der Fibula entfernt, eine Fibulaosteotomie durchgeführt und die distalen Verriegelungsschrauben am Marknagel entfernt. Zusätzlich wurde eine Spongiosaplastik im Bereiche der Tibiafraktur durchgeführt (Abb. 1b). Wegen Fistelbildung und Eiterung wurde

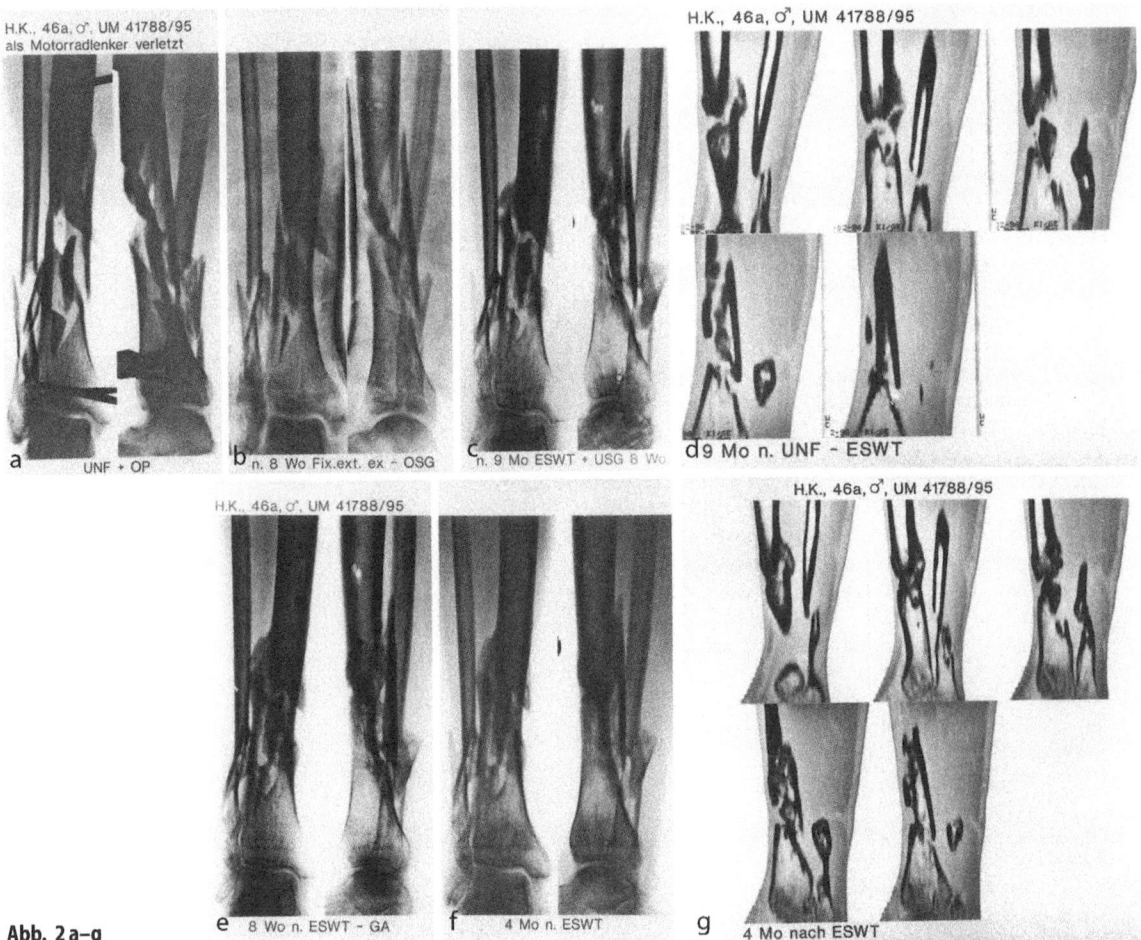

Abb. 2a–g

2 Monate nach der Reoperation der Marknagel entfernt und eine Fistelrevision durchgeführt. Anschließend erfolgte die Ruhigstellung im Oberschenkelgips (Abb. 1c).

Nach weiteren 8 Wochen wurde der Gipsverband abgenommen und die Patientin mit Teilbelastung mobilisiert, wobei es zu einer Verbiegung in der Fraktur kam (Abb. 1d). In Allgemeinnarkose wurde eine Stellungskorrektur und die hochenergetische Stoßwellenbehandlung durchgeführt. Danach wurde ein Oberschenkelgipsverband für weitere 8 Wochen angelegt.

Nach der Abnahme zeigte sich die Fraktur klinisch und radiologisch in Konsolidierung und die Patientin wurde ohne Fixation mit Teilbelastung mobilisiert (Abb. 1e). Die Abb. 1f zeigt das Ergebnis 8 Monate nach Stoßwellenbehandlung.

Patient 2

Ein 46jähriger Lehrer erlitt bei einem Verkehrsunfall als Motorradlenker unter anderem diesen Unterschenkeltrümmerbruch rechts, der am Unfalltag mit Fixateur extern versorgt wurde (Abb. 2a). Nach 8 Wochen wurde der Fixateur entfernt und ein Oberschenkelgips angelegt (Abb. 2b). Nach weiteren 9 Monaten kam es zur Ausbildung einer Pseudarthrose und es wurde eine hochenergetische Stoßwellenbehandlung durchgeführt (Abb. 2c).

Abbildung 2d zeigt die Computertomografie des Unterschenkels zum Zeitpunkt der Stoßwellenbehandlung und bringt den Pseudarthrosespalt auf allen Schichten zur Darstellung.

Abbildung 2e zeigt die Röntgenbilder 8 Wochen nach der hochenergetischen Stoßwellenbehandlung bei Gipsabnahme sowie nach 4 Monaten (Abb. 2f).

Abbildung 2g zeigt die CT-Bilder des Unterschenkels 4 Monate nach der Stoßwellenbehandlung und es läßt sich in allen Schichten die knöcherne Durchbauung nachweisen.

Literatur

Bürger RA, Witzsch U, Haist J, Karnovsky V, Hohenfellner R (1991) Extracorporal shock wave therapy of pseudo-arthrosis and aseptic osteonecrosis. J Endourol 5 (Suppl 1) A24:48

Bürger RA, Witzsch U, Haist J, Grebe P, Hohenfellner R (1993) Die extrakorporale Stoßwellentherapie (ESWT) - eine neue Möglichkeit der Behandlung von Pseudarthrosen. In: Chaussy C., Eisenberger F, Jocham D, Wilbert D (Hrsg) Stoßwellenlithotripsie - Aspekte und Prognosen. Attempto, Tübingen, Germany 127-130

Dahmen GP, Meiss L, Nam VC, Skruodies B (1992) Extrakorporale Stoßwellentherapie (ESWT) zur Behandlung von knochennahem Weichteilbereich an der Schulter. Extracta Orthopaedica 11:25-27

Ekkernkamp A (1991) Die Wirkung extrakorporaler Stoßwellen auf die Frakturheilung. Habilitationsschrift Ruhr-Universität, Bochum

Graff J (1989) Die Wirkung hochenergetischer Stoßwellen auf Knochen- und Weichteilgewebe. Habilitationsschrift an der Medizinischen Fakultät der Ruhr-Universität Bochum

Graff J, Richter KD, Pastor J (1989) Wirkung von hochenergetischen Stoßwellen auf Knochengewebe. Verh d dt Ges f Urologie 39:76

Haist J, Steeger D (1994) Die Stoßwellentherapie (ESWT) der Epicondylopathia radialis et ulnaris. Ein neues Behandlungskonzept knochennaher Weichteilschmerzen. Orthopädische Mitteilungen. Demeter Verlag, München, Abstrakt 55:173, Heft 3, Jahrgang 24

Haist J, Reichel J, Witzsch U, Bürger RA (1992) Die extracorporale Stoßwellenbehandlung - eine Möglichkeit der Therapie der gestörten Frakturheilung. 40te Jahrestagung der Vereinigung Süddeutscher Orthopäden eV, Baden-Baden, p 22

Haupt G, Haupt A, Ekkernkamp A, Gerety B, Chvapil M (1992) Influence of Shock Waves on Fracture Healing. Urology 39/6:529-532

Haupt G, Haupt A, Senge Th (1993) Die Behandlung von Knochen mit extrakorporalen Stoßwellen - Entwicklung einer neuen Therapie In: Chaussy C, Eisenberger F, Jocham D, Wilbert D (eds) Stoßwellenlithotripsie. Aspekte und Prognosen. Attempto, 120-126

Haupt G, Katzmaier P (1995) Anwendung der hochenergetischen extrakorporalen Stoßwellentherapie bei Pseudarthrosen, Tendinosis calcarea der Schulter und Ansatztendinosen (Fersensporn, Epicondylitis). In: Chaussy C, Eisenberger F, Jocham D, Wilbert D (eds) Die Stoßwelle. Attempto, 143-146

Karpaman RR, Magee FP, Gruen, TWS, Mobley T (1987) The Lithotriptor and Its Potential Use in the Revision of Total Hip Arthroplasty. Orthopaedic Review, XVI, 1:38-42

Loew M, Jurgowski W (1993) Erste Erfahrungen mit der Extrakorporalen Stoßwellen-Lithotripsie (ESWL) in der Behandlung der Tendinosis calcarea der Schulter. Z Orthopädie, Bd 131, 5:470-473

May TC, Krause WR, Preslar AJ, Smith MJV, Beaudein AJ, Cardea JA (1990) Use of High-Energy Shock Waves for Bone Cement Removal. J Arthroplasty, vol 5, No 1

Petersson B, Tiselius HG (1988) Extracorporal shock wave lithotripsy of proximal and distal ureteral stones. Eur Urol 13(3):184-188

Rassweiler J, Steinbach P, Brümmer F, Haupt G, Bürger R, Loening St, Dahmen G (1993) Standortbestimmung der Arbeitsgruppe Experimentelle ESWL - Übersicht und Perspektiven. In: Chaussy CH, Eisenberger F, Jocham D, Wilbert D (eds) Stoßwellenlithotripsie - Aspekte und Prognosen. Attempto, Tübingen, Germany 99-103

Rompe JD, Hopf C, Rumler F (1994) 2 Jahre Extrakorporale Stoßwellentherapie (ESWT) in der Orthopädie - Indikationen und Resultate? Orthopädische Mitteilungen, Demeter, München, Heft 3, Abstrakt Nr 56, p 173

Schleberger R, Senge Th (1992) Non-invasive treatment of long-bone pseudarthrosis by shock waves (ESWL). Arch Orthop Trauma Surg 111:224-227

Steven J, Kurzweil SJ, Smith JE, van Arsdalen K (1992) Effects of Extracorporeal Shock Waves on Sceletal and Renal Growths in the Infant Rabbit. J Urology 139, Suppl 649:325A

Stranne SK, Callaghan JJ, Fyda TM, Fulghum CS, Glisson RR, Weiberth JL, Seaber AV (1992) The Effect of Extracorporal Shock Wave Lithotripsy on the Prosthesis Interface in Cementless Arthroplasty. The J Arthroplasty, vol. 7, No 2:173-179

Valchanov VD, Michailov P (1991) High Energy Shock Waves in the Treatment of Delayed and Nonunions of Fractures. International Orthopaedics (SCIOT) 15:181-184

Weinstein JN, Oster DM, Park JB, Park SH, Loening S (1988) The effect of extracorporal shock wave lithotripsy on the bone cement interface in dogs. Clin Orthop Rel Res 235:261-267

Yeaman LD, Jerome CP, McCullough DL (1989) Effects of Shock Waves on the Structure and Growth of the Immature Rat Epiphysis. Journal of Urology 141:670-674

KAPITEL 4

Indikationen und Ergebnisse der ESWT bei Muskel- und Sehnenschäden

N. Boehler, V. Auersperg, G. Labek

Die Extrakorporale Stoßwellentherapie (ESWT) bei Muskel und Sehnenerkrankungen stellt heute den sicherlich meist verbreiteten Anwendungsbereich in der Orthopädie dar. Verfolgt man die Entwicklung in diesem Bereich, so lassen sich oft erstaunlich gute Ergebnisse bei sorgfältiger Indikationsstellung erzielen. Anderseits wird jeder kritische Anwender auch mit Sorge einen kaum einzudämmenden Wildwuchs dieser Behandlungsmethode beobachten können. Bei zunehmendem Kostendruck ist sicherlich die Gefahr gegeben, die hohen Investitionskosten für derartige Geräte durch eine starke Ausweitung der Indikation und einen Einsatz schon in der Frühbehandlung von Weichteilerkrankungen auszuweiten. Nicht zuletzt deshalb hat sich die ESMST (European Society for Muscolo Sceletal Shock Wave Therapy) verpflichtet gefühlt, gemeinsame Richtlinien und Behandlungsstandards auszuarbeiten, die dann im Juni 98 in Izmir beschlossen wurden. Basierend auf diesen Grundlagen darf ich Ihnen einen Überblick über den Einsatz der ESWT in Muskel- und Sehnenbereich geben.

Indikation zur Methode

ESWT

Indikationen:
- Der ausbehandelte Patient (medikamentös, phys. Th., Heilgym.).

Kontraindikationen:
- Infektion
- Schwangerschaft
- Offene Epiphysenfugen
- Blutgerinnungsstörung
- Malignom

Die Auswahl unserer Patienten erfolgt nach strengen Kriterien, wobei nur sog. konservativ

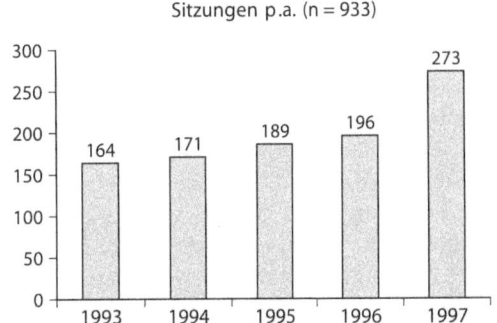

Abb. 1. ESWT-Entwicklungen in Linz

ausbehandelte Patienten für die ESWT vorgesehen wurden. Der Grund liegt im hohen personellen Aufwand, da diese Behandlung bei uns immer von einem Arzt durchgeführt wird und neben der reinen Behandlungszeit eine ausführliche Aufklärung des Patienten über die Therapie sowie eine exakte Dokumentation erfolgt.

Wir setzen die ESWT also als operationsersetzende Behandlung nach einer konsequenten Vorbehandlung ein. Neben medikamentöser Therapie war praktisch immer auch eine physikalische Therapie sowie eine Heilgymnastik vorweg durchgeführt worden.

Als Kontraindikation werden heute Infektionen angesehen, weiter Schwangerschaft, die Anwendung bei Jugendlichen mit offenen Epiphysenfugen, Blutgerinnungsstörungen sowie maligne Tumore, Patienten mit Anfallserscheinungen, Rippen-, Wirbelsäulen- und Schädelbehandlungen, Gefäße, Nieren und parenchymatöse Organe.

ESWT-Behandlungsablauf

Alle Patienten wurden klinisch und mit einem bildgebenden Verfahren abgeklärt, wobei regelmäßig das Röntgen zumeist aber auch eine Sonographie durchgeführt wurde. Falls notwendig,

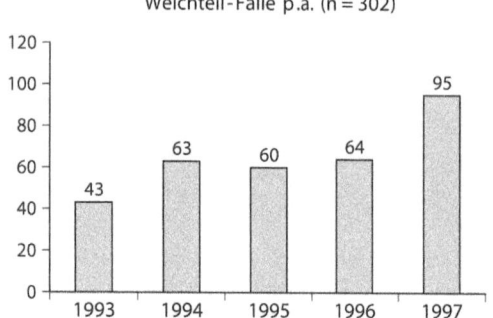

Abb. 2. ESWT-Entwicklung in Linz

wurden auch weitere Untersuchungen, wie Labor, MRT oder Szintigraphien, durchgeführt.

Weiter wurde auf eine exakte Patientenaufklärung großen Wert gelegt, da trotz der relativ risikoarmen Therapie schon einige kostenintensive Haftungsprozesse bei Sehnenrupturen laufen.

Die Behandlung erfolgt in der Regel stationär, was sicherlich auch mit dem österreichischen Kostenübernahmesystem zusammenhängt, uns aber die Möglichkeit einer kurzfristigen zumeist zweimaligen Wiederholung gibt.

ESWT-Ablauf:
- Untersuchung
  - Klinik
  - Röntgen
  - Ultraschall
  - Optional MRI oder Arthrographie
- Aufklärung und Einwilligung
- Norm. Behandlung: Stationär und ohne Anästhesie
- Regulär 4–6 und 12 Wochen-Follow-up.

Technische Daten

Die eigentliche ESWT-Behandlung erfolgt nach sorgfältiger Lagerung und, je nach Lokalisation, teils sitzend und teils liegend. Die Weichteilbehandlung wird zumeist ohne jegliche Anästhesie durchgeführt.

ESWT-Gerät:
Der „*Osteostar*" (seit Dez. 1992):
(Lithotripter-Prototyp für orthopädische Knochentherapie)
- Modifizierter C-Bogen („Siremobil" von Siemens) mit Stoßwellenquelle und Applikator
- Hochvoltkondensator (durch Schlauch mit Stoßwellenquelle verbunden)
- Bildschirm (Bildverstärker).

Parameter *Osteostar*
- Fokus-Druck (p_{max}): 50 MPa
- Energieflußdichte: 0,06–0,60 mJ/mm^2
- Röntgenortung.

ESWT-Gerät:
Der „*SonoCur Plus*" (seit Mai 1997):
(Seriengerät für orthopädische Weichteil-Behandlungen)
- Stoßwellenquelle und Applikator auf einem multidirektional beweglichen Arm
- Integrierter Hochvoltkondensator
- Inline Ultraschall Sektorscanner mit zusätzlichem Linearscanner (U-Schall-Gerät mit Schlauch verbunden).

Parameter *Sonocur Plus*
- Fokus-Druck (p_{max}): 25,6 MPa
- Energieflußdichte: 0,07–0,40 mJ/mm^2
- Ultraschall-Ortung.

Die Justierung und Zieleinstellung kann röntgengezielt erfolgen, wie bei dem von uns primär eingesetzten Osteostargerät der Fa. Siemens. Es handelt sich dabei um ein wissenschaftliches Experimentalgerät, bei dem alle Energiebereiche abgedeckt waren. Die meisten heutigen Geräte verwenden aber das anwenderfreundlichere und weniger strahlenbelastende Ultraschallzielgerät mit einem Sektorscanner.

Die Energiedosis richtet sich nach der Schmerzempfindlichkeit der Patienten, wobei versucht wird zumindest jene Schmerzintensität während der Behandlung zu erreichen, welche auch durch Palpationsdruck auf den erkrankten Sehnenansatz vom Patienten verspürt wird.

Sehr gutes Ergebnis (+++):
Kein Schmerz, keine weitere Therapie nötig.
Gutes Ergebnis (++):
Leichte Restbeschwerden, keine weitere Therapie nötig.
Mäßiges Ergebnis (+):
Kurz anhaltende Besserung bzw. zu wenig Besserung, weitere Therapie nötig.
Schlechtes Ergebnis (±):
Keine Änderung.
Sehr schlechtes Ergebnis (–):
Leichte anhaltende Verschlechterung, mehr Therapie als vor ESWT nötig.
Katastrophales Ergebnis (– –):
Bleibende Schäden nach ESWT.

Als Beurteilungsskala wird die subjektive Einschätzung mit der VAS herangezogen. Lediglich im Schulterbereich wurde mit dem Konstant-Score ein klinischer Funktions-Score abgefragt. Ansonsten erfolgt die Beurteilung lediglich nach dem subjektiv empfundenen Schmerz, wobei sowohl nach Belastungs- und Ruheschmerz mittels VAS gefragt wurde.

Prinzipiell ist festzustellen, daß es noch immer keinen definitiven Konsens über die Energiebereiche bei der ESWT-Anwendung gibt. Für die Praxis hat sich aber die von Rompe postulierte Unterteilung bewährt, der in einen niedrigenergetischen Bereich mit einer Energiedichte mit einem Fokus von 0,08 mJ/mm² in einen mittelenergetischen Bereich mit der Energiedichte von ca. 0,28 mJ/mm² und einen hochenergetischen Bereich mit 0,60 mJ/mm² unterteilt.

Im Weichteilbereich kommt die hochenergetische Weichteilapplikation (HESWA) nur bei der Tendinitis calcarea in Frage. Ansonsten sollte wegen der potentiellen Gewebeschädigung im niedrig- bzw. mittelenergetischen Bereich (NESWA) behandelt werden. In diesem Bereich können überwiegend nur neurophysiologische Effekte nachgewiesen werden, eine mechanische Schädigung ist nicht zu erwarten.

Einteilung der ESWT nach Energieflußdichte im Fokus (Rompe 1997):
- 0,08 mJ/mm² NESWT (niedrigenergetisch)
- 0,28 mJ/mm² MESWT (mittelenergetisch)
- 0,60 mJ/mm² HESWT (hochenergetisch).

Unsere Patienten erhielten in der Regel 1500 Impulse pro Sitzung, wobei durchschnittlich 3 Sitzungen pro Patient durchgeführt wurden. Die Anzahl der Sitzungen an den aufeinanderfolgenden Tagen richtet sich nach dem klinischen Verlauf:

- Bei Beschwerdefreiheit wird abgebrochen und der Patient entlassen.
- Bei leichter Besserung oder leichter Verschlechterung wird eine 2. bzw. 3. Sitzung durchgeführt.
- Bei deutlicher Verschlechterung wird die Therapie ebenfalls abgebrochen.
- Gelegentlich wurden Patienten auch nach frühestens 3 Monaten zu einer weiteren Sitzung bestellt.

Lokalisationen und Indikationsbereiche

Nach den Richtlinien der ESMST, der Europäischen Society for Musculus Scelett Shock-Wave Therapy unterteilen wir heute in anerkannte Indikationen, mögliche Indikationen und riskante Indikationen.

In die Gruppe der *anerkannten Indikationen* fallen drei typische Erkrankungsbilder:

Weichteil-ESWT
Anerkannte Indikationen:
- Tendinosis calcarea der Rotatorenmanschette
- Laterale Epicondylitis humeri
- Plantare Faziitis (mit/ohne plantarem Fersensporn).

Die Tendinosis Calcarea der Schulter, die Epicondylitis humeri radialis und die Fasciitis plantaris ev. mit Fersensporn.

Als *mögliche weitere Indikation* können folgende Anwendungsbereiche genannt werden:

Weichteil-ESWT
Mögliche weitere Indikationen:
- Degenerative Rotatorenmanschetten-Veränderungen
- Mediale Epicondylitis humeri
- De Quervain
- Insertionstendopathien an Hüfte, Knie, Tuber ossis ischii, Troch. major
- Dorsaler Fersensporn
- Haglund Ferse
- Morton'sches Neurinom
- Narben-Neurinom.

Als *riskante Indikationen* wird von uns die Insertionstendopathie des Ligamentum patellae sowohl am kranialen Patellapol wie auch am kaudalen Patellapol erachtet.

Auch die Achillodynie bei der Haglundferse zählt zu dieser Indikationsgruppe.

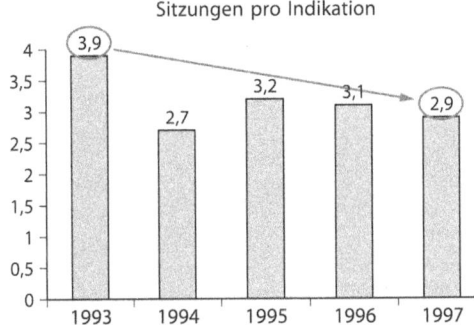

Abb. 3. ESWT-Entwicklung in Linz

Zu betonen ist, daß gerade in dieser Anwendungsgruppe nur im niedrigenergetischen Bereich gearbeitet werden darf.

Ergebnisse

Vom 1. Januar 1993 bis 31. Dezember 1997 behandelten wir 279 Patienten, wobei die Anzahl der Behandlungsserien und der Einzelbehandlungen jährlich mehr wird. 253 Patienten wurden mit einer Behandlungsserie der ESWT unterzogen, bei weiteren 25 Patienten wurden 2 Indikationen behandelt, bei einem Patient wurden drei Indikationen der ESWT durchgeführt. von den 325 Behandlungsserien entfallen 23 auf Knochenpseudoarthrose, der Rest (302 Behandlungsserien) waren Weichteilbehandlungen.

Die Patienten benötigten im Schnitt 3 ESWT-sitzungen (min. 1 Sitzung, max. 9 Sitzungen), wobei zunächst das Vorgehen sehr uneinheitlich war (siehe Säulendiagramm), im Jahr 1993 durchschnittlich auch mit ca. 4 Sitzungen pro Patient deutlich über dem Schnitt des letzten Jahres lag. Im Diagramm ist leicht erkennbar, daß das Vorgehen 1997 mit 3 Sitzungen am häufigsten vorkommt, der Durchschnitt auf unter 3 Sitzungen gesunken ist und das Vorgehen auch wesentlich standardisierter ist.

Von den 302 Weichteil-Behandlungsserien entfallen 287 auf die Gruppen der regulären Indikationen und der möglichen weiteren Indikationen; die Ergebnisse dieser beiden Gruppen sollen hier aufgelistet werden. Bei 221 Fällen von 287 liegt eine komplette Nachuntersuchungs-Dokumentation mit mindestens 3 Monaten Folluw-up-Zeit vor (Durchschnitt 13,3, min. 3, max. 62 Monate).

Die Geschlechtsverteilung zeigt 129 Frauen und 92 Männer, das Durchschnittsalter lag bei 49,3 Jahren (Schulter-Patienten: 51,3 Jahre, Ellbogen-Patienten: 42,7 Jahre, Fersen-Patienten: 47,9 Jahre).

Insgesamt erfolgten 972 Sitzungen bei den 302 Weichteil-Indikationen, durchschnittlich pro Sitzung 1303 Impulse (min. 157, max. 3500), meist bei einer Energieflußdichte von 0,08–0,20 mJ/mm^2 (min. 0,04 mJ/mm^2, max. 0,40 mJ/mm^2).

Weichteil-ESWT – AKH Linz 93-97:
- 118 Tend. calc. der RM/
- 22 Degen Schultern (ohne Kalk)
- 75 Laterale Epicondylitis humeri
- 12 Mediale Epicondylitis humeri

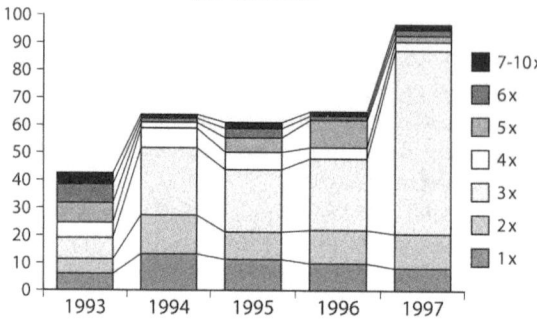

Abb. 4. ESWT-Entwicklungen in Linz

- 24 Achillodynie
- 36 Plantare Fasziitis
- 15 Andere (Tuber ischii, Troch. major, Pat.-Spitzen-S., Morton'sches Neurinom, Narbenneurinom, etc.).

Schulter

Eigene Ergebnisse

Die 140 Schulterindikationen sind in 2 Gruppen zu teilen, wobei die Gruppe der Sehnen-Verkalkungen der Rotatorenmanschette 118 Fälle beinhaltet und die zweite Gruppe alle jene Patienten, wo die Veränderungen kein Kalkdepot zeigten (22 Fälle), wobei die Diagnosen im einzelnen inhomogen sind (4 × Bursitis subacromialis, 3 × Rotatorenmanschettenruptur, 7 × Impingement ohne Rotatorenmanschetten-Veränderungen, 3 × Impingement mit Rotatorenmanschetten-Veränderungen, 1 Frozen shoulder, 1 inzipiente Arthrose des AC-Gelenks).

Vorbehandlungen	Tend. calc. (n=97)	Degen. Schulter (n=19)
„Strom"	38	12
Ultraschall	63	8
Iontophorese	18	5
Interferenzstrom	19	3
Schwellstrom	12	0
Kurzwelle	16	0
Rotlicht	0	6
Fango	34	9
Moor	16	2
Heilgymnastik (trocken)	37	15
Manualtherapie	28	6
Unterwassergymnastik	27	3
Koordinationstraining	21	0
Infiltration	81	17

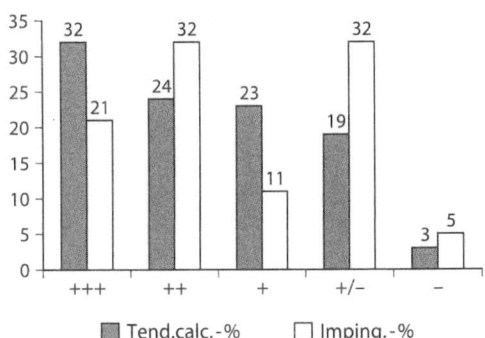

Abb. 5. Schulter-Ergebnisse (%)

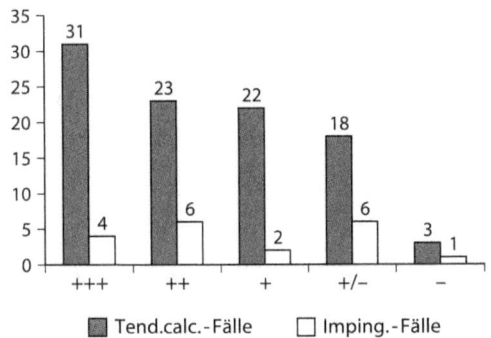

Abb. 6. Schulter-Ergebnisse (Fälle)

Die nachuntersuchten Fälle hatten vor ESWT entsprechend der Einschlußkriterien reichlich Vorbehandlungen (Anamnesedauer im Schnitt 34,8 Monate bei der Tendinitis calcarea und 30,3 Monate bei den sonstigen degenerativen Schultern).

Vor der ESWT hatte 1 Patient schon eine offene Kalkausräumungsoperation, 3 weitere eine offene Akromio-Plastik nach Neer und 3 eine arthroskopische subakromiale Dekompression.

Bei der Kontrolle fanden sich bei den Patienten mit Tendinitis calcarea 32% beschwerdefrei und 24% so gebessert, daß keine weiteren Therapien mehr nötig waren. Nicht ausreichend gebessert waren 23% und unverändert 19%, 18 Fälle. Bei drei Patienten sahen wir bis zu 3 Wochen dauernde Schmerzverstärkungen.

Bei den degenerativen Schulterveränderungen ohne Kalkdepot zeigte sich ein etwas schlechteres Ergebnis: 21% beschwerdefrei und 32% so gebessert, daß keine weiteren Therapien mehr nötig waren. Nicht ausreichend gebessert waren 11% und unverändert 32%.

Bei einem Patienten kam es zu einer 2-wöchigen Verschlechterung.

Wenig Unterschied zeigte sich beim Constant-Score zwischen den Gruppen: Bei der Tendinosis calcarea verbesserte sich der Constant-Score von durchschnittlich 55,8 auf 74,07 Punkte, bei den Schultern ohne Kalkdepot von durchschnittlich 56,6 auf 75,69 Punkte.

Bei der VAS zeigte die Kalk-Gruppe eine Verbesserung von 45 Punkten (von 100 möglichen) auf 22 Punkte, die kalklosen Schultern eine Verbesserung von 46 auf 28 Punkte.

Radiologisch fanden wir lediglich bei 3 Patienten eine völlige Kalkauflösung, bei weiteren 7 eine Desintegration, wobei alle diese Fälle zu den sehr guten Ergebnissen gezählt werden können.

Ergebnisse in der Literatur

Rompe (1997) [2] schildert bei 1500 Impulsen der Energieflußdichte 0,28 mJ/mm^2 eine klinische Erfolgsrate von 26% sehr guten und 39% guten Erfolgen bei 17% kompletter Kalkauflösungsrate und 34% inkompletter. Wenn man dies mit unseren vergleicht, so ist bei ähnlichem klinischem Ergebnis ein deutlich schlechteres radiologisches Ergebnis zu beobachten. Weiter berichten Loew und Rompe (1998) [3] über bessere Ergebnisse bei hochenergetischer ESWT. Buch [4] beschreibt eine schrittweise Besserung aller Patienten eines Studienkollektivs über einen Zeitintervall von 2 Jahren, wenn man 2 Sitzungen mit hochenergetischer ESWT durchführt, wobei die Auflösungsrate des Kalkdepots nach 6 Wochen 60% ist. Dies war der Grund, warum wir unser Vorgehen modifizierten, und seit einigen Monaten Patienten mit großen Kalkdepots ebenfalls hochenergetisch behandeln (Kalk-Depot-Größe >1 cm, Gärtner-Stadium 1 und 2), grenzwertige Kalkdepots zunächst niederenergetisch, eventuell später auch hochenergetisch bei Therapieversagen. Es bleibt abzuwarten, ob wir dadurch unsere Ergebnisse ebenfalls verbessern können.

Tend. calc. der Rotatorenmanschette („gute + sehr gute")
- Rompe (1997)
  1 × HESWT vs. NESWT: 68% vs. 52%
- Loew (1994)
  1 × HESWT vs. 2 × HESWT vs. Plac. vs. 1 × NESWT→60% vs. 70% vs. 5% vs. 30%
- Auersperg (1998) NSWT 56% von 97 Pat.

Degenerative Rotatorenmanschetten-Veränderungen („gute + sehr gute")
- Keine Literatur
- Auersperg (1998) NESWT 53% von 19.

Ellbogen-Epikondylitis

Eigene Ergebnisse

Die 87 Ellbogenindikationen sind in 2 Gruppen zu teilen, wobei die laterale Epikondylitis (Epicond. humerorad.=EHR) 75 Fälle beinhaltet, und die mediale Epikondylitis (Epicond. humerouln.=EHU) waren 12 Fälle.

Die nachuntersuchten Fälle hatten vor ESWT entsprechend der Einschlußkriterien reichlich Vorbehandlungen (Anamnesedauer im Schnitt 18,8 Monate bei der lateralen Epikondylitis und 21,7 Monate bei der medialen Epikondylitis).

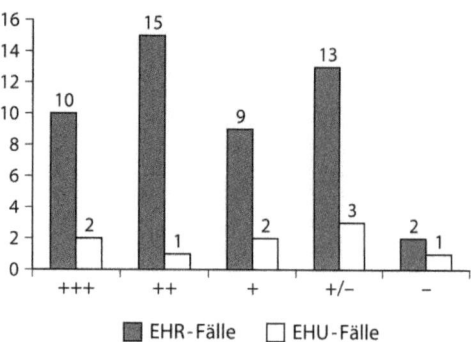

Abb. 7. Ellenbogen-Ergebnisse (Fälle)

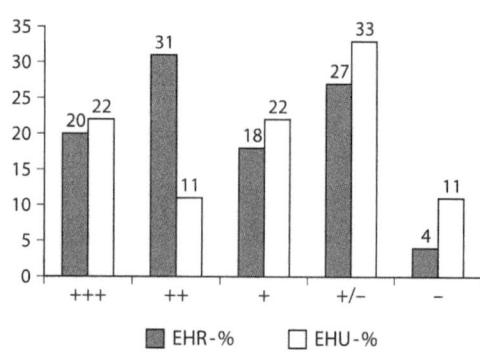

Abb. 8. Ellenbogen-Ergebnisse (%)

Vorbehandlungen	Laterale Epikondylitis (n=49)	Mediale Epikondylitis (n=9)
„Strom"	21	5
Ultraschall	37	8
Iontophorese	11	4
Laser		3
Fango	7	1
Gips	9	
Heilgymnastik (trocken)	11	4
Unterwassergymnastik	4	
Manualtherapie	6	3
Epitrain	19	4
Akupunktur	10	2
Infiltration	44	9

Bei der Kontrolle fanden sich bei 49 Patienten mit lateraler Epikondylitis 20% beschwerdefrei und 31% so gebessert, daß keine weiteren Therapien mehr nötig waren. Nicht ausreichend gebessert waren 18% und unverändert 27%. Bei zwei Patienten sahen wir bis zu 3 Wochen dauernde Schmerzverstärkungen. Bei den 9 Patienten mit medialer Epikondylitis zeigte sich ein deutlich schlechteres Ergebnis: 22% beschwerdefrei und 11% so gebessert, daß keine weiteren Therapien mehr nötig waren. Nicht ausreichend gebessert waren 22% und unverändert 33%. Bei einem Patienten kam es zu einer 2-wöchigen Verschlechterung.

Bei der VAS zeigte die laterale Epikondylitis-Gruppe eine Verbesserung von 42 Punkten (von 100 möglichen) auf 23 Punkte, die mediale Epikondylitis eine Verbesserung von 38 auf 24 Punkte.

Ergebnisse in der Literatur

In der folgenden Tabelle sind Ergebnisse von einigen Studien zusammengefaßt:

Lat. Epikondylitis	Auersperg (1998)	Rompe (1997) [2]	Jakobeit (1997) [5]	Haist (1995) [6]
% Sehr gut	20	20	73	32
% Gut	31	32	12	54
% Mäßig	18	36	5	7
% Schlecht	27	12	11	7
% Sehr schlecht	4	0	0	0

Haist (niederenergetisch) mischt in seiner Beobachtung von 468 Patienten sowohl ulnare als auch radiale Epikondylitiden. Jakobeit (hochenergetisch) läßt gewisse Unklarheiten über den Nachuntersuchungszeitraum („clinical and ultrasonographic follow-up examinations directly after each session"). An gute Ergebnisse kommen die Studie von Rompe und unsere Studie nicht heran, ob dies am Gerät liegt oder an der Patienten-Auswahl bzw. -Vorbehandlung oder an den Durchführungsmodalitäten sei dahingestellt. Diesbezüglich werden wahrscheinlich erst exakte Multicenter-Studien mit Geräte-Vergleich genauere Aussagen treffen können.

Epicondylitis humero radialis („gute und sehr gute")
- Richter (1995) 2 × HESWT: 80% (3 Mon.) bzw. 15% (6 Mon.)
- Rompe (1996) 3 × NESWT vs. Placebo: 86% vs. 30%
- Auersperg (1998) 3 × NESWT: 69% (3 Mon.).

Epicondylitis humero ulnaris („gute und sehr gute")
- Dahmen (1995) Keine Trennung der med. von den lat. Ergebnissen
  Haist (1995) Keine Trennung der med. von den lat. Ergebnissen
  Jakobeit (1997) Keine Trennung der med. von den lat. Ergebnissen
- Auersperg (1998) 3 × NESWT: 53% (3 Mon.).

Ferse (Plantare Fasziitis und Achillodynie)

Eigene Ergebnisse

Die 60 Fersen-Indikationen sind in 2 Gruppen zu teilen, wobei die Plantare Fasziitis (1 × ohne plantarem Fersensporn, sonst immer mit Sporn) 36 Fälle beinhaltet und die Achillodynie 24 Fälle (10 × Ansatznahe, 2 × Calc. altus, 12 × klassische Achillodynie). 3 ansatznahe Achillodynien waren bereits vor ESWT am dorsalen Fersensporn operiert worden, 7 hatten den Fersensporn noch.

Vorbehandlungen	Plantare Fasziitis (n = 33)	Achillodynie (n = 18)
„Strom"	18	9
Ultraschall	28	14
Iontophorese	9	5
Gips		1
Fango	5	5
Schuh-Einlagen/-Zurichtungen	33	9
Heilgymnastik (trocken)	4	6
Wbs-Therapie	4	4
Interferenzstrom	6	2
Moorbäder	4	2
Akupunktur	3	1
Infiltration	33	10

Die nachuntersuchten Fälle hatten vor ESWT entsprechend der Einschlußkriterien reichlich Vorbehandlungen (Anamnesedauer im Schnitt 17,9 Monate bei der plantaren Fasziitis und 36,1 Monate bei der Achillodynie).

Bei der Kontrolle fanden sich bei den Patienten mit plantarer Fasziitis 18 Fälle (55%) beschwerdefrei und 6 Fälle (18%) so gebessert, daß keine weiteren Therapien mehr nötig waren. Nicht ausreichend gebessert waren 2 Fälle (6%) und unverändert 4 Fälle (12%). Bei drei Patienten sahen wir bis zu 3 Wochen dauernde Schmerzverstärkungen. Bei der Achillodynie zeigte sich ein deutlich schlechteres Ergebnis: 3 Fälle (17%) beschwerdefrei und 3 Fälle (17%) so gebessert, daß keine weiteren Therapien mehr nötig waren. Nicht ausreichend gebessert waren 6 Fälle (33%) und unverändert 6 Fälle (33%). Bei keinem Patienten kam es zu einer Verschlechterung.

Bei der VAS zeigte die plantare Fasziitis-Gruppe eine Verbesserung von 36 Punkten (von 100 möglichen) auf 16 Punkte, die Achillodynie eine Verbesserung von 39 auf 26 Punkte.

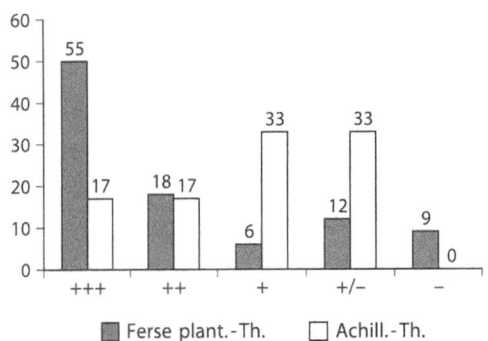

Abb. 9. Fersen-Ergebnisse (%)

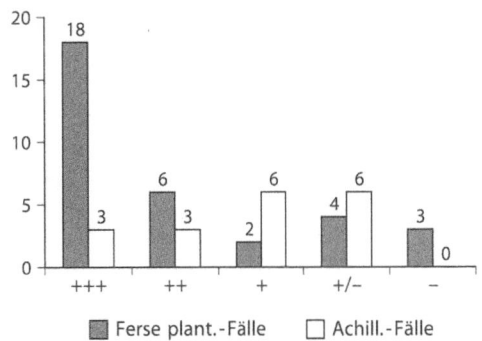

Abb. 10. Fersen-Ergebnisse (Fälle)

Ergebnisse in der Literatur

Im Vergleich zwischen den verschiedenen Studien liegen unsere Ergebnisse durchaus im Mittelfeld. Jakobeit (1997) [5] vergleicht hochenergetische gegen niederenergetische ESWT an der Ferse und findet bei den hochenergetisch behandelten Fällen 54,9% sehr gute und 29,2% gute Ergebnisse, dagegen 20,3% sehr gute und 59,5% gute Ergebnisse bei der niederenergetischen ESWT, der Rest ist vergleichbar ähnlich (13,3% gegen 17,7% mäßige und 2,7% gegen 2,5% schlechte Ergebnisse).

Bei Dahmen (1995) [7] sind 9 von 12 Fällen nach ESWT (niederenergetisch, unklare Therapie-Frequenz) „gut", 1 Fall ist gebessert und 2 unverändert. Die Ergebnisse dieser Studie sind vergleichbar mit der unseren, wenn man als Gegenpol die Untersuchungen von Rompe (1997) [2] nimmt, der nur 26% sehr gute und 26% gute Fälle beobachtet. Diese Indikation wird in unserem Haus als besonders ESWT-geeignet erachtet, kein Patient dieser Gruppe mußte bisher nachoperiert werden.

Plantare Fasziitis („gute und sehr gute")
- Dahmen (1995) 1–21 × NESWT: 75% (? Mon.)
- Kusnierczak (1997) 1 × HESWT: 60% (6–12 Mon.)
- Rompe (1996) 3 NESWT: 50% (12 Mon.)
- Buch (1997) HESWT: 74% (? Mon.)
- Auersperg (1998) 3 × NESWT: 73% (3 Mon.).

Achillodynie („gute und sehr gute")
- Dahmen (1995) NESWT: 60% (???)
- Haupt (1995) 1 × HESWT: 100% (n = 2)
- Auersperg (1998) 3 × NESWT: 34% (3 Mon.).

Nebenwirkungen

Außer geringen petechialen Blutungen (nur bei Energieflußdichten über 0,38 mJ/mm^2) und intrakutanen leichten Hämatomen konnten keine Nebenwirkungen oder Komplikationen beobachtet werden. Niedrigenergetische ESWT zeigte keinerlei Hautveränderungen.

Ein Patient entwickelte nach der ESWT plantar an der Ferse eine sympathische Reflexdystrophie, wobei bei diesem Patienten mit großer Wahrscheinlichkeit die ESWT nur zufällig in einen Zusammenhang gebracht werden kann.

Es traten keine bleibenden Schäden auf. Auch bei den Patienten, bei denen durch die ESWT eine Schmerzverstärkung auftrat, konnte man nach 3 Wochen eine Linderung zumindest auf das Ausgangsniveau beobachten.

ESWT-Nebenwirkungen:
- Hautrötung
- Oberflächl. Exulzerations und Hämatome der Epidermis
- Bei 25% der Patienten kurzfristige Schmerzverstärkung (1 × <3 Wochen, 6 × <2 Wo. sonst <1 Wo.)
- Keine bleibenden Nervenschäden!
- 1 × Sudeck'sche Dystrophie (unsicher als ESWT-Folge)
- 1 × CTS erst nach Schulter-ESWT erkannt.

Zusammenfassung

Zusammenfassend kann festgestellt werden, daß die ESWT bei Muskel- und Sehnenerkrankungen eine sehr erfolgreiche Therapie darstellt. Nebenwirkungen sind äußerst gering. Die Erfolgsrate beträgt in Abhängigkeit von der jeweiligen Indikation bis 80%. Um eine allgemeine Akzeptanz dieser Methode zu erreichen, wird es allerdings notwendig sein, den zügellosen Einsatz der ESWT zu beschränken, und anhand kritischer Studien die erfolgreichen Indikationen herauszuarbeiten.

Literatur

[1] Erste Darstellung einer Kostennutzenrechnung der ESWT beim 1. ESMST-Kongreß in Izmir (Türkei) am 1. 6. 1998 durch W. Schaden, allerdings nur in Bruchstücken

[2] Rompe J-D (1997) Extracorporale Stoßwellentherapie. Grundlagen, Indikation, Anwendung. Chapman & Hall

[3] Loew M, Rompe J-D (1998) Stoßwellenbehandlung bei orthopädischen Erkrankungen, Bd. 71. Bücherei des Orthopäden (Grifka, J., Hrsg.) Enke, Stuttgart

[4] Buch M, Hahn H, Träger D, Siebert WE (1998) Prospective comparison of shock wave therapy and needling in calcareous tendinitis of the shoulder. 1. ESMST-Kongreß, Izmir, Türkei, June 1st, Abstract 12

[5] Jakobeit C, Welp L, Winiarski B, Schuhmacher R, Osenberg T, Splittgerber T, Spelsberg G, Buntrock W, Missulis U, Kroll U, Schmeiser A, Beer M, Watzlawik A, Olschner G, Winarski B (1997) Ultrasound guided extracorporeal shock wave therapy of tendinosis calcarea of the shoulder, of

symptomatic plantar calcaneal spur (heel spur) and of epicondylopathia radialis et ulnaris. In: Siebert W, Buch M (Hrsg) Extracorporeal shock waves in orthopaedics. Springer, Berlin Heidelberg
[6] Haist J, Steeger von Keitz D (1995) Stoßwellentherapie knochennaher Weichteilschmerzen – Ein neues Konzept. In: Chaussy C, Eisenberger F, Jocham D, Wilbert D (Hrsg) Die Stoßwelle. Forschung und Klinik (Konsensus-Workshop). Attempto, Tübingen GmbH
[7] Dahmen GP, Franke R, Gonchars V, Poppe K, Lenrodt St, Lichtenberger S, Jost S, Montigel J, Nam VC, Dahmen G (1995) Die Behandlung knochennaher Weichteilschmerzen mit extrakorporaler Stoßwellentherapie (ESWT), Indikation, Technik und bisherige Ergebnisse. In: Chaussy C, Eisenberger F, Jocham D, Wilbert D (Hrsg) Die Stoßwelle. Forschung und Klinik (Konsensus-Workshop). Attempto, Tübingen GmbH

Anhang

Geräte-Vergleich

	Osteostar	SonoCur Plus
Gerätetyp	Prototyp für orthopädische ESWT am Knochen	Seriengerät für orthopädische ESWT an Weichteilen
Energiequelle	Elektromagnetischer Stoßwellen-Emitter mit externer Hochspannungserzeugung (Hoch-Volt-Kondensator) durch Schlauch verbunden	Elektromagnetischer Stoßwellen-Emitter. Hochspannungserzeugung (Hoch-Volt-Kondensator) im System integriert
Applikatormontage	Stoßwellenapplikator auf einem C-Bogen (modifiziertes Siremobil der Fa. Siemens) fix montiert mit isozentrischer, 40° geschwenkter Ausrichtung zum Röntgenstrahl (Bewegungsfreiheiten entsprechend dem modifizierten C-Bogen)	Stoßwellenapplikator in einem kugeligen Segment des Haltearms, welcher fix mit dem Systemwagen (Kondensator bzw. Gehäuse) verbunden ist (multidirektionale Bewegungsfreiheit des Applikators auf dem Haltearm)
Bildgebungssystem	Isozentrische off line Röntgen-Ortung im C-Bogen des Siremobil, Bildschirme des Bildverstärkers in einem zusätzlichen Gerät, eine Schnittstelle zu einem Printer oder Multiformatkamera über Videoanschlüsse der Monitore anschließbar, derzeit nicht installiert, dadurch keine Dokumentation der Bilder	Isozentrische in line Ultraschall-Ortung (7,5 MHz Sektor-Scanner) mit dem Ultraschallgerät Sonoline Prima SLC (Fa. Siemens). Optional zusätzlicher Linear-Scanner am Ultraschallgerät angeschlossen (als Orientierungshilfe und zur Durchführung von Ultraschallbildern) Dokumentation mittels Printer
Maximaler Fokusdruck	50 MPa	21,2 MPa
Energieflußdichte	0,06–0,60 mJ/mm²	0,03–0,50 mJ/mm²
Energiestufen	9	8
Eindringtiefe	bis 80 mm??	0–55 mm
Frequenz	2 Hz	1–4 Hz

SonoCur-Plus physikalische Daten

Physikalische Werte		Einheit	Energie-Stufe 1 (min. Wert)	Energie-Stufe 4 (Mittelwert)	Energie-Stufe 8 (max. Wert)
Positiver Spitzendruck	$[P_+]$	MPa	4,3	10,9	21,2
–6 dB Fokusgröße	$[f_{x(-6\,dB)}]$	mm	7,0	5,9	5,0
	$[f_{y(-6\,dB)}]$	mm	7,2	5,9	5,1
	$[f_{z(-6\,dB)}]$	mm	65	61	57
5 MPa Fokusgröße	$[f_{x(5\,MPa)}]$	mm	N.A.	6,7	15
(nur lateral)	$[f_{y(5\,MPa)}]$	mm	N.A.	6,8	15
Positive Energieflußdichte	$[ED_+]$	mJ/mm^2	0,012	0,068	0,20
Totale Energieflußdichte	$[ED]$	mJ/mm^2	0,03	0,17	0,50
Positive Energie im –6 dB Fokus	$[E_{+(-6\,dB)}]$	mJ	0,31	1,3	2,9
Totale Energie im –6 dB Fokus	$[E_{(-6\,dB)}]$	mJ	0,9	3,3	7,3
Positive Energie im 5 MPa Fokus	$[E_{+(5\,MPa)}]$	mJ	0,0	1,5	9,23
Totale Energie im 5 MPa Fokus	$[E_{(5\,MPa)}]$	mJ	0,0	4,0	24
Positive Energie im 5 mm Fokus	$[E_{+(5\,mm)}]$	mJ	0,19	1,0	2,8
Totale Energie im 5 mm Fokus	$[E_{(5\,mm)}]$	mJ	0,5	2,4	7,1
Anstiegszeit	$[t_r]$	ns	750	615	481
Impulsdauer	$[t_{p+}]$	ns	1380	1160	920

Alle Messungen mit einem PVDF Membran Hydrophon. Typische Abweichung bei diesem Hydrophon ist ±20%. Standardabweichung von allen anderen Meßgeräten entspricht ±9%.

Hüfte

Hüfterkrankungen im frühen Erwachsenenalter – Konservative Therapie

St. Best

Therapeutische Ansätze in der Pathogenese

Durch mechanische Überlastung der Hüfte infolge statischer Fehlbelastung oder stoffwechselbedingter Knorpelschäden entsteht einerseits erhöhter Abrieb, andererseits erhöhter lokaler Stoffwechsel im Knorpel selbst und in der Synovialmembran. Der nekrobiotische Knorpeldetritus gelangt in die Gelenkflüssigkeit. Bei Rückresorption können die suspendierten Teilchen die Membrana synovialis nicht passieren und schlagen sich auf ihrer Oberfläche nieder. Dadurch entsteht zunächst ein synovitischer Reizzustand mit Hyperämie. Bald folgt Stase mit Ödembildung und Minderdurchblutung, die über die Gewebsazidose zu Schmerzen führt. Die Synovitis führt zu einem Reizerguß. Dieser beeinträchtigt die Schmierfähigkeit der Gelenkflüssigkeit, die Überlastung des Knorpels wird dadurch gesteigert. So schließt sich der Circulus vitiosus. Es verschwielt die fibröse Kapsel und wird zunehmend starr.

Der schmerzhafte Reiz im Gelenk führt zu motorischen Reflexen. Die schmerzverstärkenden Muskeln werden hypoton, die schmerzlindernden hyperton. Die Gelenksführung wird dadurch dysharmonisch.

Durch zusätzliche vegetative, insbesondere sympathische Innervationsreize kommt es zur Vasokonstriktion, wodurch die Zirkulation folgendermaßen von peripher nach zentral nachteilig beeinflußt wird: die Muskulatur atrophiert. Die Gelenkkapsel verschwielt. Die Synovialis produziert qualitativ minderwertige Synovia. Auch der subchondrale Knochen atrophiert. Seine nicht durchbluteten Areale werden aktiv resorbiert. Es kommt zu atrophischen Zysten.

Am Rand der Gelenkdestruktion bemüht sich der Körper um regenerative Prozesse an den unbelasteten Gelenkrändern. Dort kommt es zu Wucherungen, die jedoch die Gelenksbeweglichkeit wiederum einschränken.

Für die Schmerzen verantwortlich sind in erster Linie die pathologischen Prozesse an der Synovialmembran; bei prallen Ergüssen kommen zusätzlich Schmerzen aus der fibrösen Kapsel hinzu. Bevor diese lokalen Gelenkschmerzen auftreten, gehen meist längere Zeit periartikuläre Schmerzzustände, verursacht durch die hyperton eingestellte Muskulatur an ihren Sehnenansätzen, voraus. Aber auch der Knochen selbst wird zur Schmerzursache, sofern die Lamina subchondralis in Mitleidenschaft gezogen wird.

Therapieziele

Somit kann es für die verschiedenen Erkrankungsformen der Hüfte kein einheitliches Behandlungsschema geben. Die Therapie hat sich am jeweiligen Symptom, dem Krankheitsstadium, aber auch an der individuellen Reagibilität des Patienten zu orientieren. Beim gezielt symptomatischen Vorgehen unterscheide man die extra- und intraartikulären Symptome. Bei der Aufstellung des Behandlungsplans muß Phase und Grad der pathogenetischen Entwicklung berücksichtigt werden. Man vergewissere sich, ob ein aktivierter Reizzustand oder eine kompensierte Arthrose vorliegt.

Die erste Aufgabe ist es, den Schmerz je nach seiner Ursache zu bekämpfen. Die Reihenfolge der Therapieansätze ergibt sich wie folgt:
- Schmerzbekämpfung
- Entzündungsdämpfung
- Behandlung der Bewegungseinschränkung
- Verbesserung des Knorpelstoffwechsels durch Beeinflussung der Mikrozirkulation
- Stabilisierung der Gelenksführungsorgane
- Orthopädische Maßnahmen zur Gelenksentlastung
- Gelenkshygiene im Alltag.

Therapieprinzip

Allgemeine und spezielle Therapievorschläge verfolgen gleichzeitig mehrere Behandlungsziele. Verschiedene Verfahren der Thermotherapie, Hydrotherapie, Elektrotherapie, Mechanotherapie und Bewegungstherapie sind gegeneinander austauschbar. Die Indikationen richten sich mehr nach dem Funktions- und Tastbefund als nach der Diagnose.

Die Kombination wähle man so, daß, sofern es indiziert erscheint, immer *aktiv übende Verfahren* sowie ergänzende oder vorbereitende *passive Maßnahmen* und wenn nötig *Hilfsmittel* zusammenwirken sollten.

In der Regel sollten diese 3 Therapiegruppen nicht gegeneinander ausgetauscht, sondern in der Kombination angewandt werden. Der Austausch der Verfahren sollte möglichst nur innerhalb einer der Gruppen stattfinden, so daß auch bei geänderten Therapiekombinationen jeweils ein aktives, ein passives Verfahren und ggf. notwendige Hilfsmittel verordnet werden.

Der Vorteil der physikalischen Therapie besteht darin, daß Nebenwirkungen und Risiken selten sind. Die physikalische Therapie kann wegen ihrer tonusmindernden, hyperämisierenden und analgesierenden Effekte Arzneimittel ersetzen.

Die physikalische Therapie vollzieht sich im Bereich der medizinischen Assistenzberufe. Sie muß in entspannter Atmosphäre in wohltemperierten Räumen stattfinden. Es ist nicht unbedeutend, ob sie ambulant oder im Rahmen einer konservativ stationären Behandlung durchgeführt wird. Unter ambulanten Bedingungen ist es schädlich, wenn die Behandlung nur einen kurzen, zeitlich begrenzten Abschnitt im üblichen Alltagsstreß einnimmt und nicht eine kurze, ruhige und entspannende Vorbereitungsphase und erst recht keine anschließende Nachwirkungszeit eingehalten werden kann. Stationäre Maßnahmen finden fern von den belastenden Anforderungen des täglichen Lebens statt. Sie ermöglichen viel besser eine sinnvolle Reihenfolge einzelner Therapieformen und erlauben ausgiebige Zeitspannen der Nachtruhe.

Allgemeine Maßnahmen

Körpergewicht

Obwohl Übergewicht nicht obligat zur Arthrose führt, ist *bei bestehender Hüfterkrankung unbedingt Normalgewicht* anzustreben. Durch die Zuggurtungskräfte am Hüftgelenk wirkt sich nämlich das Körpergewicht schon beim normalen Gehen um mehr als das Dreifache auf die Gesamtbelastung des Hüftgelenks aus. Bei Sprüngen oder anderen Gelenksstauchungen ist es sehr schnell das Sechsfache.

Gelenksschonung

Im Alltag müssen daher hüftstauchende Bewegungen vermieden werden. Ebenso ungünstig sind extreme Bewegungsausschläge mit ungedämpftem Bewegungsanschlag. Auch sind Dauerbeanspruchungen zu vermeiden. Das Laufen auf harten Böden mit harten Absätzen ist sehr schädlich (Schaufensterbummel, Ausstellungsbesuche). Alle Bemühungen müssen auf eine *Harmonisierung zwischen Belastung und Belastbarkeit* durch viel Bewegen ohne Überbelastung und Ermüdung hinauslaufen.

Spezielle Maßnahmen

Entlastende Hilfsmittel

1. Orthopädieschuhtechnik

Die Stoßentlastung des Hüftgelenks beginnt am Fuß. Eingesunkene Fußgewölbe federn nicht mehr und führen zur muskulären Dysbalance. Die erste Konsequenz ist die *Schuheinlage*.

Der zivilisatorische Gewinn der überall harten Laufböden führte zum gesundheitlichen Verlust des weich federnden Auftritts. Zweite Konsequenz ist somit der *Pufferabsatz* am Konfektionsschuh, wobei auf seine richtige Ausführung zu achten ist, um keine Rückfußinstabilität zu riskieren.

Hohe Absätze führen zu Streckdefizit in Kniegelenk und Hüftgelenk sowie Spitzfuß und Hohlkreuz. Ein Hohlkreuz belastet durch Vorverlagerung des Körperschwerpunktes die Hüftgelenke stark. Dritte Konsequenz ist also der neutrale oder negative, *auf jeden Fall nicht hohe*

Absatz. Eventuell kann man therapeutisch in diesem Sinn auch an eine Zehenrolle denken.

Eine *Beinlängendifferenz* hat coxarthrosefördernde Wirkung auf der Seite des zu langen Beins. Es entsteht nämlich eine funktionelle Coxa valga. Bis zu 3 cm Beinlängendifferenz können mühelos am Halbschuh ausgeglichen werden. Eine Differenz von mehr als 1 cm sollte in der Regel ausgeglichen werden.

2. Orthopädietechnik

Durch eine *Stockbenutzung* in der kontralateralen Hand wird das Hüftgelenk um 25% entlastet. Man achte auf die richtige Handgriffhöhe des Handstocks. Ist er zu hoch, kann man sich nicht darauf stützen. Benutzung einer Unterarmstockstütze einseitig ist abzulehnen, da sie den harmonischen Bewegungsablauf stört. Man zögere auch nicht zu lange bei Reizzuständen, die schmerzhafte Hüfte durch *2 Unterarmgehstützen* im Dreipunktegang zu entlasten.

Entlastende Bandagen und orthopädische Apparate sind aufwendig und bedürfen der Überwindung einer Hemmschwelle beim Patienten.

Nicht zu vergessen sind *Sitzhilfen*. Der Arthrodesenstuhl oder das Arthrodesenkissen helfen die Gelenksquengelung und die übermäßige kompensatorische LWS-Kyphosierung zu vermeiden. Die feste Sitzpolsterung sollte ca. 10° nach vorne geneigt sein. Tiefe Sessel wie z.B. Clubsessel sind zu vermeiden; sie begünstigen die Beugekontrakturen und verlangen einen hohen Gelenksinnendruck beim Erheben.

Diese allgemeinen und speziellen technischen Maßnahmen sind deshalb von besonderer Wichtigkeit, da sie eine ganztägige entlastende Behandlung des Hüftgelenks darstellen.

Therapieformen

Schmerzhafter Reizzustand

Je stärker der schmerzhafte Reizzustand, desto mehr passive Maßnahmen stehen am Anfang der Behandlung. Bei allen Hüfterkrankungen ist der Abstand des Hüftgelenks von der Körperoberfläche von Bedeutung, deshalb sind direkte physikalische Wirkungen von Oberflächenbehandlungen nicht zu erwarten. Selbstverständlich sind aber auch hierbei die sekundären Myotendinosen, Ligamentosen und Bursitiden in das Behandlungskonzept miteinzubeziehen. Im Vordergrund stehen hier Möglichkeiten der vorübergehenden *Ruhigstellung* in entlastender Lagerungsposition, die *Extension* in die schmerzfreie Richtung und die *Reflextherapie*. Bei der *Thermotherapie* ist die Wärme für das Gelenk selbst kontraindiziert; zielt man damit jedoch auf die sekundären Weichteilbeschwerden der Gelenksführungsstrukturen, kann sie durch ihre entspannende Wirkung doch Schmerzlinderung bringen. Das Gelenk selbst ist nur durch Langzeitkryotherapie am besten durch Granulateis, durch Kaltluft oder durch Ausnutzung von Verdunstungskälte auf reflektorischem Wege erreichbar. Auch die *Massage* soll die Tonusherabsetzung des verspannten Gewebes der gesamten Lenden-Becken-Hüft-Region zum Ziel haben. So dürfen hier nur Streichungen, Vibrationen und Schüttelungen angewandt werden. Der *Krankengymnastik* steht in diesem Stadium der Schlingentisch zur passiven Bewegung unter Aufhebung der Schwerkraft zur Verfügung. Das gleiche ermöglicht das Thermalbewegungsbad, wobei betont sei, daß die anzustrebende Wassertemperatur zwischen 32° und 34° das tief im Körper liegende Hüftgelenk nicht unmittelbar beeinflussen kann. Vielmehr dient hier die Wärme zur Entspannung der Hüftführungsmuskulatur. Dabei sind jedoch Bewegungen, die die Endanschläge der Gelenke erreichen, zu vermeiden.

Von der *Elektrotherapie* ist die Hochfrequenz-Thermotherapie im Reizzustand nicht sinnvoll. Von der Elektrotherapie im engeren Sinn kann man jedoch durch die konstante Quergalvanisation eine Schmerzlinderung erwarten. Dabei ist die Kombination mit Schwerelosigkeit im warmen Wasser in Form des Stangerbades empfehlenswert. Durch die Galvanisation wird die Reizschwelle der Nerven erhöht, ihre Erregbarkeit sinkt, so daß mit einer muskulären Detonisierung und einer Analgesie der schmerzleitenden Fasern gerechnet werden kann. Dabei ist jedoch die Reaktion der vasomotorischen Nerven unberechenbar. In dem vom Gleichstrom durchströmten Körperbereich tritt nach einer kurzdauernden Vasokonstriktion eine lang anhaltende aktive Hyperämie an der Oberfläche und in der Tiefe auf. Deshalb kann die quergalvanische Behandlung gelegentlich sogar zu einer Schmerzverstärkung führen. Der analgetisch-hyperämisierende und muskelrelaxierende Effekt gilt ebenfalls für die diadynamischen und Träbert'schen Stromimpulse sowie für die Interferenzströme. Aus unserer Erfahrung scheint der Interferenzstrom besser beim coxarthrotischen Reizzustand und der diadynamische Strom eher bei den periarthrotischen Weichteilbeschwerden wirkungsvoll zu sein.

Chronische Verlaufsform einer Hüfterkrankung mit Entwicklung zur Coxarthrose

In den Stadien, die durch Anlaufschmerz und Ermüdungsschmerz gekennzeichnet sind, ist es sinnvoll, sich ergänzende Maßnahmen vernünftig zu kombinieren. Es gilt, an verschiedenen Ansatzpunkten den folgenden Teufelskreis zu durchbrechen: Gelenkschmerz – Funktionsstörung – muskuläre Verspannung – Minderdurchblutung – Gelenkschmerz usw. Die sich daraus ergebenden Therapieziele sind: Schmerzlinderung, Funktionsverbesserung oder zumindest Funktionserhaltung, Verbesserung der muskulären Führung, Normalisierung des Muskeltonus, Abbau muskulärer Dysbalancen, Gelenkstabilisierung, Verbesserung der Trophik und dadurch Minderung der Aktivität lysosomaler Enzyme. Diese Ziele werden durch folgende Maßnahmen erreicht:

1. Ziel

Entlastung der geschädigten Hüfte.
Maßnahmen: Durch Krankengymnastik Abbau pathologischer Stereotypien, Erlernen gelenkschonender Alltagsbewegungen, orthopädische Hilfen, Gehstock, Normalgewicht.

2. Ziel

Schmerzbekämpfung.
Maßnahmen: Großflächige Wärmetherapie (evtl. lokal Kryotherapie), Galvanisation, analgetisch-hyperämisierende Stromformen.

3. Ziel

Erhaltung bzw. Wiederherstellung der Funktion.
Maßnahmen: Krankengymnastik, Mobilisationstechniken der Manuellen Medizin, Medizinische Trainingstherapie für kontrolliertes dosiertes Krafttraining, Ergotherapie.

4. Ziel

Vermeidung von Fehlstellungen bzw. Kontrakturen.
Maßnahmen: Krankengymnastik, Extensionstechniken der Manuellen Medizin (Traktions- und Weichteiltechniken).

5. Ziel

Detonisierung der reaktiv verspannten Muskulatur.
Maßnahmen: Wärmetherapie, Balneotherapie, Massage, Unterwasserstrahlmassage, Muskeldehnungstechniken, analgetisch hyperämisierende Stromformen.

6. Ziel

Durchblutungs- und Stoffwechselförderung.
Maßnahmen: Wärmetherapie, Balneotherapie, Massagen, Bindegewebsmassage, Lymphdrainage, Krankengymnastik, Medizinische Trainingstherapie, hyperämisierende Stromformen, Galvanisation, Stangerbad, Kneipp'sche Anwendungen.

Bei einer chronischen Hüfterkrankung mit Entwicklung einer Coxarthrose ist das Zielorgan nicht in erster Linie das Gelenk selbst, sondern vielmehr die großvolumige und kräftige Muskulatur und die bindegewebigen Strukturen. Bei der Wertung der erforderlichen Maßnahmen stehen Krankengymnastik und Massagen mit ihren vielfältigen Techniken ganz im Vordergrund. Unter den passiven Maßnahmen sind es die wärmevermittelnden Anwendungen. Deshalb ist es wünschenswert, diese drei Behandlungskomplexe möglichst in einer Anwendungsform miteinander zu kombinieren. Dies erlaubt beispielsweise die *Krankengymnastik im Thermalbewegungsbad*, wobei gleichzeitig die kontrollierte Bewegung, die gelenksentlastende Schwerelosigkeit und die muskelentspannende Wärme kombiniert ist. Ein anderes Beispiel ist die *Unterwasserdruckstrahlmassage*, wobei ebenfalls Wärme und Schwerelosigkeit mit der gezielten muskellockernden Massage des Wasserstrahls kombiniert werden. Eine ähnlich günstige Kombinationsform bietet das *Stangerbad*, in dem Schwerelosigkeit, Wärme und detonisierende sowie analgesierende Elektrobehandlung möglich ist. Zur Behandlung begleitender Myotendinosen empfiehlt sich in ähnlicher Kombination die

Ultraschalltherapie an oberflächlichen Insertionen der Hüftführungsmuskulatur.

In den letzten Jahren hat insbesondere die Krankengymnastik von verschiedenen Seiten neue Impulse erfahren. Besonders die Mobilisierungstechniken aus dem Repertoire der *Manuellen Medizin* ermöglichen die gelenkschonende Funktionsverbesserung durch passive Muskeldehnung. Aus Skandinavien wurde die *Medizinische Trainingstherapie* eingeführt. Sie ergänzt vorzüglich die Krankengymnastik, nachdem der Patient zunächst durch Einzelbehandlung seine Bewegungsabläufe zu korrigieren gelernt hat. Obwohl sich die Geräte ähneln, unterscheidet sich die Medizinische Trainingstherapie grundlegend vom Bodybuilding dadurch, daß es nicht in erster Linie das Ziel ist, die Muskelkraft zu steigern, sondern vielmehr die muskuläre Koordination und Ausdauer zu fördern. Deshalb ist besonders wichtig, daß das Training aus optimaler Körperposition nur gegen minimale Gewichte stattfindet. Dabei ist ständige Kontrolle und Positionskorrektur durch geschulte Therapeuten unverzichtbar.

Schließlich fanden aus der Medizinischen Trainingslehre auch die maschinellen *isokinetischen Trainingsmaßnahmen* Eingang in die Krankengymnastik. Diese Behandlung spielt jedoch beim Kniegelenk eine entscheidend größere Rolle als beim Hüftgelenk, da letzteres als Kugelgelenk in seinen Bewegungen maschinell nur sehr schlecht kontrolliert werden kann. Die isokinetische Behandlung versteht sich als Muskelaufbautraining. Ein solches Training ist nur bei Schmerzfreiheit möglich, da sich sonst unweigerlich falsche Bewegungsmuster und muskuläre Dysbalancen verstärken. Dieses Muskelaufbautraining beginnt mit fehlreflexhemmenden Positionen, aus denen eine gleichmäßige Muskelmantelspannung entwickelt wird. Zunächst trainiert man Bewegungsmuster der Antagonisten, so daß es in der zu trainierenden Muskulatur lediglich zu einer Gegenspannung kommt. Dann folgen Übungen zur Anbahnung und Innervationsschulung physiologischer Halte- und Bewegungsmuster, die schließlich zur Koordinationsschulung und normalen Bewegungsabläufen überleiten.

Wie auch bei anderen krankengymnastischen Techniken liegt das Hauptinteresse bei den isokinetischen Maschinen auf der Überwindung der muskulären Dysbalancen. Sie sind ja entstanden, weil die tonische Muskulatur zur Verkürzung und die phasische Muskulatur zur Abschwächung neigt.

Das isokinetische Trainingsgerät gibt der zu beübenden Muskulatur eine fixe Bewegungsgeschwindigkeit, in der Regel zwischen 30 bis 300 Winkelgraden pro Sekunde, vor. Die Bewegung wird durch geringe Muskelkraft ausgelöst. Die Muskulatur kann exzentrisch beübt werden. Die Geräte ermöglichen ein Biofeedback.

Die Begeisterung, die isokinetische Systeme oft entfachen, darf nicht darüber hinwegtäuschen, daß sie am Hüftgelenk ihre große Schwäche haben. Diese resultiert, wie bereits oben erwähnt, besonders aus der Schwierigkeit, den komplexen Bewegungsablauf im Hüftgelenk nachzuvollziehen. Das Hüftgelenk verfügt über drei Drehachsen, die Maschine dagegen nur über eine einzige. Ob ein Muskel, wie z. B. der meist geschwächte Musculus glutaeus medius, seine Kraft voll entfalten kann, hängt wesentlich von der Positionierung des Patienten und seinen Ausweichbewegungen ab.

Wegen ihrer Ganztagswirkung dürfen die Behandlungstechniken der *Ergotherapie* nicht unterschätzt werden. Ihre Aufgabe ist es, den Hüftkranken in gelenkschonenden Alltagsbewegungen zu unterrichten. Die gelenksdestruierende Dysbalance der Hüftführungsmuskulatur ist nämlich durch ungünstige Ausweichbewegungen entstanden. Darüber hinaus werden durch die Ergotherapeuten die geeigneten Hilfsmittel besorgt, welche die reizauslösenden Gelenksendanschläge vermeiden helfen, wie Schuh- und Strumpfanzieher, Gummischnürsenkel, Aufstehhilfen im Freizeit- und Sanitärbereich. Ergonomische Beratungen am Arbeitsplatz, in der Wohnung und bezüglich des Fahrzeug-Sitzes sind ebenfalls Aufgabe der Ergotherapie.

Hüfterkrankung und Sport

Sport hat besonders für die Coxarthrose wichtige positive Aspekte. So vergrößert sich beispielsweise der Kapillarquerschnitt der ruhenden Muskulatur durch Massage um das sechs- bis siebenfache, während er sich durch aktive Bewegung um das mehr als Zwanzigfache vergrößern kann. Schonende sportliche Betätigung hat für den Coxarthrotiker folgende Vorteile:
- Die rhythmische Bewegung erhöht die Gelenkdurchblutung und ernährt den Knorpel.
- Dysbalancen und Koordinationsstörungen der gelenkführenden Muskulatur werden abgebaut, die Muskulatur gekräftigt. Dadurch

wird die Gelenkführung geschmeidiger und die passiven Strukturen wie Kapsel und Bänder vor Schrumpfung geschützt.
- Sport fördert den Kontakt mit Menschen und dadurch die Lebensfreude, das Krankheitsgefühl wird reduziert und die allgemeine Leistungsfähigkeit erhöht.

Bei der Auswahl der Sportdisziplin gelten folgende Leitmotive:

- keine Impulsbelastung
- keine Extrembewegungen der Gelenke
- gleichmäßige rhythmische Bewegungen mit geringen Bewegungsenergien.

Folgende Sportarten können empfohlen werden, wenn optimal dämpfendes Schuhwerk benutzt wird:

- Laufdisziplinen
- sportliches Wandern
- Skilanglauf
- Schwimmen mit Kraulbeinschlag
- Radfahren in Herrenreiterposition.

Moderne bildgebende Verfahren bei Hüfterkrankungen im Erwachsenenalter

R. Krause, K. Glas

In der Diagnostik und Therapiekontrolle von Erkrankungen im Bereich der Hüfte spielen bildgebende Verfahren eine entscheidende Rolle. Im wesentlichen kommen dabei zur Anwendung:
- die Sonographie
- die digitale Subtraktionsangiographie (DSA)
- die nuklearmedizinischen Methoden (in Mehrphasentechnik oder SPECT)
- die Computertomographie (CT)
- die Magnetresonanztherapie (MRT).

Besonders durch die Verbesserung der Datenverarbeitung sind in den letzten Jahren die diagnostischen Möglichkeiten der bildgebenden Verfahren für die Orthopädie noch einmal verbessert worden. Die Entwicklung hat eine große Dynamik angenommen. Für den Orthopäden ist es deshalb eine besondere Herausforderung, ständig den aktuellen Überblick über alle Verfahren und ihre Indikation zu behalten.

Die *Sonographie* wird an der Hüfte am häufigsten zum Erkennen von Hüftdysplasien bei Neugeborenen eingesetzt. Bei älteren Kindern ist eine gewisse Beurteilung der Femurepiphyse möglich. Bei Erwachsenen verbleibt eine gute Darstellung von Gelenkergüssen oder anderen periartikulären Flüssigkeitsansammlungen, wie Seromen oder Abszessen. Neben dem Abschätzen der Schenkelhalsantetorsion sind aber vor allem Weichteilveränderungen wie Muskelrisse oder auch Tumore erkennbar (Abb. 1).

Die *digitale Subtraktionsangiographie* hat trotz der anderen bildgebenden Verfahren ihren Wert bei der Tumordiagnostik nicht verloren. Insbesondere bei der Op-Vorbereitung ist sie eine hilfreiche Methode, um Informationen über zu- und abführende Gefäße, das Gefäßbild und die Dignität des Tumors zu bekommen. Ferner besteht die Möglichkeit zur Darstellung des Ramus profundus der A. circumflexa femoris medialis nach Hüfttraumen, um eine Aussage des Nekroserisikos des Hüftkopfes zu machen (Abb. 2, Abb. 3).

Mit Hilfe von *nuklearmedizinischen Methoden* ist es möglich, radioaktive Nuklide in den Knochenstoffwechsel einzubringen und diesen damit in seiner Aktivität zu bestimmen. Dieses sehr sensible Verfahren erkennt beginnende Nekrosen, Infektionen, Metastasierungen und Knochenödeme in einem frühen Stadium, ohne sie

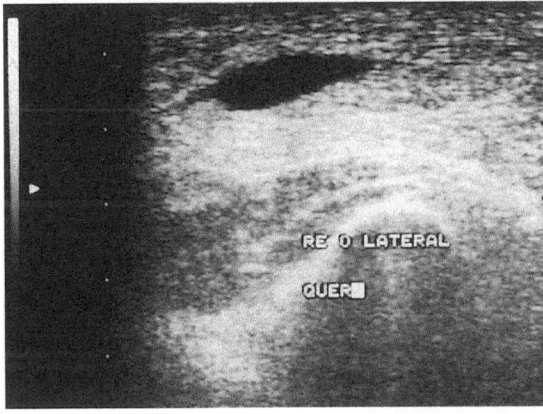

Abb. 1. Ultraschallbild eines Seroms unter der subkutanen Faszie

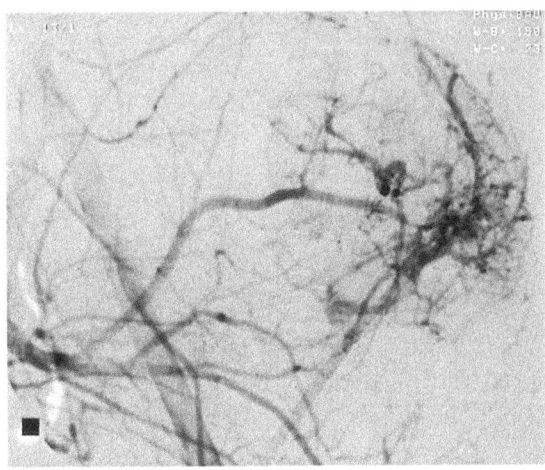

Abb. 2. Digitale Subtraktionsangiographie eines malignen Histiozytoms mit pathologischem Gefäßbild. Os ileum (vgl. auch Abb. 3)

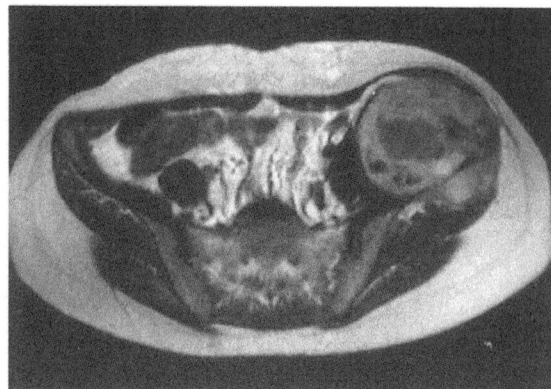

Abb. 3. MRT eines malignen Histiozytoms im Os ileum (vgl. auch Abb. 2)

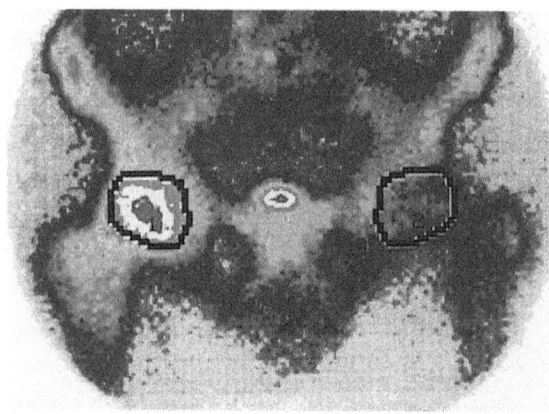

Abb. 4. Skelettszintigraphisches Schnittbild eines transitorischen Knochenmarködems am proximalen Femur

jedoch sicher voneinander unterscheiden zu können. Es sind daher in der Regel andere bildgebende Verfahren notwendig, um genaue Art und Lokalisation der Veränderung bestimmen zu können (Abb. 4).

Mit dem *SPECT* läßt sich die Anreicherung im Skelettszintigramm in Schnittbildern ähnlich dem MRT und CT darstellen. Die Methode hat in der Hüftdiagnostik jedoch noch keine wesentliche klinische Bedeutung erlangt. Dies gilt auch für die Hüftkopfnekrose.

Zusätzliche Sequenzen (wie z. B. Gradientenechosequenzen) können bessere anatomische Differenzierungen erlauben, sie ersetzen daher nicht die Aufnahmen im T1- und T2-Mode.

Die *Computertomographie* hat nach wie vor ein breites Anwendungsfeld in der Hüftdiagnostik. Immer wenn es um die Abbildung von knöchernen Strukturen geht, bietet das CT eine hervorragende Bildqualität. Inzwischen ist es möglich, aus einem vorher gespeicherten Datensatz alle möglichen Schnittebenen wie beim MRT zu rekonstruieren. Die Datenaufnahme kann in konventioneller Schnittbildtechnik in 1 oder 2 mm Schnitt sowie neuerdings in Spiraltechnik erfolgen. Letztere Technik bietet den Vorteil einer Speicherung der Daten eines gesamten Volumens. Immer wenn es um traumatische oder posttraumatische Veränderungen der knöchernen Strukturen, besonders der Corticalis geht, ist das CT dem MRT überlegen. Auch kleine freie Gelenkkörper sowie Gelenkstufen werden besser dargestellt. Hüftkopfnekrosen in späteren Stadien kommen zweifelsfrei und mit exakter Lokalisation zur Abbildung. Bei dem Erkennen von Flüssigkeiten können diese auch im CT bestimmt werden, besonders bei solitären Ansammlungen, durch Berechnung der Houndsfieldeinheiten, welche hier zwischen 5 und 25 liegen, diese Tumore, welche verknöchern, wie Osteosarkome oder Osteoidosteome, sind auch im CT, teilweise sogar besser als im MRT, wiedergegeben. Außerdem besteht die Möglichkeit der Erstellung eines 3-D Datensatzes und einer virtuellen dreidimensionalen Betrachtung. Mit den so erworbenen Daten kann man bei speziellen Fragestellungen ein Modell der Hüfte zur präoperativen Planung anfertigen lassen (Abb. 5).

Bei allen CT-Untersuchungen bleibt jedoch der Nachteil einer auch im Vergleich zu anderen radiologischen Verfahren nicht unerheblichen Strahlenbelastung.

Besondere Bedeutung hat in den letzten Jahren die *Magnetresonanztomographie* in der Bildgebung der Hüftregion erlangt. Bei diesem Verfahren benutzt man das durch starke Magnetfelder angeregte Resonanzverhalten von chemisch gebundenen Protonen. Das Signalverhalten der im wesentlichen in Fett und Wasser gebundenen Protonen ist dabei von einigen Parametern abhängig, welche in den einzelnen Geweben differieren. Neben der Dichte ist hierbei die Umgebung der angeregten Protonen, und zwar sowohl das magnetische Umfeld als auch die chemische Bindung, und der Aufbau des Umfeldes entscheidend für die Dauer des abgegebenen Signals. Man kann auf diese Weise für jedes Gewebe 2 sog. Relaxationszeiten definieren, bis das Signal auf 37% seines Ausgangswertes abgesunken ist. Neben diesen vorgegebenen Größen ist es beim Arbeiten mit einem MRT möglich, eine ganze Reihe von apparativen Parametern zu verändern, um die unterschiedlichsten Bilder

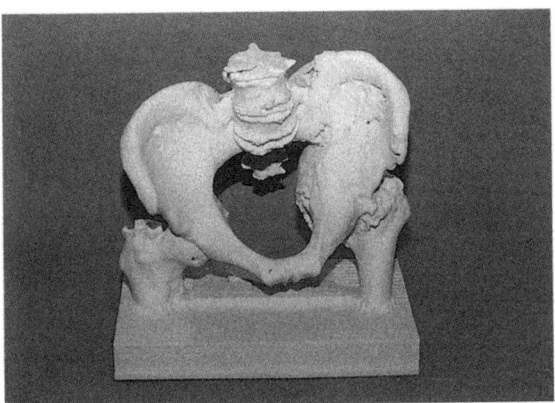

Abb. 5. Kunststoffmodell eines Beckens nach einem CT-Datensatz

anzufertigen. Als erstes muß man sich für einen Sequenztyp entscheiden, worunter man die verschiedenen Anregungsarten der Protonen versteht. Zuerst wurden die sog. Spinechosequenzen verwendet, welche Inhomogenitäten im Magnetfeld besser tolerieren. Durch die verbesserte Technik kamen in den letzten 5 Jahren zunehmend Gradientenechosequenzen zur Anwendung, die eine schnellere Untersuchungstechnik und zum Teil andere Kontraste ermöglichen. In der jüngsten Zeit sind noch weitere Sequenzen eingeführt worden, wie z.B. die Turbospinechosequenzen, bei denen nach Anregung mehrere Echos registriert werden. Nun ist es mit dem MRT möglich, bei den verschiedenen Sequenzen jeweils die Zeit zwischen 2 Anregungen, die sog. Repetitionszeit, und die Echozeit, die Zeit zwischen der Anregung und Messung des Echoimpulses, zu verändern. Dabei können die unterschiedlichen Signale aus den Geweben mehr hervorgehoben oder mehr in den Hintergrund gebracht werden. Der Flipwinkel schließlich gibt die Stärke der Anregung an. Der Winkel gibt dabei die Auslenkung der vorher ausgerichteten Spinimpulse wieder. In Abhängigkeit von der Repetitionszeit kann man auf den Bildern eine T1- und T2-Wirkung unterscheiden. T1 erkennt man an Zeiten um 450 ms, T2 an Zeiten ab 2000 ms. Des weiteren ist es üblich geworden, bei zahlreichen Untersuchungen ein elektromagnetisches Kontrastmittel, z.B. Gadolinium, i.v. zu applizieren. Dieses Kontrastmittel kommt zwar selber nicht zur Darstellung, verkürzt jedoch in seiner Umgebung, nachdem es über die Durchblutung dorthingelangt ist, die Relaxationszeiten und somit das veränderte Signalverhalten. Bei zahlreichen Untersuchungen ist es wünschenswert, die Signalgebung aus dem Fettgewebe verschwinden zu lassen. Man benutzt dafür die sog. Fettunterdrückung. Es ist bei diesem Verfahren möglich, selektiv die in ihrer Eigenfrequenz etwas unterschiedlichen Protonen im Wasser und Fett anzuregen, bevor der eigentliche Meßvorgang stattfindet, dem diese dann nicht folgen können.

Grundsätzlich müssen zur Beurteilbarkeit der Strukturen immer eindeutige T1- und T2-gewichtete Aufnahmen vorhanden sein. Die kombinierte Untersuchung ermöglicht uns die Differenzierung des Prozesses an und um die Knochen. Durch die Signalerhöhung nach Gabe von Gadolinium lassen sich pathologische Veränderungen deutlicher erkennen. Daneben ist für zahlreiche Erkrankungen die Ausbildung von Flüssigkeitsansammlungen charakteristisch. Die in Wasser gebundenen Protonen geben ihr Signal später ab, welches in den T2-gewichteten Aufnahmen erfaßt wird. Wie schon erwähnt, ist dieses Signal in zahlreichen Sequenzen nur schwierig aus dem von Fettgewebe stammenden Signal zu unterscheiden. Mit Hilfe von fettunterdrückten Sequenzen ist es möglich, die pathologischen Flüssigkeitsansammlungen spezifisch zu erkennen. Das Wassersignal tritt dann am deutlichsten bei Gelenkergüssen oder Abszessen hervor. Das gleiche gilt für Ödeme im Knochenmark. In beiden Fällen erhält man eine Signalerhöhung im T2-Bild im Vergleich zum Gesunden. Das T1-Bild zeigt bei Fetteinlagerung ein höheres Bildsignal als beim Kontrastmittel, bei Ödem (Wasser) eine ausgeprägte Signalminderung.

Die zusätzliche Gadoliniumgabe zeigt uns im T1-Mode die entzündungstypisch vermehrte Durchblutung als Signalanhebung der im Nativbild gefundenen hypointensiven Areale.

Mit der Technik des 3D-Verfahrens ist schließlich nach der Untersuchung eine ausführliche Nachverarbeitung und räumliche Zuordnung möglich.

Die differenzierte Darstellung von Geweben und Strukturen

Die *Darstellung der Knochen* ist von besonderem Interesse bei Frakturen, z.B. im Rahmen von Hüftluxationen, was mit der Computertomographie gut gelingt. In den Schnittbildern im CT sind Knochenfragmente deutlich zu erkennen, ebenso die kleinen Knochenstücke, die nicht selten zwischen die Gelenkflächen interponiert sind (Abb. 6a, b).

Während man früher diese Kortikalisfragmente in den MR-tomographischen Untersuchungen schlecht sehen konnte, kommen diese bei den Untersuchungen mit den Geräten der neuen Generation genausogut wie im CT zur Darstellung. Die schnellere Aufnahmetechnik der Computertomographie ist jedoch bei der Untersuchung Frischverletzter sicher ein Vorteil (Abb. 7a, b).

Bei dieser Untersuchung bietet uns die MRT aber den Vorteil, schon sehr früh Nekrosen im Mark feststellen zu können. Leider läßt sich die Durchblutungssituation in den ersten Stunden nach dem Unfall nicht beurteilen.

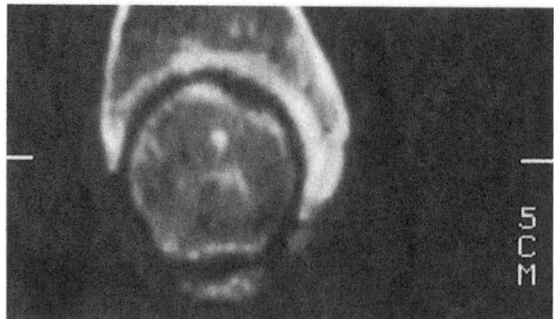

Abb. 7 a. CT-Bild. Impression am Femurkopf in sagitaler Schnittführung

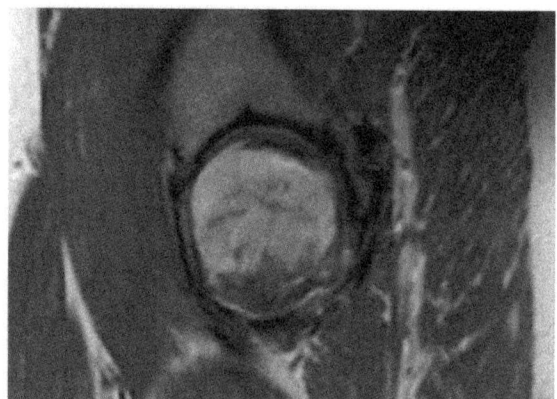

Abb. 7 b. MRT-Bild

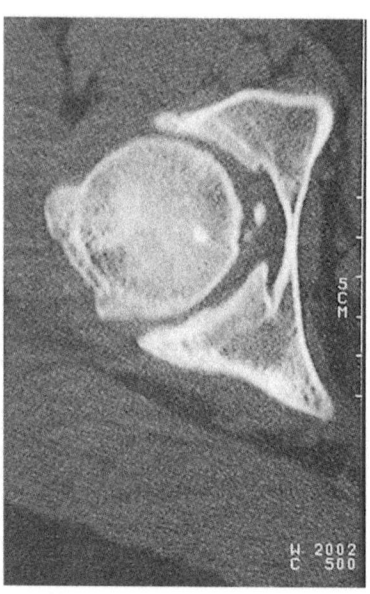

Abb. 6 a. CT-Bild. Freier Gelenkkörper im Hüftgelenk in axialer Schnittführung

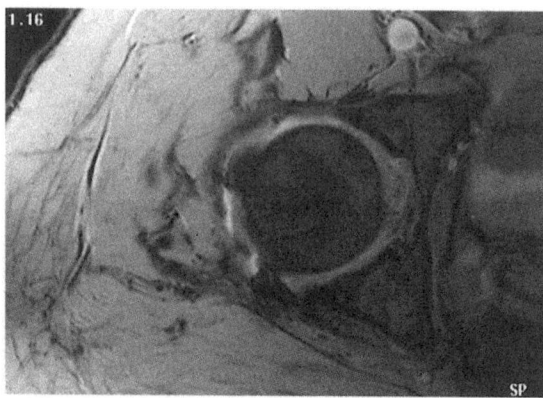

Abb. 6 b. MRT-Bild

Bei der *Untersuchung des Knochenmarks* im Hüftbereich ist die MRT besonders durch die sensible Darstellung von Hüftkopfnekrosen behilflich. Wir sehen im CT bei den üblichen Geräten, die nur das transversale Schnittfeld zur Verfügung haben, die typischen Veränderungen der Asterixfigur bei einer Hüftkopfnekrose. Im Kernspinbild jedoch kann man in der sagittalen Schnittrichtung die Lage und Größe der Nekrose bestimmen und so besser und früher abschätzen, ob eine Umstellungsosteotomie sinnvoll ist und in welcher Richtung man umzustellen hat. Mit den oben erwähnten rekonstruierten Bildern aus CT-Datensätzen ist aber die Darstellung anderer Schnittebenen mit dem CT auch möglich. Somit gewinnt man auch mit dem CT ausreichende Informationen bei Hüftkopfnekrosen. Eine gewisse Schwierigkeit besteht in der Beurteilung von MRT-Bildern nach erfolgter intertrochantärer Umstellung und versuchter Revitalisierung des Nekrosebezirks. Trotz gutem postoperativen Erfolg mit Stabilisierung des Hüftkopfes und weitgehender Ausheilung im Röntgenbild bleibt häufig das Kern-

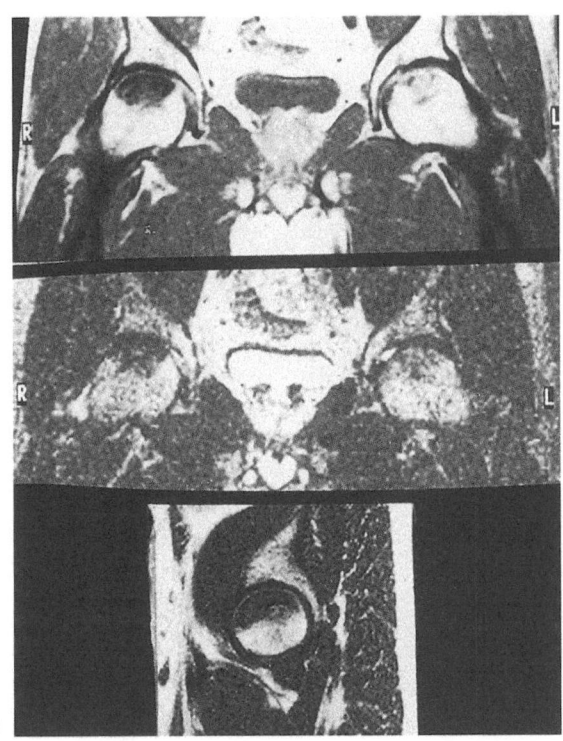

Abb. 8a. Koronare und sagitale MRT-Bilder einer Hüftkopfnekrose bds. und das Therapieergebnis 3 Jahre nach Hüftumstellung und Spongiosaplastik. Die Revitalisierung wird vor allem durch den Signalanstieg in der ehemaligen Nekrosezone nach Gabe von Gadolineum in den T1-gewichteten Aufnahmen

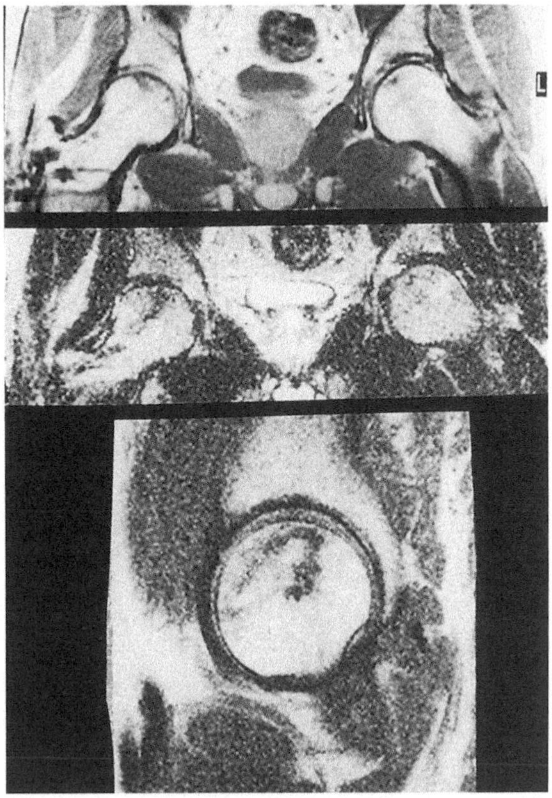

Abb. 8b

spinsignal im T1-Mode und T2-Mode identisch dem präoperativen Befund. Dieses Phänomen beruht wohl auf der Tatsache, daß Nekrose und Sklerose ein ähnliches Signal sowohl im T1-Mode als auch im T2-Mode geben. Erst mit der dynamischen Gadolinium-Enhancement-Messung mit genauer Ausblendung der Region of interest gelingt es, eine erfolgte Revitalisierung des ehemaligen Nekrosebezirks nachzuweisen (Abb. 8a, b).

Bei der *Darstellung von Flüssigkeiten* können auch im CT, besonders bei solitären Flüssigkeitsansammlungen, durch Bestimmung der Houndsfieldeinheiten (die bei Flüssigkeiten zwischen 5 und 25 liegen) diese als solche identifiziert werden. Besonders gut gelingt dies bei Flüssigkeit in einer Höhle, wie z.B. in einer Abszeßhöhle eines infizierten Hämatoms nach einem Muskelriß (Abb. 9).

Eindrucksvoll lassen sich vor allem tuberkulöse Senkungsabszesse im Hüftbereich darstellen (Abb. 10).

Liegt aber die Flüssigkeit diffuser verteilt, wie z.B. bei einer phlegmonösen Entzündung im Hüftbereich, bietet doch die Darstellung im T2-Mode der MR-Tomographie eine anschaulichere Darstellung. Zusätzliche Informationen bieten die Aufnahmen im T1-Mode mit und ohne Gadolinium.

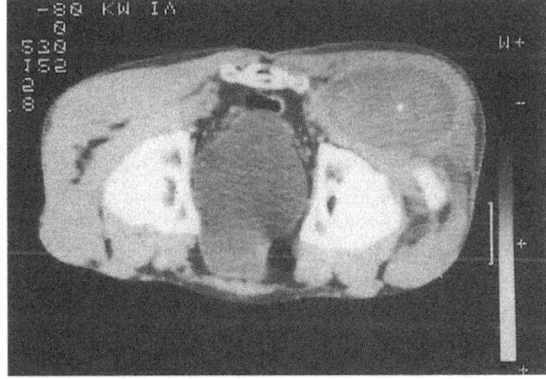

Abb. 9. Axiales CT eines großen rechtsseitigen Glutealabszesses

Zusammenfassend betrachtet lassen sich infektiöse Herde in ihrer Ausdehnung und Verteilung sowohl im Knochen als auch im Weichteilgewebe im T2-Mode sehr genau feststellen.

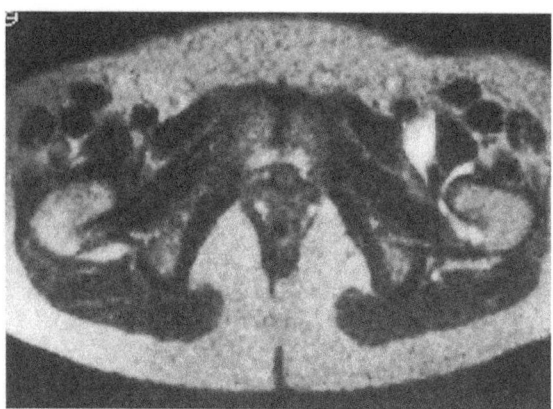

Abb. 10. Axiales T2-gewichtetes MRT-Bild eines Senkungsabszesses bei einer Tuberkulose der linken Hüfte

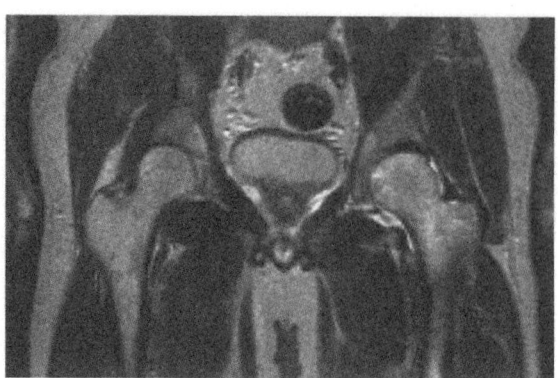

Abb. 11a. T1- und T2-gewichtete koronare MRT-Bilder eines typischen diffusen, transitorischen Knochenmarködemsyndroms der linken Hüfte

Kontrolluntersuchungen ergeben einen genauen Hinweis auf die Wirksamkeit der Therapie. Mit Verschwinden der pathologischen Signalgebung im T2-Mode und der Signalgebung von Gadolinium im T1-Mode läßt sich in der Regel eine Antibiotikatherapie absetzen. Die MRT kann bei Infekten somit als therapiebegleitende Diagnostik eingesetzt werden.

Wie die Hüftkopfnekrose zeigt die sog. transitorische Hüftosteoporose, besser gesagt das transitorische Hüftödem, ein ähnliches Signal im T1-Mode. Hier ist das Signal jedoch anders konfiguriert. Einen entscheidenden Fortschritt in der Hüftdiagnostik brachte die MRT bei diesem Krankheitsbild. Vor der MRT waren die einzigen diagnostischen Anhaltspunkte im Frühstadium Schmerz, ausgeprägte Anreicherung im Skelettszintigramm und normale Werte in der Blutserologie. Im MRT finden sich nun zu Beginn der Beschwerden ganz typische Signale. Sie erlauben bereits bei der Erstuntersuchung die sichere Diagnose (Abb. 11a, b).

Wir beobachten, daß dieses Signal weit in die proximale Femurmetaphyse hineinreicht. Beim T2-Mode zeigt sich hier aber nicht die typische Signalgebung, die wir bei der Hüftkopfnekrose erwarten, sondern wir sehen in der gleichen Ausdehnung eine etwas vermehrte Signalgebung, die auf eine Ödembildung im Knochen hinweist. Diese Signalverteilung in den T1- und T2-gewichteten Aufnahmen ist typisch für die transitorische Hüftosteoporose, eine Diagnose, die früher mit Sicherheit erst nach Ausheilung dieser Erkrankung gestellt werden konnte. Ausgehend von der noch üblichen Bezeichnung „transitorische Hüftosteoporose" lag es nahe,

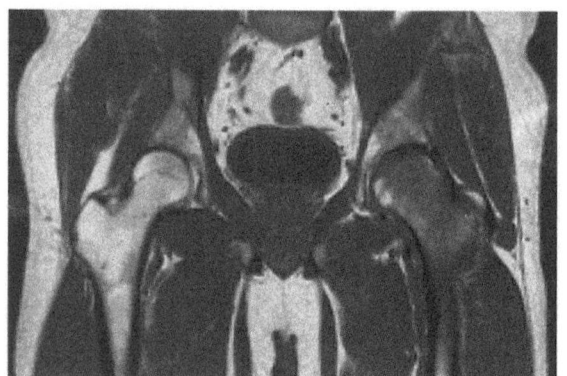

Abb. 11b

die Knochendichtemessung als diagnostisches Verfahren anzuwenden.

Wir konnten aber, wenn überhaupt, nur in Spätstadien eine signifikante Minderung des Kalksalzgehaltes messen.

Sicherlich wird diesem Krankheitsbild deshalb die von Wilson (1988) vorgeschlagene Bezeichnung „Transient Bone Marrow Edema" gerechter. Nach Entdeckung des typischen Kernspinsignals des transitorischen Hüftödems wurde man allgemein auf das Phänomen des Knochenödems aufmerksamer. Ödeme im Knochenmark sind eine unspezifische Reaktion des Knochens auf zahlreiche pathologische Veränderungen. Praktisch immer sind sie bei Knocheninfektionen anzutreffen, hier ist mit Hilfe des MRTs eine frühzeitige Diagnostik sowie eine Verlaufskontrolle der Osteomyeliten unter Therapie möglich. Auch bei einer Coxarthrose oder neben tumorösen Veränderungen sind Ödembildungen zu finden.

Wir haben inzwischen über 100 dieser transitorischen Knochenmarködemsyndrome beobachten können. In allen Fällen kam es zur vollkommenen Rückbildung des Ödems. Bei dieser schmerzhaften und häufig mehrmonatigen Erkrankung kam es in allen von uns beobachteten Fällen MR-tomographisch zu einer vollkommenen Rückbildung des Ödems. Dabei erbrachte eine von uns in ca. 35 Fällen durchgeführte Anbohrung eine Beschleunigung der an sich spontanen Ausheilung. Ganz anders zeichnet sich das Bild einer beginnenden Hüftkopfnekrose in der Magnetresonanztherapie. In präradiologischen Stadien kommt es in der Grenzregion zur Nekrose zu einer Ansammlung von Zellen und Flüssigkeitsstreifen. Hier ist das Marksignal in der nekrotischen Zone noch unverändert, während die Grenzregion schon spezifische Signalstörungen aufweist. Diese Grenze kommt als signalreduzierte Linie in den T1-Aufnahmen oder mit umgebender Flüssigkeit als sog. „double-line sign" zur Abbildung.

In einigen wenigen Fällen gibt es infolge der Hüftkopfnekrose ein begleitendes Ödem als unspezifische Reaktion. Hier kann die Gabe von Gadolinium mit dem Fehlen einer Signalanhebung im nekrotischen Bezirk bei der Hüftkopfnekrose die sichere Unterscheidung zum reversiblen Marködem möglich machen. Ob der Übergang vom Ödem zur Nekrose überhaupt vorkommt, ist nicht gesichert. Auf jeden Fall ist dieser Vorgang eine Ausnahme und nicht die Regel (Abb. 12a, b).

Mit dem MRT ist es darüber hinaus möglich, den *Gelenkknorpel* im Hüftgelenk darzustellen. Hier bietet die Gradientenechosequenz Flash 40 die beste Bildgebung. Dieses Verfahren hat sich

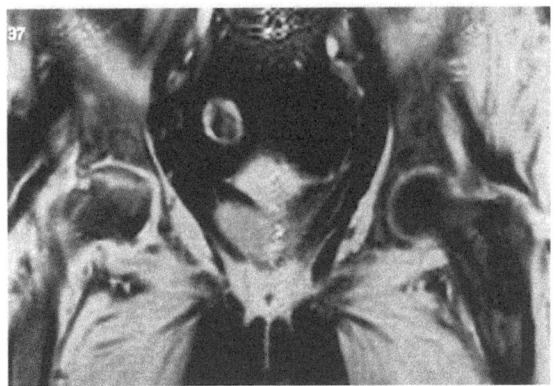

Abb. 12 b

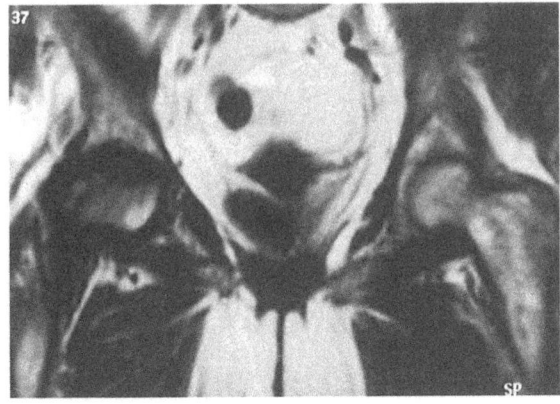

Abb. 12a. T1- und T2-gewichtete koronare MRT-Bilder einer Hüftkopfnekrose links mit sekundärem Begleitödem

bisher in der Routine noch nicht durchsetzen können. Bei spezifischen Fragestellungen, z. B. bei der Planung einer intertrochantären Hüftumstellungsosteotomie kann dieses Verfahren eine gewisse Bedeutung erlangen.

Bei der *Darstellung von Tumoren* ist wieder die Kernspintomographie der Computertomographie überlegen. Neben der genaueren Darstellung der anatomischen Strukturen – wie dem Verlauf der Gefäße und Tumorkapsel, der Darstellung von durchblutetem und nekrotischem Tumorgewebe – können wir durch die beliebige Schnittführung im Kernspintomographen die anatomische Zuordnung besser erkennen wie z. B. in der Darstellung der einzelnen Metastasen in Femur oder Becken.

Vorsicht ist geboten, wenn Tumormassen sehr flüssigkeitsreich sind. Enchondrome können gelegentlich Anlaß zu Verwechslungen mit der Knochenzyste geben oder umgekehrt.

Gerade mit dem MRT hat sich die Bildgebung im Bereich des Bewegungsapparates rasant weiterentwickelt. Dieser Prozeß ist keineswegs abgeschlossen, sondern erfährt durch die ständigen Veränderungen in den Bildgebungstechniken und auch in der Datenverarbeitung eine stetige Weiterentwicklung. Wichtig ist hierbei jedoch, daß bestimmte Grundvoraussetzungen an die Qualität erfüllt sind und auch die Vergleichbarkeit, was Bildgebungssequenz und Schnittführung anbelangt, gegeben ist. Hier sind auch wir Orthopäden gefordert, nicht nur Befunde einfach hinzunehmen, sondern auch Methodik und Qualität der Aufnahmen beurteilen und diese ggf. auch zurückweisen zu können.

Die modernen bildgebenden Verfahren verlangen eine intensive Zusammenarbeit zwischen Radiologen und Orthopäden. Wie besonders bei der MR-Tomographie zu sehen ist, braucht der Radiologe detaillierte klinische Angaben.

Die exakte Diagnose kann ein Radiologe praktisch nur mit dem Hintergrundwissen eines orthopädischen Facharztes erstellen. Brauchbare Ergebnisse bekommt man nur, wenn die Bilder gemeinsam befundet werden. Dazu müssen wir Orthopäden uns genauer mit der Technik und den Möglichkeiten der bildgebenden Verfahren befassen.

Literatur

Bernd L, Sabo D, Rosenberger R, Heichel T (1996) Die Knorpeldarstellung am Hüftgelenk und ihre Bedeutung für die intertrochantären Umstellungsosteotomien bei der Coxarthrose. Orthop 134:366-370

Bläsius K (1990) Intertrochantere Osteotomien zur Behandlung der Coxarthrose. Thieme, Stuttgart New York, pp 63-65

Catterall A (1971) The natural history of perthes disease. J Bone Jt Surg 53B:37-53

Dihlmann W, Heller M (1985) Asterisk-Zeichen und adulte ischämische Femurkopfnekrose. Fortschr Röntgenstr 142:430-435

Flückert K, Kladny B (1989) Magnetresonanztomographie des Bewegungsapparates mit schnellen Bildsequenzen. Orthopädie 18:53-65

Glas K, Krause R, Obletter N (1990) Die transitorische Hüftosteoporose in der MR-Tomographie. Untersuchungsverfahren in der Diagnostik der großen Gelenke. Schnetztor, Konstanz, pp 67-73

Glückert K, Blank-Schäl A (1990) Möglichkeiten der Früherfassung von Arthrose durch bildgebende Verfahren. Orthopäde 19:50-57

Graf R, Schulter P (1988) Sonographie am Stütz- und Bewegungsapparat bei Erwachsenen und Kindern. VCH, Weinheim

Grehn S (1990) Hochauflösende Computertomographie bei der idiopathischen Femurkopfnekrose. Einsatz moderner bildgebender Verfahren in der Diagnostik der großen Gelenke. Wissenschaftliche Buchreihe Byk Gulden, Schnetztor, Konstanz, pp 63-66

Grimm J, Apel R, Higer HP (1989) Der akute Hüftschmerz des Erwachsenen - Abklärung durch MR-Tomographie. Orthopäde 18:24-33

Heller M, Jend H-H (1984) Computertomographie in der Traumatologie. Thieme, Stuttgart New York, pp 92-105

Hinzmann J, Kupak P (1994) Sonographie in der Orthopädie und Traumatologie. Sanofi, Wintrop

Honsfield GN (1973) Computerized transverse axial scanning (tomography). Part I. Description of system. Br J Radiol 46:1016-1022

Krause R (1996) Praktische Orthopädie, Band 26, Bildgebende Verfahren. Thieme, Stuttgart New York

Küper K, Herzog J (1990) Kernspintomographie des Hüftgelenkes im Einsatz moderner bildgebender Untersuchungsverfahren in der Diagnostik der großen Gelenke. Schnetztor, Konstanz, pp 67-73

Nidecker A (1990) Bildgebende Diagnostik bei der Femurkopfnekrose mit Betonung der Skelettszintigraphie und Magnetresonanztomographie (MRT/MRI). Orthopädie 19:182-190

Schindler G (1990) Computertomographie des Hüftgelenkes - Anatomie und Traumatologie: Einsatz moderner bildgebender Untersuchungsverfahren in der Diagnostik der großen Gelenke. Wissenschaftliche Buchreihe Byk Gulden, Schnetztor, Konstanz, pp 48-62

Speer KP, Spritzer CE, Harrelson IM, Nunley JA (1990) Magnetic resonance imaging of the femoral head after acute intracapsular fracture of the femoral neck. J Bone Jt Surg 72A:98-103

Biomechanik und operative Therapie der Hüftdysplasie in der Adoleszenz

C. Tschauner

Einleitung

Auch 1996 – im Zeitalter der generellen sonographischen Hüftvorsorge in der Bundesrepublik Deutschland – stellt sich noch immer das Problem der operativ-gelenkserhaltenden Sanierung von „Altlasten": Folgezustände nach vorbehandelten und voroperierten dysplastischen Hüftgelenken mit oft hochgradigen „Restdysplasien" oder bereits in jungen Jahren progredienten Sekundärarthrosen. Diese schweren Fälle findet man besonders häufig nach septischen Coxitiden oder nach im Rahmen der konservativen Primärbehandlung aufgetretenen Hüftkopfnekrosen. Auch schwere Verlaufsformen der Perthes'schen Erkrankung können neben den typischen Veränderungen am coxalen Femurende (Coxa vara, verkürzter Schenkelhals, Trochanterhochstand, Beinverkürzung) mit *Pfannendysplasien* verschiedenen Schweregrades einhergehen. Diese hochgradigen Präarthrosen bedürfen spätestens bei Wachstumsende einer komplexen – oft zweizeitigen – operativen Korrektur mit kombinierten Interventionen an Femur und Azetabulum. Sollen diese in der Adoleszenz indizierten komplexen gelenkserhaltenden Operationen längerfristig erfolgreich sein, müssen sie auf einer biomechanisch rational nachvollziehbaren Entscheidungsgrundlage geplant werden. Zum besseren Verständnis der verschiedenen operativen Techniken sollen deshalb einige wichtige biomechanische Grundlagen vorangestellt und näher erläutert werden.

Biomechanische Grundlagen der persistierenden Hüftdysplasie beim Adoleszenten

Die Probleme der persistierenden Hüftdysplasie liegen in der Regel primär auf Seiten des *Azetabulums*. Manchmal sind sie allerdings zusätzlich mit höhergradigen Fehlstellungen des Schenkelhalses (Coxa valga [antetorta] nach Hüftdysplasie, Coxa vara et magna nach M. Perthes) kombiniert. Eine isolierte Coxa valga bei normal ausgebildeter Pfanne ist primär keine „Dysplasie" und gilt nach heutigem Wissen nicht generell als „Präarthrose".

Morphologie

Das Azetabulum besteht aus der mit Gelenksknorpel überzogenen Gelenksfläche (Facies lunata) und der mit Bindegewebe und dem Lig. capitis femoris ausgefüllten Fossa acetabuli. Es wird nach peripher hin durch einen faserknorpeligen „Dichtungsring", das Labrum acetabulare (kaudal ergänzt durch das Lig. transversum), abgeschlossen. Die Gelenksfläche (Facies lunata) liegt annähernd in der Sagittalebene und umgreift den Hüftkopf von ventral, kranial und dorsal wie ein Hufeisen. Die Fossa acetabuli bildet die mediale Wand des Azetabulums und ist in ihrer Gesamtausrichtung vertikal orientiert. Aufgrund dieser ausgeprägten anatomischen Substrukturierung des Azetabulums und der in einer ganz bestimmten Richtung laufenden Kraftvektoren kann das Azetabulum trotz seiner scheinbar sphärischen inneren Gesamtoberfläche vom Standpunkt der Getriebelehre aus keinesfalls als Kugelgelenk betrachtet werden; es entspricht technisch vielmehr einem „Achsiallager", in dem die Kräfte in einer ganz bestimmten Richtung übertragen und seitlich stabilisiert werden.

Wodurch unterscheidet sich nun morphologisch ein normales von einem dysplastischen Azetabulum? Der Unterschied liegt im cranial gelegenen Anteil der Facies lunata – der eigentlichen „*Tragfläche*": Dieser Anteil der Facies lunata bildet bei der *normal* ausgereiften Pfanne die konkav ausgebildete *horizontal-symmetrisch* den Hüftkopf überdachende Kontaktzone und damit das anatomische Substrat der physiologischen Kraftübertragung. Radiologisch entspricht dies einer gleichmäßig breit strukturierten Sklerosezone („sourcil" nach Pauwels) auf dem Beckenübersichtsröntgen (Abb. 1). Daß dies nicht etwa nur ein Projektionsphänomen ist, belegen auch alle Schnittbildverfahren (Röntgen-Tomogramm, CT, MRT und die räumlich-dreidimensionale Analyse von anatomischen Präparaten).

Beim *dysplastischen* Gelenk dagegen hat sich im Laufe des Wachstums aus der Verknöcherungsstörung des Erkerbereiches eine nach anterolaterocranial gerichtete „Dysplasierinne"

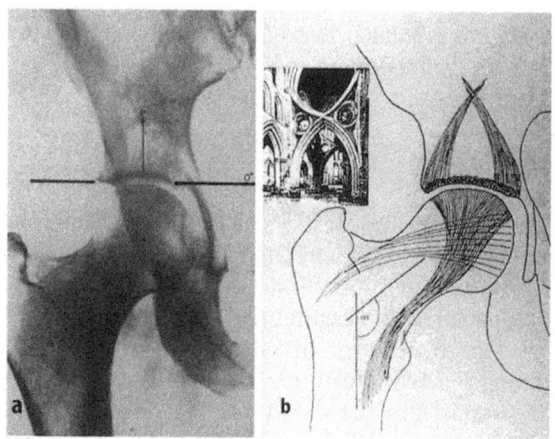

Abb. 1. Röntgenbild und Schemaskizze eines biomechanisch normal gebauten Hüftgelenkes mit normalem CCD-Winkel, horizontaler Tragfläche und symmetrischem „gothic arch" (Bombelli)

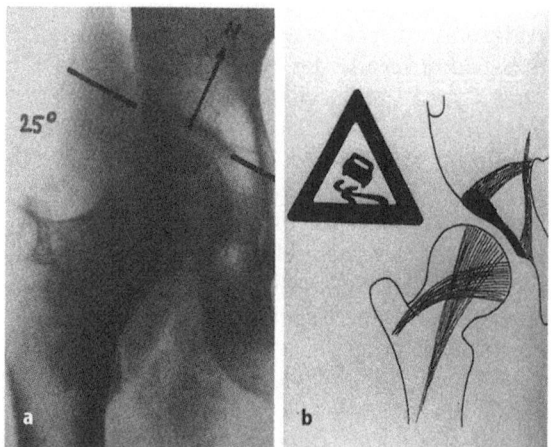

Abb. 2. Röntgenbild und Schemaskizze eines dysplastischen Hüftgelenkes mit normalem CCD-Winkel, aber kraniolateral geneigter Tragfläche, leicht asymmetrischen „gothic arch" (Bombelli) und nach kraniolateral dreieckig verbreiterter Sklerosezone („sourcil" Pauwels)

entwickelt, so daß die eigentliche Tragfläche nun nicht mehr horizontal übergreift, sondern eine im Prinzip nach anterolaterocranial gerichtete *„schiefe Ebene"* bildet (Abb. 2). Was dies mechanisch bedeutet, wird sofort klar, wenn man daran denkt, was mit einem Auto auf einer leicht geneigten vereisten Straße passiert: Es gerät ins Rutschen und landet in der Leitplanke. Dieser „Leitplanke" entspricht anatomisch das *Labrum acetabulare* mit dem angrenzenden Erkerbereich der dysplastischen Facies lunata. Ganz und Mitarbeiter haben darauf hingewiesen, daß bei Pfannendysplasien in einem hohen Prozentsatz schmerzhafte Labrumprobleme („acetabular rim syndrome" Klaue et al. 1991) auftreten. Es ist nun möglich, diese Labrumpathologie mittels *MR-Arthrographie* als einem nicht-invasiven Verfahren (Czerny et al. 1996) für die klinische Routine reproduzierbar darzustellen. Röntgenologisches Charakteristikum der Pfannendysplasie ist eine nach kraniolateral ansteigende, zum Erker hin sich verbreiternde Sklerosezone (= dreieckige „sourcil" nach Pauwels).

Therapeutisches Prinzip

Prinzipiell gilt es daher, die schräg im Raum stehende „Tragfläche" operativ wieder horizontal übergreifend einzustellen, d. h. zu „horizontalisieren". Durch diese operative räumliche „Reorientierung" wird das Problem der „schiefen Ebene" gelöst und ein kongruentes „Containment" wieder hergestellt. Da nach dem Wolff'schen Gesetz der „Transformation der Knochen" (Wolff 1892) der Knochen sensibel auf pathologische und physiologische Kräfteflüsse reagiert und sich diesen anpaßt, wird diese operativ herbeigeführte Normalisierung des Kraftflusses auch auf dem Röntgenbild (= „Spannungshistogramm") sichtbar: die vorher dreieckige alterierte „sourcil" normalisiert sich zusehends.

Vektorgraphische Kräfteanalyse

Um diese röntgenmorphologischen Veränderungen, die sich gesetzmäßig bei aufmerksamer Betrachtung beobachten und verfolgen lassen, besser zu verstehen, muß man die zugrundeliegenden Kräfte vektor-graphisch analysieren. Dabei muß man sich primär von der Vorstellung lösen, die Hüfte wäre ein Kugelgelenk mit gleichmäßig über die ganze Oberfläche übertragenen Kräften. Vielmehr hängt die Verteilung des Kraftflusses beim aufrecht stehenden und gehenden Menschen von der Richtung der resultierenden Gelenkskraft R und ihrer Komponenten und von der räumlichen Orientierung der kraftübertragenden Gelenksflächenanteile ab; dabei spielen zusätzlich die verschiedenen Steifigkeiten der Gelenkspartner eine wichtige Rolle: Je steifer, umso mehr Kraft wird übertragen: das bedeutet einen entscheidenden Unterschied zwischen dem Kraftfluß an der knorpelüberzogenen Facies lunata und an der mit fettigem Bindegewebe ausgefüllten Fossa acetabuli als medialer Wand der Hüftpfanne.

Zweibeinstand: Die „Tragfläche" lastet mit dem jeweils halben Körperteilgewicht (Körpergewicht abzüglich des Gewichtes beider Beine) auf beiden Hüftköpfen. Aufgrund der hier allein wirkenden Schwerkraft ohne zusätzliche Muskelkomponenten finden sich in dieser Situation ausschließlich vertikal gerichtete Kräfte, die im Normalfall orthograd auf die beiden horizontalen Tragflächen auftreffen.

**Einbeinstand
(= Phase 16 des Schrittzyklus nach Fischer):** Nach dem klassischen Pauwels'schen Hebelmodell („Balkenwaage") gelten unter statischen Bedingungen für die Frontalebene (Abb. 3) folgende Gesetzmäßigkeiten:

$$M \cdot a = G5 \cdot b$$

Das heißt: Damit das Hüftgelenk im Gleichgewichtszustand ruhig verharrt, muß das über den etwa dreimal längeren Lastarm b wirkende Körperteilgewicht G5 (= Körpergewicht abzüglich Gewicht des Standbeines) durch die Anspannung der Abduktoren M kompensiert werden. Aufgrund der bestehenden Hebelverhältnisse (kurzer Kraftarm a) muß daher M etwa dreimal so groß sein wie G5. Körperteilgewicht G5 und Muskelkraft M können vektorgraphisch summiert werden: Als vektorielle Summe aus Körperteilgewicht G5 und Abduktorenkraft M entsteht die resultierende Gelenkskraft R (Pauwels), die graphisch in sich alle am Gelenk angreifenden Kräfte enthält und somit als Ausdruck der gesamten Gelenkbeanspruchung gelten könnte. Sobald die Größe des Körperteilgewichtes G5 und die Richtung der Abduktoren M, sowie die Hebelarmverhältnisse (Lastarm b,

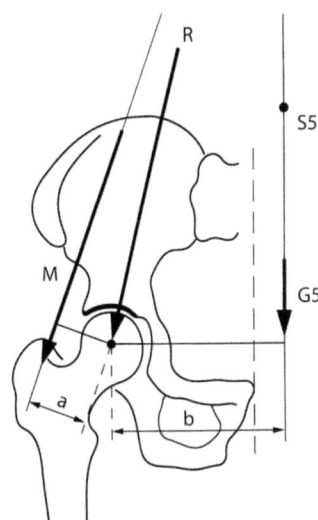

Abb. 3. Schematische Darstellung der Kräftesituation im Einbeinstand („Waage" nach Pauwels): Der Schwerpunkt S5 des Körperteilgewichtes G5 (= Körpergewicht minus Gewicht des Standbeines) liegt in Höhe der Bandscheibe L3/L4 an der lateralen Wirbelkörperkante zur Spielbeinseite hin. G5 greift über den Lastarm b am Drehzentrum des Hüftkopfes an und bewirkt ein Drehmoment des Beckens im Uhrzeigersinn, entsprechend einer Adduktion des Oberschenkels. Dieses Drehmoment muß durch ein gegensinniges kompensiert werden, das durch die Muskelkraft der Abduktoren M über den viel kürzeren Kraftarm a ausgeübt wird. Dieses Drehmoment versucht das Becken gegen den Uhrzeigersinn zu drehen und entspricht damit einer Abduktion des Oberschenkels. Für die Gleichgewichtsbedingung (Gelenk in Ruhe) muß die Momentensumme gleich Null sein: $M \cdot a + G5 \cdot b = 0$

Kraftarm a) bekannt sind, kann die Größe und Richtung der Resultierenden R vektorgraphisch (Kräfteparallelogramm) leicht bestimmt werden.

Damit vollständiger Gleichgewichtszustand am Gelenk herrschen kann, müssen sowohl Momentensumme als auch Kräftesumme gleich Null sein (Kummer 1985). Das heißt: Zu jeder Kraft K gehört eine gleich große, aber entgegengesetzt gerichtete Gegenkraft K'. In unserem Falle eine Gegenresultierende R1 als Bodenreaktionskraft zur Resultierenden R (= Vektorsumme aus Körperteilgewicht G5 und Muskelkraft M).

Wie diese Gelenkskraft R am Gelenk selbst zur Wirkung kommt, hängt von der Richtung („Orientierung") der anatomisch vorgegebenen Gelenksflächen im dreidimensionalen Koordinatensystem ab. Für unsere Belange kann als hauptübertragende Gelenksfläche ausschließlich die knorpelüberzogene Facies lunata gelten. Für die hier zu vernachlässigende Kräfteanalyse in der Sagittalebene umgreift diese Facies lunata den Hüftkopf ventral, kranial und dorsal insgesamt um etwa drei Viertel seiner Zirkumferenz und bildet damit in dieser Ebene ein ausgezeichnetes und weitgehend kongruentes „Containment". Für die hier vor allem interessierende Kräfteanalyse in der Frontalebene (für die das Pauwels'sche Hebelmodell konzipiert wurde und Gültigkeit hat) interessiert vor allem die räumliche Orientierung der kranialen Anteile der Facies lunata, also der eigentlichen „Tragfläche", und die daraus abgeleitete Komponentenzerlegung der Resultierenden R in der Frontalebene; denn diese gibt Auskunft über Größe und Richtung der mechanischen Beanspruchung dieser „Tragfläche" unter normalen und pathologischen Bedingungen. Da sich morphologisch die pathologischen Veränderungen an der „Tragfläche" überwiegend in der Frontalebene abspielen und analysieren lassen, scheint die Reduktion der Dreidimensionalität in die Frontalebene und der Bezug auf die vektorgraphische Analyse nach dem Pauwels'schen Hebelmodell methodisch gerechtfertigt und klinisch relevant. Pauwels selbst hat betont:

„Von praktischer Bedeutung ist, daß die resultierende Druckkraft bzw. ihre Gegenkraft R1 mit zwei Komponenten die Stellung des Schenkelkopfes in der Pfanne zu ändern strebt, und zwar mit der Längskomponente L, welche den Schenkelkopf... in vertikaler Richtung nach aufwärts zu verschieben trachtet, und mit der Querkomponente Q, welche ihn mit einer wesentlich geringeren Kraft... in horizontaler Richtung gegen den Pfannenboden drängt" (Pauwels 1973).

Stellt man die Aussagen dieses Originalzitates von Pauwels der Morphologie des Azetabulums bzw. dessen Projektion auf einer ap-Beckenübersichtsaufnahme gegenüber, so erkennt man unschwer, daß die Längs (bzw. Vertikal)-Komponente gegen die „Tragfläche", die Quer (bzw. Horizontal)-Komponente gegen die antero- bzw. postero-kaudalen Abschnitte der Facies lunata bzw. auch gegen die Fossa acetabuli gerichtet sind (Abb. 4).

Die auch größenordnungsmäßig wesentlich kleinere Querkomponente ist gegen den (zumindest solange das Gelenk noch zentriert ist) weitgehend konstant ausgebildeten mediokaudalen Anteil des Azetabulums gerichtet: die Krafteinleitung dieser Querkomponente ändert sich auch bei dysplastischen Pfannen kaum. Dagegen ist die Krafteinleitung der auch größenordnungsmäßig viel bedeutenderen *Vertikalkomponente P* (=Längskomponente L nach Pauwels) in die Tragfläche von deren räumlicher Orientierung abhängig:

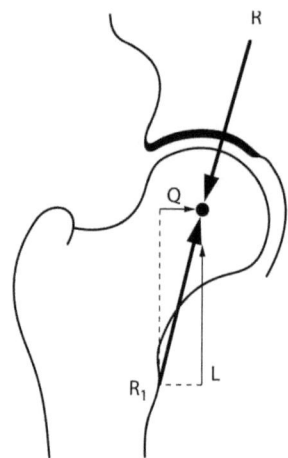

Abb. 4. Resultierende R und Gegenresultierende R1 und ihrer vertikal gerichteten Längskomponente L und ihrer horizontal gerichteten Querkomponente Q, die den Hüftkopf entsprechend ihrer Richtung und Größe zu verschieben trachten

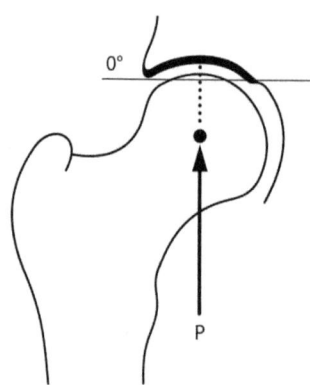

Abb. 5. Vertikalkomponente P der Gegenresultierenden R1. Diese klinisch entscheidende vertikale Kraftkomponente P ist bei einer normal ausgebildeten (=horizontal ausgerichteten) Tragfläche orthograd-zentrisch gegen diese gerichtet

- bei *normal* ausgebildeter horizontal übergreifender Tragfläche wird die Vertikalkomponente vollkommen zentrisch-symmetrisch („*orthograd*") in die Tragfläche eingeleitet und beansprucht diese daher ausschließlich auf Druck (Abb. 5). Durch die durch den intakten Gelenksknorpel und das Phänomen der „kongruenten Inkongruenz" (Greenwald und Haynes 1972) bewirkte gleichmäßige Druckverteilung innerhalb der gesamten Tragfläche kommt unter diesen Normalbedingungen auch das röntgenologisch sichtbare Phänomen der gleichmäßig ausgeprägten und horizontal übergreifenden Sklerosezone zustande. Auf diese grundlegende Voraussetzung normaler Kraftflüsse in der Tragfläche

hat Bombelli (1976, 1983, 1993) als erster eindringlicher hingewiesen.
- bei einer *„dysplastischen"* Pfanne dagegen mit ihrer typischerweise kraniolateral gerichteten Tragfläche trifft die Vertikalkomponente exzentrisch-asymmetrisch (*„schräg"*) auf die Tragfläche (Abb. 6). Da nach Pauwels die *„Längskomponente... den Schenkelkopf... in vertikaler Richtung nach aufwärts zu verschieben trachtet"*, entsteht hier mechanisch ein „Problem der schiefen Ebene": den Gesetzen der graphischen Statik folgend, muß die nun auf die schräge Tragfläche „schräg" einwirkende Vertikalkomponente in eine orthograd wirkende Normalkomponente („Druck") und eine parallel wirkende Tangentialkomponente („Scherung") zerlegt werden. Je „steiler" die Tragfläche umso größer die Tangentialkomponente, die den Kopf entlang der Tragfläche nach kraniolateral zu verschieben trachtet. Sie ist somit jene Kraftkomponente, die nach Dekompensation der den Gelenkschluß sichernden Strukturen (Labrum, Kapsel, Unterdruck) die zunehmende Luxation des Hüftkopfes bewirkt. Wäre diese Tangentialkomponente nicht wirksam, könnte auch der Hüftkopf nicht auf seinen typischerweise kraniolateral gerichteten Luxationsweg gezwungen werden. Diese Feststellung erscheint banal, ist aber wichtig zum prinzipiellen Verständnis der zwangsläufigen Entstehung dieser Kraftkomponente, sobald die Tragfläche gegen die Horizontale geneigt ist.

Aber bereits im Stadium des makromorphologisch noch erhaltenen Gelenkschlusses tritt bei jedem Schritt durch eine gewisse „elastische Federung" der Gelenkkapsel tendenziell eine Mikrobewegung des Hüftkopfes im Sinne der kraniolateralen Dezentrierung auf, die bewirkt, daß es zu einer Streßkonzentration im Erkerbereich und frühzeitig zu Labrumschäden kommt. Als Reaktion auf diese Streßkonzentration im Erkerbereich entsteht auch die typische dreieckige „sourcil".

Es erscheint mir wichtig an dieser Stelle nochmals hervorzuheben, daß diese pathologische Spannungsverteilung innerhalb der schrägen Tragfläche kausal nur durch deren operative Horizontalisierung behoben werden kann: Die Tangentialkomponente wird zum Verschwinden gebracht und die Vertikalkomponente wird wieder gleichmäßig zentrisch („orthograd") in die horizontale Tragfläche eingeleitet.

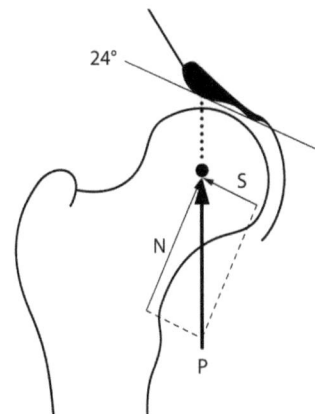

Abb. 6. Beziehung der vertikalen Kraftkomponente P zu einer nach kraniolateral geneigten Tragfläche: P trifft „exzentrisch" im Erkerbereich (dreieckige „sourcil") und gleichzeitig auch „schräg" auf die Tragfläche, die deshalb mechanisch wie eine „schiefe Ebene" wirkt. P wird in eine Normalkomponente N und eine Tangentialkomponente S zerlegt: N wirkt orthograd in die geneigte Tragfläche, während S den Hüftkopf entlang der geneigten (und deshalb wie eine schiefe Ebene wirkenden) Tragfläche zu verschieben trachtet. S hat keine knöchern gesicherte Gegenkraft; wenn der intraartikuläre Unterdruck und die superolateralen Weichteilstrukturen (Labrum, Kapsel) der Kraftkomponente S nicht mehr standhalten, begibt sich der Hüftkopf unter dem Einfluß dieser Kraftkomponente S auf seinen nach kraniolateral gerichteten „Luxationsweg".

Ausdruck dieser erfolgreichen kausalen operativen Therapie sind die gesetzmäßige Normalisierung der Knochenstruktur im Röntgenbild und das rasche Verschwinden des Schmerzes.

Bei der Analyse der Kräfteverhältnisse im Hüftgelenk sind grundsätzlich zwei Bereiche methodisch strikt zu trennen:

1. Die *Hebelverhältnisse* (Coxa valga, coxa vara): Sie bestimmen zusammen mit dem Körpergewicht und der Richtung der Abduktoren die Größe und Richtung der *(Gegen)Resultierenden* und damit der globalen Beanspruchung des Hüftgelenks. Nach Pauwels ist die Resultierende in der Frontalebene im Normalfall circa 16 Grad zur Vertikalen geneigt.

- *Varisierung* bewirkt neben einer Größenabnahme auch eine mehr horizontale Verlaufsrichtung der (Gegen)Resultierenden und damit eine relative Verminderung der Vertikalkomponente P (und damit auch eine relative Vergrößerung der Horizontalkomponente). Insgesamt wird die Vertikalbelastung der Tragfläche damit reduziert und die Zentrierung gegen den Pfannenboden zu verstärkt.

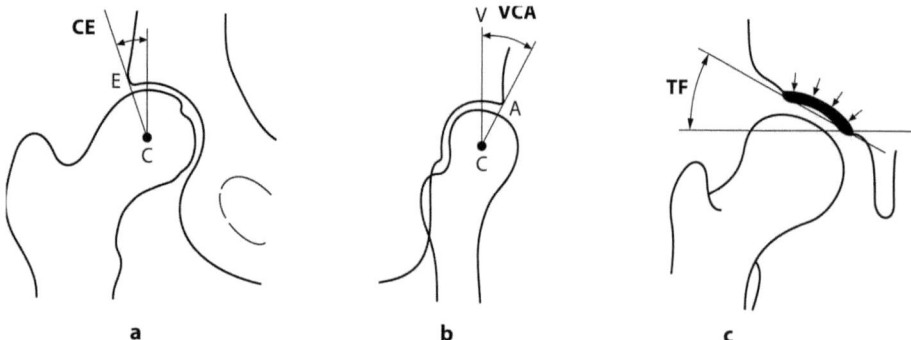

Abb. 7. Schematische Darstellung der drei verwendeten Winkelparameter zur quantitativen Analyse der Dysplasiepfanne

- *Valgisierung* bewirkt neben einer Größenzunahme auch eine mehr vertikale Verlaufsrichtung der (Gegen)Resultierenden und damit Vergrößerung der Vertikalkomponente P (mit gleichzeitiger Abnahme der zentrierenden Horizontalkomponente). Insgesamt wird die Vertikalbelastung der Tragfläche verstärkt und die zentrierende Vorspannung des Gelenkes vermindert.

2. *Die Richtung der Tragfläche* bestimmt, in welcher Weise die *Vertikalkraft P* innerhalb der Tragfläche zur Wirkung kommt: physiologisch als reine Druckkraft oder pathologisch als Druck- und Scherkomponente mit superolateraler Luxationstendenz bzw. Erkerüberlastung. Die Ausprägung dieser Pathologie hängt vom *Tragflächenwinkel „TF"* (= Neigungswinkel der dem kranialen Anteil der Facies lunata entsprechenden Sklerosezone zur Horizontalen) ab. Dieser kann kausal nur durch eine pfannenreorientierende Operation normalisiert werden (Abb. 8).

Auch wenn die Punkte 1 (Hebelverhältnisse und damit Gesamtbeanspruchung) und 2 (Räumliche Orientierung und damit Spannungsverteilung innerhalb der Tragfläche) analytisch primär strikt auseinanderzuhalten sind, bestehen in der Praxis doch gegenseitige Abhängigkeiten:

Bei gleicher Tragflächenneigung ist eine Coxa valga wesentlich ungünstiger als eine Coxa vara. Denn bei einer Coxa valga ist nicht nur die Vertikalbelastung und damit auch Druck- und Scherkomponente stark erhöht, sondern auch die „zentrierende Horizontalkomponente deutlich vermindert, so daß Erkerüberlastung und Luxationstendenz besonders stark ausgeprägt sind. Eine Varisierung bessert zwar die Voraussetzung für eine längere „Kompensation" (Vertikalkomponenten gesenkt und Horizontalkomponenten relativ vergrößert), ändert aber nichts an der grundsätzlich asymmetrischen Spannungsverteilung innerhalb einer schrägen Tragfläche, auch wen die absoluten Größen der Kraftkomponenten wertemäßig geringer sind. Bei einer gering geneigten Tragfläche kann durch eine Varisierung zwar manchmal lebenslang eine „kompensiert" pathobiomechanische Situation ohne größere Schäden aufrechterhalten werden. Meist bestehen jedoch normale Werte des Schenkelhalsschaftwinkels bei deutlich geneigter Tragfläche. Bei dieser klinisch so häufigen Konstellation kann eine symptomatische „Hyper"-Varisierung erfahrungsgemäß nur kurzfristig die Kompensation stabilisieren und die kausale operative Therapie mittels Reorientierung der Pfanne mit horizontaler Einstellung der Tragfläche muß angeschlossen werden!

Durch getrennte Analyse der Punkte 1 und 2 kann beurteilt werden, welche Komponente im Vordergrund steht und primär korrigiert werden muß, oder ob beide Komponenten annähernd gleich pathologisch ausgeprägt sind und kombiniert korrigiert werden sollen.

Röntgenmorphologische Winkelparameter

Ziel der röntgenmorphologischen Analyse ist die biomechanische Gesamtbeurteilung des Hüftgelenks und seiner Korrekturbedürftigkeit. Meiner Erfahrung nach sind für die OP-Planung in der klinischen Routine neben dem Schenkelhalsschaftwinkel (CCD) die folgenden drei Winkelwerte (Abb. 7) zur Beurteilung der biomechanischen Situation de Hüftpfanne ausreichend:

- *(L)CE-Winkel nach Wiberg*
- *VCA(ACE)-Winkel nach Lequesne und deSeze*
- *TF-Winkel nach Bombelli und Tschauner*

Tabelle 1. Röntgenologische Bewertung nach „Abweichungsgraden" vom Normalen (nach Engelhardt, Tönnis, Tschauner)

Abweichungsgrad	„1"	„2"	„3"	„4"
LCE & ACE (früher: VCA)				
Adoleszenten (< 18 J.)	> 25	20–24	5–19	< 5
Erwachsene (> 18 J.)	> 30	20–29	5–19	< 5
TF	0+/–9	10–15	16–25	> 25
Interpretation	Normal pathologisch	Mäßig pathologisch	Stark pathologisch	Extrem pathologisch

CE-Winkel (LCE-angle = Lateral Center Edge-angle) and VCA-Winkel (ACE-angle = Anterior Center Edge-angle) beschreiben und vermessen die laterale bzw. anterolaterale Überdachung des Hüftkopfes, der TF-(Tragflächen)-Winkel mißt die Neigung der Sklerosezone zur Horizontalen und spielt nach den bisherigen Ausführungen bei der Indikationsstellung und postoperativen Qualitätskontrolle pfannenreorientierender Eingriffe eine zentrale Rolle (Tabelle 1):

Klinische Schlußfolgerungen für die chirurgische Differentialindikation

Selbstverständlich spielen bei der individuell zu stellenden Operationsindikation neben den röntgenologisch dokumentierten Winkelparametern auch andere Überlegungen mit: Alter, Körpergewicht, berufliche Belastungen und sportliche Ansprüche, Leidensdruck, Beeinträchtigung der Arbeitsfähigkeit und Lebensqualität. Es sollte also keinesfalls nur „Röntgenkosmetik" betrieben werden, auch wenn die röntgenologisch faßbaren morphologischen Veränderungen und entsprechenden Winkelwerte einen entscheidenden prognostischen Wert haben. Im mäßig pathologischen Abweichungsgrad 2 (Tabelle 1) gibt sicher der Schmerz den entscheidenden Ausschlag zur operativen Korrektur. Bei den noch und extrem pathologischen Abweichungsgraden 3 und 4 allerdings sollte nach bisheriger orthopädischer Erfahrung und aktuellem biomechanischen Wissensstand gerade bei noch jungen und anspruchsvollen Patienten mit der biomechanischen Korrektur nicht zugewartet werden, bis starke Schmerzen und/oder röntgenologische Alterationen (asymmetrische „sourcil", Zysten, Gelenkspaltverschmälerungen, Konturdeformierungen) auftreten. Hier kann man bei kritischer Analyse der biomechanischen Kenngrößen operativ entscheidend im Sinne einer echten *Sekundärprävention* eingreifen: im Falle noch sphärisch kongruenter Kurzpfannendysplasien sind sogar echte anatomische Heilungen durch die Operation möglich. In manchen Fällen wird die Hüftproblematik aber leider erst relativ spät durch Schmerzen entdeckt, wenn bereits Deformierungen und sekundär-arthrotische Veränderungen eingetreten sind.

In solchen Fällen können manchmal Interventionen notwendig werden, die den üblichen biomechanischen Grundsätzen scheinbar widersprechen, die aber trotzdem wichtige und sinnvolle „Palliativeingriffe" darstellen: Z. B. Valgisierungen, die durch Einstellung noch normaler Knorpelareale in die Hauptbelastungszone und durch eine Drehpunktverlagerung oft erstaunlich lange Erleichterung bringen, obwohl die Vertikalbelastung des Gelenkes selbst eher erhöht wird; oder die Chiari'sche Beckenosteotomie, die in Fällen deutlicher Inkongruenz durch Änderung der Hebelarme und Schaffung einer durch Knorpelmetaplasie remodellierenden Pseudopfanne eine breitere Abstützung ermöglicht und progrediente Subluxationen stoppt. Bei schweren Sekundärarthrosen mit starker funktioneller Beeinträchtigung muß aber heute auch beim jungen Erwachsenen die zementfrei implantierte Totalendoprothese kritisch in die therapeutischen Überlegungen miteinbezogen werden: Es hat wenig Sinn, große und risikoreiche gelenkserhaltende Rekonstruktionen durchzuführen, wenn der zu erwartende Zeitgewinn bis zur Endoprothese durch die gelenkserhaltende Korrektur nicht entscheidend vergrößert werden kann.

Für die Differentialindikation und prognostische Abschätzung von Korrektureingriffen bei Adoleszenten und jungen Erwachsenen sind die vorangestellten biomechanischen Überlegungen in der Praxis sehr hilfreich. Die synoptische Darstellung (Abb. 8) faßt diese grundsätzlichen Überlegungen bei der differenzierten Planung acetabulärer, femoraler und kombinierter Eingriffe zusammen und möchte damit in kurzer

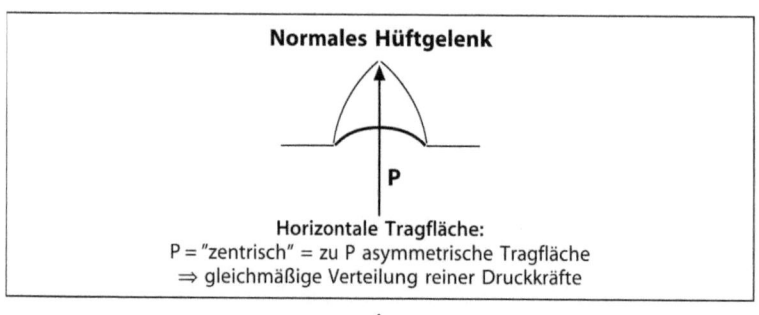

Abb. 8. Synoptische Darstellung der Faktoren, die mechanisch am koxalen Femurende und an der dysplastischen Pfanne zur Wirkung kommen, und deren therapeutischer Beeinflußbarkeit durch orthopädische Operationen

und prägnanter Form die Entscheidungsfindung erleichtern.

Operative Korrekturen in der Adoleszenz

Zur *Planung* eines erfolgversprechenden Korrektureingriffes in der Adoleszenz werden folgende *Vorbereitungen* benötigt:

1. *Eingehende Anmnese*, Schmerzanalyse und Klärung der individuellen Erwartungen und realistischen Erfolgsaussichten.

2. *Sorgfältige klinische Untersuchung*: Schmerzhinken, Trendelenburg, Labrumprovokationstests, bereits bestehende Bewegungseinschränkungen, Ermittlung der Stellung mit der am wenigsten schmerzhaften und am besten ausführbaren Rotationsfähigkeit, ausreichende Abduktionsfähigkeit und Rotationsfähigkeit auch noch nach der Korrektur, Beinlängendifferenzen mit Auswirkungen auf die Wirbelsäulenstatik und die Stellung der Tragfläche (sog. „long leg dysplasia") erfordern Abklärung mit Röntgenmeßaufnahme.

3. *Röntgenfunktionsaufnahmen*: Beckenübersichtsaufnahme, Lendenwirbelsäule ap im Stehen, Abduktionsaufnahme, (Adduktionsaufnahme), Faux profil-Aufnahme. Bei speziellen Fragestellungen kann auch eine Beweglichkeits- und Kongruenzprüfung unter Bildwandlerkontrolle hilfreich sein. Eine dreidimensionale CT-Rekonstruktion bleibt einzelnen Extremfällen vorbehalten.

4. *Bei klinischem Verdacht auf eine Labrumläsion* (positive Provokationstests) MR-Arthrographie.

Zur biomechanischen Analyse benötigt man die Röntgen-*Beckenübersichtsaufnahme:*

Aus ihr können die Richtung der Abduktoren (M) und die Größen der beiden Hebelarme (a,b) abgelesen werden; das Teilkörpergewicht (G5) wird berechnet.

Die Größe der Abduktorenkraft M kann dann einfach nach folgender Formel ermittelt werden:

$$M = G5 \cdot b/a$$

Nun hat man die Größen und Richtungen von G5 und M und kann durch deren Vektoraddition (Kräfteparallelogramm) Größe und Richtung der hüftgelenksresultierenden R graphisch bestimmen. Danach können graphisch oder rechnerisch ihre Horizontalkomponente (Q) und ihre Vertikalkomponente (P) bestimmt werden. Schließlich können – im Falle einer geneigten Tragfläche – graphisch oder rechnerisch (sin- bzw. cos-Funktion) die Tangentialkomponente (S) und die Normalkomponente (N) der Vertikalkraft (P) bestimmt werden.

Besonders interessant ist nun die Relation der „dezentrierenden" Tangentialkomponente (S) zur „zentrierenden" Querkomponente (Q):

Erreicht oder übertrifft der Wert von S den von Q, befinden wir uns außerhalb des selbst unter nur statischen Bedingungen noch tolerablen Bereiches. Eine Korrektur ist erforderlich. Diese kann bei geringer Tragflächenneigung und deutlicher Coxa valga auch durch eine intertrochantäre Varisierungsosteotomie geschehen.

In allen anderen Fällen (ganz besonders bei normalen Schenkelhalsschaftwinkeln und deutlich geneigten Tragflächen) sollte die *kausale* Behandlung durch eine *Reorientierung* (=Horizontalisierung) der Tragfläche gewählt werden; dies gilt ganz besonders für körperlich stark beanspruchte junge und aktive Menschen (Schwerarbeiter, Sportler).

Ausgewählte Operationsmethoden

Aus der Fülle an operativen Techniken werden hier aus Platzgründen bewußt gängige Routinetechniken (Varisierungen oder Valgisierungen in einer Ebene) nicht im einzelnen erwähnt. Es sollen vielmehr zwei komplexere („dreidimensionale") Operationsprinzipien näher beleuchtet

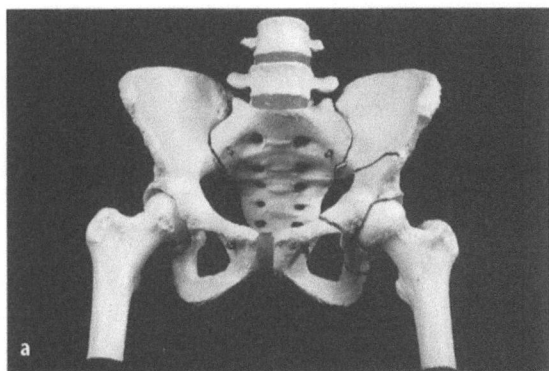

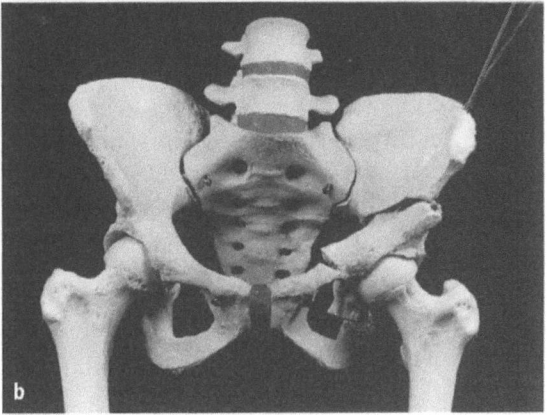

Abb. 9. Schematische Darstellung der Reorientierung der linken Hüftgelenkpfanne am Modell **a** vor und **b** nach der Schwenkung. Es besteht Kontakt an allen Osteotomieflächen; am Modell wurden Gewindestäbe für die Osteosynthese verwendet. Der pfannennahe Anteil des Schambeins dreht nach proximal. Die schräg nach ventral verlaufende Osteotomiefläche des Sitzbeins kommt nach der Schwenkung in ihrem distalen Anteil zur Darstellung, hier schwarz punktiert markierte Fläche. Zur Kontrolle der Rotation der Hüftgelenkpfanne kann ein K-Draht supraazetabulär von ventral nach dorsal eingebracht werden

werden, die nicht nur in unserem eigenen Krankengut in letzter Zeit enorm an Bedeutung gewonnen haben:

- Im Bereich des Acetabulums die dreidimensionale *Pfannenschwenkosteotomie nach Tönnis* (stellvertretend für andere technische Varianten der „Reorientierung" der mit hyalinem Gelenkknorpel ausgekleideten Hüftpfanne mit ihrer fehlorientierten Tragfläche, die von Ganz und Kotz entwickelt wurden) (Abb. 9).
- Im Bereich des koxalen Femurendes die *dreidimensionale intertrochantäre Osteotomie nach Graf* zur Korrektur der typischen Restdeformität nach Morbus Perthes (coxa vara, Trochanterhochstand, Beinverkürzung). Beide Techniken lassen sich sehr gut zur Endkor-

rektur schwerer Fehlbauformen nach sog. „Luxationsperthes" kombinieren (Abb. 10).

Dreidimensionale Pfannenschwenkosteotomie nach Tönnis

Indikationen

Pfannendysplasien mit in Abduktion erhaltener oder optimierter Kongruenz.

Abweichungsgrad 2 („mäßig pathologisch") mit hüftspezifischer Schmerzsymptomatik.

Abweichungsgrade 3 und 4 („stark/extrem pathologisch") bereits vor dem Auftreten von starken Schmerzen (Tabelle 1) im Sinne einer echten Prävention der sonst unvermeidlichen Sekundärarthrose in jungen Jahren.

a) „Klassisch": noch sphärisch-kongruente Kurzpfannendysplasien ohne Sekundärschäden stellen die *ideale* Indikation dar und führen praktisch immer zu anatomischen Korrekturen mit idealen Resultaten. Fälle mit zusätzlicher extremer Coxa valga sollten zusätzlich auf physiologische CCD-Winkel hin varisiert werden. In Fällen der eben definierten „klassischen" Indikationen sollte heute eine Chiari'sche Beckenosteotomie differentialtherapeutisch gar nicht mehr in Erwägung gezogen werden.

b) „Erweitert": umfaßt elliptisch ausgezogene Steilpfannen, die mit pilzförmig deformierten Hüftköpfen in pathologischer Kongruenz artikulieren, primär bereits leichte Inkongruenzen oder Subluxationen aufweisen bzw. Zeichen einer beginnenden Sekundärarthrose zeigen. Diese Fälle stellen sicher keine Routineindikationen dar, sonndern sind als „Rettungsvesuche" im Sinne erweiterter, zum Teil sogar „überzogener" Indikationen zu sehen; sie werden von Tönnis und anderen erfahrenen Operateuren dann in Erwägung gezogen, wenn in Abduktion die Kongruenzverhältnisse sich zumindest nicht verschlechtern, gute Beweglichkeit vorliegt und noch eine ausreichende Erholungsfähigkeit des oft schon vorgeschädigten Gelenkknorpels erwartet werden kann.

Unsere eigenen Erfahrungen rechtfertigen in vielen Fällen diese Erwartungen, zumal die klinischen Ergebnisse kurz- bis mittelfristig durchaus zufriedenstellend sind. Auf jeden Fall sind die Implantationsbedingungen für die Kunstpfanne technisch wesentlich einfacher als nach einer Chiari'schen Beckenosteotomie. Trotzdem behält die Chiari'sche Beckenosteotomie gerade in Fällen unserer „erweiterten" Indikation als Alternative ihre volle Berechtigung, weil bei dieser die Risiko/Nutzen-Analyse bezüglich des klinischen Ergebnisses meist kaum ungünstiger ausfällt. Erst längerfristige Nachuntersuchungsergebnisse werden die therapeutische Differentialindikation zwischen den Prinzipien und Verfahren nach Chiari und Tönnis auf eine sichere wissenschaftliche Grundlage stellen. Zur Zeit können wir die erweiterte Indikation der Pfannenschwenkosteotomie noch nicht als Routineindikation propagieren.

Operationsprinzip

Es handelt sich um eine dreidimensionale Schwenkung der Pfanne über den Hüftkopf in anterolateraler Richtung, bis die Tragfläche den Hüftkopf von kranial her symmetrisch bedeckt und auf dem Beckenübersichtsröntgen eine horizontale Einstellung der Sklerosezone sichtbar ist. Der Eingriff erfolgt über drei Zugänge unter perioperativer antibiotischer Abschirmung nach präoperativer Eigenblutspende und mit intraoperativer Verwendung des Zellsavers.

Ergebnisse

Von den zwischen März 1987 und Juli 1996 am orthopädischen Landeskrankenhaus Stolzalpe durchgeführten 275 Pfannenschwenkosteotomien wurden 49 der ersten 50 Patienten lückenlos dokumentiert und persönlich nachuntersucht. Der Nachbeobachtungszeitraum lag zwischen sechs und neun Jahren. Obwohl bei diesen ersten 49 Patienten durchaus noch Einflüsse der „learning curve" der beiden beteiligten Operateure zu spüren sind, können die erreichten *Ergebnisse* durchaus zufriedenstellen:

- *Klinisch* (Schmerz, Gehvermögen, Patientenbeurteilung) fanden sich bei klassischer Indikation in 90% ein „sehr gutes" Gesamtergebnis („sehr gut" kann nur dann erreicht werden, wenn der Patient vollkommen schmerzfrei, unbegrenzt gehfähig und subjektiv vollkommen zufrieden ist).
- *Röntgenologisch* (Abweichungsgrade der Winkelparameter nach Engelhardt und Tönnis): Die Mittelwerte des LCE- und des VCA-

(ACE-)Winkels konnten postoperativ im Gesamtkollektiv aus dem extrem pathologischen Bereich in den Normalbereich angehoben werden, wobei selbstverständlich die sphärischen Gelenke der klassischen Indikation überdurchschnittliche, die bereits deformierten Gelenke der erweiterten Indikation gering unterdurchschnittliche postoperative Mittelwerte aufwiesen. Beim TF-Winkel konnte der Mittelwert im Gesamtkollektiv an die Grenze des Normalbereiches verbessert werden; bei den sphärischen Gelenken („klassische Indikation") lag er mit 3 Grad fast am angestrebten Idealwert 0 Grad.

Die eigenen Ergebnisse und die Literatur von Tönnis bestätigten die aus den biomechanischen Überlegungen gewonnene These, daß der „Tragflächenwinkel" (TF-Winkel) den empfindlichsten Röntgenindikator für die erreichte Korrektur der Morphologie und damit auch des Kräfteflusses im Gelenk darstellt.

Dreidimensionale verlängernde intertrochantäre Osteotomie mit Trochanterverlagerung nach Graf

Indikation

Coxa vara mit Trochanterhochstand und Beinverkürzung nach sog. „Luxationsperthes" und schweren Verlaufsformen des Morbus Perthes.

Operationsprinzip (Abb. 10)

Präoperativ wird die Adduktionsstellung mit der besten Rotationsfähigkeit ermittelt und radiologisch dokumentiert. Dieser Adduktionswinkel entspricht dem Aufrichtungswinkel, d.h. der notwendigen Valgisierung. Ein Keil aus der Trochanterbasis wird mit einem entsprechenden Aufrichtungswinkel (Basis lateral) herausgeschnitten und um 180 Grad gedreht (Basis medial) intertrochantär interponiert. Die Trochanterspitze wird nach lateral-distal versetzt und mit zwei Spongiosazugschrauben mit Metallbeilagscheiben und mit einer zusätzlichen Zuggurtung zwischen Klingenschulter und Schraubenköpfen übungsstabil fixiert. Bei ausreichender Zuggurtung der Trochanterspitze kann die Mobilisierung sofort im Dreipunktgang mit zwei Armstützkrücken beginnen. Die krückenfreie

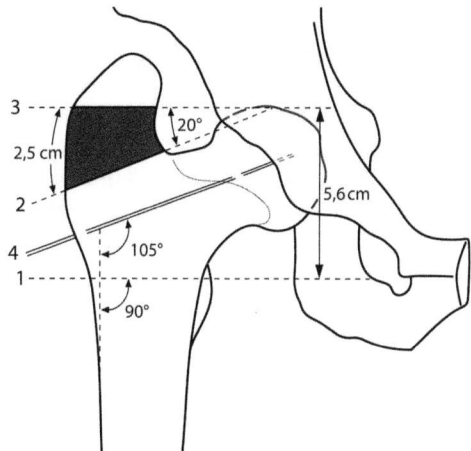

Abb. 10. Schematische Darstellung des Operationsprinzips der dreidimensionalen intertrochantären Osteotomie mit Beinverlängerung und Trochanterverlagerung nach Graf

Vollbelastung ist in der Regel nach drei Monaten möglich.

In Fällen mit ausgeprägter Pfannendysplasie sollte die dreidimensionale Pfannenschwenkosteotomie nach Tönnis so rasch wie möglich angeschlossen werden, um ein optimales „remodelling" beider Gelenkspartner bei kürzest möglicher Rehabilitationsdauer zu erreichen.

Ergebnisse

Am orthopädischen Landeskrankenhaus Stolzalpe wurden zwischen 1979 und 1995 insgesamt 67 Patienten nach der beschriebenen Methode operiert. Bei 18 Patienten mit schweren kombinierten Deformitäten und Beinverkürzung (sog. „Luxationsperthes") wurde ein zweizeitiger *Kombinationseingriff* mittels kombinierter Graf- und Tönnis-Osteotomie an Femur und Azetabulum durchgeführt: 16 von den 18 Patienten mit Kombinationseingriffen hatten „sehr gute" und „gute" klinische Resultate. Radiologisch konnten die präoperativ extrem pathologischen Winkelparameter im Mittelwert auf normgrenzwertige Werte normalisiert werden. Die zwei klinisch unbefriedigenden Resultate waren in einem Fall auf eine zu optimistische Indikationsstellung für die Schwenkosteomie und im anderen Fall auf einen unbehandelten (weil präoperativ nicht durch MR-Arthrographie abgeklärten) Labrumriß zurückzuführen.

In Anbetracht der ungünstigen Ausgangssituation erscheinen die erreichten Verbesserungen (verbesserte Kongruenz, erzielter Beinlängengewinn, deutliche bis komplette Schmerzlinderung) insgesamt durchaus zufriedenstellend. Die Kombination mit der Pfannenschwenkosteotomie hat sich bewährt, weil dadurch potentielle negative Begleiterscheinungen der Valgisierung (vertikale Drucksteigerung und Zunahme der Spannungsasymmetrie in der Tragfläche) kompensiert werden können und ein oft erwünschter zusätzlicher Beinlängengewinn von etwa 1 cm erzielt werden kann.

Schlußfolgerung

Die dreidimensionale Korrektur schwerer Restdeformitäten an Hüftpfanne und Femurkopf in der Adoleszenz wird solange einen hilfreichen und notwendigen Platz im Repertoire der Hüftchirurgie haben, bis die präventive Wirkung der flächendeckenden sonographischen Hüftvorsorge beim Säugling mit der zwangsläufigen zeitlichen Latenz eingetreten ist.

Literatur

Amtmann E, Kummer B (1968) Die Beanspruchung des menschlichen Hüftgelenks. 2: Größe und Richtung der Hüftgelenksresultierenden in der Frontalebene. Z Anat Entwickl Gesch 127:286-314

Bauer R, Kerschbaumer F (1975) Ergebnisse der Bekkenosteotomie nach Chiari. Arch Orthop Trauma Surg 81:301-314

Bombelli R (1976, 1983, 1993) Osteoarthritis of the Hip-Classification and Pathogenesis and the Role of Osteotomy as a Consequent Therapy (1st, 2nd 3rd edition). Springer, Berlin Heidelberg New York

Bombelli R, Kuller N, Bombelli M (1991) A new look of the forces acting on the hip joint. Hip International, vol 1, no 1, 1991, pp 7-16, by Wichtig Editore 1991

Braune W, Fischer O (1895) Der Gang des Menschen 1. Teil: Versuche am unbelasteten und belasteten Menschen. Abhandl d Math Phys Cl d Sächs K Gesellsch Wissensch 21:153-322

Breitenhuber W, Steffan H, Tschauner C, Graf R, Sodia F, Reimann R (1995) 3D-Computermodell zur Berechnung von Muskelgleichgewichtszuständen und den resultierenden Reaktionskräften im Hüftgelenk. Biomed Technik, vol 40, Suppl 2:81-83

Culmann K (1866) Die graphische Statik, Bd 1. Meyer und Zeller, Zürich

Czerny Ch, Hofmann S, Neuhold A, Tschauer Ch, Engel A, Recht MP, Kramer J (1996) Lesions of the Acetabular Labrum: Accuracy of MR Imaging and MR Arthrography in Detection and Staging. Radiology 200:225-230

Endler F, Fochem K, Weil UH (1984) Orthopädische Röntgendiagnostik. Thieme, Stuttgart New York

Engelhardt P (1988) Die Bedeutung des Zentrumeckenwinkels zur Prognose der Dysplasiehüfte 50 Jahre nach Erstbeschreibung durch G. Wiberg. Orthopäde 17:463-467

Fischer O (1889) Über den Schwerpunkt des menschlichen Körpers. Hirzel, Leipzig

Fischer O (1899) Der Gang des Menschen. 2. Teil: Die Bewegung des Gessamtschwerpunktes und die äußeren Kräfte. Abhandl d Math Phys Cl d K Sächs Gesellsch Wissensch 25:1-163

Ganz R, Klaue K, Vinh TS, Mast JW et al (1988) A new periacetabular osteotomy for the treatment of hip dysplasia. Clin Orthop 232:26-36

Graf R (1981) Die Mehrfachkorrekturosteotomie am koxalen Femurende mit gleichzeitiger Verlängerung bei Dysplasiehüften. Orthop Praxis 17:643-647

Graf R, Tschauner Ch, Klapsch W (1992) Dreifachosteotomie des proximalen Remurendes bei Coxa vara mit Hochstand des Trochanter major und Beinverkürzung. Operat Orthop Traumatol 4:50-62 (Heft 1)

Greenwald AS, Haynes DW (1972) Weight bearing areas in the human hip joint. J Bone Joint Surg (Br) 54:157-163

Hofmann S, Tschauner C (1998) MR-Arthrographie der Labrumläsion und therapeutische Konsequenz. In: Konermann W, Gruber G, Tschauner C (Hrsg) Die Hüftreifungsstörung - Diagnostik und Therapie. Steinkopff, Darmstadt 15:276-303

Hofmann S, Tschauner C, Urban M, Eder T, Czerny C (1998) Klinische und bildgebende Diagnostik der Labrumläsion des Hüftgelenks. Orthopäde 27:681-689

Klaue K, Durnin C, Ganz R (1991) The Acetabular Rim Syndrome. A Clinical Presentation of Dysplasia of the Hip. J Bone Joint Surg (Br) 73-B:423-429

Kotz R, DaVid Th, Uyka D (1989) Polygonale Pfannenschwenkosteotomie - eine Möglichkeit im Behandlungsplan der Hüftdysplasie. Orthop Praxis 25:147-152 (3/89)

Krauspe R (1998) Hüftpfannenschwenkung durch Dreifachosteotomie des Beckens nach Tönnis. In: Konermann W, Gruber G, Tschauner C (Hrsg) Die Hüftreifungsstörung - Diagnostik und Therapie. Steinkopff, Darmstadt 25:459-478

Kummer B (1968) Die Beanspruchung des menschlichen Hüftgelenks. 1. Allgemeine Problematik. Z Anat Entwickl Gesch 127:277-285

Kummer B (1985) Einführung in die Biomechanik des Hüftgelenks. Springer, Berlin Heidelberg

Kummer B (1986) Biomechanische Grundlagen der Statik des Hüftgelenks. Z Orthop 124:179-187

Kummer B (1991) Die klinische Relevanz biomechanischer Analysen der Hüftregion. Z Orthop 129:285-294

Legal H (1984) Einführung in die Biomechanik des Hüftgelenks. In: Tönnis D (Hrsg.) Die angeborene Hüftdysplasie und Hüftluxation, S 26-59. Springer, Berlin Heidelberg New York Tokyo

Pauwels F (1965) Gesammelte Abhandlungen zur funktionellen Anatomie des Bewegungsapparates. Springer, Berlin Heidelberg New York

Pauwels F (1973) Atlas zur Biomechanik der gesunden und kranken Hüfte. Springer, Berlin Heidelberg New York

Schulitz KP, Roggenland G (1991) Die Dreifach-Osteotomie des Beckens bei dysplastischen Hüftpfannen im Kindes- und Erwachsenenalter. Z Orthop 129:209-216

Sodia F, Reimann R, Breitenhuber W, Steffan H, Tschauner C, Graf R (1995) Ermittlung von Krafteinflüssen des menschlichen Hüftgelenks. Biomed Technik, vol 40, Suppl 2, 72-74

Tönnis D, Behrens K, Tscharani F (1981) A Modified Technique of the Triple Pelvic Osteotomy. Early Results. Journal of Pediatric Orthopedics 1:241-249

Tönnis D (1984) Die angeborene Hüftdysplasie und Hüftluxation, S. 312-321. Springer, Berlin Heidelberg New York Tokyo

Tönnis D (1987) Congenital Dysplasia and Dislocation of the Hip, pp 370-381. Springer, Berlin Heidelberg New York Tokyo

Tönnis D, Kasperczyk WJ, Kalchschmidt K (1988) Hüftdysplasie im Jugendlichen- und Erwachsenenalter: dreifache Beckenosteotomie. Orthop Praxis 24:225-229 (4/88)

Tönnis D, Kalchschmidt K (1991) Die Hüftpfannenschenkosteotomie nach Tönnis. In: Hackenbroch MH, Rütt J (Hrsg) Die Behandlung der Hüftdysplasie durch Beckenosteotomien. Symposium Köln 1990. Thieme, Stuttgart New York

Tönnis D (1993) Treatment of Residual Dysplasia After Developmental Dysplasia of the Hip as a Prevention of Early Coxarthrosis. Journal of Paediatric Orthopaedics Part B, 2:133-144

Tönnis D, Arning A, Bloch M, Heinecke A, Kalchschmidt K (1994) Triple Pelvic Osteotomy. Journal of Pediatric Orthopaedics Part B. 3:54-67

Tönnis D, Heinecke A (1997) Verringerte oder vermehrte Antetorsion und Anteversion - präarthrotische Deformitäten in der dritten Dimension. In: Tschauner Ch (Hrsg) Die Hüfte. Enke, Stuttgart, S. 112-122

Tönnis D, Kalchschmidt K (1998) Die Hüftpfannenschwenkung durch dreifache Beckenosteotomie. In: Grifka J, Ludwig J (Hrsg) Kindliche Hüftdysplasie. Thieme, Stuttgart New York, S. 191-214

Tönnis D, Kalchschmidt K, Heinecke A (1998) Hüftpfannenschwenkung durch Dreifachosteotomie des Beckens nach Tönnis. Orthopäde 27:733-742

Tschauner Ch, Klapsch W, Kohlmaier W, Graf R (1992) Der Stellenwert der dreifachen Beckenosteotomie nach Tönnis im Rahmen der Spätdysplasie und frühen Sekundärarthrose des Hüftgelenkes. Orthop Praxis 28:255-263 (4/92)

Tschauner Ch (1993) Die operative Therapie der Dysplasiehüfte unter besonderer Berücksichtigung der Spätkorrekturen bei Wachstumsende. In: Schilt M, Lüdin C (Hrsg) Proceedings des Internationalen SGUMB-Symposiums „Angeborene Hüftdysplasie und -luxation vom Neugeborenen bis zum Erwachsenen". Seiten 137-161. SGUMB & SVUPP, Uni Zürich/Schweiz, 27. 11. 1993

Tschauner Ch (1995) Neues optimiertes biomechanisches Konzept zur Wirkungsweise der operativen Reorientierung der dysplastischen Hüftpfanne unter besonderer Berücksichtigung der Dreifachbeckenosteotomie nach Tönnis. Habilitationsschrift, Humboldt-Universität Berlin

Tschauner Ch, Hofmann S, Czerny Ch (1997) Hüftdysplasie. Morphologie, Biomechanik und therapeutische Prinzipien unter Berücksichtigung des Labrum acetabulare. Orthopäde 26:89-108

Tschauner Ch, Hofmann S (1997) Restdysplasie und Dysplasiecoxarthrose - Biomechanische Prinzipien und Entscheidungshilfen zur gelenkserhaltenden orthopädisch-chirurgischen Behandlung. In: Tschauner Ch (Hrsg) Die Hüfte. Enke, Stuttgart, S. 92-112

Tschauner Ch, Hofmann S, Graf R, Engel A (1998) Labral Lesions in Acetabular Dysplasia. Hip International 8:233-238

Tschauner Ch (1998) Morphologie, Pathomorphologie, Biomechanik und Klassifikation von Hüftreifungsstörungen. In: Konermann W, Gruber G, Tschauner Ch (Hrsg) Die Hüftreifungsstörung - Diagnostik und Therapie. Steinkopff, Darmstadt, 2:12-36

Tschauner Ch, Hofmann S (1998) Labrumläsion bei der Restdysplasie des Hüftgelenks. Biomechanische Überlegungen zur Pathogenese und Behandlung. Orthopäde 27:725-732

Tschauner Ch, Hofmann S, Urban M, Jaros S, Eder T, Czerny C (1998) Das Donauspital-Stolzalpe-Konzept: Die Korrekturosteotomie mit selektiver Labrumchirurgie nach präoperativer MR-Arthrographie. Orthopäde 27:765-771

Tschauner Ch, Hofmann S, Graf R, Engel A (1998) Review: Labrumläsion und Restdysplasie des Hüftgelenks: Standortbestimmung und Zukunftsperspektiven. Orthopäde 27:772-778

Wolff J (1892) Das Gesetz von der Transformation der Knochen. Reprint 1992, herausgegeben von D. Wessinghage

Hüftkopfnekrose
E. Schneider

Einleitung

Die idiopathische Hüftkopfnekrose ist seit etwa 70 Jahren bekannt und beschrieben (Freund). Ausgedehntere wissenschaftliche Beachtung fand sie jedoch erst in den 50er Jahren. Die späten 60er und 70er Jahre erbrachten einen sprunghaften Anstieg der erfaßten und publizierten Patientenzahlen.

Problem: Es erkranken relativ junge Menschen, zumeist Männer, oft an beiden Hüftgelenken, zum Zeitpunkt ihrer größten Leistungsfähigkeit. Daraus resultiert sowohl für den einzelnen als auch für die Gesellschaft eine erhebliche Belastung.

Aspekte zu Nomenklatur, Epidemiologie, Ätiologie und Pathogenese

Nomenklatur. In der Literatur findet sich keine einheitliche Benennung; Synonyme: Idiopathische Hüftkopfnekrose, aseptische Nekrose des Hüftkopfes, ischämische Femurkopfnekrose etc.

Epidemiologie. Geschlechtsverteilung Männer zu Frauen 2:1 bis 4:1. Erkrankungsbeginn (Erst-*symptomatik*): 3.–4. Lebensdekade, Befall beider Hüftgelenke ca. 40–60%.

Ätiologie. Allein oder gemeinsam mit anderen Faktoren werden als mögliche Ursachen angegeben:
- Stoffwechselstörungen (z. B. Dyslipoproteinämien, Hyperurikämien etc.),
- Gefäßerkrankungen (z. B. Chandler 1948: „Coronary disease of the hip"),
- Bindegewebserkrankungen,
- Lebensgewohnheiten (Alkohol etc.),
- iatrogene Ursachen (Medikamente wie Steroide, Bestrahlungen etc.),
- Caisson-Krankheit,
- entzündlich-rheumatische Erkrankungen,
- Sichelzellanämie,
- M. Gaucher, etc.

Schlußfolgerungen: Der Anteil wirklich „idiopathischer" Erkrankungen bleibt unklar. Hungerford: 5%; andere Literaturangaben: bis 30–35%.

Pathogenese. Fragestellung: wie ist es erklärbar, daß eine Fülle ätiologischer Faktoren (s.o.!) in ein einheitliches Krankheitsbild mündet?
Folgende Denkansätze sind möglich: Nach Hungerford werden 6 anatomische Bereiche bzw. Mechanismen genannt, die nach entsprechender Veränderung eine Osteonekrose bedingen können:
1. bzw. 2. das *extra*ossäre *arterielle* und *venöse* Gefäßsystem,
3. bzw. 4. das *intra*ossäre *arterielle* und *venöse* Gefäßsystem,
5. zelluläre zytotoxische Mechanismen und
6. intraossäre extravaskuläre Faktoren.

Das koxale Femur wird als durch die Kortikalis starr abgegrenzten Raum mit zu- und abführenden Gefäßen beschrieben (Starling-Widerstandsgefäß); ein solches System reagiert sehr empfindlich auf Druckänderungen.

Weitere Beobachtungen (aus der Literatur):
- Durch intraossäre Druckmessungen lassen sich bei idiopathischer Hüftkopfnekrose erhöhte Drucke feststellen (Ficat, Hungerford, Leder).
- Bei der idiopathischen Hüftkopfnekrose fließt intraossär appliziertes Kontrastmittel verzögert ab (Ficat, Hungerford, Leder).

Mikromorphologie. Typische histologische Veränderungen entsprechend der radiologischen Stadien (Knochennekrose mit Kernpyknose, leere

Höhlen der Osteozyten, bindegewebige Demarkierung sowie in den benachbarten Bereichen Geflechtknochenanlagerungen. Später: Mikrofrakturen, Kontureinbrüche, Dissektionen, Sequestrationen). Mehrere „Schübe" sind möglich und nachgewiesen (Kahl).

Zusammenfassung. Bei der sog. idiopathischen Hüftkopfnekrose handelt es sich um eine segmentale Osteonekrose letztendlich immer noch unklarer Pathogenese. Möglicherweise spielen Durchblutungsveränderungen, gleich welcher Ätiologie, im Zusammenhang mit Veränderungen der intraossären Druckverhältnisse eine bedeutende Rolle.

Darauf bauen zahlreiche therapeutische Denkansätze auf.

Diagnostik

Die diagnostischen Maßnahmen sollten folgenden Ansprüchen genügen:
- Früherkennung,
- Abgrenzung gegen andere Erkrankungen,
- Darstellung der Nekroseausdehnung,
- Anhaltspunkte zur Planung der therapeutischen Konzepte sollten erkennbar werden.

Mögliche diagnostische Verfahren:
- nicht bildgebend,
- bildgebend.

Nicht bildgebende Verfahren

Klinische Untersuchung. Anamnestisch oft schleichender Beginn einer Schmerzsymptomatik bei progredienter Bewegungsbehinderung des betreffenden Gelenks. Strukturell weit fortgeschrittene Nekrosebefunde bereiten oftmals nur geringe Beschwerden, die Diagnose erfolgt also oft in einem fortgeschrittenen Krankheitsstadium.

Laborchemische Untersuchung. Spezielle Parameter, die der idiopathischen Hüftkopfnekrose eng assoziiert sind, werden nicht beschrieben. Laborchemisch lassen sich lediglich differentialdiagnostische Ausschlußkriterien erarbeiten. Hinweise zur Therapie (z.B. Stoffwechselstörungen etc.) sind möglich.

Bildgebende Verfahren

Bildgebende Verfahren sind von entscheidender Bedeutung.

Konventionelle Röntgenaufnahmen einschließlich Tomographien und spezieller Einstellungen (z.B. Tangentialaufnahmen, s. Abb. 1): Eine Beurteilung der Nekroseausdehnung ist annäherungsweise ebenso wie eine Abgrenzung zu anderen Krankheitsentitäten möglich. Allerdings wird das sog. präradiologische Stadium der Hüftkopfnekrose nicht oder zumindest nicht sicher erfaßt. Die Erkrankung wird in radiologisch orientierte Stadien z.B. nach Arlet-Ficat oder Marcus eingeteilt.

Die **Kernspintomographie** ist das Verfahren, das auch vom theoretischen Denkansatz der Erkrankung am nächsten kommt. Veränderte intraossäre dynamische Abläufe werden sehr frühzeitig (präklinisch und präradiologisch) erfaßt und lassen sich durch entsprechende Variationen der

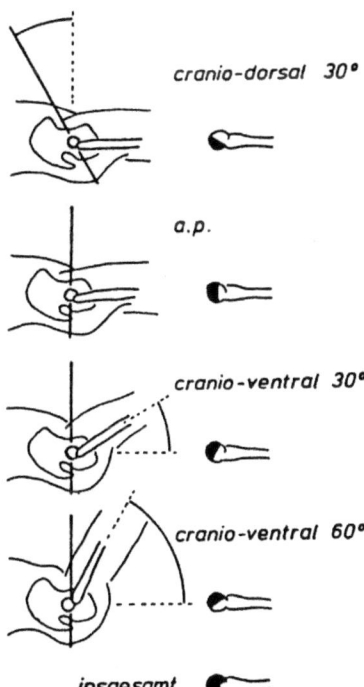

Abb. 1. Tangentialaufnahmen nach Schneider: Die vier Projektionen zur röntgenologischen Darstellung des Hüftkopfes: Der kranio-dorsale Sektor wird durch Neigen der Röhre um 30° erfaßt; die ap-Aufnahme zeigt den kranialen Sektor; die kranio-ventralen Kopfabschnitte stellen sich bei Beugung der Hüfte um 30° bzw. 60° dar. Die Summe dieser Aufnahmen ergibt einen Überblick über einen relativ großen Abschnitt der Kopfzirkumferenz

technischen Parameter von anderen Erkrankungen abgrenzen (Heuck, Glas, Hauzeur, Hofmann). Weitere Vorteile: Die Untersuchungsschichtebenen sind beliebig zu legen, so daß vor allem für die operative Planung wichtige Aufschlüsse über Ausdehnung *und* Lage der Osteonekrose zu erhalten sind.

Die **Angiographie** (vorzugsweise die (super-) selektive digitale Subtraktionsangiographie (s-) DSA) liefert wichtige Hinweise auf die arterielle Versorgung des koxalen Femurs und ist vor allem bei einer operativen Versorgung mittels Gefäßplastik notwendig (Heuck, Schwetlick).

Die **Computertomographie** erlaubt eine genauere räumliche Einordnung des Nekrosebezirks und stellt auch unter Einbeziehung weiterentwickelter Varianten (z.B. 3D-Darstellung) nur ein ergänzendes Verfahren zur Op-Planung dar. Eine sichere Erkennung der Erkrankung im Frühstadium ist nicht möglich.

Intraossäre Kontrastmittelapplikation (in Kombination mit einer Druckmessung). Nach Ficat und Hungerford eine sensitive Methode, um die Krankheit auch im präradiologischen Stadium („silent hip", Marcus) erfassen zu können (nur noch theoretisch interessant, kein verwertbares Routineverfahren (mehr)).

Die **Skelettszintigraphie** hat auch unter Berücksichtigung moderner Varianten (z.B. SPECT = Single Photon Emission CT) in diesem Zusammenhang deutlich an Bedeutung verloren, wird aber z.B. zur Verlaufskontrolle nach Osteoplastik (gefäßgestielter Beckenspan (Hierholzer)) eingesetzt.

Zusammenfassung

Die Erstdiagnose einer idiopathischen Hüftkopfnekrose wird weiterhin auf klinischer Basis (oder zufällig) erfolgen, da Reihenuntersuchungen mit modernen bildgebenden Verfahren zu aufwendig und kostspielig und somit nicht indiziert sind. Konventionelle Röntgenaufnahmen haben weiterhin als kostengünstige primäre Untersuchungsmethode ihren Stellenwert, werden sinnvoll ergänzt durch die Kernspintomographie. Dadurch sind auch Frühstadien einer evtl. betroffenen kontralateralen Hüfte erfaßbar (wobei auch falsch positive bzw. falsch negative Be-

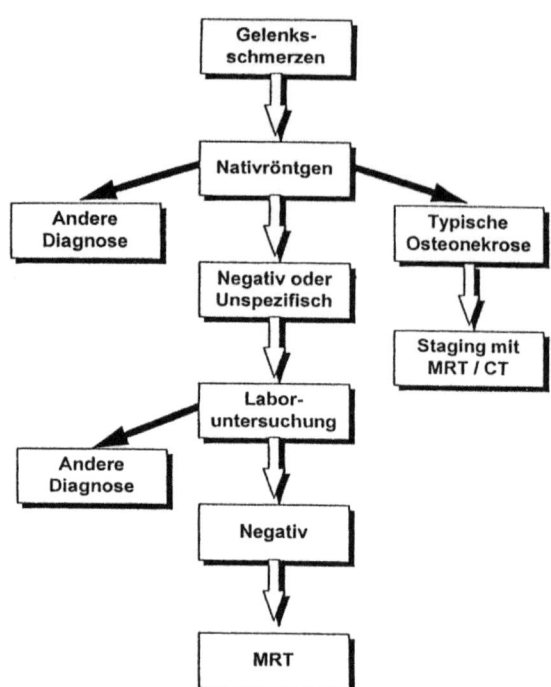

Abb. 2. Diagnostischer Algorithmus (aus Hofmann)

funde möglich sind (Robinson)). Invasive Methoden (intraossäre Druckmessung, intraossäre Phlebographie etc.) bleiben speziellen (wissenschaftlichen) Fragestellungen vorbehalten. Aus Abb. 2 ist ein sinnvoller diagnostischer Algorithmus zu entnehmen (Hofmann).

Von der ARCO (Association Research Circulation Osseous) wird eine 6stufige Stadieneinteilung vorgeschlagen, die Klinik, Nativröntgen, CT, MRT und Szintigraphie berücksichtigt (Hofmann).

Therapie

Voraussetzungen. Wo immer beim Vorliegen einer Hüftkopfnekrose Ursachen bekannt sind (Medikation, Stoffwechselstörungen etc.), sollte diese Noxe soweit als möglich im „Vorfeld" beseitigt bzw. zumindest beherrscht werden.

Zur **Vorbereitung operativer Maßnahmen,** gleich welcher Art, ist eine subtile Vordiagnostik erforderlich, die zum einen das Vorliegen einer Hüftkopfnekrose soweit als möglich nachweist, zum anderen exakte Auskünfte über das Befallsmuster (einseitig, beidseitig?) sowie die Ausdehnung der Nekrose innerhalb eines Hüftkopfes und deren Lagebeziehungen darstellt.

Theoretische Erwägungen bei der Indikationsstellung zur Therapie jeglicher Art. Die Überlegungen zur Ätiologie bzw. Pathogenese und Pathologie der idiopathischen Hüftkopfnekrose führen zu folgenden Denkansätzen.

Verschiedene Ausprägungen bzw. Stadien der Erkrankung erfordern differenzierte Behandlungsprinzipien. Eine kausale Therapie ist (noch) nicht möglich.

Therapeutisch angesetzt werden kann
- an einer möglichen Mangelperfusion des Hüftkopfes,
- am erhöhten intraossären Druck,
- an der Lage der Osteonekrose,
- an der Ausdehnung der Osteonekrose,
- am Ausmaß der sekundären Kopfentrundung bzw. nachfolgenden Hüftarthrose.

Mögliche Behandlungsmethoden

- nichtoperative,
- operative.

Im folgenden werden die Behandlungsverfahren zusammenfassend vorgestellt und bzgl. ihrer Resultate kritisch analysiert.

Prospektive randomisierte Studien, die verschiedene Therapiekonzepte vergleichen, liegen nur ausnahms- und ansatzweise vor. Die Angaben basieren somit weitgehend auf retrospektiven Untersuchungen über z. T. sehr unterschiedliche Zeiträume und sind dadurch in ihrer Aussage deutlich relativiert.

Konservative Behandlung. Kontrollierte Studien mit standardisierten Behandlungsmethoden liegen nicht vor. Die Aussagen basieren zumeist auf Begleitbeobachtungen, die an Patienten mit beidseitigem Hüftgelenksbefall oder bei Inoperabilität gemacht wurden (Schlepcko, Schneider). Die Aussagen reduzieren sich auf die Frage: „Was passiert wann, wenn nicht operiert wird?" ohne nähere Überprüfung eventuell eingesetzter konservativer Therapiekonzepte (Koo, Mont).
Anwendung finden:
- Hüftgelenkentlastende Maßnahmen (z. B. Entlastung an Stockstützen, passagere Traktionsbehandlung).
- Krankengymnastische Beübung (Behandlungsziel: Erhalt der Hüftgelenksbeweglichkeit sowie einer suffizienten hüftumspannenden Muskulatur).
- Lokale physikalische Behandlung (Elektrotherapie etc.).
- Ggf. medikamentöse Therapie (Analgetika, nicht-steroidale Antiphlogistika, Injektionen etc.).

Resultate: Bei nicht einheitlichen Kollektiven ergeben sich wenig ermutigende Verläufe: Schlepckow fand nach knapp über 3 Jahren eine durchschnittliche Verschlechterung nach dem Arlet-Ficat-Schema um 2 Stufen, Schneider nach 10 Jahren bei schlechterer Ausgangssituation im Schnitt um 1 Stufe. Mont bestätigt diesen Trend („nonoperative management...extremely poor results").

Eine Verbesserung wurde ebensowenig gesehen wie eine gleichbleibende Röntgenmorphologie.

Pharmakologische Präparate, die direkten positiven Einfluß auf die Entwicklung einer Hüftkopfnekrose haben, sind nicht bekannt. Auszunehmen sind Medikamente, die mögliche ätiologische Parameter beeinflussen (Stoffwechselentgleisung etc.).

Operative Verfahren

Durchgeführt wurden oder werden:
- gelenkerhaltende,
- gelenkversteifende und
- gelenkersetzende Eingriffe.

Im folgenden werden die Behandlungsverfahren zusammenfassend vorgestellt und bzgl. ihrer Resultate kritisch analysiert.

Gelenkerhaltende Eingriffe

Ältere bzw. früher angewandte Verfahren
- Hängehüfte nach Brandes/Voss (zuletzt beschrieben von Hipp 1969): Extraartikuläre Entlastung des Hüftgelenks durch mehr oder weniger ausgedehntes Ablösen der hüftgelenkumspannenden Muskulatur (im Prinzip seit den 20er Jahren bekannt (vorwiegend Coxarthrosen)).

    Resultate: Bei Osteonekrosen nur gelegentlich Beschwerdelinderung. Nekroseprogredienz nicht aufzuhalten.
- Tibiaspanbolzung nach Phemister (1949): Aufwendiges Operationsverfahren mit Einbol-

zung zweier Tibiaspäne in den Schenkelhals-/Kopfbereich. Mäßig gute Ergebnisse (im Campbell noch ausführlich beschrieben!).
- Subchondrale Spongiosaplastik nach Wagner (1967), ggf. in Verbindung mit Flexionsosteotomie (Ganz). Technik: Subluxation des Femurkopfes. Fensterung, Ausräumung, Auffüllung des Nekroseherdes mit autologer Spongiosa. Ggf. Wiederherstellung der Kopfrundung. Anspruchsvolle Operationstechnik. Gute Resultate nur bei Herden unter 25 mm Durchmesser.
- Knorpel-Knochentransplantation (Wagner 1972): Aufwendiges Verfahren, unklare Langzeitresultate.

Eingriffe zur Druckentlastung des Markraums und Durchbrechung des sklerosierten Osteonekroserandbereichs

- Umkehrplastik bzw. Osteoplastik mit Fibula-Autograft ohne Gefäßanschluß: 18/20 Patienten nach (allerdings nur) durchschnittlich 2 Jahren mit guten Resultaten (Buckley).
- *Anbohrung* des Nekroseherdes bzw. *zentrale Markraumdekompression* durch Entnahme eines bis in die nekrotischen Areale hineinreichenden Knochenzylinders (Ficat, Hungerford 1980): Eindrucksvolle Langzeitergebnisse (80% radiologisch, 90% klinisch gute Resultate) bei frühzeitiger Anwendung des Prinzips (radiologisches Stadium I–II). Andere Arbeitsgruppen bestätigen diesen Trend (d. h. bessere Ergebnisse im Frühstadium der Erkrankung), ohne ganz an die „Hungerford-Ergebnisse" (wie auch unlängst beschrieben (Fairbank)) heranzureichen (Leder, Mont) bzw. berichteten nur über unbefriedigende Resultate (Camp, Saito, Learmonth).

Mont (retrospektive Metaanalyse) und Koo (*prospektiv-randomisiert!*) verglichen gegen nichtoperierte Kollektive, wobei Koo als einziger (bei relativ kleinen Patientenzahlen) sogar *keine signifikanten* Unterschiede bzgl. des Kriteriums „Kopfkollaps" sah.

Komplikationsrate in der Literatur: 0–2,5–5–15% Frakturen.

Operative Verfahren zur Verbesserung der Femurkopfdurchblutung

- Gefäßbündeltransplantation nach Hori: Operationsprinzip: Einlegen eines arteriovenösen Gefäßbündels aus der lateralen Arteria circumflexa femoris über eingefrästen Kanal in den zuvor ausgeräumten und durch Spongiosaplastik aufgefütterten Osteonekrosebereich. Eigene Ergebnisse: im Frühstadium gut, im Spätstadium schlecht (wahrscheinlich durch Spongiosaplastik und postoperative Entlastung, nicht durch Angioplastik bedingt!).
- Implantation eines freien vaskularisierten Fibulaspans (Urbaniak, Brunelli, Malizos).
Vorteil: Fibulatransplantat plus Gefäßanschluß (relativ) einfacher zu erhalten.
Nachteil: dennoch aufwendiges Verfahren.
Ergebnisse: div. Studien bzgl. Bewertungskriterien nicht einheitlich, aber tendentiell Ergebnisse abhängig von Ausgangsstadien, am besten Stadien I und II (Arlet-Ficat), „klinisch (sehr) gut 85–90%". „Implantation einer TEP notwendig (Nachuntersuchung > 5 Jahre) in 34% bei Stadium I/II bzw. in 56% bei Stadium III/IV".
- Implantation eines gefäßgestielten Beckenspans (Ganz, Schwetlick).
Operationstechnik: nach präoperativer röntgenologischer Darstellung der Arteria circumflexa ilium profunda bzw. der Arteria glutaea superior wird diese mit anhängendem Knochenspan präpariert, mobilisiert und in den Bereich der zuvor ausgeräumten Osteonekrose implantiert.
Indikationen: einseitige Nekrose, Stad. II bis beginnend III, doppelseitig *ohne* Einbruch der Kopfkalotte. Kontraindikationen: > 55 Jahre, Gefäßveränderungen, unzuverlässige bzw. unkooperative Patienten, keine Möglichkeit zur längeren Entlastung.
Ergebnisse: 36 Pat. durchschn. 21,2 Monate postop. nachuntersucht. 19 × Stad. II, 17 × III. Klinisch (Schmerzen, Gehfähigkeit, Beweglichkeit) deutliche Besserung in knapp 80%. Radiologisch 9 × Verschlechterung postoperativ. Angiographisch (54 Hüften, 52 Pat.) 83% der Späne 3 Monate postop. perfundiert; auch *verschlossene* Gefäße mit *gutem* klin. Resultat.
Nachteile: großer operativer Aufwand, lange postop. Entlastung (6–9 Monate).

Osteotomien

Idee: die zumeist an typischer Stelle lokalisierte *Osteonekrose* (ventrokranial, also im Pfannenrandbereich) soll *aus dem Hauptbelastungsbereich herausgedreht* werden. Dazu werden mehrere Verfahren angegeben (vgl. Abb. 3):
- Die intertrochantere varisierende Umstellungsosteotomie.

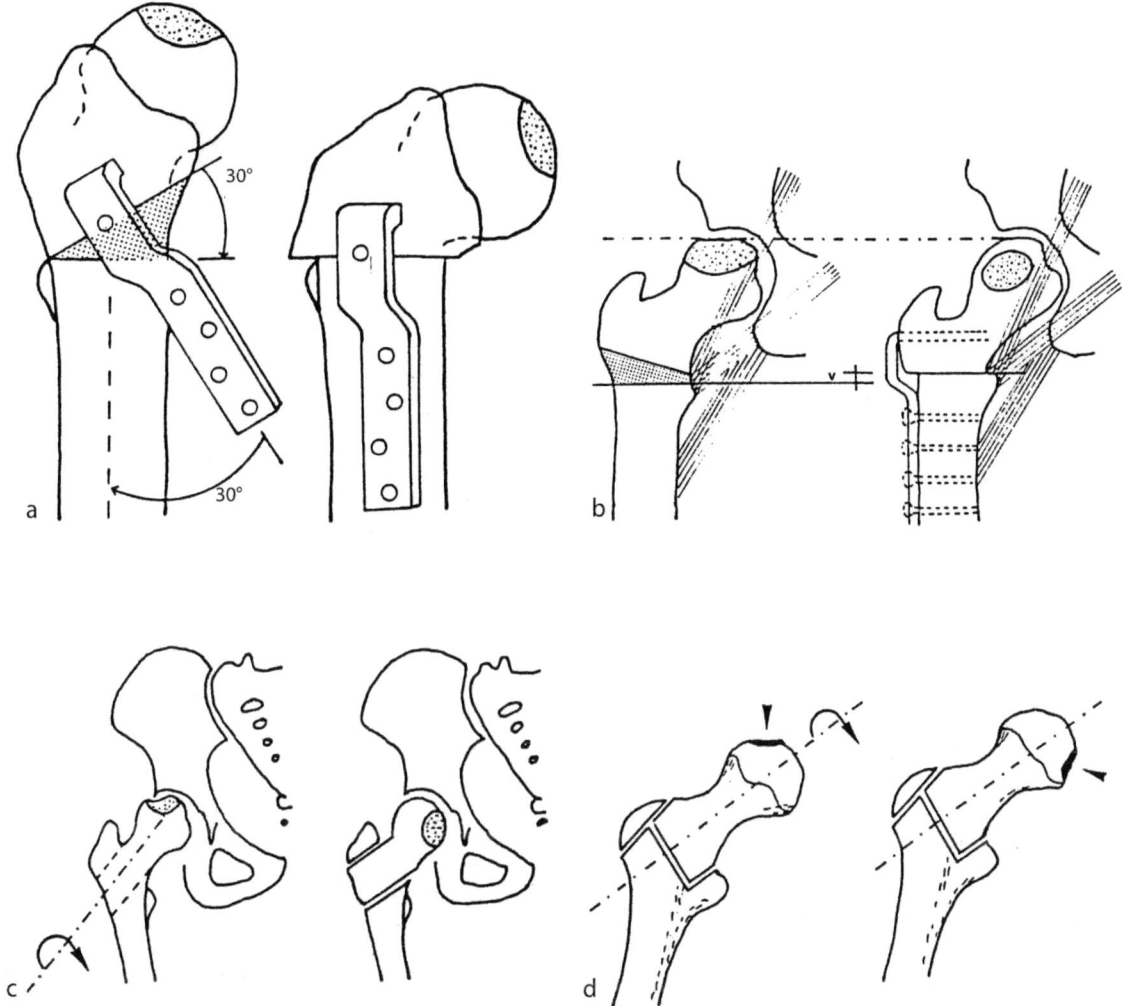

Abb. 3. Übersicht über verschiedene Osteotomieverfahren (Zusammenstellung nach v. Salis-Soglio)

- Die intertrochantere flektierende (evtl. plus valgisierende) Umstellungsosteotomie.
- Die doppelte intertrochantere Rotationsosteotomie nach Wagner.
- Die transtrochantere Rotationsosteotomie nach Sugioka.

Allen Verfahren gemeinsame Effekte:
- Umorientierung des nekrotischen Hüftkopfsektors entweder aus der Pfanne heraus oder tiefer hinein.
- Druckentlastung des Knochenbinnenraums durch die Osteotomie.
- Biomechanisch begründbare Beanspruchungsänderungen des koxalen Femurs.
- Operationstechnisch bedingte länger anhaltende Entlastung des operierten Gelenks.

Die Techniken und Resultate im einzelnen:

Intertrochantere varisierende Osteotomie. Eigene Ergebnisse: Nachuntersuchung durchschnittlich 11,6 Jahre, 30 Osteotomien bei 25 Patienten. Ausgangsbefunde: 14 × Stad. II, 16 × III. Alter bei Op ca. 40 Jahre.

Verzögerte Osteotomiekonsolidierung 3/30. 18/30 klin.-subj. zufriedenstellend, 2/30 Gelenkbeweglichkeit besser, 11/30 unverändert, 17/30 schlechter. Röntgenbefunde unverändert oder leicht gebessert 17/30, schlechter 13/30. Bemerkenswert: die subjektive Beurteilung entsprach nicht unbedingt dem Röntgenbefund.

Röntgenmorphologisch zeigte sich 27 × eine Umstrukturierung der Trabekeltextur im Kopf-Halsbereich, wobei 17 × eine zumindest partielle Auflösung der sklerotischen Demarkierung sowie 11 × eine weitgehende *Restrukturierung des Osteonekroseareals* festzustellen war.

Die Vorgänge nahmen mindestens *2–4 (Trajektorienumbau)* bzw. *6–9 Jahre (Nekrosekonsolidierung)* in Anspruch! Bei kleinen Nekroseausdehnungen ergaben sich signifikant günstigere Verläufe.

Helwig untersuchte 54 Hüften bei 39 Patienten im Schnitt 6,6 postop. Jahre nach Varisation oder Varisation/Flexion nach, bestätigte unsere Ergebnisse und wies ebenfalls auf die signifikante Abhängigkeit der Resultate von der Nekroseausdehnung hin („Nekrose-Öffnungswinkel" bestimmt vom Kopfzentrum aus).

Flexions(-Valgisations)-Osteotomie. Der Eingriff wird auch als Kombinationsoperation mit gleichzeitiger Herdanbohrung bzw. Arthrotomie und Spongiosaplastik nach Nekroseausräumung durchgeführt: Zur Operationstechnik: Ein komplettes Herausdrehen größerer Nekroseareale aus der Belastungszone ist nicht immer möglich. Ausreichend erscheint die Verschiebung aus dem *Zentrum* der maximalen Belastung; dazu reicht eine Flexion von 30°, kombiniert mit einer Valgisation von 10–15° (Abb. 4). Nachbehandlung: volle Belastung lt. Literatur nach 4–7 postop. Monaten.

Ergebnisse: Heisel (durchschnittliche Nachuntersuchungszeit 17,1 Monate, 35 Fälle), Schlepckow (39 Monate, 30 Fälle), von Salis-Soglio (4 Jahre, 12 Fälle) und Willert (5 bis 81 Monate, 51 Fälle) weisen in etwa übereinstimmend nach:
- Subjektive Beschwerdeangaben bzw. Schmerzsymptomatik: Besserung bei rund 75%.
- Beweglichkeit: Im Durchschnitt gegenüber präoperativ leicht verschlechtert.
- Röntgenologisch: Verbesserungen nur in einem kleinen Prozentsatz (Nekrosewinkelsumme geringer als präoperativ), ansonsten blieb die Röntgenmorphologie in etwa 1/3 der Fälle nach Arlet-Ficat auf der gleichen Stufe, verschlechterte sich bei den übrigen um mindestens eine Stufe.

Intertrochantere Doppelosteotomien nach Wagner (1967) und transtrochantere ventrale Rotationsosteotomien nach Sugioka (1972) (Abb. 3). Aufwendige Verfahren zur Einstellung nicht-nekrotischer bzw. -deformierter Hüftkopfsektoren in den Hauptbelastungsbereich; erhebliche Knochen- und Weichteilverschiebungen, lange postop. Entlastung. Indikationen lt. Literatur: (wenn überhaupt, dann) Stadium II. Klinische Erfahrungen haben gezeigt, daß derart operativ an-

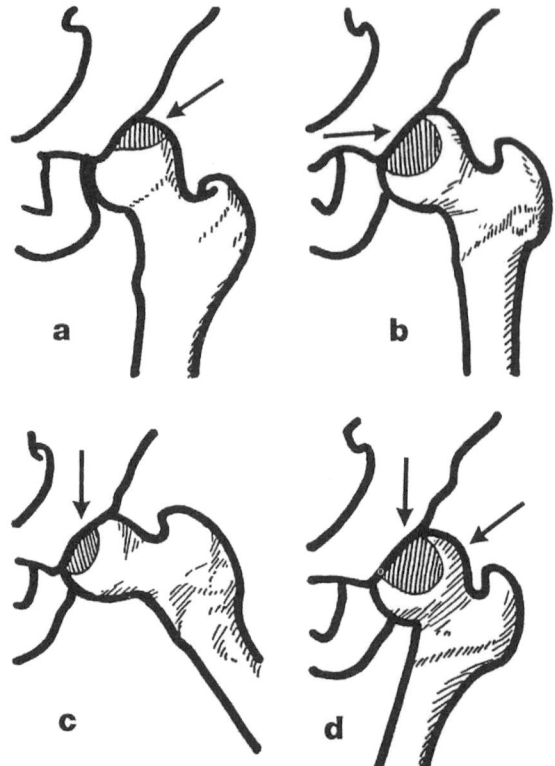

Abb. 4. Typische Lokalisation der Osteonekrose (schraffiert) und Relation zum Pfannenrand nach verschiedenen operativen Einstellungen (intertrochantere Osteotomien): **a** Normal- (Ausgangs-)Stellung; **b** 30° Flexion und 5° Varisierung; **c** 30° Flexion und 20° Varisierung; **d** 30° Flexion und 15° Valgisierung (nach Heisel)

spruchsvolle Eingriffe nicht erforderlich sind, weil einfachere Korrekturosteotomien (s. o.!) bei geringerem Risiko ähnliche Ergebnisse bringen (Wagner 1980).

Hüftgelenkversteifung (Arthrodese). Idee: Schaffen einer auf längere Zeit problemarmen Hüftgelenksituation.
Resultate: Hohe Pseudarthroserate (50%, Reichelt, Wagner, Schneider); aufwendiger Eingriff mit schwieriger Dosierung und Einstellung der operierten Extremität. Problem der Gegenseite bei (dort ebenfalls nicht unwahrscheinlichem) Auftreten der Erkrankung.

Alloarthroplastik. Idee: Ersetzen des entrundeten, arthrotisch veränderten Gelenks durch eine schmerzfreie Alloarthroplastik. Zur Verfügung stehen zementierte, teilzementierte und zementfreie Implantate mit z.T. erheblichen Variationen beider Komponenten:

Schneider (35 zementierte TEP, Nachuntersuchung 9,1 Jahre): Gelockert 77% nach durchschnittlich 5 Jahren. 23 Hüften mit gelockerten TEP erforderten insgesamt 39 weitere Operationen, maximal 6 pro Patient. Bei 9 Patienten, darunter 4 unter 60 Jahre, erfolgte letztendlich die Anlage einer Girdlestone-Situation.

Von Salis-Soglio: 27 TEP, durchschnittlich 49,8 Monate: Beweglichkeit und Schmerzen gegenüber präoperativ gebessert. Lockerungszeichen bei 5/13 zementierten und 4/14 zementfreien TEP. Verkalkung bei 4/13 zementierten und 5/14 zementfreien TEP.

Piston: 45 zementfreie TEP, 30 junge Patienten (21–40 Jahre), Nachuntersuchung durchschnittlich 7,5 Jahre. Nur 1 Schaft- bzw. 2 Pfannenkomponenten mußten revidiert werden.

Dunai/Menge und Gold/Menge: Nur metaphysär verankerte Schaftkomponenten (Druckscheibenprothese (DSP) nach Huggler und Jacob bzw. Zugankerprothese nach Nguyen) sind wegen oft mangelhafter Knochenqualität des koxalen Femurs nicht geeignet bzw. haben andere Indikationen (Dysplasie, kleine Femora, Voroperationen).

Therapieplanung (Abb. 5). Bemerkung: Sämtliche Überlegungen leiden darunter, daß prospektive randomisierte Studien (mit einer Ausnahme) nicht zur Verfügung stehen. Untersuchte Kollektive sind zumeist heterogen und nur schwer vergleichbar. Langzeitergebnisse (z.B. > 10 Jahre) liegen nur ausnahmsweise vor.

Allgemeine Erwägungen: Behandlungskonzepte orientieren sich hauptsächlich an:
- dem Alter der Patienten,
- der Ausprägung und Ausdehnung der Osteonekrose bzw. den Folgeschädigungen (Arthrose).

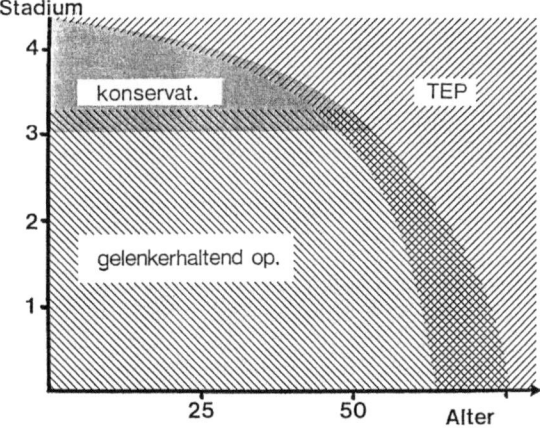

Abb. 5. Übersicht über das therapeutische Procedere in Abhängigkeit von Osteonekrose-Stadium (Arlet-Ficat) und Alter

Wichtig: Frühzeitigste Diagnose (Routine: konventionelles Röntgen, MRT (Abb. 2)). Nachfolgende Konzepte richten sich nach radiologischen Stadien. Strategien, die sich an andere Klassifikationen anlehnen, sind z.Z. (noch) nicht ausreichend evaluiert.

Vorschlag für Stadien I und II nach Arlet-Ficat. Osteonekroseanbohrung bzw. Markraumentlastung durch Hohlfräsung. Die Ergebnisse sind bei relativ geringem Aufwand/Risiko gut. Die frühzeitige Intervention ist angezeigt. Nekroseauslösende Noxen (z.B. Medikamente etc.) müssen (wo möglich) präoperativ ausgeschaltet werden.

Vorschlag für Stadien II und III. Intertrochantere Umstellungsosteotomie, meist im Flexions-Valgisationssinn, gelegentlich varisierend. Korrekturwinkel: 30° Flexion, 10–15° Valgisation bzw. 20° Varisation. Evtl. zusätzliche Spongiosaauffüllung der Osteonekrose nach Ausräumung oder Anbohrung. Nekroseauslösende Noxen (z.B. Medikamente etc.) müssen (wo möglich) präoperativ ausgeschaltet werden.

Dann sind die Ergebnisse der genannten Operationen auch mittelfristig vor allem bzgl. der Schmerzlinderung ermutigend. Bewegungseinbußen können in Kauf genommen werden. Radiologische und klinische Beurteilung mögen divergieren. Für eine ausreichend lange postoperative Entlastung (über mindestens 4–5 Monate, wenn möglich länger) ist zu sorgen. Revitalisierung der Osteonekrose ist möglich. Kritischer Osteonekrosesektorsummationswinkel auf zwei Röntgenebenen 200–220°. Rückzugmöglichkeit auf TEP bleibt bestehen.

Als Ausnahmeindikation wird alternativ oder zusätzlich zur intertrochanteren Umstellung die operativ anspruchsvolle Osteoplastik mittels gefäßgestieltem Beckenspan angegeben, deren weitere Verbreitung als Standardverfahren erst bei nachgewiesener Überlegenheit gegenüber o.g. einfacheren Methoden zu rechtfertigen wäre.

Vorschlag bei fortgeschrittener Osteonekrose bzw. sekundärer Coxarthrose: Alloarthroplastik. Die Vorteile der Hüft-TEP liegen bei gesteigerter Beweglichkeit und gelinderten Schmerzen. Mit einer erhöhten (Schaft-)Lockerungsrate muß bei zementfreien und zementierten Endoprothesen gerechnet werden (die Meinungen in der Literatur bleiben uneinheitlich).

Ggf. lassen sich kernspintomographisch Kriterien zur „Knochenqualität" des koxalen Femurs definieren, die Entscheidungshilfen bzgl. der Frage „zementierter/zementfreier Schaft?" sein können.

Die Pfannenverankerung ist i.d.R. unproblematisch, die Kombination zementfreie Pfanne/ zementierter Schaft („Hybrid") wird teilweise favorisiert, minimalisierte Varianten der femoralen Komponente (DSP, Zuganker, etc.) sind nur mit erheblicher Zurückhaltung zu wählen.

Keine Berücksichtigung finden im vorgestellten Konzept:
- Hüftgelenkarthrodese (hohe Pseudarthroserate, häufiger Befall der kontralateralen Seite, aufwendige Op-Technik, lange Nachbehandlungszeit, erhebliche Funktionsbeeinträchtigung).
- Komplizierte inter- und transtrochantere Rotationsosteotomien (Wagner, Sugioka). Gründe: aufwendige Op-Technik, keine signifikant verbesserten Resultate, verglichen mit einfachen Osteotomien; wahrscheinlich höhere Komplikationsrate.
- Knochen-Knorpeltransplantation. Gründe: aufwendige Op-Technik, keine gesicherten guten Resultate.

Grundsätzliches zur konservativen Behandlung. Obwohl nicht ausreichend viele vergleichbare Untersuchungen vorliegen, weisen die bekannten Daten mit wenigen Ausnahmen (z.B. Koo) bei den operativen Verfahren mit großer Wahrscheinlichkeit günstigere Resultate auf. Somit stellen Kontraindikationen zu einer Operation (Op-Risiko etc.) und massiv vorangeschrittenen Osteonekrosen mit jedoch erträglichem Beschwerdebild (Hüft-TEP mit großer Wahrscheinlichkeit später nötig, gelenkerhaltende Maßnahmen nicht mehr sinnvoll), evtl. auch mangelnde Compliance, die einzigen Indikationen zur konservativen Behandlung dar. Die Strategie, in frühen Stadien auf den „natural course of history" zu bauen und erst bei indizierter TEP zu intervenieren, ist wahrscheinlich nicht sinnvoll.

Literatur

Arlet J, Ficat P (1968) Diagnostic de l'ostéo-nécrose fémoro-capitale primitive au stade I. Rev Chir Orthop 54:637

Brunelli GA, Vigasio A, Brunelli GR (1995) Microvascular fibular grafts in skeleton reconstruction. Clin Orthop 314:241

Chandler FA (1948) Coronary disease of the hip. J Int Coll Surg 11:34

Dunai FJ jr, Fikentscher J, Menge M (1996) Die Druckscheibenprothese (DSP) nach Huggler und Jacob. Orthopäd Praxis 32:188

Eyb R, Kotz R (1990) Die transtrochantere Osteotomie nach Sugioka. Ergebnisse der Operationen 1975–1983. Orthopäde 19:231

Ficat P (1980) Vaskuläre Besonderheiten der Osteonekrose. Orthopäde 9:238

Freund E (1926) Zur Frage der aseptischen Hüftkopfnekrose. Virchows Arch 261:287

Ganz R, Jakob RP (1980) Partielle avaskuläre Hüftkopfnekrose: Flexionsosteotomie und Spongiosaplastik. Orthopäde 9:265

Glas K, Krause R, Obletter N, Held P (1989) Die transitorische Hüftosteoporose in der Magnetresonanztomographie. Z Orthop 127:302

Gold T, Schill S, Menge M (1996) Die Zugankerprothese – 3 Jahre klinische Erfahrungen. Orthop Praxis 32:194

Hazeur P, Pasteels JC, Schoutens A, Hinsenkamp M, Appelboom T, Chochrad I, Perlmutter N (1989) The diagnostic value of magnetic resonance imaging in non-traumatic osteonecrosis of the femoral head. J Bone Joint Surg 71-A:641

Heisel J, Mittelmeier H, Schwarz B (1984) Gelenkerhaltende Operationsverfahren bei der idiopathischen Hüftkopfnekrose. Z Orthop 122:705

Helwig U, Geyer Ch, Hackel H, Schindelmaisser H (1995) Die Umstellungsosteotomie bei der idiopathischen Hüftkopfnekrose. Z Orthop 133:14

Heuck A, Reiser M, Rupp N, Lehner R, Erlemann R (1987) Die Darstellung der Femurkopfnekrose in der MR-Tomographie. Fortschr Röntgenstr 146, 2:191

Hierholzer J, Schwetlick G, Cordes M, Langer R, Barzen G, Keske U, Scholz A, Henkes H (1994) Knochen-SPECT und 3D-Rekonstruktion zur Verlaufskontrolle bei Patienten mit idiopathischer Hüftkopfnekrose nach Implantation eines gefäßgestielten Beckenspans. Orthop Praxis 30:647

Hofmann S, Kramer J, Plenk H jr, Leder K, Imhof H, Engel A (1994) Osteonekrosen. Orthopäde 23:331

Hori Y (1980) Revitalisierung des osteonekrotischen Hüftkopfes durch Gefäßbündel-Transplantation. Orthopäde 9:255

Hungerford DS (1979) Bone marrow pressure, venography, and core decompression in ischemic necrosis of the femoral head. The hip: Proceeding of the 7th Open Scientific Meeting of the Hip Society. Mosby, St. Louis

Hungerford DS, Zizic TM (1983) Pathogenesis of ischemic necrosis of the femoral head. The hip: Proceeding of the 11th Open Scientific Meeting of the Hip Society. Mosby, St. Louis

Kahl N, Böhm E, Arcq M (1988) Die idiopathische Hüftkopfnekrose des Erwachsenen – Verknüpfung klinischer und pathologisch-anatomischer Befunde. Z Orthop 126:487

Koo KH, Kim R, Ko GH, Song HR, Jeong ST, Cho SH (1995) Preventing collapse in early osteonecrosis of the femoral head. A randomised clinical trial of core decompression. J Bone Joint Surg 77-B:870

Kotz R (1980) Die transtrochantere ventrale Rotationsosteotomie nach Sugioka zur Behandlung der Femurkopfnekrose. Orthopäde 9:260

Leder K, Knahr K (1993) Ergebnisse der Markraumdekompression im Frühstadium der „Idiopathischen Hüftkopfnekrose". Z Orthop 131:113

Marcus ND, Enneking WF, Massan RA (1973) The silent hip in idiopathic aseptic necrosis. J Bone Joint Surg 55-A:1351

Mont MA, Carbone JJ, Fairbank AC (1996) Core decompression versus nonoperative management for osteonecrosis of the hip. Clin Orthop 324:169

Malizos KN, Soucacos PN, Beris AE (1995) Osteonecrosis of the femoral head. Hip salvaging with implantation of a vascularized fibular graft. Clin Orthop 314:67

Reichelt A, Tonn S (1977) Beitrag zur operativen Behandlung der ischämischen Hüftkopfnekrose des Erwachsenen. Beitr Orthop u Traumatol 24:675

Robinson HJ jr, Hartleben PD, Lund G, Schreimann J (1989) Evaluation of magnetic resonance imaging in the diagnosis of the osteonecrosis of the femoral head. J Bone Joint Surg 71-A:650

Salis-Soglio G Freiherr von, Ruff C (1988) Die idiopathische Hüftkopfnekrose des Erwachsenen – Ergebnisse der operativen Therapie. Z Orthop 126:492

Schlepckow P (1988) Beeinflußt die Flexionsosteotomie die Entwicklung der Coxarthrose bei Hüftkopfnekrosen? Orthop Praxis 24:521

Schneider E, Ahrendt J, Niethard FU, Bläsius K (1989) Spätergebnisse nach intertrochanterer Varisierungsosteotomie bei der aseptischen Hüftkopfnekrose Erwachsener. Fortschr Röntgenschr 150:402

Schneider E, Ahrendt J, Niethard FU, Bläsius K (1989) Gelenk erhalten? Gelenk ersetzen? Langzeitergebnisse und Gedanken zur Behandlung von Hüftkopfnekrosen bei Erwachsenen. Z Orthop 127:163

Schwetlick G, Rettig H, Klingmüller V (1988) Der gefäßgestielte Beckenspan zur Therapie der Hüftkopfnekrose des Erwachsenen. Klinische und angiographische Ergebnisse. Z Orthop 126:500

Schwetlick G, Weber U, Hofmann J, Klingmüller V (1992) Vorläufige Behandlungsergebnisse mit dem gefäßgestielten Beckenspan bei der Hüftkopfnekrose. Z Orthop 130:129

Schwetlick G, Weber U (1993) Der gefäßgestielte mediale Beckenkammspan als Transplantat bei der Hüftkopfnekrose und Schenkelhalspseudarthrose des Erwachsenen. Operat Orthop Traumatol 5:171

Stuhler Th (Hrsg) (1991) Hüftkopfnekrose. Springer Verlag, Berlin Heidelberg New York London Paris Hongkong Barcelona Budapest Tokyo

Sugioka Y (1973) Transtrochanteric anterior rotation osteotomy of the femoral head for avascular necrosis in adults. Centr Jpn J Orthop Traumat Surg 16:574

Wagner H, Zeiler G (1980) Idiopathische Hüftkopfnekrose. Ergebnisse der intertrochanteren Osteotomie und der Schalenprothese. Orthopäde 9:290

Willert HG, Buchhorn G, Zichner L (1980) Ergebnisse der Flexionsosteotomie bei der segmentalen Hüftkopfnekrose des Erwachsenen. Orthopäde 9:278

Therapeutischer Algorithmus der Osteonekrose des Hüftgelenks

S. Hofmann, H. Plenk

Kurzfassung

Die Osteonekrose (ON) wird zu den zirkulatorischen Osteopathien gerechnet und tritt am häufigsten im Hüftgelenk des Erwachsenen auf. Prinzipiell muß zwischen posttraumatischer und spontaner ON unterschieden werden. Der Einsatz der MRT hat das pathophysiologische Wissen, die Diagnostik und die therapeutischen Möglichkeiten wesentlich verändert. Die konservative Therapie ist lediglich im reversiblen Frühstadium und bei ausgewählten Fällen mit kleinen Defekten sinnvoll. Die Magnetfeldtherapie wird kontroversiell diskutiert, sollte aber nur als Begleittherapie eingesetzt werden. Die chirurgische Therapie reicht von der Entlastungsbohrung über Knochentransplantate, Umstellungsosteotomien und kombinierte Techniken. Trotz der zahlreichen chirurgischen Therapiekonzepte ist es bis heute nicht gelungen, das Nekroseareal zur Ausheilung zu bringen. Im fortgeschrittenen Stadium mit Gelenksflächeneinbruch sollte der Patient mit einem Gelenksersatz versorgt werden.

Allgemeines

Epidemiologie. In den deutschsprachigen Ländern muß mit einer jährlichen Neuerkrankungsrate von 3 bis 7000 Patienten (0,01%) gerechnet werden und ungefähr 10% der Hüfttotalendoprothesen werden als Folge einer ON eingesetzt (Hofmann 1997). Prinzipiell muß zwischen posttraumatischer und spontaner ON unterschieden werden. Die Pathogenese der spontanen ON ist multifaktoriell, aber in über 80% der Patienten lassen sich Risikofaktoren nachweisen (Mont 1995). Bei der spontanen ON sind zu 80% männliche Patienten mittleren Alters (25 bis 60 Jahre, Altersgipfel 35 bis 40 Jahre) betroffen und in 30–70% tritt die Erkrankung beidseitig auf.

Pathophysiologie. Bei beiden Formen der ON ist die Reparaturkapazität des Femurkopfes für den sehr unterschiedlichen klinischen, zeitlichen und prognostischen Verlauf der Erkrankung verantwortlich. Schon zu einem Zeitpunkt, an dem das Röntgen noch unauffällig ist, kommt

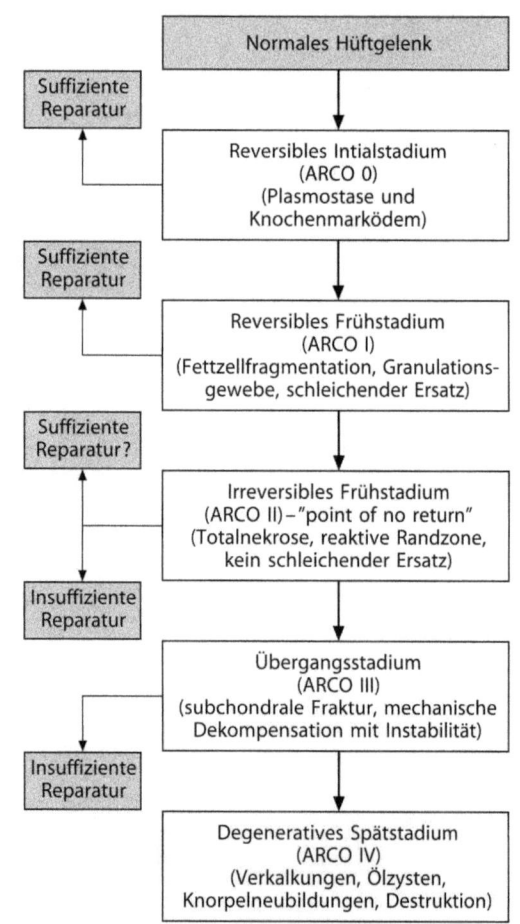

Abb. 1. Pathophysiologisches Schema der ON-Stadien.

es infolge des insuffizienten Reparaturmechanismus zur Ausbildung der „reaktiven Randzone" und Abmauerung des Nekroseareals vom vitalen Knochen und damit zum Übergang in das irreversible Frühstadium (Hofmann 1997). Ohne Therapie kommt es in über 85% der Fälle zum weiteren Fortschreiten mit mechanischer Dekompensation innerhalb von 2 bis 5 Jahren (Mont 1995; Ohzono 1992). Zuerst entsteht eine subchondrale Fraktur mit Kopfabflachung im Übergangsstadium, gefolgt vom Gelenkflächeneinbruch mit Destruktion des Hüftgelenks im Spätstadium (Abb. 1).

Stadieneinteilung. Die verschiedenen Stadieneinteilungen, die für die ON verwendet werden (Ficat 1985; Steinberg 1995; Koo 1995), erschweren das Verständnis und die Vergleichbarkeit der unterschiedlichen therapeutischen Maßnahmen, weshalb von der Association Research Circulation Osseous (ARCO) 1996 eine neue internationale Stadieneinteilung eingeführt wurde (Mont 1995). Der wesentliche Unterschied zu den vorhergehenden Einteilungen besteht in der Neudefinition der Frühformen mit der MRT sowie in der Berücksichtigung der prognostisch wichtigen Kriterien der Lokalisation und Ausdehnung der Nekrose (Abb. 2).

Therapeutische Prinzipien

Die Therapie der ON stellt ein noch nicht gelöstes Problem dar und daher werden immer neue therapeutische Konzepte eingesetzt. Es gibt jedoch bis heute noch keine Therapieform, bei der es zur Ausheilung einer manifesten Nekrose mit reaktiver Randzone kommt. Die häufigsten Therapieformen mit ihren Wertigkeiten in den einzelnen Stadien sind in Tabelle 1 zusammengefaßt.

Konservative Therapien. Die alleinige mechanische Entlastung bei der ON zeigt schlechte Ergebnisse und sollte daher nur im reversiblen Initialstadium und bei kleinen und medial gelegenen Nekrosen im Frühstadium erfolgen (Mont, 1995). Nur wenig Erfahrung und keine kontrollierten Studien gibt es bis heute über eine kausale medikamentöse Therapie bei Frühformen der ON. Die postulierten Vorteile der

ARCO	Stadium 0	Stadium I	Stadium II	Stadium III	Stadium IV
Befunde der bildgebenden Verfahren	Alle negativ	RÖ und CT: negativ MRT oder Szinti: unspezifisches Signal oder Speicherung	RÖ und CT: unspezifische subchondrale Veränderung MRT: typisches Nekroseareal Szinti: "hot spot" oder spezifischer "cold in hot spot"	RÖ und CT: subchondrale Frakturlinie mit/ohne Kopfabflachung MRT: kein typisches Signal Szinti: evtl. "hot in hot spot"	RÖ, CT und MRT: Gelenksspaltverschmälerung, sekundäre Arthrosezeichen, Azetabulumbeteiligung Szinti: "hot spot"
Subklassifizierung Lokalisation	keine	Lokalisationsangabe A/B/C (Stadium I bis III): medial: A zentral: B lateral: C			Keine
Subklassifizierung Ausdehnung	keine	Ausdehnung Nekrose % des Hüftkopfes (Stadium I und II): minimal A: <15% mäßig B: 15-30% maximal C: >30% Ausdehnung subchondrale Fraktur (%) oder Kopfabflachung in mm (Stadium III): minimal A: <15% Ausdehnung oder 2 mm Abflachung mäßig B: 15-30% Ausdehnung oder 2-4 mm Abflachung maximal C: >30% Ausdehnung oder >4 mm Abflachung			

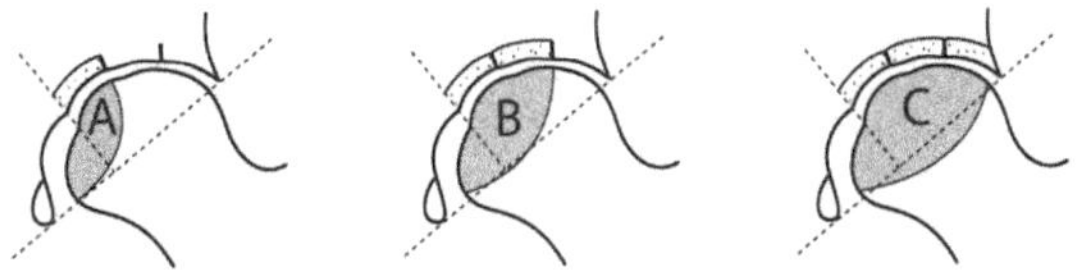

Abb. 2. ARCO-Stadieneinteilung mit Subklassifizierung.

Tabelle 1. Wertigkeit der Therapieformen nach ARCO-Stadien

Therapieformen	Stadium 0	Stadium I	Stadium II	Stadium III	Stadium IV
Konservativ	+[1]	+ (A/B)[2]	± (A)	–	–
Bohrung	–	+ (C)	+ (A/B)	–	–
Umstellung	–	–	–	+ (A/B)	± (A/B)
Transplantation	–	–	+ (C)	+ (B/C)	± (A/B)
Gelenksersatz	–	–	–	± (C)	+ (B/C)

[1] Wertigkeit: gute +, eingeschränkte ±, keine – Indikation.
[2] ARCO-Subtypen (A/B/C): Lokalisation und/oder Ausdehnung (schlechtester Wert).

Magnetfeldtherapie zur Verbesserung des Reparaturmechanismus bei der ON (Aaron 1989) sind in klinisch kontrollierten Studien noch nicht nachgewiesen worden und sie sollte daher nicht als alleinige Maßnahme, sondern nur in Kombination mit einer operativen Therapie eingesetzt werden.

Operative Therapieformen

Die *Hüftkopfentlastungsbohrung* soll den erhöhten intraossären Druck senken, die Blutversorgung verbessern und die Reparaturkapazität im Nekroseareal steigern (Ficat 1985). Die unmittelbare Schmerzerleichterung durch Senkung des intraossären Druckes konnte von zahlreichen Autoren bestätigt werden (Mont 1995; Steinberg 1989; Stuhlberg 1991). Neuere MRT und histomorphologische Arbeiten zeigen jedoch, daß kein positiver Effekt auf die Reparaturkapazität entsteht (Hofmann 1997). Zahlreiche zusätzliche Maßnahmen (Knochentransplantate, Umstellungsosteotomien, elektrische Stimulation und lokale Medikamente) (Mont 1995) wurden ohne wesentlichen Erfolg eingesetzt. Lediglich die Kombination mit vaskularisierten Knochentransplantaten hat das Ergebnis der Hüftkopfentlastungsbohrung verbessert (Urbaniak 1995). Ab dem irreversiblen Frühstadium kann die Hüftkopfentlastungsbohrung daher die HTEP nur hinauszögern und dem Patienten für diesen Zeitraum eine Schmerzerleichterung, aber in den meisten Fällen keine Schmerzfreiheit bieten. Als komplikationsarmer und kleiner Eingriff kann sie jedoch als Therapie der Wahl beim KMÖS (Hofmann 1993) und im irreversiblen Frühstadium bei kleinen und medial-zentral gelegenen Defekten empfohlen werden (Fairbank 1995).

Die *Umstellungsosteotomien* sollen bei der ON das nekrotische Areal teilweise aus der Hauptbelastungszone heraus drehen und die gelenksresultierenden Kräfte auf den Hüftkopf reduzieren (Mont 1995; Sugioka 1992; Wagner 1990). Eine relativ hohe Komplikationsrate, lange Entlastungsperiode (6 bis 12 Monate), die geänderte Biomechanik des Hüftgelenks und das in den meisten Fällen nicht schmerzfreie Gelenk schränkt die Indikation für eine Umstellungsosteotomie ein (Mont 1995). Kooperative Patienten mit eingeschränkten Ansprüchen an das Hüftgelenk im Übergangs- und Spätstadium ohne Arthrose mit kleinem Nekroseareal sind dafür geeignet.

Knochentransplantate mit völliger Ausräumung des Nekroseareals und Auffüllung wurden mit verschiedenen Techniken durchgeführt und zeigten in kleinen Patientengruppen sehr gute Resultate (Scher 1993; Rosenwasser 1994). Trotz klinisch guter Ergebnisse hat sich keine der angeführten Methoden in größeren Fallzahlen als Standard etabliert. Wegen der aufwendigen Op-Technik, Komplikationsrate und langen Entlastungsperiode bis zu 12 Monaten sollten diese Techniken nur in ausgewählten Fällen eingesetzt werden.

Gelenksflächenersatz. Ab dem Übergangsstadium ist bei entsprechenden Beschwerden und ungünstigen prognostischen Faktoren (hohes ON-Risiko, großer Defekt, rasche Progredienz, wenig Kooperation und hohe Ansprüche an das Hüftgelenk) ein Hüftgelenksersatz indiziert. Trotz der Problematik der höheren Lockerungsrate bei jungen, aktiven Patienten können die gelenkerhaltenden Therapieformen zum heutigen Zeitpunkt für diese Fälle keine sinnvolle Alternative zum Gelenksflächenersatz bieten. Die empfohlenen Prothesentypen reichen von einem

Teiloberflächenersatz nur am Femur (Amstutz 1994), Totaloberflächenersatz an Femur und Pfanne (McMinn 1996), Totalgelenksersatz mit intertrochantärer Prothesenverankerung (Rüther 1995), Hemiprothese mit bipolarem Kopf (Cabanela 1990) bis zur konventionellen Totalendoprothesenversorgung. Prinzipiell sollte bei diesen jungen Patienten, bei denen eventuell mehrere Revisionen im Lauf ihres Lebens erforderlich werden, primär möglichst wenig Knochen entfernt werden. Die Diskussion zementiert oder zementfrei, Prothesendesign und Art der Gleitflächenpaarung würde den Rahmen dieses Beitrags bei weitem sprengen.

Literatur

Aaron R, Lennox D, Bunce G, Ebert T (1989) The conservative treatment of osteonecrosis of the femoral head. A comparison of core decompression and pulsing electromagnetic field. CORR 249:209–218

Amstutz HC, Grigoring P, Safran MV et al (1994) Precision-fit surface hemiarthroplasty for femoral head osteonecrosis. Long term results. J Bone Joint Surg 76B:423–427

Cabanella M (1990) Bipolar versus total hip arthroplasty for avascular necrosis of the femoral head. A comparison. CORR 261:59–62

Fairbank AC, Deepak B, Riyaz HJ, Hungerford DS (1995) Long term results of core decompression for ischaemic necrosis of the femoral head. J Bone Joint Surg 77B:42–49

Ficat R (1985) Idiopathic bone necrosis of the femoral head: early diagnosis and treatment. J Bone Joint Surg 67-B:3–9

Hofmann S, Engel A, Neuhold A, Leder K, Kramer J, Plenk H jr (1993) Bone-marrow oedema syndrome and transient osteoporosis of the hip: an MRI-controlled study of treatment by core decompression. J Bone Joint Surg 75-B:210–216

Hofmann S, Engel A, Plenk H (1997) Die Osteonekrose des Hüftgelenkes im Erwachsenenalter. In: Tschauner Ch (Hrsg) Die Hüfte. Enke

Koo K, Rokho K (1995) Quantifying the extent of osteonecrosis of the femoral head. A new method using MRI. J Bone Joint Surg 77B:875–880

McMinn D, Tracy R, Lin K, Pynsent P (1996) Metal on metal surface replacement of the hip: experience of the McMinn prosthesis. CORR 329S:89–99

Mont MA, Hungerford DS (1995) Current concepts review: non traumatic avascular necrosis of the femoral head. J Bone Jt Surg 77-A:459–474

Ohzono K, Saito M, Sugano N, Takaoka K, Ono K (1992) The fate of nontraumatic avascular necrosis of the femoral head. 277:73–78

Rosenwasser M, Garino J, Kiernan H, Michelsen C (1994) Long term follow-up of thorough debridement and cancellous bone grafting of the femoral head for avascular necrosis. CORR 306:12–27

Rüther W, Schneider T, Fink B, Baalmann R (1995) The thrust plate prosthesis in ON of the femoral head. Periprosthetic densitometry for early observation of osseous integration. ARCO news 81 (abstract)

Scher M, Jakim I (1993) Intertrochanteric osteotomy and autogenous bone grafting for avascular necrosis of the femoral head. J Bone Joint Surg 75A:1119–1133

Steinberg M, Brighton C, Corces A, Hayken G, Steinberg D, Strafford B, Tooze S, Fallon M (1989) Osteonecrosis of the femoral head: Results of core decompression and grafting with and without electrical stimulation. Clin Orthop 249:199

Steinberg ME, Hayken GD, Steinberg DR (1995) A quantitative system for staging avascular necrosis. J Bone Joint Surg 77B:34–41

Stuhlberg B, Davis A, Bauer T, Levine M, Easley K (1991) Osteonecrosis of the femoral head: a prospective randomized treatment protocol. Clin Orthop 268:140–151

Sugioka Y, Hotokebuchi T, Tsutsui H (1992) Transtrochanteric anterior rotational osteotomy for idiopathic and steroid-induced necrosis of the femoral head: indications and long-term results. Clin Orthop 277:111–120

Urbaniak J, Coogan Ph, Gunneson E, Nunley J (1995) Treatment of osteonecrosis of the femoral head with free vascularized fibular grafting. JBJS 77-A:681–694

Wagner H, Baur W, Wagner M (1990) Gelenkerhaltende Osteotomien bei der segmentalen Hüftkopfnekrose. Orthopäde 19:208–218

Die Behandlung der Dysplasiecoxarthrose im Alter zwischen 20 und 50 Jahren

B.D. Katthagen

In einem strafrechtlichen Haftpflichtverfahren war ich vor einigen Jahren mit der Begutachtung einer zum Zeitpunkt der Operation 41jährigen Patientin beauftragt, die erfolgreich mit einer Hüfttotalendoprothese versorgt worden war.

Gegenstand der Begutachtung war die Frage, ob die Versorgung mit einer Totalendoprothese angezeigt war. Es existierten zu diesem Zeitpunkt bereits drei Vorgutachten, zwei davon von namhaften Hochschullehrern.

Das Strafverfahren war vom Staatsanwalt eingeleitet worden, nachdem ein nicht klinisch tätiger Kollege die Indikation in Frage gestellt und eine wesentliche Dysplasie und Arthrose überhaupt bestritten hatte.

Dieser erste Gutachter hatte auch dem Gericht mitgeteilt, daß die statistisch ermittelte Lebensdauer einer solchen Endoprothese bei 10 Jahren liege und somit eine Totalendoprothese bei jüngeren Patienten überhaupt nicht in Frage komme. Die Patientin hatte seit Jahren progrediente Hüftgelenksbeschwerden, die seit fünf Monaten stark progredient waren und ständige Schmerzen auslösten, eine Gehstrecke von längstens 30 min ermöglichten und die Patientin in ihrem Beruf als Krankenschwester anhaltend arbeitsunfähig machten. Der nächste Gutachter stellte eine erhebliche Hüftdysplasie fest, äußerte sich aber dazu, daß seiner Ansicht nach ein gelenkerhaltender operativer Eingriff angezeigt gewesen wäre – er hätte eine Chiari-Beckenosteotomie durchgeführt. Der nächste Gutachter stellte ebenfalls eine erhebliche Hüftdysplasie fest und hielt eine intertrochantäre Varisierungsosteotomie für angezeigt.

Nachdem nun alle drei Gutachter keine Indikation zum totalendoprothetischen Hüftgelenksersatz bei der Patientin gesehen hatten, hielt der Staatsanwalt das Strafverfahren aufrecht und es wurde schließlich ein letztes Gutachten in dieser Angelegenheit in Auftrag gegeben.

Dieses Beispiel zeigt das Dilemma der Differentialtherapie einerseits konservativ, andererseits operativer Behandlungsmaßnahmen bei der Dysplasiearthrose und bei den operativen Therapien die Entscheidung zwischen gelenkerhaltenden Maßnahmen einerseits und gelenkersetzenden endoprothetischen Maßnahmen andererseits.

Bei den gelenkerhaltenden Maßnahmen haben wir zwischen intertrochantären Femurosteotomien, Beckenosteotomien nach Chiari und neuerdings dreifachen Beckenosteotomien zu unterscheiden.

Die früher noch gebräuchlichen Operationen wie Gelenkversteifung, Resektionshüfte und Voss'sche Hängehüfte gelten heute für diese Patienten als überholt. Was sollten wir unseren Patientinnen und Patienten in einer solchen Situation raten? Was sind die Kriterien, die uns zu einer rationell begründeten Therapieempfehlung unter Auswertung der neueren Fachliteratur veranlassen?

Nach der genauen Anamnese mit Analyse der Beschwerden, der sozialen und beruflichen Situation des Patienten und der klinischen Untersuchung kommt dem Röntgenbild bei der Differentialtherapie eine entscheidende Bedeutung zu.

Röntgendiagnostik der Dysplasiearthrose

An Röntgenbildern brauchen wir immer eine Standardhüftgelenksübersichtsaufnahme möglichst mit leicht einwärts gedrehten Beinen. Bereits auf dieser Aufnahme läßt sich das Ausmaß der Hüftarthrose feststellen.

Der Arthrosegrad I ist durch vermehrte Sklerosierung von Kopf oder Pfanne, geringe Gelenkspaltverschmälerung und Randwulstanbau gekennzeichnet. Beim Coxarthrosegrad II sind Zysten in Kopf oder Pfanne aufgetreten, es besteht eine zunehmende Gelenkspaltverschmälerung und mäßige Kopfentrundung.

Beim Coxarthrosegrad III finden sich große Zysten und eine starke Gelenkspaltverschmälerung sowie Kopfdeformationen.

Als nächstes kann das Ausmaß der Dysplasie nach objektiven Meßkriterien festgelegt werden. Bei der gesunden normalen Hüftgelenkspfanne handelt es sich annäherungsweise um eine Halbkugel mit einer Anteversion von ca. 20° und Abduktion von ca. 50°. Auf der Hüftübersichtsaufnahme läßt sich der Zentrumeckenwinkel (CE-Winkel nach Wiberg) bestimmen, der normalerweise 37°±7° beträgt (Abb. 1).

Der Pfannendachwinkel nach M.E. Müller wird zwischen der Tangente des tragenden Pfannendaches und der Horizontallinie ausgemessen und beträgt normalerweise 0°, d.h. das Pfannendach soll völlig waagerecht stehen. Die MZ-Strecke mißt den Abstand zwischen dem Mittelpunkt M, der Pfanneneingangsebene und dem Kopfzentrum Z.

Nach den Untersuchungen von Busse und Mitarbeitern beträgt diese Distanz bei einer 40jährigen Patientin 3,7±1,5 mm.

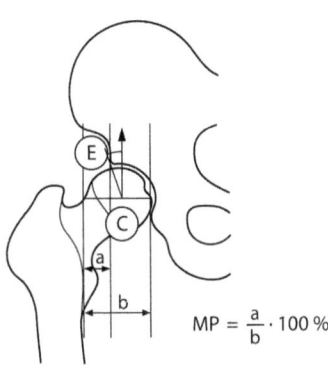

Abb. 1. Bestimmung der Hüftkopfüberdachung mit dem CE-Winkel und mit dem Dezentrierungsindex nach Reimers (MP, migration percentage)

Eine weitere Objektivierung der Pfannenbildung ist durch die Bestimmung des sog. ACM-Winkels nach Idelberger und Frank bekannt.

Aus diesen drei Meßwinkeln, CE-Winkel, ZM-Strecke und ACM-Winkel, läßt sich der Hüftwert nach Tönnis berechnen.

Schließlich ist auf der Hüftübersichtsaufnahme eine orientierende Bestimmung des CCD-Winkels, also des Winkels zwischen Schenkelhals und Femurschaft, möglich.

Zur Prüfung der vorderen Überdachung führen wir die sog. Faux-Profil-Aufnahme durch, die mit Bestimmung des VCA-Winkels eine Beurteilung der vorderen Pfannenüberdachung ermöglicht (Abb. 2, Abb. 3).

Die Beurteilung der Antetorsion ist auf der Rippstein-II-Aufnahme möglich. Eine Computertomographie mit 3-D-Rekonstruktion ist dagegen für die Standardbeurteilung und Indikationsstellung nicht erforderlich, wir benötigen sie nur bei besonderen Fragestellungen (nach Voroperationen, unklarer Anteversion der Pfanne, Hüftgelenksinkongruenzen).

Nachdem auf diese Weise das Röntgenbild der kranken Hüfte analysiert wurde, kann unter Berücksichtigung der Klinik mit Beurteilung der Beweglichkeit, des Gangbildes und des biologischen Alters des Patienten die Indikation eingegrenzt werden.

Dabei gilt die Regel: Je älter das biologische Alter des Patienten ist, desto eher ist die Indikation zum Hüftgelenksersatz gegeben. Entsprechendes gilt für den Schweregrad der Arthrose und das Ausmaß der Bewegungseinschränkung. Je fortgeschrittener die Arthrose ist, desto zu-

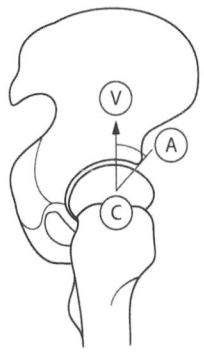

Abb. 2. In der Faux Profil-Aufnahme kann mit dem VCA-Winkel die vordere Überdachung des Hüftkopfes gemessen werden

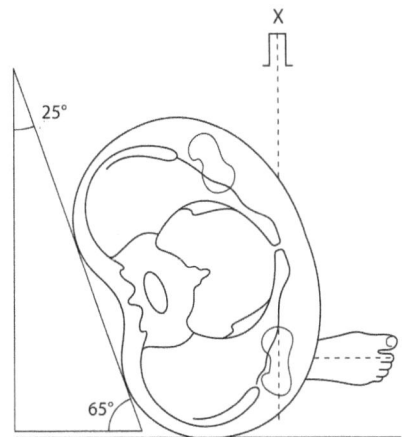

Abb. 3. Ansicht und Schemazeichnung für die Röntgentechnik bei der Faux Profil-Aufnahme

rückhaltender ist die Indikation für gelenkerhaltende Operationen zu stellen.

Wenn man diese beiden Einflußfaktoren, Arthrosegrad und Lebensalter, miteinander multipliziert, so kann das Produkt als Richtschnur für die Indikationsstellung gelenkerhaltender Operationen bzw. gelenkersetzender Operationen dienen. Je höher dieses Produkt ist, desto eher neigt sich die Waage zum Gelenkersatz. Annäherungsweise sind bis zu einem Wert unter 80 eher gelenkerhaltende Maßnahmen angezeigt, bei einem Wert über 100 eher gelenkersetzende Maßnahmen. Dazwischen befindet sich eine Grauzone.

Intertrochantäre Varisierung

Die von Pauwels beschriebene Osteotomie hat auch heute noch ohne Zweifel einen Platz bei der Behandlung der Dysplasiearthrose junger Erwachsener. Dies gilt vor allem dann, wenn eine erhebliche Coxa valga besteht und der Pfannendachwinkel nicht zu steil ist. Durch die intertrochantäre Varisierungsosteotomie können bei der Dysplasiecoxarthrose mehrere Wirkungen erreicht werden. Erstens kommt es zu einer Verlängerung des Muskelhebelarms und damit zu einer Verminderung der Kraftresultierenden. Die Varisierung führt weiterhin zu einer Beinverkürzung und Muskelentspannung. Die hierdurch bedingte Muskelinsuffizienz führt zu einer Verlagerung des Schwerpunktes über die Hüfte, wodurch eine Verkürzung des Lastarms erreicht wird. Dies führt wieder zu einer wesentlichen Entlastung der Hüfte, wird aber mit einem oft unschönen Hüfthinken erkauft. Die Angaben in der Literatur über die Leistungsfähigkeit dieser Varisierungsosteotomie sind widersprüchlich. So fanden Reigstad und Mitarbeiter 1984 bei der Nachuntersuchung von 103 Fällen nach der Operation nur in 70% der Fälle einen guten Effekt. Diese Erfolgsrate war nach fünf Jahren auf 51% und nach 10 Jahren auf 30% reduziert. Nach fünf Jahren mußten 24% und nach 10 Jahren schon 42% einer Nachoperation mit einer Hüftgelenksprothese zugeführt werden.

Demgegenüber fanden Pellicci und Mitarbeiter 1991 bei der Nachuntersuchung von 56 Hüften bei 48 Patienten lediglich in 23% nach durchschnittlich 8,6 Jahren die Notwendigkeit einer Revision mit einer Hüfttotalendoprothese. Mit Ausnahme von dreien wiesen alle verbleibenden Hüften ein gutes oder exzellentes Behandlungsergebnis auf. Auch Hackenbroch und Rütt fanden bei der Auswertung der Literatur und nach eigenen Ergebnissen bei Patienten mit der intertrochantären Varisierungsosteotomie bei Coxarthrose in 75% der Fälle auch nach über zehn Jahren noch gute und akzeptable Behandlungsergebnisse. Die Varisierungsosteotomie ist mit verhältnismäßig geringen Komplikationen (Pseudarthrose unter 3%, Infektion 0,5–2%, Thromboembolie 3–7%, Nervenschädigung extrem selten) belastet. Die arthrotischen Veränderungen dürfen nicht zu weit fortgeschritten sein, die Kontrakturen sollten nur mäßig sein und eine Abduktionsfähigkeit von 20–30% muß erhalten sein.

Beckenosteotomien

Chiari Osteotomie

Bei der Beckenosteotomie nach Chiari können zwei Effekte erreicht werden. Erstens kann durch eine adäquate Verlagerung des verschobenen Os iliums über den Hüftkopf und mit Bildung eines Faserersatzknorpels die Überdachung des Hüftkopfes verbessert werden. Zweitens kann durch eine Medialisierung des Hüftkopfes die Belastung der Hüfte durch eine Verminderung des Lastarms reduziert werden. Lack und Mitarbeiter berichteten über 142 Chiari'sche Beckenosteotomien bei der Arthrose von Dysplasiehüften jenseits des 30. Lebensjahres. 82 Patienten konnten nachuntersucht werden, 18 konnten mit einem Fragebogen befragt werden. Die Nachuntersuchungszeit betrug 15,5 Jahre. Lediglich 20 Hüften benötigten zwischenzeitlich eine Hüftendoprothese und in 75% der Fälle wurde ein gutes Behandlungsergebnis gefunden. Als weiterer Vorteil der Chiari'schen Beckenosteotomien ist aufzuführen, daß die Implantation der Hüftgelenkspfanne bei der Endoprothetik vielfach nach der Chiarischen Beckenosteotomie vereinfacht wird.

Andere Beckenosteotomien

Die sphärische Beckenosteotomie nach Wagner kommt für die Behandlung der Dysplasiecoxarthrose nach Wagner selbst nicht in Betracht.

Komplexe Beckenosteotomien

Die dreifache Beckenosteotomie nach Tönnis, die periazetabuläre Osteotomie nach Ganz und die dreifache Beckenosteotomie in der Modifikation nach David und Kotz in Wien sind in der Lage, auch schwere Steilstellungen der Pfanne durch eine Schwenkung des Acetabulums wesentlich zu verbessern oder sogar zu normalisieren. Mit diesen Methoden kann der Hüftkopf zum Teil fast wieder normal überdacht werden. Durch eine gleichzeitige Medialisierung kann auch die biomechanische Belastung der Hüfte durch eine Verminderung des Lastarms verbessert werden.

Durch eine Vergrößerung der effektiven Belastungsfläche wird außerdem der Druck pro Flächenanteil reduziert.

Während mit allen drei Behandlungsverfahren bei schweren Hüftdysplasien jüngerer Patienten sehr gute und gute Behandlungsergebnisse mitgeteilt werden, sind gezielte Langzeitnachuntersuchungen bei der Dysplasiecoxarthrose mit diesen Verfahren noch nicht bekannt. In einer neueren Nachuntersuchung von Pothmann und Mitarbeitern unserer Klinik konnten 50 Patienten jenseits des 40. Lebensjahres, bei denen wegen einer symptomatischen Hüftdysplasie eine dreifache Beckenosteotomie nach Tönnis erfolgte, nachuntersucht werden. Bei 75% der Patienten bestand eine deutliche Beschwerdebesserung. 61,7% der Patienten berichteten ein bisher gutes Ergebnis, 25,5% ein befriedigendes bis ausreichendes Ergebnis und 12,7% ein mangelhaftes bis ungenügendes Behandlungsergebnis. Die objektive Auswertung mit dem Harris Hip-Score ergab in 51,4% ein sehr gutes Ergebnis, bei 16,2% ein gutes Ergebnis, bei 15,9% ein ausreichendes Ergebnis und bei 16,5% ein schlechtes Ergebnis.

Die Analyse des Einflusses des Arthrosegrades auf das Behandlungsergebnis zeigt erwartungsgemäß mit Zunahme des Arthrosegrades eine Zunahme der mangelhaften und ungenügenden Behandlungsergebnisse und beim Arthrosegrad III nur noch in ca. 50% der Fälle ein sehr gutes bis gutes Behandlungsergebnis. Diese Ergebnisse sind unter dem Vorbehalt der Frühergebnisse zu werten, sind aber vor allem bei niedrigerem Arthrosegrad II und vor allem I ermutigend. Allerdings werden durch die komplexeren Beckenosteotomien die Möglichkeiten der Verankerung einer künstlichen Hüftgelenkspfanne nicht verbessert, weil die Hüftgelenks-

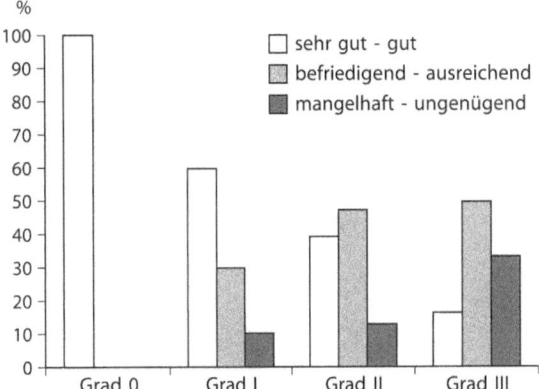

Abb. 4. Graphische Darstellung des Einflusses des Arthrosegrades auf das Behandlungsergebnis bei Dysplasiecoxarthrose jenseits des 40. Lebensjahres bei Behandlung mit dreifacher Beckenosteotomie (n = 50)

pfanne ja nicht vergrößert sondern nur verlagert wird (Abb. 4).

Hüftendoprothetik

Die Aussage, daß ein künstliches Hüftgelenk im Durchschnitt 10 Jahre hält, ist in dieser Form nicht aufrecht zu erhalten. Richtig ist, daß mit Zunahme der Standzeit die Rate von Lockerungen und erforderlichen Revisionsoperationen zunimmt und hiervon besonders jüngere Patienten betroffen sind.

In einer Nachuntersuchung 13 Jahre nach primärer Hüftendoprothetik fanden Otto und Mitarbeiter 1989 bei Patienten unterhalb des 50. Lebensjahres in 35% mechanische Lockerungen. Demgegenüber war die Lockerungsrate bei Patienten über dem 63. Lebensjahr mit 18% deutlich niedriger. Aber immerhin 65% der jüngeren Patientinnen und Patienten zeigten auch 13 Jahre postoperativ noch ein gutes Behandlungsergebnis. Die Lockerungen betreffen hauptsächlich die Hüftgelenkspfanne. Die erhöhte Lockerungsrate zementierter Hüftgelenkspfannen ist auch bei nicht dysplastischen Hüftgelenken bekannt. Bei der schweren Dysplasiearthrose kommt die verschlechterte Fixation bei defektem Knochenlager hinzu. Durch Verwendung zementfreier Hüftgelenkspfannen und durch stabile autogene appositionelle Pfannendachplastiken und durch Verminderung des Polyäthylenabriebs bei Verwendung von Keramikköpfen oder Metall-Metallgleitpaarungen kann die Langzeithaltbarkeit der Hüftendoprothetik auch

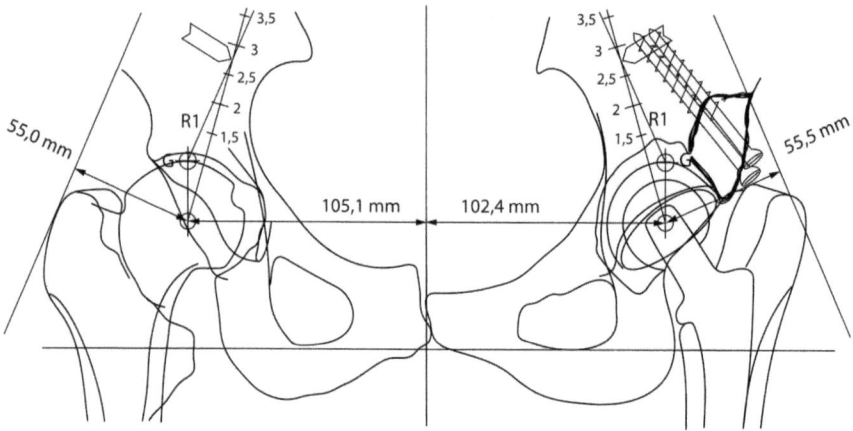

Abb. 5. Computerplanungszeichnung für die Hüftprothesenversorgung. Hüftkopf am anatomischen Ort, durch Knochentransplantation Überdachung des Hüftkopfes wiederhergestellt, Normalisierung der Biomechanik der Hüfte

bei jüngeren Dysplasiepatienten weiter wesentlich verbessert werden (Abb. 5).

Zusammenfassung

Patienten mit symptomatischer Dysplasiearthrose sollten möglichst früh einer operativen Korrektur zugeführt werden. Je weniger ausgeprägt die Arthrose ist, desto eher kommen korrigierende Osteotomien der Hüftgelenkspfanne in Betracht. Mit der dreifachen Beckenosteotomie läßt sich die dysplastische Hüftgelenkspfanne dreidimensional korrigieren. Je weiter fortgeschritten die arthrotischen Veränderungen sind, desto häufiger muß mit schlechten Behandlungsergebnissen gerechnet werden. Durch Muskelentspannung und Muskelinsuffizienz, bessere Zentrierung des Hüftkopfes sowie Vergrößerung des Muskelhebelarmes kann mit den intertrochantären Varisierungsosteotomien bei jüngeren Patienten ein Aufschub der Hüftendoprothesenimplantation um etwa 10 Jahre in 3/4 der Fälle erreicht werden. Das Produkt aus Lebensalter des Patienten und Schweregrad der Arthrose zeigt mit einem Wert von etwa über 100 die Indikationsgrenze für gelenkerhaltende Operationen.

In diesen Fällen sollte mit konservativen Maßnahmen (Gehstock, Schwerpunktverlagerung, stoßabsorbierende Schuhe, physikalische Therapiemaßnahmen und intermittierende Einnahme von nicht steroidalen Antiphlogistika und hüftschonende Betätigung in Beruf und Freizeit) der Zeitpunkt für eine Hüftendoprothesenimplantation nach Möglichkeit hinausgezögert werden. Für die verbleibenden Patienten mit therapieresistenten Beschwerden stellt heute die Hüftendoprothesenimplantation bei fortgeschrittener Arthrose auch im jüngeren Lebensalter eine gute Behandlungsmöglichkeit dar. Bei Verwendung moderner zementfreier Pfannen, Vergrößerung der Tragfläche mit Eigenknochenerkplastiken bei ausgedehnten Knochendefekten und Verwendung abriebarmer Gleitpartner kann bei der Mehrzahl der Patienten eine Langzeithaltbarkeit von 15 Jahren und länger erwartet werden.

Muskuläre Auswirkungen des hohen Hüftzentrums auf die Abduktoren des Hüftgelenks

J. Jerosch, J. Stechmann, V. Güth

Einleitung

Im Rahmen der Hüftalloarthroplastik ist eine Verlagerung des durchschnittlichen Operationsalters der Patienten zu immer jüngeren Patientengruppen sowie eine Erweiterung des Behandlungsspektrums zu verzeichnen (Jerosch et al. 1995; Jerosch/Heisel 1996). Konsequenz dieser Entwicklung ist, daß bedingt durch die begrenzte Haltbarkeit der Implantate Problemen mit aseptischen Lockerungen häufiger begegnet wird. Es begann sich schon früh abzuzeichnen, daß hiervon hauptsächlich die azetabuläre Komponente betroffen ist (Charnley 1979), was insbesondere nach Wechseloperationen ein Problem darstellt.

Dies bestätigte sich bei den Untersuchungen von Kanvanagh et al. (1987) mit einer intraoperativ manifesten Lockerungsrate von 25% bei Revisionsoperationen von zementierten Azetabulumkomponenten mit einer durchschnittlichen Verweildauer von nur 4,5 Jahren. Andere Autoren gehen sogar von einer noch höheren Inzidenz von 50% röntgenologisch manifesten Lockerungen bzw. 33% symptomatischen Lockerungen bei zementierten Revisionsprothesen aus (Emerson et al. 1989).

Bei wiederholten Prothesenlockerungen vergrößern sich die entstehenden Knochensubstanzdefekte weiter, bis eine erneute Prothesenimplantation in das ursprüngliche azetabuläre Knochenlager unmöglich wird (Abb. 1). Früher bestand die einzige Möglichkeit zur Behandlung solcher schwerstgeschädigter Hüften nur in einer ersatzlosen Entfernung der Implantate im Rahmen einer Operation nach Girdlestone (1947).

Heutzutage haben sich die Möglichkeiten rekonstruktiver Maßnahmen bei ausgedehnten Osteolysen durch bessere Prothesentypen und verfeinerte Operationsmethoden deutlich gebessert.

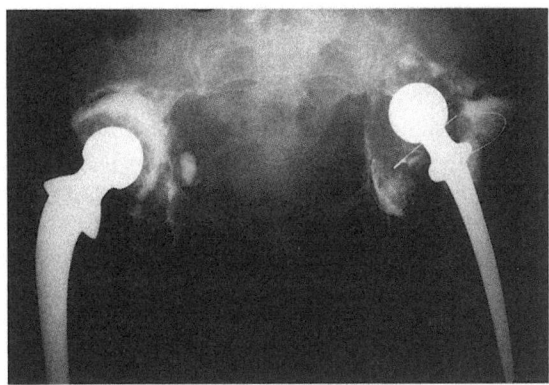

Abb. 1. Ausgeprägter azetabulärer Defekt nach zementierter Hüft-TEP

Das hohe Hüftzentrum gilt dabei als ein von verschiedenen Autoren (Callaghan et al. 1985; Johnston et al. 1979; Lachiewicz et al. 1986; Ranawat et al. 1980; Russotti/Harris 1991) akzeptiertes Verfahren zur Prothesenimplantation bei ausgedehnten Knochendefekten. Dies trifft besonders auf die Situation von Revisionsoperationen zu. Aber auch die Behandlung schwerer kongenitaler Schädigungen wie Dysplasien oder Luxationen sowie degenerativer und entzündlicher Erkrankungen erfolgt zuweilen mit dem Einsatz einer Endoprothese, wobei auch hier das Rotationszentrum nicht am anatomischen Ort, sondern weiter kranial am Os ilium lokalisiert ist. Dabei ist diese Methode durch den Verzicht auf Knochentransplantate gekennzeichnet.

Die Probleme des hohen Hüftzentrums liegen neben der geringen knöchernen Überdachung (Jerosch et al. 1995) auch in den biomechanischen Auswirkungen auf die Muskulatur, mit denen wir uns in verschiedenen Untersuchungen eingehend beschäftigt haben. Hierbei sind die folgenden Überlegungen anzustellen:
- Wie gut ist die knöcherne Überdachung einer in die Position des hohen Hüftzentrums implantierte Prothesenpfanne?

- Wie verändert sich die Stellung des Rotationszentrums in den 3 Raumebenen?
- Wie verändert sich das Lastmoment?
- Wie sind die Auswirkungen auf Muskellänge und -kraft?

Material und Methoden

Zur Beantwortung der o.g. Fragen erfolgte an 20 anatomischen Präparaten die Implantation einer Hüftgelenkspfanne in die Position eines hohen Hüftzentrums. Diese Becken wurden vorher mit einem simulierten, massiven Knochendefekt versehen, wie er üblicherweise bei der aseptischen Lockerung einer Hüftendoprothese mit kranialer Migration und Dislokation der Hüftpfanne auftritt. Dabei wurde bei allen Becken standardisiert ein Defekt 3b nach Paprosky (1994) erstellt. Um die Verlagerung des Rotationszentrums zu bestimmen, wurden alle Becken vor und nach Einbau eines Hüftzentrums vermessen. Weiterhin wurde die unmittelbare ossäre Kontaktfläche der eingesetzten Hüftpfanne ermittelt.

Präparate: Durch Abtrennen der Rumpfmuskulatur und Absetzen der Lendenwirbelsäule auf Höhe des 4. Lendenwirbels wurde das Becken vom Torso getrennt. Anschließend erfolgte die Präparation des Femurhalses, um das Hüftgelenk freizulegen. Der Knochendefekt als Ausgangsbedingung für die Implantation wurde durch kraniomediale Erweiterung des Acetabulums erzeugt. Hierbei entstand ein ausgedehnter Randdefekt mit Beteiligung der Columna anterior und posterior, sowie eine mediale Kavitation, wie sie bei Prothesenlockerung mit massiver Knochenlyse auftritt (Abb. 2).

Anschließend erfolgte die Implantation einer Pfanne in der Position des hohen Hüftzentrums knapp unterhalb der Spina iliaca anterior inferior durch Fräsen einer Höhlung in Corpus ossis ilii bis zur medialen Gegenkortikalis. Das entstandene Prothesenlager wird medial von der Gegenkortikalis des Os ilium begrenzt und kranial durch die Spongiosa der Spina iliaca anterior inferior gebildet. Im dorsalen Bereich wird es ebenfalls von der Spongiosa des Os ilium umgeben. Die implantierte Pfanne bestand aus Polyäthylen und hatte einen Außendurchmesser von 36 mm bei einer Höhe von 21 mm. Bei allen Versuchen wurde die gleiche Pfanne verwen-

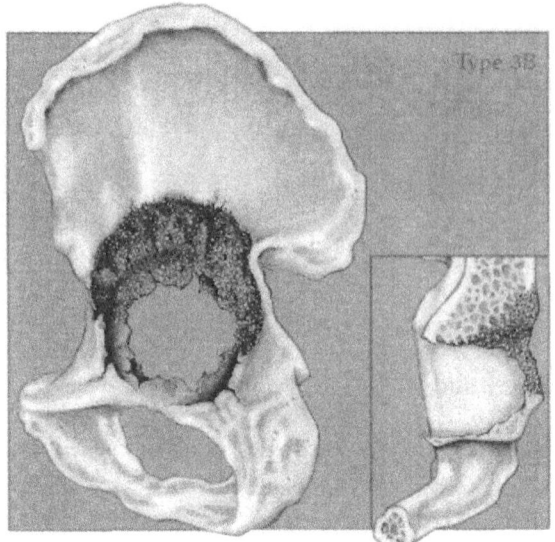

Abb. 2. Defekttyp 3b nach Paprowski

det, welche jeweils mit 12° Anteversion und 45° Inklination eingesetzt wurde.

Kontaktflächenbestimmung. Zur Ermittlung der Kontaktfläche zwischen Implantat und Knochen wurde die Kunstgelenkpfanne mit einer dünnen Schicht faltenfrei aufgebrachter Klebefolie – präpariert. Nach der Implantation wurde die Kontaktfläche umrissen und die Pfanne wieder explantiert. Hiernach erfolgte die Präparation der entstandenen Teilfläche, welche danach auf einen Spezialträger aufgebracht wurde. Zur Ermittlung der Oberfläche wurde ein Raster mit Millimetereinteilung über die nun zweidimensionale Teilfläche gelegt. Bei der Auszählung wurde zwischen komplett bedeckten und inkomplett bedeckten mm²-Kästchen differenziert, wobei bei der anschließenden Berechnung die Anzahl der unvollständig überdeckten mm² durch zwei dividiert wurde.

Zur Gegenkontrolle der ermittelten Werte erfolgte hiernach die Auszählung der nicht überdeckten Teilfläche, welche dann zusammen mit der Kontaktfläche in Beziehung zur rechnerisch ermittelten Gesamtoberfläche der künstlichen Hüftgelenkspfanne gesetzt wurden. Um eine Vorstellung über die Oberfläche der verwendeten Prothesenpfanne zu bekommen, wurde zur Berechnung die Formel für eine Kugelkappe zugrundegelegt: $A = 2 \times \Pi \times r \times h$.

Angewandt auf die implantierte Hüftpfanne somit: $A = 2 \times \Pi \times 18\,mm \times 21\,mm = 2375\,mm^2$.

Dieser Wert wurde zur Gegenkontrolle mit den durch Auszählen ermittelten Flächen verglichen.

Ermittlung des Hüftzentrums. Zur Ermittlung des originalen physiologischen Hüftzentrums wurden alle Becken in ihrem ursprünglichen Zustand vermessen. Sie wurden standardisiert mit abgebildetem Maßstab aus drei Richtungen fotodokumentiert. Hierbei erfolgten alle Aufnahmen aus einem Abstand von 1,5 Meter unter Verwendung eines Teleobjektivs. Es wurde auf die physiologische Stellung der Becken bei den Aufnahmen geachtet. Die Migration der künstlichen Gelenkpfanne in Relation zur Originalpfanne wurde in Millimetern dokumentiert (vertikal: +=kranial; sagittal: +=ventral; frontal: +=lateral).

Berechnung der muskulären Arbeitsbedingungen. Die Berechnung der muskulären Arbeitsbedingungen durch ein hohes Hüftzentrum erfolgte computergestützt mit Hilfe eines Programms, welches im Rahmen der Ganganalyse zur Belastungsberechnung am Hüftgelenk dient. Es handelt sich hierbei um eine dynamische Methode, welche Daten für die drei Phasen Beginn, Mitte und Ende der Standphase eines Schrittes liefert. Diese Phasen sind durch den Winkel des Oberschenkels gegen die Senkrechte mit +15° für Beginn, 0° für Mitte und -15° für Ende der Standphase eines Schrittes definiert.

Die Beckenneigung in der Sagittalebene wurde für alle drei Phasen mit +5°, nach seitwärts mit 0°, 5° und 10° sowie die Rotation in der Horizontalebene mit -5°, 0 und +5° für Beginn, Mitte und Ende der Standphase festgelegt. Da es sich bei den verwendeten Präparaten um halbierte, isolierte Beckenknochen handelte, mußten einige Normalwerte für die Berechnung der Muskelkräfte und -längen eingesetzt werden. So wurde die Oberschenkellänge mit 350 mm und die Antetorsion des Schenkelhalses mit 12° festgelegt.

Für die Auswirkung des hohen Hüftzentrums wurden zuerst die Ursprungswerte für jedes einzelne Becken mit den Ausgangsparametern für das natürliche Hüftzentrum berechnet. Anschließend erfolgte die Berechnung der Werte für das hohe Hüftzentrum unter Beachtung der Migration in der Vertikalen und Frontalen. Es wurden Werte für folgende Muskelgruppen ermittelt (Abb. 3, 4):

- M. gluteus minimus, hinterer Anteil
- M. gluteus minimus, mittlerer Anteil
- M. gluteus minimus, vorderer Anteil
- M. gluteus medius, hinterer Anteil
- M. gluteus medius, mittlerer Anteil
- M. gluteus medius, vorderer Anteil A
- M. gluteus medius, vorderer Anteil B
- M. gluteus maximus
- M. tensor fasciae latae.

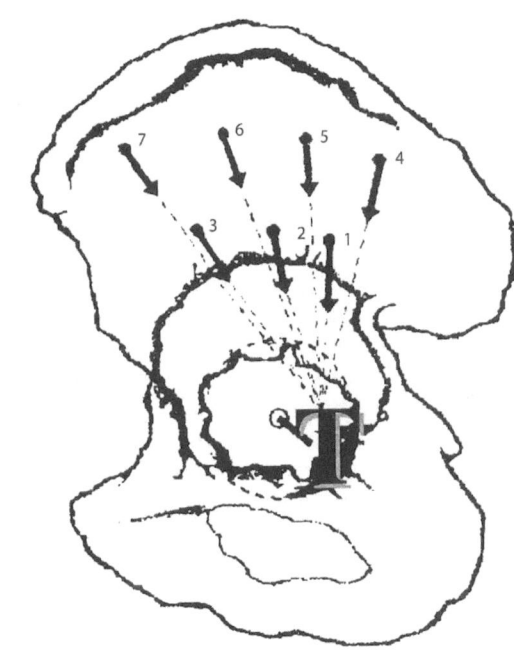

Abb. 3. Muskelkräfte für ursprüngliche Hüftkräfte (T: Trochanter major)

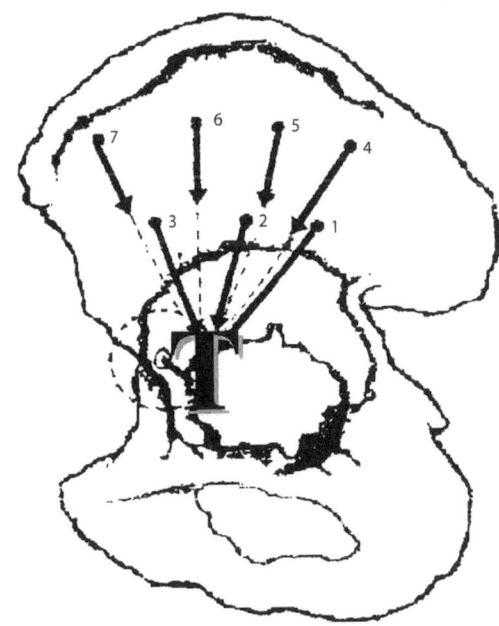

Abb. 4. Muskelkräfte für hohes Hüftzentrum (T: Trochanter major)

Bei den angestellten Berechnungen wurden Daten über die Änderung der jeweiligen Muskellänge und der aufzubringenden Kraft für die einzelnen Muskelanteile erhoben. Das angewendete Rechnerprogramm zur Bestimmung der Parameter legt die Meßpunkte der verschiedenen Muskelanteile in folgender Weise fest. Zur Ermittlung der Ausgangsparameter wurden alle Becken in ihrem ursprünglichen Zustand vermessen, wobei folgende Aspekte Berücksichtigung fanden:
- Durchmesser der natürlichen, knöchernen Hüftpfanne
- Ileumhöhe: Höhe vom oberen Pfannenrand über den höchsten Punkt der Crista iliaca
- Abstand des Hüftzentrums zur Medianebene.

Von jedem Becken wurde eine Aufnahme von kranial sowie eine laterodorsale mit größtmöglicher Sicht auf die Ala ossis ilii angefertigt. An den entstandenen Aufnahmen wurden folgende Winkel abgegriffen:
- Zwischen Medianebene und der Strecke Spina iliaca anterior superior-Spina iliaca posterior superior (Winkel gegen die Sagittalebene)
- zwischen den Senkrechten und der Strecke Pfannezentrum-Spina iliaca anterior superior (vorderer Beckenwinkel)
- zwischen der Senkrechten und der Strecke Pfannenzentrum-Spina iliaca posterior superior (hinterer Beckenwinkel)
- zwischen der Senkrechten und der Strecke zwischen den beiden homolateralen Spinae (Beckenkippung).

Berechnung des Lastmomentes. Da sich das Lastmoment durch das hohe Hüftzentrum infolge der Lateralisierung verändert, wurde es für den Ursprungszustand und den Zustand nach Implantation über folgende Formel getrennt berechnet:

$$L = \frac{2}{3} HA \times \left(750\,N \times \frac{5}{6}\right) \times 0{,}67$$

HA = Hüftkopfabstand

Zuerst erfolgte die Vermessung des Hüftkopfabstandes HA. Da es sich zum Teil um halbierte Becken handelt, wurde hierzu der Abstand vom Zentrum zur Sagittalebene ermittelt und anschließend verdoppelt. Zur Berechnung des Hebelarms wird diese Strecke nun zu zwei Dritteln in die Formel eingesetzt.

Weiterhin geht das Körpergewicht, hier mit 75 kg veranschlagt, nur zu fünf Sechstel in die Berechnung ein, da das Standbein mit einem Sechstel Körpergewicht nicht dem Lastmoment des ipsilateralen Hüftgelenks zugerechnet werden darf. Der Faktor 0,67 am Schluß der Formel stellt den prozentualen Wert des Lastmoments dar, wie er im Einbeinstand auftritt. Hierbei handelt es sich um einen empirisch im Labor ermittelten Wert, der fast genau zufällig zwei Drittel beträgt. Analog wurde das Lastmoment für das hohe Hüftzentrum berechnet, unter Berücksichtigung nur der lateralen Migration, da diese für die Änderung des Lastarms entscheidend ist. Um die Vergleichbarkeit der Meßreihen zu gewährleisten, wurden die vorausgesetzten Parameter nicht verändert. Lediglich die Migration und das dadurch veränderte Lastmoment wurden eingegeben. Die Migration wurde relativ zum alten Zentrum in allen drei Ebenen vermessen (Abb. 5).

Anschließend erfolgte die Berechnung der Werte für Muskelkraft, -länge erneut unter Einsatz der Ursprungswerte für die Beckenmaße. Das hohe Hüftzentrum kam mit der Migration in mm relativ zum ursprünglichen Zentrum und mit dem dadurch geänderten Lastmoment zum Tragen.

Ergebnisse

Kontaktflächenbestimmung. Die Einzelwerte der Kontaktflächen der jeweiligen Präparate sind in Abb. 6 zusammengestellt. Die einzelnen Kontaktflächen liegen zwischen 1049 mm^2 und 527 mm^2 und sind somit erheblichen Schwankungen unterworfen, die aufgrund der jeweiligen anatomischen Situation resultierten. Die prozentuale Überdachung in Relation zur Gesamtoberfläche der künstlichen Gelenkpfanne lag zwischen 44% und 22% (MW: 31%).

Die Gegenprobe ergab, daß der Mittelwert der ausgezählten Flächen sehr genau dem errechneten Wert für die Oberfläche der Prothesenpfanne entsprach. Die maximale Abweichung der verwendeten graphischen Auszählmethode (überdeckte Fläche in mm^2 + nicht überdeckte Fläche in mm^2) gegenüber der theoretisch berechneten Gesamtoberfläche der künstlichen Hüftpfanne lag bei 1,6%. Somit ist von einer sehr exakten Oberflächenbestimmung mit der verwendeten graphischen Analyse auszugehen.

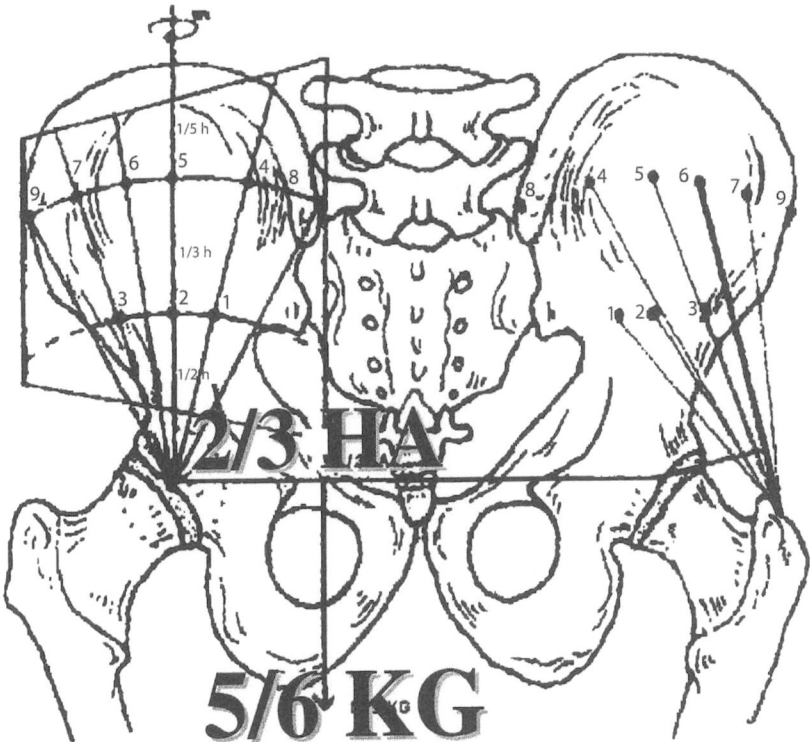

Abb. 5. Graphische Darstellung zur Berechnung des Lastmoments (HA: Hüftkopfabstand; KG: Körpergewicht)

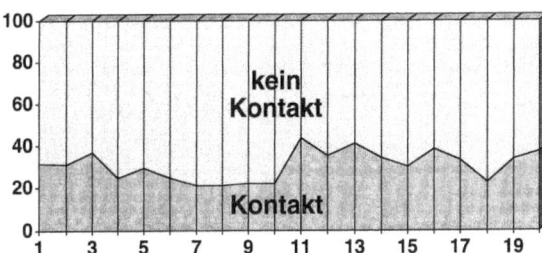

Abb. 6. Prozentuale Kontaktfläche nach Implantation in ein hohes Hüftzentrum

Die Kontaktflächenanalyse in Relation zu den unterschiedlichen Pfannenquadranten zeigt den geringsten Pfannenkontakt im anterosuperioren Quadranten (Abb. 7).

Migration des Rotationszentrum. Es zeigte sich eine vertikale Migration von 13 bis 35 mm bei einem Durchschnitt von 25 mm. Bei allen Becken erfolgte eine Verlagerung des Rotationszentrums nach lateral um durchschnittlich 17 mm mit einer ventralen Migration von 5 bis 25 mm (Abb. 8).

Berechnung des Lastmoments. Die Spannbreite der Ausgangswerte für das Lastmoment reicht von 39,08 bis 46,89 Nm bei Becken 1. Hiermit überschneiden sich die Bereiche für altes und neues Lastmoment, welches in einem Bereich zwischen 44,29 Nm und 54,71 Nm liegt, was die individuelle Schwankungsbreite in der Kräfteverteilung am Becken unterstreicht.

Es ist zu erkennen, daß eine deutliche Zunahme der Lastmomente durch die Verlagerung des Hüftzentrums zu verzeichnen ist. Dabei sind erhebliche individuelle Schwankungen mit einem Unterschied von bis zu 10 Nm und mehr möglich (Spannbreite 2,61 bis 15,64). Hierbei ist die Abhängigkeit des Lastmoments vom Ausmaß der Lateralisation deutlich erkennbar; während Becken 2 mit einer Migration in der Frontalebene um 30 mm die größte Lastmomentänderung erfährt, beträgt diese am wenigsten bei den Becken mit der geringsten Lateralisation von 10 mm. Für die Abduktoren bedeutet diese Zunahme des Lastmoments eine vermehrte Belastung durch die Verschlechterung der Hebelverhältnisse (Tab. 1).

Berechnung der muskulären Arbeitsbedingungen. Beim Vergleich der Werte vor und nach Implantation eines hohen Hüftzentrums ergibt sich ein Anstieg der Belastung aller Muskelanteile des

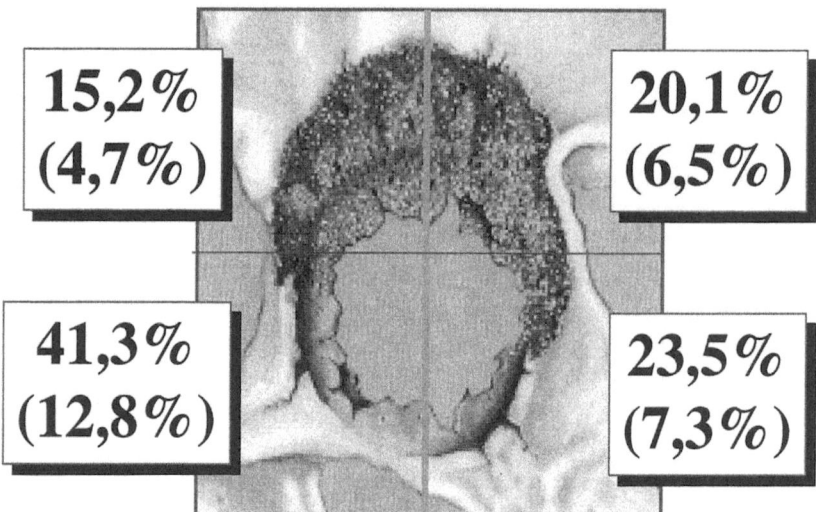

Abb. 7. Mittlere prozentuale Kontaktfläche in Relation zu den vier Acetabulumquadranten

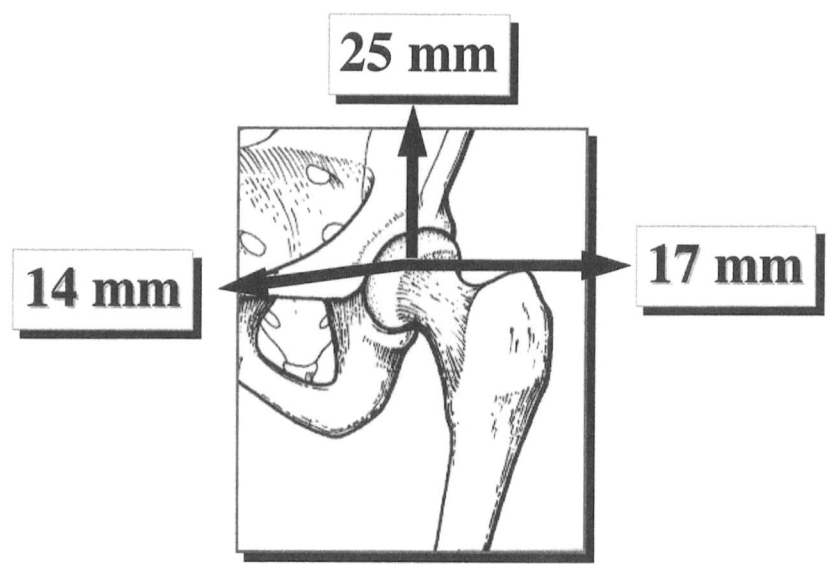

Abb. 8. Mittlere Migration nach ventral, kranial und lateral

M. gluteus minimus und M. gluteus medius, wobei nach wie vor immer die Kraft zu Beginn der Standphase am größten ist, um dann zum Ende hin abzufallen.

Hierbei spielen besonders die geänderten Hebelverhältnisse eine Rolle. Insbesondere die Lateralisation des Rotationszentrums ist mit einer Verkürzung des Hebelarms für die Abduktoren verbunden und resultiert in einem erhöhten Lastmoment. Hiervon ist am meisten der M. gluteus minimus betroffen, dessen hinterer Anteil K1 bis zum Zweieinhalbfachen der Kraft aufbringen muß gegenüber der Kraft die er beim ursprünglichen Hüftzentrum aufzubringen hatte. Die beiden anderen Anteile K2 und K3 liegen mit etwa 180 bis 200% deutlich darunter, jedoch damit immer noch beim doppelten der Kraft, die sie ursprünglich aufbringen mußten.

Beim M. gluteus medius ist ebenfalls der hintere Anteil mit ca. 160% dem stärksten Belastungsanstieg unterworfen, wobei die übrigen Anteile in etwa mit dem 1,4fachen der Belastung vor Implantation des hohen Hüftzentrums etwas näher an dem Spitzenwert liegen.

Bei der Auswertung der Muskelkräfte sind die einzelnen Anteile mit dem Index K in den

Tabelle 1. Berechnung des Lastmoments bei den einzelnen Präparaten

Becken Nr.	LM alt [Nm]	LM neu [Nm]	Differenz [Nm]
1	46,89	49,50	+2,61
2	36,47	52,11	+15,64
3	41,68	54,71	+13,03
4	46,89	54,71	+7,28
5	39,08	52,11	+13,03
6	44,29	52,11	+7,82
7	39,08	46,89	+7,81
8	41,68	54,71	+13,03
9	39,08	49,50	+10,42
10	41,68	54,71	+13,03
11	41,68	46,89	+5,21
12	44,29	52,11	+7,82
13	44,29	49,20	+5,21
14	44,29	52,11	+7,82
15	41,68	46,89	+5,21
16	41,68	52,11	+10,43
17	44,29	54,71	+10,42
18	39,08	44,29	+5,21
19	41,68	50,02	+8,34
20	39,08	44,29	+5,21
Mittelwert	**41,94**	**50,70**	**+8,76**

Diagrammen gekennzeichnet. Es stellte sich heraus, daß durch die Verlagerung des Hüftzentrums diese Muskeln unter solch ungünstigen Hebelverhältnissen arbeiten müssen, daß ein physiologisches Arbeiten nicht möglich ist. Die Gelenkachse rückt dabei so nah an den wirksamen Muskelquerschnitt, daß der Hebelarm für den Muskel zu klein wird, um als Abduktor arbeiten zu können. Dies trifft besonders für den M. tenso fasciae latae zu, der seine Rolle als Abduktor nach diesen Berechnungen verliert (Abb. 9).

Beim Vergleich der Muskellängen vor und nach Implantation des hohen Hüftzentrums stellt sich heraus, daß nur der hintere Anteil M1 des M. gluteus minimus gedehnt wird, während die übrigen Muskelanteile eine Verkürzung erfahren. Das Ausmaß der Verkürzung ist am größten bei den vorderen Anteilen von gluteus minimus und medius, wobei M7 mit über 15% Längenverlust an der Spitze liegt. Der mittlere Anteil von M. gluteus medius verkürzt sich ebenfalls um knapp 15% und liegt damit gleich mit dem vorderen Anteil von M. gluteus minimus. Der Tensor fasciae latae erfährt nur eine relativ geringe Verkürzung mit ca. 5% (Abb. 10).

Diskussion

Abrieb und Materialermüdung spielen entscheidende Rollen in der Langzeithaltbarkeit von Hüftendoprothesen (Wroblewski 1989). Nicht nur die direkte Funktionsbeeinträchtigung der Prothese ist hierbei von Bedeutung, sondern die Körperreaktion auf Abriebprodukte der Implantatmaterialien. Diese lösen eine Fremdkörperreaktion im Bindegewebe aus, wobei Histiozyten und Riesenzellen die freigesetzten Partikel phagozytieren und Granulome bilden, welche an der Implantat-Knochen-Grenze zu Umbau und Resorption des Knochens mit nachfolgender Osteolyse führen. Dabei ist es möglich, daß diese Osteolysen nach Fremdkörperreaktion sowohl allein auf abgeriebene Partikel des Polyäthylens als auch allein auf Partikel von zerrüttetem Knochenzement ausgelöst werden können (Willert et al. 1989).

Das Problem bei der Revisionsalloarthroplastik besteht somit zur Hauptsache im Verlust von Knochensubstanz, wie er durch den Knochenzement, durch Abriebprodukte des Polyäthylens und durch Lockerung des Implantats selbst hervorgerufen wird (Morscher et al. 1989). Das einfache Auffüllen mit Zement sollte nur die Ausnahme darstellen (Abb. 11). Ziel der

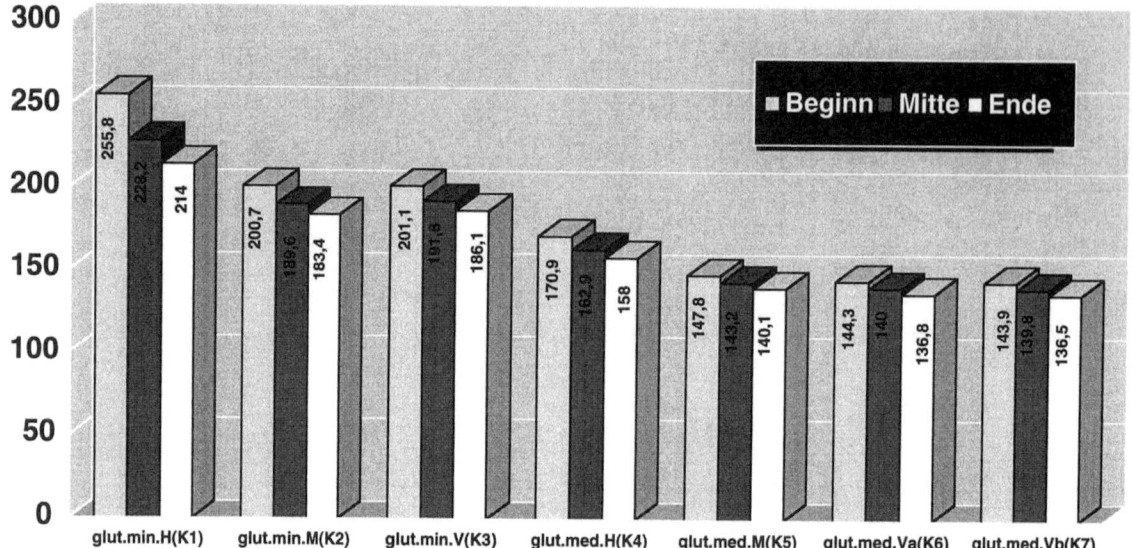

Abb. 9. Durchschnittlicher Anstieg der Muskelkräfte in den Stadien der Standphase für hohes Hüftzentrum in % des Ausgangswerts

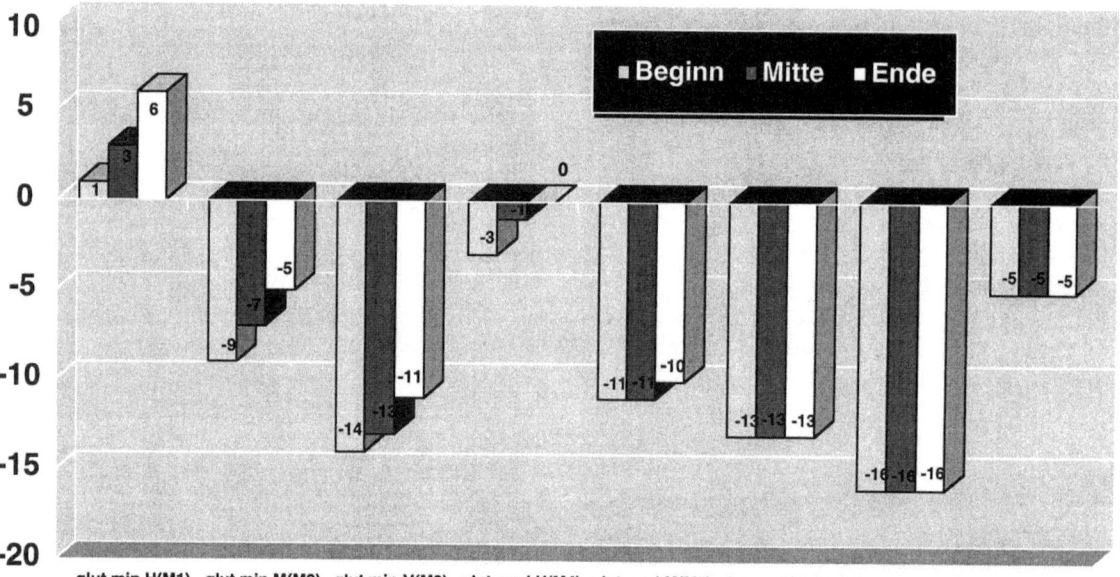

Abb. 10. Durchschnittliche Änderung der Muskellängen in den Stadien der Standphase für hohes Hüftzentrum in % des Ausgangswertes

Reoperation muß es sein, möglichst anatomische Bedingungen für die Verankerung der Prothese zu schaffen und im Idealfall sogar die Ausgangssituation einer Primärimplantation herzustellen. Dies läßt sich mit der Verwendung autologer und homologer Knochentransplantate in vielen Fällen zunächst erreichen. Sowohl bei der Verwendung kortikospongiöser Knochenspäne als auch beim Einbau massiver Allografts (Abb. 12) sind die ursprünglichen Erwartungen jedoch nicht erfüllt worden (Brien et al. 1990; Emerson et al. 1989; Enneking et al. 1980; Harris/Crothers 1977; Hedley et al. 1988; Langer et al. 1975; McDonald et al. 1988; McKibbin 1978; Morscher et al. 1989; Oakeshott et al. 1987,; Postel 1989; Scott 1987). Reichen auch diese Maßnahmen des ossären Aufbaus nicht aus, um einen genügenden Kontakt des Implantats zum Knochen herzustellen, muß die Hüftpfanne armiert werden. Gängige Mittel hierzu sind Pfahlschrauben (Schneider), Pfannendachschalen (Müller) und Pfannenstützschalen (Burch/Schneider) (Abb. 13).

Um die Probleme von ossären Auto- oder Allografts sowie Stützringen zu umgehen, empfehlen einige Autoren den Einsatz von sehr kleinen Pfannen, welche nur eine kleine Kontaktfläche zur Überdachung brauchen und außerdem durch geringe Kopfdurchmesser nach dem Prinzip von Charnley nur ein geringes Reibungsmoment entwickeln (Dennis/Halley 1986). Bei dieser Methode wird eine kleinere Hüftpfanne proximal am Os ilium befestigt. Hierbei wird bei massiven Knochensubstanzverlusten im Acetabulum eine Verlagerung des Hüftzentrums nach proximal bewußt in Kauf genommen (Russotti/Harris 1991). Die dabei entstehende Extremitätendifferenz wird durch eine entsprechend längere Femurkomponente ausgeglichen.

Russotti und Harris (1991) untersuchten mit dieser Technik versorgte Hüftendoprothesen mit einer durchschnittlichen Verweildauer von 11 Jahren und einem hohen Rotationszentrum. Die Lockerungsrate betrug 16%, wobei eine Prothese revidiert werden mußte. Sie liege somit nach Ansicht der Autoren niedriger als bei Revisionsoperationen mit Knochentransplantaten. Die Höhe des Hüftzentrums über der Verbindungslinie der Tränenfiguren betrug postoperativ durchschnittlich 43 mm (35–61 mm). Im Vergleich hierzu fand sich bei Normalhüften eine durchschnittliche Höhe von 14 mm (10–20 mm), woraus sich eine durchschnittliche kraniale Migration des Hüftzentrums von 29 (21–47) mm ergibt. Bemerkenswert hierbei ist, daß bei den untersuchten Hüftzentren, entgegen den Befunden anderer Autoren, keine gleichzeitige Lateralisierung eintrat (Callaghan et al. 1985; Johnston et al. 1979; Lachiewicz et al. 1986; Ranawat et al. 1980).

Bereits aus anatomischen Gründen kann das Knochenlager in der Position des hohen Hüftzentrums jedoch nicht dieselben Voraussetzungen bieten wie das natürliche Hüftgelenk. Das neue Pfannendach besteht aus der Spongiosa des Os ilium, welches medial durch die innere Kortikalis der Ala ossis ilii begrenzt wird und nach fron-

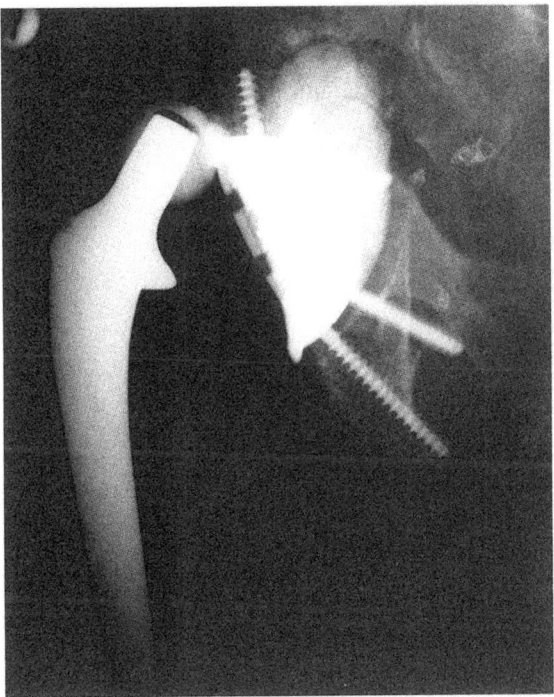

Abb. 11. Lockerung einer zementierten azetabulären Revisionsprothese

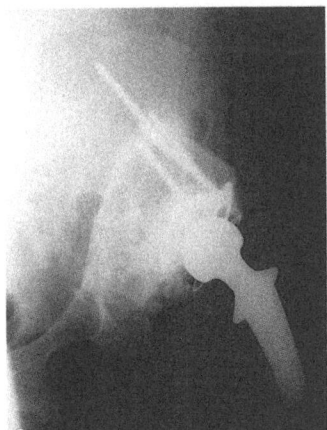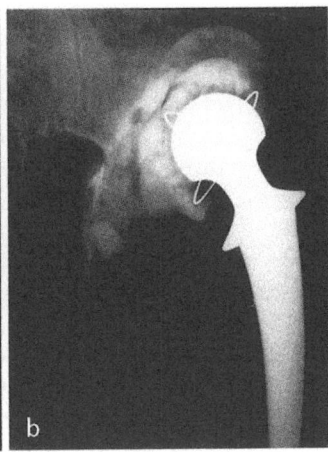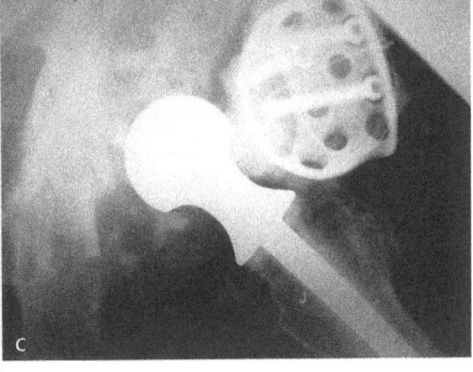

Abb. 12. Lockerung einer zementierten Pfanne (**a**); Revision mit massivem Allograft (**b**); erneute Lockerung und Ausbruch des Allografts (**c**)

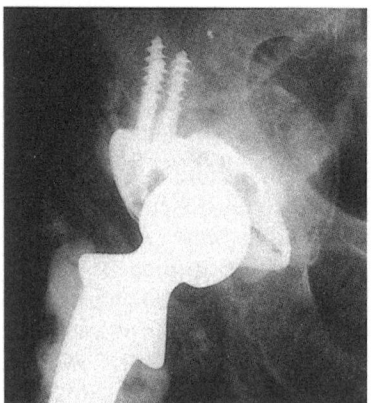

Abb. 13. Revision mit Pfannenstützschale

tal in die Spina iliaca anterior inferior ausläuft. Diese Position des Rotationszentrums bringt es mit sich, daß laterodorsale Anteile der Pfanne von Knochen unbedeckt bleiben. Je nach Ausmaß des medialen Wanddefekts der Hüfte gilt dies ebenfalls für mediale Anteile der Pfanne.

Wie unsere Ergebnisse zeigen, beträgt die Kontaktfläche bei Verwendung einer Prothesenpfanne mit 36 mm Außendurchmesser und einer Oberfläche von 2375 mm^2 im Durchschnitt 735 mm^2, was einer Überdachung von 31% entspricht. Dies birgt befestigungstechnische Probleme, da der Raum für Schrauben begrenzt und die Auflagefläche für die Zementierung einer Pfanne limitiert ist. Über die nötige Kontaktfläche für die stabile Verankerung der Prothesenpfanne im Beckenknochen gehen die Meinungen auseinander. Dies hängt zum einen mit der Verwendung verschiedener Prothesentypen zusammen, zum anderen bietet die Möglichkeit der Knochentransplantation ein Mittel zur Oberflächenvergrößerung an, so daß nur ein Teil der Prothesenoberfläche mit dem Beckenknochen direkt in Verbindung stehen muß, während die übrige Fläche durch Transplantate überdacht ist. Nach Harris (1969) sollte die knöcherne Überdachung durch das Os ilium noch 70–80% der Pfannenkomponente betragen, um Stabilität zu gewährleisten. Einige Autoren halten bei der Verwendung von zerkleinerten, unstrukturierten Knochentransplantaten eine Kontaktfläche der Prothese von 30% bzw. 40% mit dem Beckenknochen für akzeptabel (McGann et al. 1980). Emerson et al. (1989) schließen sich dieser Meinung an und empfehlen dazu die Verwendung einer Press-fit-Pfanne, bei deren Einsatz sie auch weniger Überdachung akzeptiert haben, ohne Anzeichen des Prothesenversagens in der Folge zu verzeichnen. Die Voraussetzung hierfür ist eine von Anfang an stabile Pfanne, um die für die Knochenresorption vertantwortliche Bewegung im Prothesenlager zu vermeiden (McKibbin 1978; Perren 1972; Schneider 1987). Auch Russotti und Harris (1991) empfehlen in Fällen mangelnder Überdachung ausnahmsweise die Verwendung von großen massiven Knochentransplantaten, welche zur Abstützung der Prothese lateral am Os ilium zur Erweiterung des Pfannendachs angeschraubt werden.

Volz und Wilson (1977) wiederum konnten zeigen, daß eine voll von Knochen bedeckte Pfanne eine deutlich höhere Rotationsstabilität gegenüber unvollständiger Knochenbedeckung aufweist. Sutherland et al. (1982) fanden nach 10 Jahren 23% vollständig überdeckter und 25% minimal zu 9/10 überdeckter Pfannen radiologisch gelockert. Bei einer Pfannenüberdachung unter 9/10 stieg die Lockerungsrate signifikant auf 62% an. Sarmiento et al. (1990) geben nach 7 Jahren im Mittel 30% für überdeckte gegenüber 43% für zu 7,5 bis 9 Zehntel überdeckte Pfannen an.

Dem Problem der Überdachung läßt sich mit der Verwendung von kleinen bis sehr kleinen Spezialpfannen begegnen, um die nötige Kontaktfläche zu minimieren (Dennis-Halley 1986). Die Verkleinerung der Kontaktfläche bewirkt jedoch, daß die auftretenden Kräfte auf eine kleinere Oberfläche verteilt werden, was zu einer Druckerhöhung an der Grenzfläche führt. Unter den dynamischen Druckverhältnissen am Hüftgelenk ist bei einem Implantat, den Überlegungen von Perren (1972) zufolge, mit einer regelmäßigen Beanspruchungsumkehr von Druck auf Zug zu rechnen. Diese als Nulldurchgang beschriebene Situation induziert Osteolysevorgänge an der Knochen-Implantat-Grenzfläche. In einer stabilen Situation halten sich Knochenabbau und Regeneration die Waage, und es besteht die Situation des kompensierten Nulldurchgangs. Überwiegt die Osteolyse, so wird der Knochen durch fibröses Bindegewebe ersetzt, mit Instabilität als Folge (dekompensierter Nulldurchgang). Nach Schneider (1987) hängt die Frage von Kompensation oder Dekompensation von der einwirkenden Kraft pro Flächeneinheit und der zeitlichen Häufung des Nulldurchgangs ab. Das durch Reibung erzeugte und in seiner Richtung wechselnde Drehmoment erzeugt eine Belastung der Kontaktzone im Sinne eines Nulldurchgangs.

Charnley (1979) bevorzugte, gemäß seiner Low-friction-Theorie, kleine Kopfdurchmesser mit dickwandigen Polyäthylenpfannen und relativ großen Außendurchmessern. Dieser Prothesentyp hat den Vorteil, durch die kleine Kontaktzone zwischen Prothesenkopf und Gelenkpfanne weniger Reibungswiderstand zu bieten und somit das entstehende Drehmoment zu verringern. Während die Verwendung von kleinen Kopfdurchmessern dem Einsatz eines hohen Hüftzentrums entgegenkommt, besteht aufgrund der begrenzten Platzverhältnisse nicht die Möglichkeit, einen großen Pfannendurchmesser einzusetzen. Die verwendeten Pfannen können also im Verhältnis zum Prothesenkopf nur relativ dünnwandig sein, was einer lokalen elastischen Deformation des Polyäthylens in der Belastungszone Vorschub leistet. Diese Deformation wandert bei jedem Schritt von hinten nach vorne, was einer Relativbewegung mit Nulldurchgang im Bereich der kraftübertragenden Kontaktzone im Pfannendach entspricht. Das Problem der Relativbewegung wird durch das natürliche Verhalten des Knochenlagers noch verschärft, welches sich ebenfalls unter Belastung dynamisch verformt, wie Untersuchungen von Huggler et al. (1976) zeigten.

In der primären Hüftarthroplastik existieren daher verschiedene Lösungsansätze, um dem Problem des Nulldurchgangs zu begegnen. Harris versuchte mit dem Metal-backing der Polyäthylenpfanne eine bessere Druckverteilung im Acetabulum durch Verminderung der Belastungsdeformation zu erreichen. Andere Ansätze versuchen durch Erhöhung der Vorlast dem Nulldurchgang zu begegnen. Judet hat dies mit dem ‚frottement dur' durch Einschlagen eines etwas zu großen Implantates in das Prothesenlager zu erreichen versucht. Andere erstreben, diese Vorlast durch ein Schraubengewinde (Keramik, Kunststoff, Metall) oder mit Verklemmung durch Kunststoffzapfen oder Zugschrauben zu erzielen. Diese Maßnahmen der primären Arthroplastik lassen sich aus den gegebenen Umständen auf die Rearthroplastik und speziell auf den Einsatz eines hohen Hüftzentrums gar nicht oder nur bedingt anwenden.

Zusätzlich hat sich gezeigt, daß die Belastung der Komponenten vermindert wird, wenn das Hüftzentrum soweit wie möglich medial, anterior oder inferior plaziert wird (Johnston et al. 1979). Zwar sind die Gründe hierfür vielfältig, jedoch befinden sich die Autoren in dieser Hinsicht im Einvernehmen mit Etienne et al. (1978) sowie mit Fraser und Wroblewski (1981), die ebenfalls der Meinung sind, daß eine Verlagerung der Prothese, besonders nach proximal, einen signifikanten Risikofaktor für postoperative Dislokation darstellt.

Geometrische Veränderungen am Hüftgelenk beeinflussen immer auch die einwirkenden Kräfte. Für Johnston et al. (1979) hängen die klinische Erscheinung des Hinkens nach dem Einsatz einer Hüftendoprothese von drei Faktoren ab:
- die Momente welche die Muskeln während des Gehens erzeugen müssen
- die Länge des Hebelarms eines jeden Muskels
- die Kapazität des Muskels, d.h. die Kraft.

Im Gegensatz zur Untersuchung von Russotti und Harris (1991) trat bei der hier durchgeführten Studie unter Einsatz eines hohen Hüftzentrums immer eine gleichzeitige Lateralisation des Rotationszentrums auf. Dabei erfolgte ebenfalls eine Migration des Hüftzentrums nach ventral. Unter sonst gleichen Bedingungen bedeutet ein proximales Hüftzentrum eine Verkürzung der Muskulatur, insbesondere der Abduktoren. Hier beträgt sie durchschnittlich 16 mm für den Anteil des M. gluteus medius, welcher in der Frontalebene liegt und stellvertretend für alle Abduktoren zum Vergleich eingesetzt wurde. Der Grund für die Verlängerung der Abduktoren bei den Angaben von Russotti und Harris (1991) liegt in der gleichzeitig intraoperativ durchgeführten Trochanterverlagerung um durchschnittlich 30 mm nach distal.

Die in dieser Untersuchung ermittelte Annäherung von Ansatz und Ursprung ist jedoch nur ein Grund für die Funktionseinbuße der Muskulatur. Durch die Lateralisation erhöht sich zudem das Lastmoment infolge der Vergrößerung des Hebelarms des einwirkenden Körpergewichts. Dies betrifft in erster Linie die hinteren Anteile des M. gluteus medius und des M. gluteus minimus, wie diese Untersuchung zeigt.

Es entwickelt sich somit eine zweifache Insuffizienz bestimmter Muskelanteile beim Einsatz eines hohen Hüftzentrums durch verminderte Vorspannung und geänderte Hebelverhältnisse betroffener Muskelpartien.

Manche Muskeln, wie z.B. der M. tensor fascia latae, rücken mit ihrem wirksamen Querschnitt so nahe an die Bewegungsachse des Gelenks heran, daß sich ihr Hebelarm in einem Maß verkürzt, welches ein physiologisches Arbeiten der Muskeln als Abduktoren verhindert. Der M. tensor fasciae latae verliert durch diese

Entwicklung seine Bedeutung als Abduktor, wie diese Untersuchung zeigt.

In ihrer Untersuchung zu Chiari-Operationen kommen Delp et al. (1990) zum Schluß, daß die Längenänderung gegenüber der Hebelarmverkürzung den größeren Einfluß auf die Kraftminderung des Muskels hat. In ihrem Vergleich von röntgenologischen Messungen und klinischen Befunden kommen Gore et al. (1977) zu dem Ergebnis, daß es einen signifikanten Zusammenhang zwischen der Kraftminderung von Abduktormuskeln und einem nicht durch eine längere Schaftprothese ausgeglichenen proximalen Sitz der Hüftpfanne gibt. Zusammenfassend zu diesen Betrachtungen läßt sich folgendes feststellen:

Die Längenänderung eines Muskels hat starke Auswirkungen auf seine Kraftentwicklung bei gegebener Innervationsstärke.

Die geometrischen Veränderungen am Becken durch ein hohes Hüftzentrum bewirken eine starke Zunahme der zur Stützung des Beckens nötigen Muskelkraft der Abduktoren.

Dies ist besonders beim M. gluteus minimums und dem hinteren Anteil des M. gluteus medius der Fall.

Bei der Interpretation der Werte muß berücksichtigt werden, daß es sich hierbei um eine Modellvorstellung handelt, welche von einem gradlinigen Verlauf (straight line) der Muskeln ausgeht.

Da die äußere Muskulatur am Becken jedoch durch sehr breite Ursprünge charakterisiert ist, kann davon ausgegangen werden, daß sich hier auch gebogene Verläufe der Fasern finden, die in diesem Modell durch die Unterteilung der Muskeln in verschiedene Anteile nur zum Teil kompensiert werden können.

Daher können die errechneten Werte nur dazu dienen, eine Tendenz in der Veränderung der Muskellängen beim Einsatz eines hohen Hüftzentrums zu zeigen.

In der Praxis steht jedoch zu befürchten, daß die muskuläre Insuffizient noch größer ist, weil in der Modellvorstellung der Muskel über seine gesamte Länge als kontraktile Einheit aufgefaßt wurde. In vivo besteht jedoch jeder Muskel an Ansatz und Ursprung aus unterschiedlich langen sehnigen und somit nichtkontraktilen Bestandteilen, welche nicht oder nur in geringem Umfang an einer Längenänderung teilnehmen.

Somit ist es wahrscheinlich, daß sich die ermittelten Längenänderungen in einem kleineren Bereich auf der Gesamtlänge der untersuchten Muskeln abspielen, wodurch die kontraktilen Elemente entsprechend stärkeren Längenänderungen ausgesetzt sind.

Die Überlebenszeit einer Hüftprothese nimmt nach den Berechnungen von Johnston et al. (1969, 1979) maßgeblich zu, wenn sich die Belastung der Komponenten vermindert. Dies wird

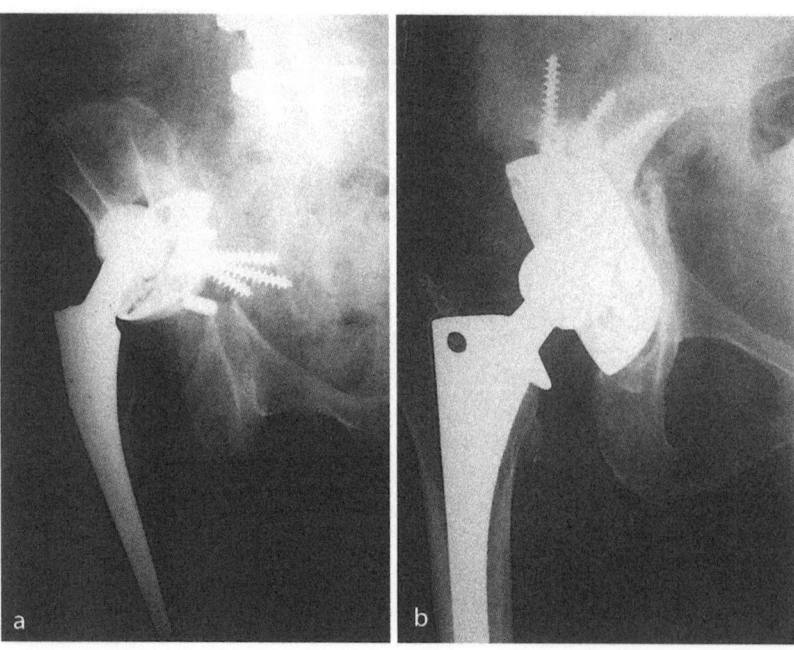

Abb. 14. Lockerung einer Pfannenstützschale mit massivem kranialem Defekt (**a**); Revision mit LOR-Pfanne und Rekonstruktion des Rotationszentrums (**b**)

durch eine Plazierung des Hüftzentrums soweit medial, anterior und inferior wie möglich erreicht.

Auf diese Überlegungen führen Emerson et al. (1989) auch das Problem der postoperativen Dislokation bei Verwendung von azetabulären Knochentransplantaten zurück, welches in ihrer Studie vermehrt auftrat.

Zwar sind die Gründe hierfür vielfältig, jedoch befinden sich die Autoren in dieser Hinsicht im Einvernehmen mit Etienne et al. (1978), Fraser und Wroblewski (1981), die ebenfalls der Meinung sind, daß eine Verlagerung der Prothese, besonders nach proximal, einen signifikanten Risikofaktor für postoperative Dislokation darstellt.

Die in dieser Untersuchung ermittelten Daten stützen diese Ergebnisse, da sich durch ein hohes Hüftzentrum eine muskuläre Insuffizienz der Abduktoren entwickelt. Mit den darüber hinaus bestehenden Problemen bei der Verankerung der Prothesenpfanne erscheint das hohe Hüftzentrum nicht als geeignete Maßnahme zur Reoperation von gelockerten Hüftendoprothesen. Es sollte vielmehr auch bei großen Defektzuständen evtl. unter Zuhilfenahme von speziellen Implantaten die Rekonstruktion des anatomischen Rotationszentrums angestrebt werden (Abb. 14).

Literatur

Brien WW, Bruce WJ, Salvati EA, Wilson PD Jr, Pellicci PM (1990) Acetabular reconstruction with a bipolar prosthesis and morseled bone grafts. J Bone Joint Surg 72A:1230-1235

Callaghan JJ, Salvati EA, Pellici PM, Wilson PD Jr, Ranawat CS (1985) Results of revision for mechanical failure after cemented total hip arthroplasty 1979 to 1982. A two to five-year follow up. J Bone Joint Surg 67A:1074-1085

Charnley J (1979) Low-friction arthroplasty of the hip. Springer, Berlin Heidelberg New York

Delp SL, Bleck E, Zafac F, Bellini G (1990) Biomechanical analysis of the Chiari pelvic osteotomy. Clin Orthop 254:189-198

Dennis D, Halley D (1986) Use of the Charnley mini offset bore acetabular component in severe acetabular dysplasia. Clin Orthop 211:140-147

Emerson RH, Head WC, Beklacich FM, Malinin Th (1989) Noncemented acetabular revision arthroplasty using allograft bone. Clin Orthop 249:30-43

Enneking WF, Eady JL, Burchardt H (1980) Autogenous cortical bone grafts in the reconstruction of segmental skeletal defects. J Bone Joint Surg 62A:1039-1058

Etienne A, Cupi Z, Charnley J (1978) Postoperative dislocation after Charnley low-friction arthroplasty. Clin Orthop 132:19-23

Fraser GA, Wroblewski BM (1981) Revision of the Charnley low-friction arthroplasty for recurrent or irreducible dislocation. J Bone Joint Surg 63B:552-555

Girdlestone GR (1947) Acute pyogenic arthritis of the hip: An operation giving free access and effective drainage. Lancet I:419-425

Gore DR, Murray MP, Gardner GM, Sepic SB (1977) Roentgenographic measurements after Müller total hip replacement. J Bone Joint Surg 59A:948-953

Harris WH (1969) Traumatic arthritis of the hip after dislocation and acetabular fractures: Treatment by mold arthroplasty - An end result study using a new method of result evaluation. J Bone Joint Surg 51A:737-755

Hedley AK, Gruen TA, Ruoff DP (1988) Revision of failed total hip arthroplasty with uncemented porous-coated anatomic components. Clin Orthop 235:75-90

Huggler AH, Schreiber A, Dietschi C, Jakob H (1976) Experimentelle Untersuchungen über das Deformationsverhalten des Hüftacetabulums unter Belastung. Z Orthop 112:44-50

Jerosch J, Fuchs S, Steinbeck J, Stechmann J (1995) Ist das hohe Hüftzentrum eine Lösungsmöglichkeit für die Revisionsoperation bei Pfannenlockerungen der Hüftendoprothese? Unfallchirurg 98:160-165

Jerosch J, Heisel J, Fuchs S (1995) Sport mit Endoprothese. Was wird empfohlen, was wird erlaubt, was wird verboten? Deutsch Z Sportmed 46:305-312

Jerosch J, Heisel J (1996) Endoprothesenschule. Deutsch Ärzte-Verlag, Köln

Johnston RR, Brand RA, Crowninshield RD (1979) Reconstruction of the hip. J Bone Joint Surg 61:639-652

Johnston RC, Larson CB (1969) Biomechanics of cup arthroplasty. Clin Orthop 66:56-59

Kanvanagh BK, Ilstrup DM, Fitzgerald RH (1987) Multiple revision for failed total hip arthroplasty not associated with infection. J Bone Joint Surg 69A:1144-1149

Lachiewicz PF, McCaskill B, Inglis AE, Ranawat CS, Rosenstein BD (1986) Total hip arthroplasty in juvenile rheumatoid arthritis. Two to eleven year results. J Bone Joint Surg 68A:502-508

Langer F, Czitron A, Pritzker P, Gross AE (1975) The immunogenicity of fresh and frozen allogenic bone. J Bone Joint Surg 57A:216-220

McDonald DJ, Fitzgerald RH, Chao EYS (1988) The enhancement of fixation of a porous coated femoral component by autograft and allograft in the dog. J Bone Joint Surg 70A:728-737

McGann WA, Welch RB, Picetti GD (1980) Acetabular preparation in cementless revision total hip arthroplasty. Clin Orthop 235:35-51

McKibbin B (1978) The biology of fracture healing in long bones. J Bone Joint Surg 60B:150-162

Morscher E, Dick W, Seelig W (1989) Die Revisionsarthroplastik des Hüftgelenks mit autologer und homologer Spongiosa. Orthopäde 18:428-437

Oakeshott RD, Morgan DA, Zukor DJ, Rudan JF, Brooks PJ, Gross AE (1987) Revision total hip arthroplasty with osseous allograft reconstruction: A clinical and roentgenographic analysis. Clin Orthop 225:37–61

Paprosky WG, Magnus RE (1994) Principles of bone grafting in revision total hip arthroplasty. Clin Orthop 298:147–155

Perren SM (1972) Mechanisch induzierte Knochenresorption. 4th Int Osteol Symposium, Prag

Postel M (1989) Prothesenwechsel an der Hüfte. Orthopäde 18:382–387

Ranawat CS, Dorr LD, Inglis AE (1980) Total hip arthroplasty in protrusio acetabuli of rheumatoid arthritis. J Bone Joint Surg 62A:1059–1065

Russotti G, Harris W (1991) Proximal placement of the acetabular component in total hip replacement. J Bone Joint Surg 73A:587–592

Sarmeinto A, Ebramzadeh E, Gogan WJ, McKellop HA (1990) Cup containment and orientation in cemented total hip arthroplasties. J Bone Joint Surg 72B:996–1002

Schneider R (1987) Aktuelle Probleme in Chirurgie und Orthopädie: die Totalprothese der Hüfte: 2. Auflage, Verlag Hans Huber

Scott RD (1987) The use of a bipolar prosthesis with bone grafting in revision surgery. Techniques Orthop 2:84–90

Sutherland CJ, Wilde AH, Borden LS, Marks KE (1982) A ten-year follow-up of one hundred consecutive Müller curved-stem total hip-replacement arthroplasties. J Bone Joint Surg 64A:970–982

Volz RG, Wilson RJ (1977) Factors affecting the mechanical stability of cemented acetabular component in total hip replacement. J Bone Joint Surg 59A:501–503

Willert HG, Buchhorn G-H, Hess T (1989) Die Bedeutung von Abrieb und Materialermüdung bei der Prothesenlockerung an der Hüfte. Orthopäde 18:350–369

Wroblewski BM (1989) Das Problem der Prothesenlockerung an der Hüfte. Orthopäde 18:391

KAPITEL 8

Indikationen und Ergebnisse der intertrochanteren Osteotomie im Zeitalter der Endoprothetik

P. E. Ochsner

Einleitung

Die intertrochantere Osteotomie wurde lange vor der Totalprothese entwickelt. Pauwels zeichnet aus, daß er besonders früh, besonders lange und besonders intensiv über sie nachgedacht und geschrieben hat (Pauwels 1973). Die Osteotomie ermöglicht es, im Gelenk größere Kongruenz und dadurch eine verminderte Flächenbelastung zu erreichen. Durch die Varisation soll der Druck aufs Gelenk sowohl durch eine leichte Verkürzung, als auch durch einen größeren Hebelarm des Muskelansatzpunktes vermindert werden. McMurray (1939) erreichte ähnliche Veränderungen durch eine intertrochantere Schaftmedialisation und wurde vor allem im englischen Sprachraum nachgeahmt. In ihrem Jahreskongreß von 1970 analysierte die Schweizer Gesellschaft für Orthopädie die Resultate nach intertrochanteren Osteotomien eingehend (Morscher 1971). M. E. Müller näherte sich der Problematik auf andere Weise. Er beschäftigte sich eingehend mit der Abklärung und der technischen Durchführung, die sich bei der operativen Korrektur schwerer Fehlstellungen des proximalen Femurendes stellten (Müller 1971). Er zeigte die Vielfalt von Möglichkeiten der Korrektur bei den verschiedenen Krankheitsbildern auf. Er wies dabei auf die Bedeutung der Planung hin und stellte in der zweiten Auflage die durch ihn erfundene Winkelplatte vor. Schneider (1979), der die Osteotomie vor allem bei der Coxarthrose durchführte, legte eine positive Bilanz der bis dahin verrichteten 786 Eingriffe vor. Bombelli erneuerte die Aktualität durch sein Buch über die Valgisationsosteotomie (1976).

In den letzten Jahren wurden größere Übersichtsarbeiten über intertrochantere Osteotomien selten. Die Hüfttotalendoprothetik hat an Sicherheit in bezug auf geringere Komplikationsraten und längere Überlebensdauer gewonnen. Die Vervollkommnung der Korrekturmöglichkeiten auf der azetabulären Seite hat neue Wege zur Bereinigung von Fehlstellungen eröffnet. Der Ruf der intertrochanteren Osteotomie wurde auch dadurch geschmälert, daß eine oft zu großzügige Indikationsstellung zu mäßigen und schlechten Resultaten führte. Ziel dieser Darstellung sind deshalb die Aufstellung einer revidierten Indikationsliste, die Zusammenstellung technischer Hinweise, die Vorstellung einer neuen Winkelplatte und die Analyse der eigenen Ergebnisse.

Prinzipielle Möglichkeiten mit der intertrochanteren Osteotomie

Mit der intertrochanteren Osteotomie (iO) gelingt im Hüftbereich die Beeinflussung der
- Hebelarmverhältnisse des proximalen Femurs
- Kongruenz zwischen Azetabulum und Femurkopf
- Belastungszone des Femurkopfes.

Durch Korrektur des Hebelarms und von starken Varus- bzw. Rotationsfehlstellungen können zudem Fehlbelastungen im Knie vermieden bzw. aufgehoben werden. Bei schweren Fehlstellungen und (weitgehend) steifen Hüften kann die Belastung der Wirbelsäule verändert werden.

Das Ausmaß der erreichbaren Korrekturen in den verschiedenen Richtungen beträgt bei der iO in der Größenordnung:
- Varisation: bis ungefähr 25° (bei Kindern mehr)
- Valgisation: bis ungefähr 60° je nach vorbestehender Fehlstellung
- Flexion: bis ungefähr 30°
- Extension: bis ungefähr 30°
- Innenrotation: angepaßt an die Deformität.

Limitierend wirken bei Coxarthrosepatienten in bezug auf Varisation und Valgisation vor allem die Beeinflussung der Beinlängen und der Muskelspannung, in bezug auf die Flexionskorrektur die technische Kompressionsmöglichkeit der Osteotomie. Die aufgelisteten Grenzwerte sollen als Richtwerte verstanden werden. Sie helfen das Ausmaß der möglichen Korrekturen abzuschätzen. Im Einzelfall liegen die Limiten teilweise deutlich tiefer, bei gewissen Mißbildungen auch höher. Bei hohen Korrekturwinkeln (Varus-Valgus) ist oft eine Trochanterosteotomie notwendig mit anschließender Anpassung des Muskelgleichgewichtes.

Indikation

Fünf Allgemeine Indikationskriterien

1. Korrektur des deformierten Skeletteils. Das proximale Femurende soll dann korrigiert werden, wenn auch tatsächlich eine Fehlentwicklung, eine Fehlstellung oder hauptsächlich krankhafte Veränderung dieses Teils vorliegt.

2. Alternative vor allem bei Patientengruppen mit Risiko zur vorzeitigen Prothesenlockerung. Die Lebensdauer von Totalprothesen bis zur Revision ist je nach Krankheit, Alter, Belastung, Geschlecht sehr unterschiedlich. Bei den im nachfolgenden genannten Krankheiten ist besonders dann die Osteotomie zu erwägen, wenn es sich um Männer unter 65 Jahren handelt, die vorwiegend körperlicher Belastung ausgesetzt sind. Diese Gruppe ist vor allem gefährdet durch ein Frühversagen von Totalprothesen.

3. Alternative bei Patienten mit hohem Operationsrisiko für eine Totalendoprothese. Zu dieser eher seltenen Gruppe gehören ein stark verformtes proximales Femurende, bei dem Implantationsschwierigkeiten mit der Totalprothese voraussehbar sind und Zustände kurz nach Infekten.

4. Patientenpersönlichkeit. Geeignete Persönlichkeiten für eine Osteotomie sind solche, die der körperlichen Integrität einen hohen Stellenwert einräumen, die prophylaktisch gerne den Zeitpunkt einer Totalprothese hinausschieben möchten und die in einem gut abgesicherten sozialen Umfeld daheim sind, so daß auch eine Beschwerdeverminderung als Erfolg ausreicht. Auch die Versicherungssituation (Arbeitsausfall, Abdeckung bei verminderter Leistungsfähigkeit) muß mitberücksichtigt werden.

Eher für eine Totalprothese sprechen die tendenzielle Ausrichtung des Patienten auf eine definitive Lösung sowie das Bedürfnis, für 5–10 Jahre eine gewisse definierte Leistungsfähigkeit aufzuweisen. So kann z. B. ein auf den Verdienst angewiesener Familienvater unmittelbar nach Implantation einer Totalprothese mit größerer Sicherheit seine Kinder bis zum Ausbildungsschluß unterstützen. Gegen die innere Haltung eines Patienten sollte keine iO durchgeführt werden.

5. Erfolgswahrscheinlichkeit. Eine Osteotomie sollte nur dann vorgeschlagen werden, wenn aufgrund der klinischen Erfahrung mit erheblicher Wahrscheinlichkeit eine 5–10 Jahre anhaltende Verbesserung oder Beschwerdefreiheit erwartet werden kann. Dies ist dann wesentlich häufiger der Fall, wenn vorwiegend oder gleichzeitig zu den Schmerzen eine Deformität besteht, die mit dem Eingriff verbessert oder behoben werden kann. Wegen der gesteigerten Qualitätsbedürfnisse ist das durch Schneider angegebene Resultat (50% befriedigend nach 10 Jahren) bei der Coxarthrose mit Sicherheit nicht mehr generell zu erreichen.

Besonders geeignete Krankheitsbilder

Primäre Coxarthrose. Bei einer primären Coxarthrose sind die Gelenkkörper weitgehend normal entwickelt. Der Verschleiß resultiert aus einem Mißverhältnis zwischen Beanspruchung und Belastbarkeit. Diese Coxarthrosen treffen oft Bauern und schwer arbeitende Handwerker und sind häufig beidseitig. Als Abklärung dienen das Beckenröntgenbild, ein Faux profil nach Lequesne (Bernau 1995) und Funktionsaufnahmen in Ab- und Adduktion. Fehlen auffällige Geröllzysten und ist die subchondrale Knochenschicht eher verdickt, ist eine Varisationsosteotomie von 15–20° erwägenswert. Sind in der Faux profil-Aufnahme die dorsalen Gelenkanteile besser erhalten, ist es sinnvoll, gleichzeitig eine Flexion von 15–20° durchzuführen.

Dysplasiecoxarthrose. Bestehen bei Dysplasiecoxarthrosen deutliche Osteophyten, die durch eine Osteotomie gemäß Funktionsaufnahmen in die tragende Struktur eingepaßt werden können, kann auch bei diesen Patienten mit pfannenseitigem Defekt ein günstiges Resultat erreicht werden. Die iO tritt heute gegenüber den pfannenverändernden Operationen eher in den Hintergrund.

Partielle Femurkopfnekrose. Die Femurkopfnekrose wird für den Patienten dann invalidisierend, wenn der nekrotische Bereich anläßlich der Revaskularisation erweicht, einsintert, wodurch der Kopf entrundet und der abgehobene Knorpel zerschlissen wird. Bei großräumigen Kopfnekrosen läßt sich wohl durch eine Osteotomie wenig erreichen. Bei zu starken Schmerzen hilft da nur eine Totalprothese. Eine Osteotomieindikation bleibt die partielle Kopfnekrose vor einer erkennbaren Entrundung. Die mittels Magnetresonanztomographie genau lokalisierte Zone kann fallweise, am häufigsten durch Varisation und Flexion, so weit aus der Belastung gedreht werden, daß sich der Umbau des nekrotischen Areals unter dem Schutz der noch vitalen, nach der Osteotomie belasteten Anteile zur Restitutio ad integrum entwickeln kann. Aus früheren Berechnungen weiß man, daß das Umlagerungspotential der belasteten Gelenkfläche trotz großer Korrekturwinkel im allgemeinen überschätzt wird, so daß die Indikation zurückhaltend gestellt werden soll.

Posttraumatische Fehlstellungen. Posttraumatische Fehlstellungen folgen einer Grundregel. Sie führen praktisch immer zu einer Varusfehlstellung, verbunden mit einer Verkürzung des Beines. Neben dieser Gemeinsamkeit bestehen verschiedenste Formen, die immer einer individuellen Analyse bedürfen. Die Korrektur besteht praktisch immer in einer Valgisationsosteotomie. Es soll danach getrachtet werden, die Verhältnisse wieder den natürlichen anzunähern. Der Vergleich mit der gesunden Gegenseite stellt die beste Richtschnur für den Eingriff dar. In diese Gedankenwelt paßt auch die spezielle Variante der Valgisationsosteotomie nach Pauwels bei Schenkelhalspseudarthrosen (Pauwels 1973).

Fehlstellungen bei Status nach Epiphysiolysis capitis femoris. Bei diesen Coxarthrosen kann durch eine Flexions- und Valgisationsosteotomie mit gleichzeitiger Innenrotation entsprechend den Überlegungen von Immhäuser eine verbesserte Kopfeinstellung erwartet werden.

Status nach M. Perthes. Bei Folgezuständen nach M. Perthes, die Formen des Luxationsperthes miteingeschlossen, haben wir es in der Regel mit einem pilzförmigen, querovalen Femurkopf zu tun, der in seiner Rotation deutlich eingeschränkt ist, lange Zeit aber noch eine gute Flexion erlaubt. Ist das Acetabulum dysplastisch und die Belastungsfläche des proximalen Femur trotz überdimensioniertem Kopf zu klein, so übersteigt das Problem die Möglichkeiten der intertrochanteren Osteotomie allein. Meist paart sich zur Kopfverformung wegen im Wachstum erfolgter epi-metaphysärer Überbrückung ein kurzer Hals. Damit einher geht eine ausgesprochene Coxa vara mit relativem Trochanterhochstand, wodurch eine Muskelinsuffizienz resultiert. Durch eine intertrochantere Valgisationsosteotomie lassen sich somit sowohl die Gelenkkontaktzone wie auch der Muskelhebelarm günstig beeinflussen (Abb. 1). Da die betroffenen Patienten meist schon eine lange Leidensgeschichte hinter sich haben, trotzdem aber noch jung sind, nehmen sie dankbar eine Verbesserung der Verhältnisse an, die sie noch längere Zeit vor einem künstlichen Hüftgelenk verschont.

Coxa vara congenita. Die Verhältnisse bei der Coxa vara congenita sind bis zu einem gewissen Grad mit dem Zustand nach M. Perthes vergleichbar, allerdings stellt sich das Problem im Kindesalter und der Varuswinkel ist wesentlich größer. Eine Korrektur drängt sich deshalb schon beim Kind wegen funktioneller Behinderung auf.

Arthrodesen in Fehlstellung, Gelenksteife bei jüngeren Erwachsenen. Arthrodesen, oft aber auch stark eingesteifte Hüftgelenke verursachen häufig keine Schmerzen aus sich selbst, sondern sie führen viel mehr zu Behinderungen oder zu Schmerzen in den Nachbarregionen Rücken und Knie. Gerade bei jüngeren Männern, vorwiegend in handwerklichen Berufen, bleibt abzuwägen, ob nicht durch eine Korrektur der Beinstellung ein sicheres Resultat einfacher erreicht werden kann, als durch eine Totalprothese, welche auch zu einem späteren Zeitpunkt noch eingesetzt werden kann. Entscheidet man sich zu einer solchen Korrektur, so sind an die Technik besonders hohe Ansprüche gestellt. Anders als bei gut beweglicher Hüfte wird die Osteotomie in der postoperativen Phase durch viel ungünstigere Hebelarmverhältnisse belastet. Die Fixation muß deshalb besonders sicher, die postoperative Entlastungsphase länger gestaltet

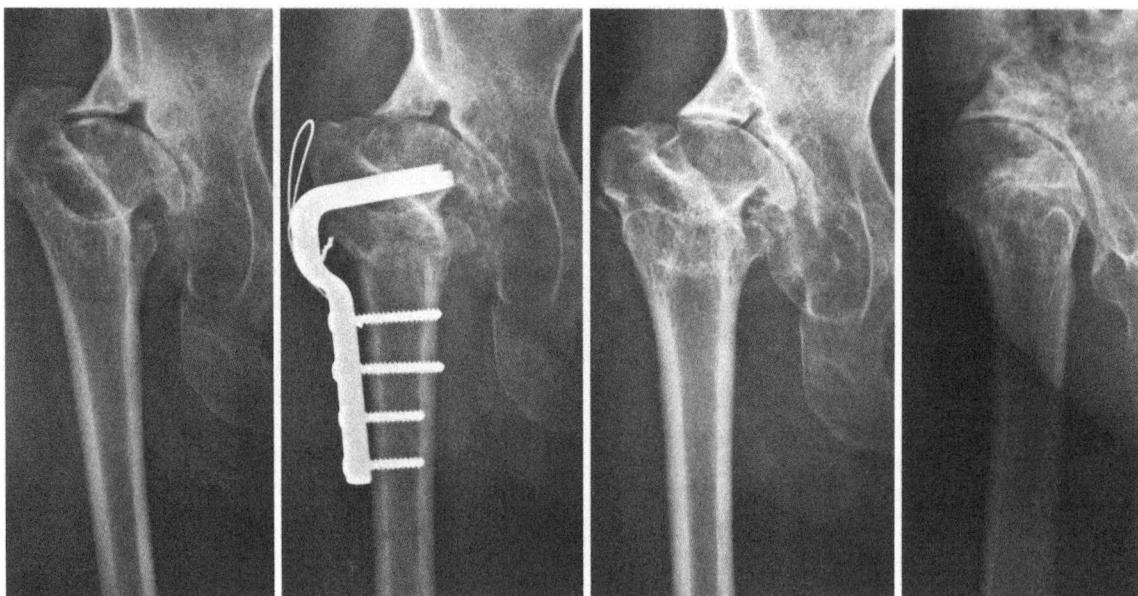

Abb. 1. Valgisationsosteotomie bei Status nach Luxationsperthes und Pfannendachplastik. Bei hoher Subluxation kommt es nach Pfannendachplastik rechts im Alter von 6 Jahren und Verkürzungsosteotomie subtrochanter links zu zunehmenden Schmerzen (**a**). Durch eine intertrochantere Osteotomie von 25° Valgisation im Alter von 53 Jahren (**b**) lassen sich die Beschwerden während bisher 7 Jahren gering halten (**c**). Bei verbleibendem Trendelenburghinken hat die Patientin gegenwärtig Beschwerden vom in Varus fehlbelasteten linken Knie

werden. Ebenfalls muß wegen der steifen Hüfte die Korrektur sehr präzise erfolgen, da kein Gelenk in der Nähe Fehler kompensieren kann.

Andere Indikationen. Valgische Lähmungshüften mit Luxationstendenz, extreme Coxa valga et antetorta bei Dysplasiepfannen Jugendlicher, proximale Femurosteotomien bei speziellen Formen pertrochanter Frakturen zur valgischen Krafteinleitung u.a.m. können Indikationen zur intertrochanteren Osteotomie sein.

Indikationen unter Kombination mit anderen Eingriffen. Verschiedenste Kombinationseingriffe, z.B. Beckenosteotomien, Pfannendachplastiken gemeinsam mit einer iO bei Dysplasiepfannen werden durchgeführt. Die Behandlung sprengt den Rahmen dieses Artikels (Tönnis 1984).

Zeitpunkt für eine Osteotomie

Intertrochantere Osteotomien haben im weiteren Sinn ein prophylaktischen Charakter. Am ausgesprochendsten ist dies bei Korrekturen von schweren Deformitäten. Meldet sich ein Erwachsener mit Hüftbeschwerden zur Konsultation, so ist er nur gelegentlich ein Kandidat für eine Osteotomie. Oft ist das Gelenk schon weitgehend zerschlissen oder die Pfannendeformität zu stark. Wird aufgrund der oben angeführten Veränderungen die Indikation zu einer iO gestellt, so sollte diese innerhalb eines kürzeren Zeitraums von 1/2 bis 1 Jahr durchgeführt werden. Verzögert sich der Eingriff, so ist die Indikation durch eine erneute Untersuchung zu hinterfragen. Die iO ist diesbezüglich anders zu beurteilen als knienahe Varisations- bzw. Valgisationsosteotomien. Bei den letzteren wird in der Regel durch die Umstellung die überlastete Gelenkhälfte durch die vorher entlastete ersetzt. Die Indikation dieser Eingriffe ist somit weniger vom gewählten Zeitpunkt abhängig. Dasselbe gilt für die Indikation einer Totalprothese an der Hüfte, welche ohne weiteres bis zu dem Zeitpunkt verschoben werden kann, an dem für den Patienten subjektiv eine Beschwerdeverminderung dringend ist.

Technische Hinweise

Die grundlegende Technik wurde vielfältig beschrieben und soll hier nicht wiederholt werden (Müller 1971; Schneider 1979; Baumgartner u.

Ochsner 1992). Im folgenden soll lediglich auf einige Besonderheiten der intertrochanteren Osteotomie und auf Lösungsmöglichkeiten bei Komplikationen hingewiesen werden.

Planung

Eine Planungszeichnung ist unabdingbare Voraussetzung für ein sicheres Gelingen der Osteotomie. Dies gilt heute umsomehr, als der Eingriff seltener geworden ist. Mit der Planung gelingt es, die Osteotomiehöhe, die Korrekturwinkel und das Ausmaß der Keilresektion festzulegen. Die Platte wird in bezug auf Klingenlänge und Schaftmedialisation festgelegt und der Einschlagpunkt bestimmt. Es läßt sich abschätzen, wie groß die Beeinflussung der Beinlängen sein wird.

Technische Einzelheiten

Kompression der Osteotomie. Die meisten Winkelplatten sind mit Schraubenlöchern ausgerüstet, die die Kompression mittels exzentrischer Schrauben ermöglichen. Die Spannkraft reicht bei Osteotomien jedoch nicht aus und es wird empfohlen, alle Osteotomien mittels eines Spannapparates zu komprimieren (Abb. 3).

Beinverkürzung. Pro 10° Varisation resultiert eine Beinverkürzung von ca. 1 cm, was dem Patienten vor der Operation mitgeteilt werden sollte. Unterläßt man bei der Varisation eine Keilresektion und staucht das mediale Eck in die distale Metaphyse ein, spart man etwa 0,5 cm Längenverlust. Das Risiko einer verzögerten Knochenheilung steigt dadurch aber besonders bei gleichzeitiger Flexionskorrektur.

Flexionsosteotomie. Bei zu stark ventralem Sitz der Plattenklinge droht bei Flexionsosteotomien Instabilität, da die Klinge dann nicht mehr zentral über der Osteotomiefläche steht, sondern ventral davon komprimiert.

Osteotomiekontaktfläche. Wird durch geeignete Planung eine paßgenaue Adaptation der Osteotomieflächen erreicht, so wird eine spätere Totalprothesenimplantation deutlich erleichtert. Durch die Auswahl der Klinge mit adäquater Schaftmedialisation (10, 15, 20 mm) kann dies in praktisch jedem Fall erreicht werden (Abb. 3).

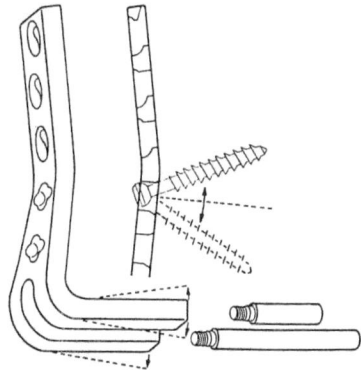

Abb. 2. Gabelplatte in der Form einer Kondylenplatte mit zwei Gabelspitzen, durch aufschraubbare Bolzen auf die gewünschte Länge anpaßbar, Platte schränk- und konturierbar

Gabelplattentechnik

Da die Osteotomietechnik stets seltener zur Anwendung kommt, haben viele Operateure eine Scheu vor ihrer Anwendung entwickelt. Es wurde deshalb der Versuch unternommen, die Winkelplatte in ihrer Funktion voll zu bewahren, aber durch Umformung in die sog. Gabelplatte die Anwendung schrittweise und unter Überprüfung mit dem Bildwandler möglich zu machen. Gleichzeitig gelang es, die Anzahl zur Verfügung zu haltender Implantate drastisch zu reduzieren durch die Möglichkeit, die Gabellänge mittels auswechselbarer Bolzen anzupassen (Abb. 2, 3).

Komplikationen und ihre Lösungen

Die eigenen Erfahrungen im Zusammenhang mit der Behebung von Komplikationen stammen aus zugewiesenen und eigenen Fällen.

Verzögerter Durchbau/Instabilität der Osteotomie. In der Regel gelingt es, durch eine einfache erneute Kompression unter Verwendung eines Plattenspanners, die Stabilität wiederherzustellen und so den Durchbau zu erzielen.

Schwere Instabilität mit Klingenausbruch und Korrekturverlust. In diesen Fällen muß für die Platte eine neue Lage gefunden werden. Einfacher gelingt dies mit einer Gabelplatte. Eine genügende Distanz zur Osteotomie und zur ursprünglichen Klingenlage muß eingehalten werden. Das Implantat muß an die besonderen Verhältnisse angebogen werden. Nach erneuter Anpassung der

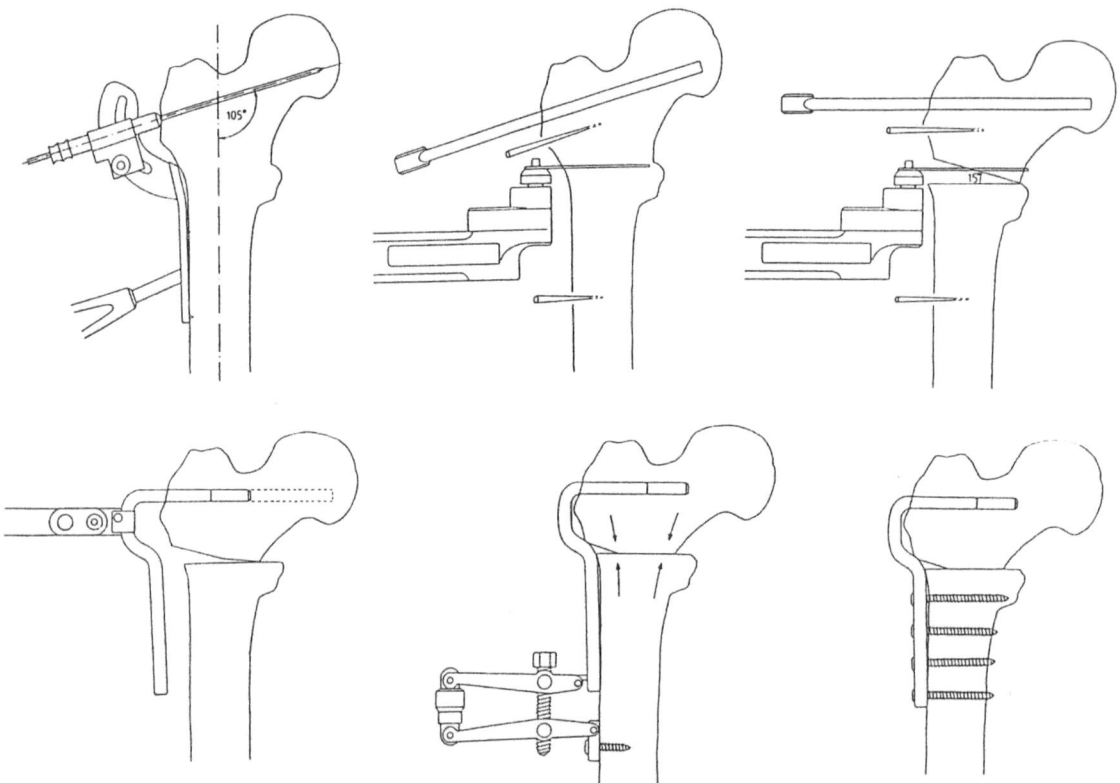

Abb. 3. Ablauf einer Osteotomie unter Verwendung der Gabelplatte. Unter Bildwandlerkontrolle Einbohren von zwei parallelen Kirschnerdrähten durch das Winkelzielgerät in den Schenkelhals. Nach Kontrolle ap und axial Aufbohren mit kanüliertem Bohrer und Einsetzen der Repositionsgabel. Nach Rotationsmarkierung Osteotomie und Keilentnahme. Ersatz der Repositionsgabel durch die Gabelplatte, Spannen der Osteotomie und Fixation der Gabelplatte mit Schrauben

Osteotomieflächen erneute Kompression und Nachbehandlung, angepaßt an die erreichte Stabilität.

Coxa saltans. Besonders nach Varisationsosteotomien kommt es gelegentlich zu einer schnellenden Hüfte, welche trotz Plattenentfernung bestehen bleiben kann, was eine Tractopexie notwendig machen kann.

Vorzeitiger Mißerfolg. Bahnt sich keine genügende Beeinflussung der Beschwerden an, so empfiehlt sich eine frühzeitige Plattenentfernung. Bringt diese keine Verbesserung, so läßt sich mindestens verhindern, daß eine kurz nachfolgende Totalprothesenimplantation mit einem erhöhten Infektrisiko einhergeht.

Ergebnisse

- In den Jahren 1959 bis 1965 wurden am Kantonsspital Liestal 102 intertrochantere Osteotomien sorgfältig dokumentiert. Das Verhältnis zwischen Varisation und Valgisation war 7:3. 1990 unternahmen wir es, das weitere Schicksal dieser Patienten nachzukontrollieren (Lotz et al. 1990). Dabei waren 39 Patienten verstorben, 26 nicht auffindbar, 10 nicht transportfähig. 28 Patienten wurden je hälftig anläßlich einer persönlichen Nachkontrolle bzw. über einen Fragebogen erreicht. Von diesen erhielten 19 nach 7 bis 24 (durchschnittlich 14,5 Jahren) auf der operierten Seite eine Totalprothese. Ohne Reoperation waren 8 Patienten mit Varisationsosteotomie beschwerdefrei, einer gab Beschwerden an.
- Wir konnten 260 Osteotomien aus dem Zeitraum von 1984 bis 1994 untersuchen, von denen ein Verlauf von 2,4 bis 13 Jahren belegt ist (Serrano). Aus dieser Gruppe erhielten 4

Patienten eine Hüfttotalprothese, bei 2 ist eine geplant. Die anderen waren teils vollständig beschwerdefrei, teils wechselnd mit etwas Beschwerden belastet. Die Gehstrecke war teils uneingeschränkt, teils auf eine halbe Stunde begrenzt. Besonders günstige Ergebnisse resultierten nach der Korrektur von Fehlstellungen bei Frakturen, weitgehend steifen Hüften, sowie nach partiellen Femurkopfnekrosen, wogegen die Resultate nach Coxarthrose, Dysplasiecoxarthrose und Coxarthrose bei Status nach Epiphysiolysen weniger günstig waren.

Zusammenfassung

Die intertrochantere Osteotomie hat ein großes Korrekturpotential bezüglich des CCD-Winkels und der Kopfeinstellung in der Pfanne. Bis heute stellt sie die wichtigste Korrekturmöglichkeit für Fehlstellungen im proximalen Femurende dar. Bei beginnender Arthrose ist sie in ausgewählten Fällen zu weit fortgeschritten. Im Vordergrund stehen die primäre Coxarthrose, die partielle Femurkopfnekrose, posttraumatische Fehlstellungen sowie Inkongruenz und Fehlstellung nach M. Perthes. Eine präoperative Planung ist unerläßlich zur Erreichung eines möglichst perfekten Resultates. Als Fixationsmittel eignet sich die bewährte Winkelplatte oder die ihr nachempfundene, etwas einfacher einsetzbare Gabelplatte. Die Resultate nach intertrochanterer Osteotomie sind weniger konstant als nach Totalprothesen. Eine eingehende Patientenbeurteilung und -orientierung ist notwendig.

Literatur

Baumgartner R, Ochsner PE (1992) Checkliste Orthopädie, 3. Aufl. Thieme, Stuttgart

Bernau A (1995) Orthopädische Röntgendiagnostik, 3. Aufl. Urban und Schwarzenberg, München

Bombelli R (1976) Osteoarthritis of the hip. Springer, Berlin

Lotz M, Lampert Ch, Ochsner PE (1990) Langzeitresultate nach intertrochanteren Osteotomien bei Coxarthrose. In: Debrunner A (Hrsg) Langzeitresultate in der Orthopädie. Enke, Stuttgart

McMurray TB (1939) Osteoarthritis of the hip joint. J Bone Joint Surg 21:1–11

Morscher E (Hrsg) (1970) Die intertrochantere Osteotomie bei Coxarthrose. Huber, Bern

Müller ME (1957/1971) Die hüftnahen Femurosteotomien. Thieme, Stuttgart

Pauwels F (1953) Grundsätzliches über Indikation und Technik der Hüftgelenksplastik. Langenbeck's Arch Klin Chir 276:322–328

Pauwels F (1973) Atlas zur Biomechanik der gesunden und kranken Hüfte. Springer, Berlin

Serrano Y (1999) Untersuchung im Gang.

Schneider R (1979) Die intertrochantere Osteotomie bei Coxarthrose. Springer, Berlin

Tönnis D (1984) Die angeborene Hüftdysplasie und Hüftluxation im Kindes- und Erwachsenenalter. Springer, Berlin

Indikationen, Planung und Ergebnisse der periazetabulären Osteotomien

Ch. Tschauner

Einleitung, Definitionen und pathomorphologisch-biomechanische Grundlagen

Der *mechanische Fehlbau* ist nicht die einzige, aber die häufigste und wichtigste Teilursache für einen *vorzeitigen Gelenksverschleiß*. Es sollen daher zuerst überblicksartig die für das Verständnis der Klinik und Therapie wichtigen morphologischen und biomechanischen Grundlagen des Fehlbaugelenks erörtert werden, da sie für eine differenzierte OP-Indikation und rationale OP-Planung unerläßlich sind.

Definitionen

- Unter dem Begriff der „Restdysplasie" versteht man einen bei *Wachstumsabschluß* von der Norm abweichenden *Fehlbau* auf der Grundlage einer „Hüftreifungsstörung".
- Ausgehend von der Erfahrung, daß mechanische Fehlbaugelenke frühzeitig verschleißen, wurde der Begriff der „Präarthrose" oder „präarthrotischen Deformität" geprägt. Man sollte sich aber vor Augen halten, daß der Faktor „mechanischer Fehlbau" nicht die einzige (aber die wichtigste) Ursache für die frühzeitige Abnützung darstellt: „Wie früh" der mechanische Risikofaktor „Fehlbau" zum Tragen kommt, wird u. a. auch von der ererbten „Materialqualität" (der Gelenkskörper und periartikulären Gewebe) und vom „Lebensstil" (Beruf, Hobbies, Sport, Übergewicht,...) mitbeeinflußt. Ein rein mechanistisches oder „röntgenkosmetisches" Denken bei der verantwortungsvollen Beratung des/der einzelnen Patienten/in bezüglich oft aufwendiger und nicht ganz risikoloser Rekonstruktionseingriffe sollte daher vermieden werden.

- Unter dem Begriff „Sekundärarthrose" versteht man eine (meist vorzeitig eintretende) Gelenksabnützung aufgrund *bekannter* („primärer") Ursachen. Die häufigste und wichtigste Form der sekundären Coxarthrose, nämlich die „Dysplasiecoxarthrose", ist die Folgeerscheinung einer zu spät oder erfolglos behandelten „Restdysplasie". Die Behandlung sekundärer Coxarthrosen richtet sich zunächst auf die zugrundeliegenden pathogenetischen („primären") Ursachen; erst sekundär (wenn eine Behandlung der Ursache nicht möglich oder erfolglos ist) kommt eine symptomatische Therapie in Betracht.

Formale Pathogenese des Fehlbaugelenkes bei der Restdysplasie

Für eine regelrechte Entwicklung der Gelenkskörper zu einem *sphärisch-kongruenten und voll überdachten* Hüftgelenk ist während des gesamten Wachstums ein zeitlich und räumlich fein abgestimmtes („synchronisiertes") Zusammenspiel aller Wachstumsfugen im Bereich der gelenksbildenden Anteile (Femur und Acetabulum) notwendig: Kopf und Pfanne beeinflussen sich in diesem Prozeß gegenseitig (man spricht auch von einer sog. „umwegigen" Entwicklung der Gelenkskörper). Je nachdem, wann und wo dieser Prozeß gestört wird, gibt es verschiedene Schädigungsmuster und davon abgeleitete Deformitäten. Dem thematischen Rahmen entsprechend soll hier nur die formale Pathogenese der Deformitäten am Acetabulum besprochen werden: Bei zu spät entdeckter oder inadäquat behandelter Hüftreifungsstörung im Säuglingsalter wird das hyalinknorpelig präformierte Pfannendach (d.h. die Pfannendachepiphyse) zweifach geschädigt: einerseits wird es mechanisch-plastisch deformiert (nach kraniolateral „verbogen"), andererseits kommt es durch vermehrte „Scherspannung" (Matthiesen 1993) zu einer *globalen Wachstumsverzögerung* durch Senkung der Mitoserate. Unbehandelt, d. h. ohne konsequente konzentrisch-tiefe Kopfeinstellung und dadurch bedingte Pfannendachentlastung, verschlimmert sich dieses progrediente Fehlwachstum und endet zu Wachstumsabschluß in der typischen ventro-kranio-lateral geneigten und häufig in ihrer Konkavität stark abgeflachten und elliptisch ausgezogenen *Dysplasiepfanne*.

Morphologische Charakteristika des normalen und des dysplastischen Hüftgelenkes

Das normale Hüftgelenk

Die Hüftpfanne (Acetabulum) besteht aus der mit Gelenksknorpel überzogenen Gelenksfläche (Facies lunata) und der mit Bindegewebe und dem Lig. capitis femoris ausgefüllten Fossa acetabuli. Die Hüftpfanne wird nach peripher hin durch einen faserknorpeligen „Dichtungsring", das Labrum acetabulare (kaudal ergänzt durch das Lig. transversum), abgeschlossen. Die Fossa acetabuli bildet die mediale Wand des Azetabulums und ist in ihrer Gesamtausrichtung vertikal orientiert. Die eigentliche hyalinknorpelig überzogene Gelenksfläche (Facies lunata) liegt annähernd in der Sagittalebene (mit einer „Anteversion" von durchschnittlich 15° (Ogata et al. 1990), d.h. von dorsal-lateral nach ventral-medial) und umgreift den Hüftkopf von ventral(-medial), kranial und dorsal(-lateral) wie ein Hufeisen. Der kraniale Anteil stellt sich auf dem Beckenübersichtsröntgen als gleichmäßig schmale horizontal (Bombelli 1993; Tschauner 1995) orientierte Verdichtungszone der subchondralen Spongiosa dar: Pauwels (1973) hat dieses Phänomen als „sourcil" („Augenbraue"), Bombelli (1993) als „weight bearing surface" bezeichnet; ich persönlich empfehle im Deutschen die treffende und anschauliche Bezeichnung „Tragfläche" (Tschauner 1995) (Abb. 1).

Das dysplastische Hüftgelenk

Beim dysplastischen Gelenk hat sich im Lauf des Wachstums aus der Verknöcherungsstörung des Erkerbereichs eine nach ventrokraniolateral gerichtete „Dysplasierinne" entwickelt: Die Facies lunata ist dadurch stärker nach ventral-kranial-lateral „geöffnet", ihr kranialer Anteil (die sog. „Tragfläche") ist nun nicht mehr symmetrisch-horizontal über dem Hüftkopf zentriert. Durch diese „exzentrische" Lage der Facies lunata ist das „Containment" des Hüftkopfes gestört: Es besteht eine latente Instabilität des Hüftkopfes, der entlang der zwar in sich noch konkaven, aber nach ventrokraniolateral „geneigten" Facies lunata gegen deren kranialen Pol und damit zum Erkerbereich „gedrängt" wird. Daraus resultiert eine Streßkonzentration im Erkerbereich und am Ursprung des Labrum acetabulare, das dadurch zu einem sekundären Stabilisator umfunktioniert wird (Abb. 2). Röntgenologisches Korrelat dieser pathomorphologischen Situation mit nach kraniolateral ansteigender „Tragfläche" ist eine zum Erker hin sich verbreiternde Sklerosezone (=dreieckige „sourcil" nach Pauwels). Die mechanischen Probleme der persistierenden Hüftdysplasie sind in der Regel primär durch einen Fehlbau bzw. eine falsche räumliche Orientierung des Acetabulums bedingt. Manchmal allerdings ist diese Pfannendysplasie zusätzlich mit höhergradigen Fehlstellungen des Schenkelhalses (Coxa valga antetorta nach Hüftdysplasie, Coxa vara et magna nach M. Perthes) kombiniert.

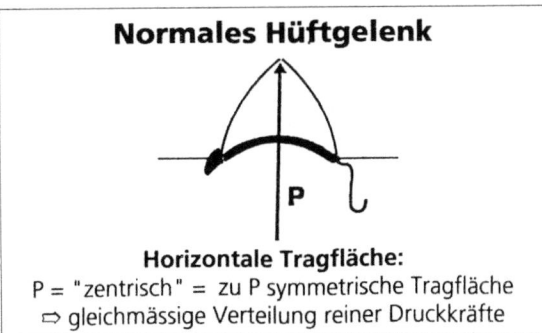

Abb. 1. Schematischer zentraler Frontalschnitt durch ein gesundes Hüftgelenk: Die Facies lunate ist horizontal getroffen; medial (=rechts) davon befindet sich die Fossa acetabuli, lateral (=links) wird die Facies lunata vom Labrum acetabulare begrenzt. Nähere Erläuterungen im Text

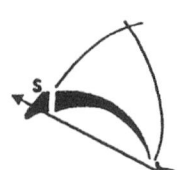

Abb. 2. Schematischer zentraler Frontalschnitt durch ein dysplastisches Hüftgelenk: Auch im Schnittbild ist die extreme Zug- und Scherbelastung des Labrum acetabulare gut erkennbar

Biomechanische Charakteristika des normalen und des dysplastischen Hüftgelenkes

Um die röntgenmorphologischen Veränderungen von Fehlbaugelenken, die sich gesetzmäßig bei aufmerksamer Betrachtung beobachten und verfolgen lassen, besser zu verstehen, müssen die zugrundeliegenden Kräfte *vektorgraphisch* analysiert werden. Dabei muß man sich primär von der idealisierten Vorstellung lösen, die Hüfte wäre ein Kugelgelenk mit gleichmäßig über die ganze Oberfläche übertragenen Kräften. Vielmehr hängt die Verteilung des Kraftflusses beim aufrecht stehenden und gehenden Menschen von der *Richtung der resultierenden Gelenkskraft R und ihrer Komponenten* und von der *räumlichen Orientierung der kraftübertragenden Gelenksflächenanteile* ab. Dabei spielen zusätzlich die verschiedenen *Steifigkeiten* der Gelenkspartner eine wichtige Rolle: Je steifer umso mehr Kraft wird übertragen. Das bedingt einen entscheidenden Unterschied zwischen dem Kraftfluß an der knorpelüberzogenen Facies lunata und an der mit fettigem Bindegewebe ausgefüllten Fossa acetabuli als medialer Wand der Hüftpfanne.

Kräfteverhältnisse bei normaler Pfannenmorphologie

Bei normal ausgebildeter horizontal übergreifender Tragfläche wird die gelenksresultierende Vertikalkomponente P vollkommen *konzentrisch* („orthograd") in die Tragfläche eingeleitet und beansprucht diese daher ausschließlich auf Druck. Da der Knorpel zwar in der Lage ist Druckkräfte auszugleichen, aber auf Scherkräfte mit strukturellen Änderungen, die bis zur Degeneration des Knorpels führen, reagiert, ist die orthograde Krafteinleitung von entscheidender praktischer Bedeutung. Bei einer normal gebauten Hüftpfanne mit horizontaler Tragfläche der Facies lunata verteilt sich die *Druckbeanspruchung* gleichmäßig innerhalb der Tragfläche und des sie lateral begrenzenden Kapsel-Labrum-Komplexes. Es tritt keine Streßkonzentration im Erker auf und das Labrum wird nicht auf Zug und Scherung beansprucht.

Kräfteverhältnisse bei der dysplastischen Pfanne

Bei einer „dysplastischen" Pfanne dagegen mit ihrer typischerweise ventro-kranio-lateral gerichteten Tragfläche trifft die Vertikalkomponente P *exzentrisch* („schräg") auf die Tragfläche. Da nach Pauwels (1973) die „Längskomponente... den Schenkelkopf... in vertikaler Richtung nach aufwärts zu verschieben trachtet", entsteht hier ein *„Problem der schiefen Ebene"*: den Gesetzen der graphischen Statik entsprechend, wird die nun auf die geneigte Tragfläche, „schräg" einwirkende Vertikalkomponente in eine orthograd wirkende Normalkomponente („Druck") und eine parallel wirkende Tangentialkomponente („Scherung") zerlegt. Je „steiler" die Tragfläche umso größer die Tangentialkomponente, die den Kopf entlang der Tragfläche nach ventro-kraniolateral zu verschieben trachtet. Sie ist somit jene Kraftkomponente, die nach Dekompensation der den Gelenkschluß sichernden Strukturen (Labrum, Kapsel, Unterdruck) die zunehmende Dezentrierung des Hüftkopfes bewirkt. Aber schon im Stadium des makromorphologisch noch erhaltenen Gelenkschlusses tritt bei jedem Schritt durch eine gewisse „elastische Federung" der Gelenkkapsel tendentiell eine „scherende" Mikrobewegung des Hüftkopfes auf, die bewirkt, daß es zu einer Streßkonzentration im Erkerbereich und zu *Labrumschäden* kommt. Des weiteren können sich intra- und extraossäre *Ganglien* entwickeln, die entweder als Gelenkaussackung durch das abgerissene Labrum hindurch außerhalb des Knochens oder als mit dem Gelenk kommunizierende Pfannendachzyste innerhalb des knöchernen Acetabulums liegen.

Biomechanische Überlegungen zur Indikation periazetabulärer Osteotomien

Ausgehend von der Analyse der bestehenden Pathomorphologie und ihrer biomechanischen Gesetzmäßigkeiten lassen sich klare Konsequenzen für gelenkserhaltende Korrektureingriffe ableiten.

Grundsätzliches

- An der *Hüftpfanne* können durch eine „reorientierende" Operation die Stabilität, das morphologische „Containment" und die möglichst gleichmäßige großflächige Kraftübertragung wiederhergestellt werden.
- Am *coxalen Femurende* kann durch eine operative Änderung der Hebelverhältnisse die Größe und Richtung der resultierenden Gelenkskraft

R beeinflußt werden: Damit kann man die vertikale Druckbelastung senken und die Zentrierung des Hüftkopfes verbessern.
- Hochgradige *kombinierte* Deformitäten *beider* Gelenkspartner erfordern einen komplexen korrigierenden Kombinationseingriff zur Wiederherstellung einer regelrechten Morphologie.

Biomechanische Korrekturmöglichkeit an der Hüftpfanne

Die räumliche „Orientierung" der Facies lunata und ihrer kranial gelegenen „Tragfläche" bestimmt, in welcher Weise die *Vertikalkraft P* wirksam wird: physiologisch als reine Druckkraft oder pathologisch als Druck- und Scherkomponente mit kraniolateraler Luxationstendenz, Erkerüberlastung und Labrumläsion. Die Ausprägung dieser Pathologie spiegelt sich im Tragflächenwinkel „TF" wider und kann *kausal* nur durch eine *pfannenreorientierende Operation* normalisiert werden.

„Kausal" oder „palliativ"?

Grundsätzlich lassen sich nach ihrer Zielsetzung und Prognose zwei Gruppen gelenkserhaltender Operationen am Becken unterscheiden (Millis et al. 1995), die je nach Ausgangsbefund in ihrer Indikation differenziert betrachtet werden sollten:

Kausale (= korrektive) Eingriffe

Ihr Ziel ist die weitestmögliche Wiederherstellung der normalen Morphologie unter Benutzung des körpereigenen hyalinen Gelenksknorpels („Chirurgische Heilung"). Unter der Prämisse „normale Form = normale Funktion" kann mittel- bis langfristig eine zufriedenstellende Funktion und Lebensdauer des rekonstruierten Gelenks erwartet werden (Tönnis et al. 1994). Zu dieser Gruppe gehören die hier näher zu besprechenden „periazetabulären Osteotomien" in verschiedenen technischen Variationen (Ganz, Kotz, Tönnis, Wagner, ...).

Symptomatische (= palliative) Eingriffe

Ihr Ziel ist die Verbesserung der Gelenksfunktion und Verzögerung des Verschleißprozesses bei jungen Erwachsenen, wenn eine volle anatomische Wiederherstellung der normalen Morphologie aufgrund hochgradiger Deformitäten und Degenerationen nicht mehr möglich ist und gleichzeitig der Wunsch nach einer Hinauszögerung des künstlichen Gelenkersatzes besteht. Zu dieser Gruppe gehören die Beckenosteotomie nach Chiari oder verschiedene Augmentationstechniken am Pfannenerker (z. B. Shelf-Procedure nach Staheli).

Bei der Indikationsstellung und Zuordnung zu einer der beiden großen Gruppen (korrektiv/palliativ) hat die *Analyse der Pathomorphologie* große praktische Bedeutung:

Die Kongruenz bzw. Inkongruenz?

- Ein dysplastisches Hüftgelenk kann noch *sphärisch-kongruent* sein:
eine oft schmale („kurze") kraniale Facies lunata mit „schräg" überdachender Tragfläche artikuliert mit einem noch sphärischen Hüftkopf. Diese Pathomorphologie ist ideal für die *operative Re-Orientierung* geeignet („klassische" Indikation für kausale Osteotomien).
- Manchmal liegt bereits eine *pathologische Kongruenz* vor:
der Hüftkopf ist elliptisch verformt und wird von einer nach kraniolateral verbreiterten Tragfläche „schräg" überdacht; die Krümmungsradien von Kopf und Pfanne im cranialen Kontaktbereich sind aber annähernd gleich („pseudo-konzentrisch"), so daß man von einer pathologischen „Kongruenz" spricht. Diese Pathomorphologie, die besonders beim sog. „Luxationsperthes" beobachtet wird, kann in manchen Fällen noch für eine erfolgreiche operative Re-Orientierung geeignet sein („erweiterte" Indikation für kausale Osteotomien). Meist ist dann ein *Kombinationseingriff* mit gleichzeitiger valgisierender intertrochantärer Osteotomie die beste Vorgangsweise, denn dadurch wird die aneinander angepaßte pathologisch-kongruente Konfiguration der Gelenkskörper *als Ganzes* in eine biomechanisch günstigere Richtung geschwenkt.
- Schließlich können die Gelenkspartner soweit verformt und/oder gegeneinander verschoben sein, daß eine echte *Inkongruenz* und/oder *Dezentrierung* mit punktförmigen Belastungsspitzen vorliegt. Diese extreme Pathomorphologie, die meist bereits eine *fortgeschrittene Dysplasiecoxarthrose* aufweist, ist für eine operative Re-Orientierung nicht geeignet.
Hier kommt nur noch ein *Palliativeingriff* (z. B. Chiari, evtl. kombiniert mit Valgisie-

rung) oder gleich der künstliche *Gelenksersatz* in Betracht.

Stellenwert der Labrumläsion?

- Eine manifeste Labrumläsion ist Folge und *Symptom* einer chronischen *Gelenksinstabilität* bei ungenügendem „Containment" des Hüftkopfes durch eine dysplastische Pfanne. Eine manifeste Labrumläsion ist deshalb eine massive Entscheidungshilfe für eine kausale (=korrektive) periazetabuläre Osteotomie! Nach bisheriger Erfahrung sollten bei manifester Labrumläsion auch sog. „Grenzdysplasien" mit nur diskreter Pathomorphologie keinesfalls varisiert werden, sondern das mechanische Grundproblem mit einer kausalen periazetabulären Re-Orientierungs-Osteotomie der dysplastischen Pfanne behandelt werden.
- Dagegen ist nach Nishina et al. (1990) und eigenen Beobachtungen eine Chiari-Beckenosteotomie bei nicht sanierter Labrumläsion wenig erfolgversprechend, da das abgerissene Labrum in die Hauptbelastungszone gebracht wird und dort ständig zwischen dem neuen Pfannendach und dem Hüftkopf eingequetscht wird. Selbst wenn das Labrum dabei zufällig im First der Osteotomie „hohlgelegt" wird, treten doch rhythmische Druckschwankungen auf, die die Entwicklung von Ganglien mit einem schmerzhaften Ventilmechanismus induzieren können.

Planung korrektiver Pfannenosteotomien

Bei der Planung periazetabulärer Osteotomien müssen eine Reihe von Überlegungen und diagnostischen Maßnahmen berücksichtigt werden, um die für den individuellen Patienten am besten geeignete Indikation und adäquate operative Technik auswählen zu können.

Folgende grundsätzliche Fragen sollte man sich vor jeder korrektiven Osteotomie stellen:
- Therapie: konservativ oder operativ?
- Wenn operativ: korrektiv oder palliativ?
- Wenn palliativ: gelenkserhaltend oder gelenksersetzend?

Neben der bestehenden Pathomorphologie beeinflussen auch die klinische Symptomatik und die Persönlichkeit des Patienten die Indikationsstellung.

Klinische Symptomatik

Das Tückische an einer oft lange Zeit „stummen" Restdysplasie ist ihre relative Beschwerdearmut. Auch schwerste Formen mechanischen Fehlbaus können, wenn es sich nicht um seit dem Säuglingsalter bekannte und behandelte Fälle handelt, bis zum Wachstumsabschluß völlig unbemerkt ohne klinische Symptome verlaufen. Meist werden solche lange Zeit „stummen" Dysplasien anläßlich eines „Bagatelltraumas" beim Sport oder während der ersten Schwangerschaft erstmals manifest: In der Regel treten belastungsabhängige eher dumpfe und diffuse Leistenschmerzen oder Schmerzen im Bereich des Trochanter major (=Muskelkraft-Hebelarm!) auf.

Manchmal aber äußert sich eine bisher „stumme" Hüftdysplasie mit einer perakuten „Labrum-Symptomatik": stechende, „messerscharfe", mit der Fingerspitze genau lokalisierbare Leistenschmerzen und unerwartete Attacken von plötzlichen Gelenksblockaden oder unerwartetem Einknicken („giving way"). Im anglo-amerikanischen Sprachraum wird diese Symptomatik auch als „Acetabular Rim Syndrome" (Klaue et al. 1991) bezeichnet.

Neben einem unspezifischen „Kapselmuster" sind häufig die sog. Labrum-Provokationstests positiv:
- Einklemmtest („Impingement"): Forcierte Beugung-Adduktion-Innenrotation bringt den Schenkelhals in Kontakt mit dem ventrolateralen Pfannenerker (Kapandji 1985), der häufigsten Lokalisation von Labrumläsionen bei der Hüftdysplasie. Durch dieses Manöver wird die Ansatzzone des Labrums unter starke Scherbeanspruchung gesetzt und eventuell vorhandene extraartikuläre Ganglien werden komprimiert.
- Abwehrtest („Apprehension"): forcierte passive Hyperextension-Außenrotation führt zu einer schmerzhaften und mit einem „Schnappen" verbundenen ventralen Subluxation des Hüftkopfes im Bereich des ein- oder abgerissenen Labrums.

An dieser Stelle muß betont werden, daß die klinischen Tests *sehr sensibel*, aber sehr *wenig spezifisch* sind: Alle Pathologien, die in der Region des ventrolateralen Erkers lokalisiert sind, können dieses relativ monotone klinische Erscheinungsbild verursachen. Eine *ergänzende bildgebende Abklärung* zur Differenzierung der zugrundeliegenden pathoanatomischen Substrate ist deshalb notwendig.

Glücklicherweise ist in vielen Fällen die zugrundeliegende Dysplasie-(Prä)-Coxarthrose noch nicht so weit fortgeschritten, daß es für gelenkerhaltende Korrekturen bereits zu spät wäre, wenn eine klinische Symptomatik erstmals auftritt. Es gibt aber immer wieder Patienten, die ihre (oft nur diskreten) Beschwerden solange ignorieren oder bagatellisieren, bis nur noch der endoprothetische Gelenksersatz erfolgversprechend helfen kann.

Bildgebende Diagnostik

Konventionelles Röntgen

Ziel der röntgenmorphologischen Analyse ist die biomechanische Gesamtbeurteilung des Hüftgelenks und seiner Korrekturbedürftigkeit. Die Standardtechnik sollte eine Beckenübersicht ap (+axial), eine LWS im Stehen (zur Beurteilung der Beinlängen und WS-Statik), Funktionsaufnahmen in Abduktion (+Adduktion) sowie eine „Faux profil"-Projektion (=Becken 65° zur Ebene der Röntgenfolie gedreht) beinhalten. Beurteilt werden der Arthrosegrad, die Gelenkskongruenz sowie eventuelle Begleitveränderungen (intraossäres Pfannendach-Ganglion, verkalktes Labrum, „Os acetabuli" oder Streßfraktur).

Zur *Beurteilung der biomechanischen Situation und des Dysplasiegrades* sind in der klinischen Praxis die folgenden *drei Winkelwerte* für die präoperative OP-Planung und postoperative Ergebnisbewertung ausreichend:

CE-Winkel (LCE-angle=Lateral Center Edge-angle) und VCA-Winkel (ACE-angle=Anterior Center Edge-angle) beschreiben und vermessen die laterale bzw. anterolaterale Überdachung des Hüftkopfes, der TF-Winkel mißt die Neigung der Tragfläche zur Horizontalen und spielt nach den bisherigen Ausführungen bei der Indikationsstellung und postoperativen Qualitätskontrolle pfannenreorientierender Eingriffe eine zentrale Rolle. Zur Standardisierung und einfacheren Vergleichbarkeit werden die Wertebereiche dieser drei Winkelparameter als „Abweichungsgrade" vom Normalen (Tönnis) klassifiziert.

Bei der Indikationsstellung für periazetabuläre Osteotomien sollte keinesfalls alleinige „Röntgenkosmetik" betrieben werden, auch wenn die röntgenologisch faßbaren morphologischen Veränderungen und entsprechenden *Winkelwerte und Abweichungsgrade* einen entscheidenden prognostischen Wert haben:

- Im mäßig pathologischen *Abweichungsgrad 2* gibt sicher der Schmerz bzw. die Labrumläsion den entscheidenden Ausschlag zur operativen Korrektur. Bei beschwerdefreien Patienten sollte unter engmaschiger fachärztlicher Observanz abgewartet werden, bis Schmerzen auftreten und/oder eine radiologische Progredienz erkennbar wird.

- Bei den hoch und extrem pathologischen *Abweichungsgraden 3 und 4* allerdings sollte nach bisheriger orthopädischer Erfahrung und aktuellem biomechanischen Wissensstand gerade bei noch jungen und anspruchsvollen Patienten mit der *biomechanischen Korrektur* nicht zugewartet werden bis Schmerzen und/oder röntgenologische Alterationen (asymmetrische „sourcil", Zysten, Gelenksspaltverschmälerungen, Konturdeformierungen) auftreten. Hier kann man bei kritischer Analyse der biomechanischen Kenngrößen operativ entscheidend im Sinn einer echten Sekundärprävention eingreifen: im Fall noch sphärisch-kongruenter Kurzpfannendysplasien sind sogar echte anatomische Heilungen durch eine biomechanisch indizierte, die normale Gelenkmorphologie wiederherstellende Operation möglich.

Fakultive Zusatzuntersuchungen

Computertomographie

Besonders in dreidimensionaler Rekonstruktion (3D-CT) kann die Computertomographie in schwierigen Fällen die räumliche Beurteilung der Kongruenz erleichtern.

Neuerdings können bei Vorhandensein einer entsprechenden *PC-Software* die erwünschten postoperativen Kongruenz- und Überdachungsverhältnisse präoperativ *simuliert* und die *OP-Planung* dadurch optimiert werden (Klaue und Ganz 1993).

Schließlich können bei entsprechender Fragestellung die *Antetorsions*verhältnisse am Schenkelhals und die *Anteversion* der Pfanne am genauesten mit der CT bestimmt werden.

MR-Arthrographie

Czerny et al. (1996) haben in einer Serie chirurgisch verifizierter Labrumläsionen den diagnostischen Wert und die klinische Relevanz der Magnetresonanzarthrographie (MRA) zur *Abklärung eines klinischen Verdachts auf Labrumläsion* beschrieben. Die *Sensitivität* der MR-Arthrographie (90%) in bezug auf Labrumläsionen ist dreimal höher, wenn man sie mit der konventionellen MRT (30%) vergleicht. Die *Treffsicherheit* der MR-Arthrographie liegt mit 91% sehr hoch (Czerny et al. 1996).

Das *normale* Labrum acetabulare (= Stadium „0") ist in der MR-Arthrographie dreieckig, direkt (ohne Sulcus) dem knöchernen Acetabulum aufsitzend und homogen signalarm. Lediglich an der Basis sind kleinere signalreichere Areale erkennbar, welche durch den in das Labrum einstrahlenden hyalinen Gelenksknorpel bedingt sind. Das normale Labrum weist keinen Einstrom von intraartikulär appliziertem Kontrastmittel auf. Zwischen dem Labrum und der Gelenkskapsel ist ein Rezessus, welcher kontrastmittelmarkiert ist, erkennbar.

Mittels MRA können *Labrumläsionen* nicht nur dargestellt und in ihrem Ausprägungsgrad *klassifiziert*,

Stadium „1": Signalveränderung
 = „Degeneration"
Stadium „2": Einriß
Stadium „3": vollständiger Abriß

sondern durch die spezielle multiplanare Schnittführung auch genau *lokalisiert* werden, ventral, kranial, dorsal.

Bei der *Dysplasiehüfte* sind alle Labra *morphologisch alteriert*, d.h. verdickt und verplumpt (Typ „B") und die Läsionen sind, wie von der biomechanischen Analyse her zu erwarten, überwiegend *ventrokranial* lokalisiert. Neben Grad und Lokalisation der Labrumläsionen können durch die MRA *weitere pathoanatomische Befunde* dargestellt und lokalisiert werden: intraossäre und extrakapsuläre Ganglien sowie bereits in der konventionellen MRT darstellbare Befunde (Chondromatosen, Tumoren und Knochenmarksödeme). Die MRA erweitert damit in klinisch relevanter Weise die differentialdiagnostischen Möglichkeiten und ermöglicht eine differenziertere und zielgenauere präoperative Planung.

Nach dem derzeit vorliegenden Wissensstand einschlägig spezialisierter Kliniken können wir folgende orthopädisch-chirurgische *Behandlungs-Strategie bei Pfannendysplasien mit MR-arthrographisch nachgewiesener Labrumläsion* als erfolgversprechend empfehlen:

- Möglichst optimale biomechanische Korrektur der Pfannenpathologie mittels einer *kausalen periazetabulären Re-Orientierungs-Osteotomie*: dadurch Wiederherstellung eines kongruenten Containments mit horizontaler Tragfläche und normalen LCE- und ACE-Winkeln. Wiedererlangung eines harmonischen Muskelgleichgewichts durch postoperativ frühe intensive funktionelle Krankengymnastik und Gangschulung.
- Abwarten der knöchernen Heilung und der funktionellen Rehabilitation mit kritischer Analyse des erreichten röntgenologischen und klinischen Ergebnisses.
- Bei klinischer Persistenz einer Labrumsymptomatik: Sekundäre Arthrotomie und Revision (ggf. Resektion) des Labrumkomplexes anläßlich der routinemäßigen Metallentfernung. Nur bei vollständigem Abriß (III B n. Czerny) und/oder großen Ganglion empfehlen wir die „selektive Labrumchirurgie" bereits primär als Simultaneingriff mit der Pfannenosteotomie (Tschauner et al. 1998).

Dieses zurückhaltende *„step-by-step"-Regime* trägt der klinischen Beobachtung Rechnung, daß die überwiegende Mehrzahl der Patienten mit einer klinisch manifesten und MR-arthrographisch dokumentierten Labrumläsion nach optimaler Korrektur der zugrundeliegenden Pfannendysplasie erwartungsgemäß beschwerdefrei und asymptomatisch werden. Es vermeidet somit unnötige Operationen und Kosten.

Prinzipien und Ergebnisse gängiger OP-Techniken periazetabulärer Osteotomien

Alle im folgenden kurz charakterisierten Operationsmethoden streben – auf verschiedenen Wegen und mit verschiedenen technischen Details – das *Korrekturprinzip der periazetabulären „Re-Orientierung"* der fehlorientierten Dysplasiepfanne in die anatomisch richtige Position an:

1. die periazetabuläre Osteotomie nach Ganz
2. die polygonale Osteotomie nach Kotz
3. die Dreifachbeckenosteotomie nach Tönnis
4. die sphärische Acetabulumosteotomie nach Wagner

Die periazetabuläre Osteotomie nach Ganz

Bei der periazetabulären Osteotomie (PAO) nach Ganz (Ganz 1993; Ganz et al. 1988; Klaue u. Ganz 1993; Klaue et al. 1993) werden von einem gemeinsamen ventralen Zugang aus alle drei Osteotomien durchgeführt. Dabei bleibt die Linea terminalis stehen, was die primäre Stabilität erhöht. Technisch anspruchsvoll ist die „indirekte" Ischiumosteotomie von ventral. Die Stabilisierung der Korrekturstellung erfolgt mit Schrauben. Das Risiko paraartikulärer Ossifikationen scheint nach vorliegenden Angaben etwas erhöht zu sein. Die Korrekturergebnisse sind in den Händen der Erstbeschreiber (Ganz 1993; Ganz et al. 1988; Klaue u. Ganz 1993; Klaue et al. 1993) beeindruckend. Über mittelfristige Ergebnisse bei 90 PAOs mit einem durchschnittlichen Follow-up von 2 Jahren haben Millis et al. (1995) berichtet: LCE- und ACE-Winkel wurden von durchschnittlich 2° prä- auf 35° postoperativ normalisiert. 95% waren präoperativ schmerzhaft, aber nur noch 10% beim Follow-up. 1 Fall mit Dysplasiecoxarthrose zeigte einen progredienten Verlauf trotz PAO.

Die polygonale Osteotomie nach Kotz

Eine grundsätzlich ähnliche Zielsetzung verfolgt die *polygonale* Pfannenschwenkosteotomie nach Kotz (Kotz et al. 1989 u. 1992; Krepler et al. 1996): Dabei wird die mit einer Schnittlehre standardisiert in einem Winkelschnitt osteotomierte Pfanne um die Drehachse des oberen Schambeinastes mit einem konstanten Schwenkwinkel von 38° nach ventrolateral gedreht („geschwenkt") und mit einer Titanplatte fixiert. Bei geeigneter Pathomorphologie sind mit dieser übungsstabilen Technik anatomische Korrekturen zu erreichen. Allerdings kann aufgrund des fixen Schwenkwinkels und der vorgegebenen Drehachse diese Technik von ihrem Prinzip her nicht so flexibel auf die individuell vorliegende Pathomorphologie Rücksicht nehmen wie die Techniken nach Wagner, Ganz oder Tönnis, bei denen die Pfanne dreidimensional in Richtung und Ausmaß mehr oder minder „frei" im Raum geschwenkt werden kann.

Krepler et al. (1996) haben von 35 polygonalen Osteotomien mittelfristige Ergebnisse berichtet: Der LCE-Winkel wurde von durchschnittlich 14° auf 42°, der ACE-Winkel von durchschnittlich 25° auf 57° korrigiert. Der durchschnittliche Harris-Hip-Score verbesserte sich von präoperativ 67,4 auf postoperativ 79,6 Punkte. Unter anderem aufgrund der relativ hohen Rate an revisionsbedürftigen Pseudarthrosen empfehlen die Autoren, die Indikation zu einer polygonalen Beckenosteotomie gegenüber der primären Endoprothetik genau abzuwägen.

Die Dreifachbeckenosteotomie nach Tönnis

Die dreifache Beckenosteotomie („Pfannenschwenkosteotomie") nach Tönnis (Tönnis et al. 1981, 1994; Macnicol 1996) ist die heute in Deutschland und Österreich am meisten verbreitete Technik zur Realisierung des Prinzips „Reorientierung" der dysplastischen Hüftpfanne: Sie hat den Vorteil „stufenlos" dosierbarer freier dreidimensionaler Korrekturpotenzen, weil die

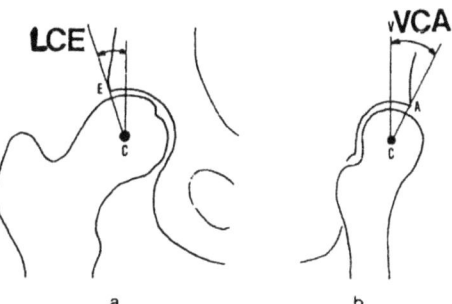
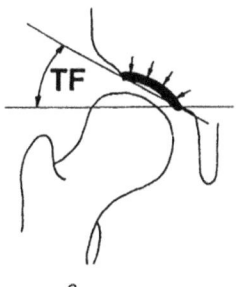

Abb. 3. Schemaskizzen der Röntgen-Winkelparameter

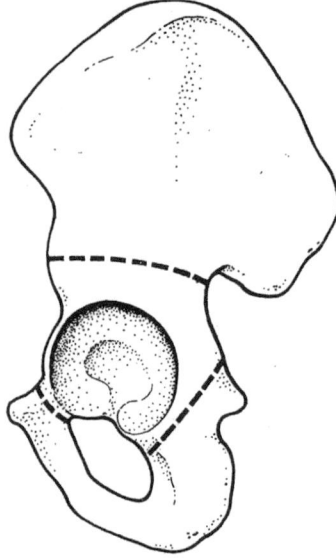

Abb. 4. Schemaskizze der Dreifachbeckenosteotomie nach Tönnis

Pfanne vollkommen knöchern mobilisiert wird und daher nicht nur nach lateral und ventral geschwenkt sondern ggf. auch in ihrer Ante- und Retroversion korrigiert und bei Bedarf auch ausgiebig medialisiert werden kann. Die Osteotomie des Os ischium wird in Seitenlage (Bauchlage) von dorsal, die Osteotomien des Os pubis und Os ilium werden in Rückenlage von ventral durchgeführt. Eine Kombination mit einer Arthrotomie (zur Sanierung von Typ 3B-Labrumläsionen und Ganglien) ist leicht möglich.

Bei rein medialem Zugang und übungsstabiler Osteosynthese (K-Drähte oder/und Schrauben) ist eine Frühmobilisierung und funktionelle Nachbehandlung problemlos möglich.

Über mittelfristige Ergebnisse haben Tönnis et al. (1994) und Katthagen (1996) berichtet: Neben einer hohen Rate an anatomischen Korrekturen bei klassischer Indikationen konnten auch bei Einschluß der Patienten mit bereits bestehender Dysplasiecoxarthrose eine erstaunliche Verbesserung der Biomechanik und ein Stillstand der Progredienz in 83% (bei 216 Patienten mit einem Follow-up von 2–16 Jahren) erreicht werden.

Die sphärische Acetabulumosteotomie nach Wagner

Die Dysplasiepfanne wird *sphärisch* mit Meißeln mobilisiert und in die gewünschte Position gedreht (Typ I); fakultativ kann sie zusätzlich „heruntergeklappt" und distalisiert (Typ II) bzw. zusätzlich medialisiert (Typ III) werden (Wagner und Wagner 1994). Potentielles Hauptrisiko dieser Methode ist eine zu dünne Pfannenlamelle mit Gefahr der Nekrose.

Hijikata und Umehara (1995) berichten über folgende Langzeitergebnisse (follow-up > 10 J.) an 29 Hüftgelenken: LCE-Korrektur von 4° prä- auf 42° postoperativ. Auch bei bereits bestehender Dysplasiecoxarthrose konnte ein Stillstand der Progredienz erreicht werden.

Memo

In der Mehrzahl der Fälle liegt bei der sog. „Restdysplasie" des Hüftgelenks eine isolierte Pfannendysplasie mit entsprechender Druckverteilungsstörung vor; viel seltener ist diese Druckverteilungsstörung kombiniert mit einer Coxa valga, also einer absoluten Erhöhung der vertikalen Druckkomponente P pro Flächeneinheit.

Die *kausale Therapie* der Hüftdysplasie versucht die Patho-Biomechanik nach biomechanischen Gesichtspunkten in technisch adäquater Weise orthopädisch-chirurgisch zu korrigieren:
- *Störungen der Druckverteilung* durch eine *Pfannendysplasie* können kausal nur durch eine operative Re-Orientierung der Pfanne behoben werden.

   Operatives Ziel ist die *horizontale* Ausrichtung der *Tragfläche*, da nur diese räumliche Konstellation eine ideal gleichmäßige Druckverteilung symmetrisch zur Vertikalkraft P ermöglicht.
- Ist die *spezifische Druck-Belastung* der Tragfläche (P/cm^2) zu hoch (sehr hoher Wert von P durch extreme *Coxa valga* bei normal breiter Tragfläche, oder: normaler Wert von P bei zu schmaler horizontaler Tragfläche) kann die Größe der Vertikalkraft P durch eine intertrochantere Varisierung und eventuell zusätzliche Trochanterosteotomie reduziert werden.
- Liegt eine kombinierte Pathologie (zu hohe Gesamtbelastung durch coxa valga plus Druckverteilungsstörung durch geneigte Tragfläche) vor, so kann diese kombinierte Patho-Biomechanik nur durch einen *kombinierten intertrochantären* und *periazetabulären Korrektureingriff* (einzeitig/zweizeitig) behoben werden.

- *Labrumläsionen* im Rahmen der *Hüftdysplasie* werden durch Korrektur der zugrundeliegenden Fehlbeanspruchung meist asymptomatisch. Nur in seltenen Fällen ist zusätzlich zur Korrektur der Pfannendysplasie die Resektion des geschädigten Labrums erforderlich. Eine isolierte Labrumresektion *ohne* Behebung der zugrundeliegenden Pfannenpathologie ist *kontraindiziert*.

Literatur

Bombelli R (1981) Radiological Pattern of the Normal Hip Joint and its Biomechanical Meaning. In: Draenert K, Rütt A (Hrsg.) Morphologie und Funktion der Hüfte. Histo-Morph Bewegungsapp 1:113-138. Art and Science, München

Bombelli R, Kuller N, Bombelli M (1991) A new look at the forces acting on the hip joint. Hip International, Vol 1, No 1, pp 7-16. Wichtig Editore

Bombelli R (1993) Structure and Function in Normal and Abnormal Hips. How to Rescue Mechanically Jeopardized Hips. Springer, Berlin Heidelberg New York London Paris Tokyo HongKong Barcelona Budapest

Breitenhuber W, Steffan H, Tschauner C, Graf R, Sodia F, Reimann R (1995) 3D-Computermodell zur Berechnung von Muskelgleichgewichtszuständen und den resultierenden Reaktionskräften im Hüftgelenk. Biomed Technik, Vol 40, Suppl 2:81-83

Czerny Ch, Hofmann S, Neuhold A, Tschauner Ch, Engel A, Recht MP, Kramer J (1996) Lesions of the Acetabular Labrum: Accuracy of MR Imaging and MR Arthrography in Detection and Staging. Radiology 200:225-230

Dihlmann SW, Wihlmann W (1994) The supercilium acetabuli score: An additional criterion for estimating the biomechanics of the hip joint. Z Rheumatol 53:351-356

Eckstein F, Merz B, Schmid P, Putz R (1994) The influence of geometry on the stress distribution in joints – a finite element analysis. Anat Embryol 189:545-552

Engelhardt P (1988) Die Bedeutung des Zentrumeckenwinkels zur Prognose der Dysplasiehüfte 50 Jahre nach Erstbeschreibung durch G. Wiberg. Orthopäde 17:463-467

Fitzgerald RH Jr (1995) Acetabular Labrum Tears: Diagnosis and Treatment. Clinical Orthopaedics and Related Research 311:60-68

Ganz R, Klaue K, Vinh TS, Mast JW et al (1988) A new periacetabular osteotomy for the treatment of hip dysplasia. Clin Orthop 232:26-36

Ganz R (1993) Conservative Reconstructive Surgery of the Dysplastic Acetabulum. E.F.O.R.T. 1993 – Post Graduate Lectures 1:74-79. Masson, Paris 1993

Graf R (1981) Die Mehrfachkorrekturosteotomie am coxalen Femurende mit gleichzeitiger Verlängerung bei Dysplasiehüften. Orthop Praxis 17:643-647

Graf R, Tschauner Ch, Klapsch W (1992) Dreifachosteotomie des proximalen Femurendes bei Coxa vara mit Hochstand des Trochanter major und Beinverkürzung. Operat Orthop Traumatol 4:50-62 (Heft 1)

Hijikata H, Umehara S (1995) Long-Term Follow Up Study (>10 Years) of Rotational Acetabular Osteotomy for the Dysplastic Hip: Re-Examination of the Technique and Indications. Orthopaedics Vol 3, No 4:327-331

Hodler J, Yu JS, Goodwin D, Haghighi P, Trudell D, Resnick D (1995) MR Arthrography of the Hip: Improved Imaging of the Acetabular Labrum with Histologic Correlation in Cadavers. AJR 165:887-891

Hoegh J, Macnicol MF (1987) The Chiari Pelvic Osteotomy – A Long-Term Review of Clinical and Radiographic Results. J Bone Joint Surg (Br) 69-B:365-373

Hofmann S, Tschauner C, Czerny C, Neuhold A, Engel A (1996) Evaluation of the Acetabular Labrum with MR-Arthrography. Orthopaedic Transactions, 4th quarter (in press)

Hofmann S, Tschauner C (1998) MR-Arthrographie der Labrumläsion und therapeutische Konsequenz. In: Konermann W, Gruber G, Tschauner C (Hrsg) Die Hüftreifungsstörung – Diagnostik und Therapie. Steinkopff, Darmstadt, 15:276-303

Hofmann S, Tschauner C, Urban M, Eder T, Czerny C (1998) Klinische und bildgebende Diagnostik der Labrumläsion des Hüftgelenks. Orthopäde 27:681-689

Kapandji IA (1985) Funktionelle Anatomie der Gelenke, Bd. 2. Untere Extremität. Enke, Stuttgart

Katthagen BD, Spies H, Bachmann G (1995) Die arterielle Durchblutung der knöchernen Hüftgelenkspfanne. Z Orthop 133:7-13

Katthagen BD (1996) Die Behandlung der Dysplasiecoxarthrose im Alter zwischen 20 und 50 Jahren. DGOT-ASG-Fortbildungskurs-Vortragsmanuskript, Wiesbaden

Kim YT, Azuma H (1995) The Nerve Endings of the Acetabular Labrum. Clinical Orthopaedics and Related Research 320:176-181

Klaue K, Wallin A, Ganz R (1988) CT-Evaluation of Coverage and Congruency of the Hip prior to Osteotomy. Clin Orthop 232:15-25

Klaue K, Durnin C, Ganz R (1991) The Acetabular Rim Syndrome. A Clinical Presentation of Dysplasia of the Hip. J Bone Joint Surg (Br) 73-B:423-429

Klaue K, Ganz R (1993) Pelvic Osteotomies in the Adult. In: Chapmann MW (ed) Operative Orthopaedics. 2nd edn. Ch126, Vol 3:1835-1844. J B Lippincott, Philadelphia

Kotz R, DàVid Th, Uyka D (1989) Polygonale Pfannenschwenkosteotomie – eine Möglichkeit im Behandlungsplan der Hüftdysplasie. Orthop Praxis 25:147-152

Kotz R, Da'Vid Th, Helwig U, Uyka D, Wanivenhaus A, Windhager R (1992) Polygonal triple osteotomy of the pelvis. A correction for dysplastic hip joints. Int Orthop 16 (4):311-316

Krauspe R (1998) Hüftpfannenschwenkung durch Dreifachosteotomie des Beckens nach Tönnis. In: Konermann W, Gruber G, Tschauner C (Hrsg) Die Hüftreifungsstörung – Diagnostik und Therapie. Steinkopff, Darmstadt, 25:459–478

Krepler P, Kutschera HP, Kotz R (1996) Mittelfristige Ergebnisse nach polygonaler Beckenosteotomie. Abstractsammlung ÖGO-Wissenschaftliche Sitzungen, Abstract 33

Kummer B (1985) Einführung in die Biomechanik des Hüftgelenks. Springer, Berlin Heidelberg

Macnicol MF (1996) Osteotomy of the Hip. Color Atlas and Textbook. Mosby-Wolfe, London

Matthiessen HD (1993) Dynamik des Wachstums im Pfannendach. In: Schilt M, Lüdin C (Hrsg) Angeborene Hüftdysplasie und -luxation vom Neugeborenen bis zum Erwachsenen, S 19–46. Proceedings Symposium Uni Zürich 1993. SGUMB-SVUPP-Eigenverlag, Zürich

Millis MB, Murphy SB, Poss R (1995) Osteotomies about the Hip for the Prevention and Treatment of Osteoarthrosis. J Bone Joint Surg (Am) Vol 74-A, No 4:626–647

Millis MB et al (1995) Middle Term Results of Periacetabular Osteotomy (PAO) for Acetabular Dysplasia in the Adolescent and Young Adult. J Pediatr Orthop Vol 15, No 6:840 (Abstract)

Murray DW (1993) The Definition and Measurement of Acetabular Orientation. J Bone Joint Surg (Br) 75-B:228–232

Nishina T, Saito S, Ohzono K, Shimizu N, Hosoya T, Ono K (1990) Chiari Pelvic Osteotomy for Osteoarthritis: The Influence of the Torn and Detached Acetabular Labrum. J Bone Joint Surg (Br) 72-B:765–769

Ogata S, Moriya H, Tsuchiya K, Akita T, Kamegaya M, Someya M (1990) Acetabular Cover in Congenital Dislocation of the Hip. J Bone Joint Surg (Br) 72-B:190–196

Pauwels F (1973) Atlas zur Biomechanik der gesunden und kranken Hüfte. Springer, Berlin Heidelberg New York

Pitto RP, Klaue K, Ganz R (1996) Labrumläsionen und acetabuläre Dysplasie bei Erwachsenen. Z Orthop 134:452–456

Schramm M, Pitto RP, Rohm E, Hohmann D (1999) Long-term results of spherical acetabular osteotomy. J Bone Joint Surg (Br) 81B:60–66

Schulitz KP, Roggenland G (1991) Die Dreifach-Osteotomie des Beckens bei dysplastischen Hüftpfannen im Kindes- und Erwachsenenalter. Z Orthop 129:209–216

Sodia F, Reimann R, Breitenhuber W, Steffan H, Tschauner C, Graf R (1995) Ermittlung von Krafteinflußgrößen des menschlichen Hüftgelenks. Biomed Technik, Vol 40, Suppl 2:72–74

Tönnis D, Behrens K, Tscharani F (1981) A Modified Technique of the Triple Pelvic Osteotomy. Early Results. J Pediat Orthop 1:241–249

Tönnis D (1984) Die angeborene Hüftdysplasie und Hüftluxation, S. 312–321. Springer, Berlin Heidelberg New York Tokyo

Tönnis D, Kasperczyk WJ, Kalchschmidt K (1988) Hüftdysplasie im Jugendlichen- und Erwachsenenalter: dreifache Beckenosteotomie. Orthop Praxis 24:225–229 (4/88)

Tönnis D, Kalchschmidt K (1991) Die Hüftpfannenschwenkosteotomie nach Tönnis. In: Hackenbroch MH, Rütt J (Hrsg) Die Behandlung der Hüftdysplasie durch Beckenosteotomien. Symposium Köln 1990. Thieme, Stuttgart New York

Tönnis D (1993) Treatment of Residual Dysplasia After Developmental Dysplasia of the Hip as a Prevention of Early. Coxarthrosis. J Paed Ortho Part B, 2:133–144

Tönnis D, Aming A, Bloch M, Heinecke A, Kalchschmidt K (1994) Triple Pelvic Osteotomy. J Ped Orthop Part B, 3:54–67

Tönnis D, Heinecke A (1997) Verringerte oder vermehrte Antetorsion und Anteversion – präarthrotische Deformitäten in der dritten Dimension. In: Tschauner Ch (Hrsg) Die Hüfte. Enke, Stuttgart, S. 112–122

Tönnis D, Kalchschmidt K (1998) Die Hüftpfannenschwenkung durch dreifache Beckenosteotomie. In: Grifka J, Ludwig J (Hrsg) Kindliche Hüftdysplasie. Thieme, Stuttgart New York, S. 191–214

Tönnis D, Kalchschmidt K, Heinecke A (1998) Hüftpfannenschwenkung durch Dreifachosteotomie des Beckens nach Tönnis. Orthopäde 27:733–742

Tschauner Ch, Klapsch W, Kohlmaier W, Graf R (1992) Der Stellenwert der dreifachen Beckenosteotomie nach Tönnis im Rahmen der Spätdysplasie und frühen Sekundärarthrose des Hüftgelenkes. Orthop Praxis 28:255–263 (4/92)

Tschauner Ch (1993) Die operative Therapie der Dysplasiehüfte unter besonderer Berücksichtigung der Spätkorrekturen bei Wachstumsende, S 137–161. In: Schilt M, Lüdin C (Hrsg) Angeborene Hüftdysplasie und -luxation vom Neugeborenen bis zum Erwachsenen. Proceedings Symposium Uni Zürich. SGUMB-SVUPP-Eigenverlag, Zürich

Tschauner Ch (1995) Neues optimiertes biomechanisches Konzept zur Wirkungsweise der operativen Reorientierung der dysplastischen Hüftpfanne unter besonderer Berücksichtigung der Dreifachbeckenosteotomie nach Tönnis. Habilitationsschrift, Humboldt-Universität Berlin

Tschauner Ch, Hofmann S, Czerny Ch (1997) Hüftdysplasie. Morphologie, Biomechanik und therapeutische Prinzipien unter Berücksichtigung des Labrum acetabulare. Orthopäde 26:89–108

Tschauner Ch, Hofmann S (1997) Restdysplasie und Dysplasiecoxarthrose – Biomechanische Prinzipien und Entscheidungshilfen zur gelenkserhaltenden orthopädisch-chirurgischen Behandlung. In: Tschauner Ch (Hrsg) Die Hüfte. Enke, Stuttgart, S. 92–112

Tschauner Ch, Hofmann S, Graf R, Engel A (1998) Labral Lesions in Acetabular Dysplasia. Hip International 8:233–238

Tschauner Ch (1998) Morphologie, Pathomorphologie, Biomechanik und Klassifikation von Hüftreifungsstörungen. In: Konermann W, Gruber G, Tschauner

Ch (Hrsg) Die Hüftreifungsstörung – Diagnostik und Therapie. Steinkopff, Darmstadt, 2:12–36

Tschauner Ch, Hofmann S (1998) Labrumläsion bei der Restdysplasie des Hüftgelenks. Biomechanische Überlegungen zur Pathogenese und Behandlung. Orthopäde 27:725–732

Tschauner Ch, Hofmann S, Urban M, Jaros S, Eder T, Czerny C (1998) Das Donauspital-Stolzalpe-Konzept: Die Korrekturosteotomie mit selektiver Labrumchirurgie nach präoperativer MR-Arthrographie. Orthopäde 27:765–771

Tschauner Ch, Hofmann S, Graf R, Engel A (1998) Review: Labrumläsion und Restdysplasie des Hüftgelenks: Standortbestimmung und Zukunftsperspektiven. Orthopäde 27:772–778

Urban M, Hofmann S, Tschauner Ch, Czerny C, Neuhold A, Kramer J (1998) MR-Arthrographie bei der Labrumläsion des Hüftgelenks: Technik und Stellenwert. Orthopäde 27:691–698

Wagner H (1977) Prinzipien der Korrekturosteotomie am Bein. Orthopäde 6:145–177

Wagner H, Wagner M (1994) Sphärische Pfannenosteotomie. In: Bauer R, Kerschbaumer F, Poisel S (Hrsg) Orthopädische Operationslehre, Bd II/1. Becken und untere Extremität, Teil 1. S 82–92. Thieme, Stuttgart New York

Wenger DR (1995) CT-Scans and 3D-CT-Scans for Diagnosis of Hip Disease in Children. Handout of AAOS-Instructional Course 348

Windhager R, Pongracz N, Schönecker W, Kotz R (1991) Chiari Osteotomy for Congenital Dislocation and Subluxation of the Hip. J Bone Joint Surg (Br) 73-B:890–895

Wolff J (1892) Das Gesetz von der Transformation der Knochen. Reprint 1992, herausgegeben von D. Wessinghage

Die Beckenosteotomie nach Chiari
Indikationen, Planung, Technik und Ergebnisse

R. Windhager

Die Beckenosteotomie nach Chiari hat sich nach der Erstpublikation im Jahr 1953 [2, 4] rasch verbreitet, wurde allerdings in der Folgezeit großteils durch reorientierende Pfanneneingriffe im Kindes-, Jugend- und Erwachsenenalter ersetzt. Auch bei der Dysplasiecoxarthrose [3] wurde die Indikation durch die Fortschritte und guten Erfolge der Hüftendoprothetik, aber auch aufgrund der gesteigerten Erwartungen der Patienten deutlich eingeschränkt.

Indikationen

Im Kindesalter:
- Bei veralteter Hüftluxation mit Ausbildung eines sekundären Acetabulum
- bei Coxa magna nach Luxationsbehandlung oder Morbus Perthes
- bei extremer Dysplasie oder Subluxation, wenn andere pfannendachbildende oder reorientierende Eingriffe kontraindiziert sind, vor allem bei gehfähigen Patienten mit neuromuskulären Erkrankungen.

Im Erwachsenenalter:
- Bei geringer oder mittelgradiger Dysplasiecoxarthrose
- bei Hüftluxation mit Ausbildung eines sekundären Acetabulum
- bei ausgeprägter Hüftdysplasie (Zentrum-Eckwinkel < -10°), bei der durch eine Dreifachosteotomie keine ausreichende Korrektur zu erzielen ist.

Kontraindikationen:
- Wenn durch andere pfannendachbildende oder reorientierende Eingriffe eine vollständige Hüftkopfüberdachung möglich ist,
- fortgeschrittene Dysplasiecoxarthrose (besonders bei Patienten nach dem 45. Lebensjahr),
- starke Bewegungseinschränkung des Hüftgelenkes (Flexion < 80°).

Planung

Die bildgebende Diagnostik beinhaltet eine Röntgenaufnahme in anteriorer/posteriorer Richtung und im Faux-Profil. Eine Operationsskizze sollte zumindest im ap-Bild angefertigt werden: Die Osteotomielinie ist vom lateralen Acetabulumrand knapp oberhalb der Hüftgelenkskapsel in einem 15° aufsteigenden Winkel zur Hilgenreinerschen Linie anzulegen.

Patientenaufklärung

Dem Patienten muß deutlich gemacht werden, daß es sich um eine nur teilweise gelenkerhaltende Operation handelt, die jedoch keine vollständige Wiederherstellung des Hüftgelenkes ermöglicht. Im besonderen sind ältere Patienten darauf aufmerksam zu machen, daß zu einem späteren Zeitpunkt noch ein totaler Hüftgelenksersatz notwendig werden wird und die Dauer dieses Aufschubes je nach Ausgangsbefund und Alter des Patienten schwankt. Neben einer genauen Aufklärung über die Komplikationsmöglichkeiten müssen die Patienten auch darauf aufmerksam gemacht werden, daß die Beweglichkeit im Hüftgelenk abnimmt und bei Frauen ein erhöhtes Sektionrisiko bei beidseitiger Beckenosteotomie zu erwarten ist. Weiteres sollte der Patient über die Notwendigkeit einer intensiven, zum Teil auch stationären Nachbehandlung, im besonderen bei positivem Trendelenburgschen Zeichen, informiert werden.

Operationsvorbereitung

Der Patient wird auf einem Extensionstisch in 20° Abduktion beider Beine gelagert, wobei der kontralaterale Oberschenkel am zentralen Dorn mit einer nichtelastischen Bandage fixiert wird. Das zu operierende Bein wird in mindestens 20° Außenrotation gelagert, wodurch der Trochanter major nach dorsal zu liegen kommt und der Zugang bei der Osteotomie erleichtert wird. Vor dem Abdecken des Operationsfeldes sollte noch der Röntgenbildwandler von der kontralateralen Seite her in ap-Projektion installiert und kontrolliert werden.

Operationstechnik [8]

Der Hautschnitt wird bogenförmig in einer Länge von 12–15 cm unterhalb der Crista iliaca angelegt und auf die laterale Seite des Oberschenkels in Richtung des Musculus tensor fasciae latae verlängert. Nach Spalten der Subkutis wird die Fascie des Musculus tensor fasciae latae im Faserverlauf indiziert, wobei hier auf den Nervus cutaneus femoris lateralis, der am medialen Rand dieses Muskels verläuft, zu achten ist. Anschließend wird die Verschiebeschicht zwischen Musculus tensor fasciae latae und Musculus sartorius stumpf freipräpariert und der Musculus tensor fasciae latae auf einer Länge von 4–5 cm von der Crista iliaca abgelöst. Danach gelingt es leicht, die Hüftgelenkskapsel durch sparsames Abschieben des Musculus gluteus minimus darzustellen. Nun wird der Beckenisthmus mit einem Raspatorium von dorsal des Hüftkopfes subperiostal umfahren und ein gebogener Aluminiumspatel, dessen Spitze in der Incisura ischiadica zu Liegen kommt, eingebracht. Das Caput reflexum der Rektussehne wird von der Hüftgelenkskapsel mit einer Schere oder einem Raspatorium freipräpariert und im dorsalen Anteil abgelöst. Dieser Schritt ist sehr sorgfältig durchzuführen, da die Grenze zwischen Hüftgelenkskapsel und gebogener Rektussehne die Osteotomielinie markiert. Vor der Osteotomie wird noch der Beckenisthmus von medial durch subperiostales Abschieben der Bauchwandmuskulatur und des Musculus ilacus im vorderen Bereich der Crista iliaca und Einbringen eines Aluminiumspatel in die Incisura ischiadica geschützt. Zur Tamponade, aber auch zum Schutz vor Verletzungen der Arteria glutea superior und inferior, wird eine mit einem Faden gesicherte Kompresse zwischen Knochen und medialen Aluminiumspatel eingelegt.

Zur Festlegung der Osteotomierichtung wird ein Kirschnerdraht an der kranialsten Stelle des Acetabulum zwischen Hüftgelenkskapsel und gebogener Rektussehne in 15° aufsteigender Richtung bis zur medialen Kortikalis gesetzt und die korrekte Position im Bildwandler kontrolliert.

Anschließend wird ein Lexermeißel in gleicher aufsteigender Richtung unterhalb des Kirschnerdrahtes eingebracht und bis zur inneren Kortikalis vorgeschlagen. Mit weiteren Lexermeißel wird entsprechend dem bogenförmigen Verlauf der Rektussehne die äußere Kortikalis vorerst nach ventral und anschließend nach dorsal osteotomiert. Die gebogene Rektussehne ist hier die einzige Orientierungshilfe, da eine Bildwandlerkontrolle aufgrund der Projektion nicht mehr möglich ist. Im dorsalen Bereich ist darauf zu achten, daß die Osteotomie knapp oberhalb der Spina ischiadica zu liegen kommt, da bei Osteotomie durch die Spina das gespaltene Ligamentum sacrospinale eine mediale Verschiebung verhindert.

Nachdem die Vollständigkeit der Osteotomie durch Aufspreizen mit dem Meißel kontrolliert wurde, kann die Medialisierung durch Abduktion des Beines in neutraler Rotationsstellung und Verschieben des distalen Fragmentes nach medial durch Druck auf den Trochanter major erfolgen. Die Medialisierung sollte soweit durchgeführt werden, daß der Hüftkopf komplett überdacht ist. In abduzierter Stellung wird die Osteotomie durch mindestens zwei 2,5 mm dicke Kirschnerdrähte oder aber durch Spongiosazugschrauben fixiert. Nach Reinsertion des abgelösten Tensor fasciae latae und der Bauchwandmuskulatur erfolgt der schichtweise Wundverschluß unter Einlegen eines subkutanen Redondrains.

Postoperative Behandlung

Das Bein wird in einer geraden Schaumstoffschiene in neutraler Hüftbeugestellung gelagert. Beginn einer Antikoagulantientherapie für die Dauer von 6 Wochen.

Erster postoperativer Tag:
- Beginn mit aktiver Fußgymnastik zur Thromboseprophylaxe
- Isometrische Übungen.

Zweiter postoperativer Tag:
- Verbandwechsel und Entfernung des Redondrains
- Vorsichtiges Aufsetzen im Bett.

Dritter postoperativer Tag:
- Vorsichtiges passives Durchbewegen des Hüftgelenkes durch eine Krankengymnastik oder besser mit einer CPM-Schiene
- Der Patient kann sich an den Bettrand setzen oder je nach Allgemeinzustand einen Stehversuch durchzuführen.

In den nächsten Tagen Steigerung der Mobilisierung mit zwei Unterarmstützkrücken und kompletter Entlastung des operierten Beines, wobei ein Abwickeln des Fußes erlaubt ist. Die Entlastung ist je nach Alter für ca. 6 Wochen befristet und kann anschließend auf eine zunehmende Teilbelastung bis zur vollen Belastung frühestens 3 Monate postoperativ umgestellt werden. Die Bohrdrähte werden ebenso je nach Alter und Knochenheilung nach ca. 6 Wochen in Lokal- oder Allgemeinanästhesie entfernt.

Wird 3-4 Monate postoperativ trotz intensiver ambulanter Heilgymnastik kein hinkfreies Gangbild erzielt, so sollte unbedingt eine stationäre Rehabilitation eingeleitet werden.

Fehler und Gefahren

Läsion des Nervus cutaneus femoris lateralis durch Hakendruck oder durch Einnähen beim Wundverschluß: hier ist eine Revision je nach Ausprägung der Hypästhesie entweder sofort oder nach fehlender Besserung bis zu 3 Monaten postoperativ notwendig.

Eine intraartikuläre Osteotomie führt zu langanhaltenden postoperativen Beschwerden, Gelenkskontraktur, Gehbehinderung und vorzeitiger Arthrose und ist meist auf eine schlechte Präparation des Caput reflexum der Rektussehne sowie fehlerhafter Orientierung durch falsche Einstellung des Bildwandlers zurückzuführen.

Eine absteigende Osteotomie ist ebenso meistens Folge einer fehlerhaften Orientierung bei falscher Bildwandlereinstellung und führt im extremen Fall zu einer Rückbildung des neuen Pfannenerkers in Folge fehlender Druckaufnahme.

Ein unvollständige Medialisierung tritt meist bei Osteotomie durch die Spina ischiadica auf, indem das gespaltene Ligamentum sacrospinale die Medialisierung verhindert. Ein Nachmeißeln oberhalb der Spina ischiadica ist hier notwendig.

Sollte die Osteotomie irrtümlich zu hoch angesetzt worden sein und zwischen Hüftgelenkskapsel und proximaler Osteotomie eine Lücke tastbar sein, so müßten ein oder mehrere keilförmige Spongiosablöcke aus dem Beckenkamm in den Osteotomiespalt eingepfalzt werden. Eine postoperative Ruhigstellung in einem Beckenbeingips ist in diesem Fall für 4 Wochen notwendig.

Eine Läsion des Nervus ischiadicus kann entweder direkt durch eine Verletzung bei der Osteotomie oder indirekt durch Hämatomdruck erfolgen. Manifestiert sich die Parese aber unmittelbar postoperativ, so ist eine sofortige Revision und Freilegung des Nervus ischiadicus von dorsal mit eventueller Nervennaht unter mikrochirurgischen Bedingungen indiziert. Eine verzögert auftretende Parese ist in der Regel durch ein Hämatom bedingt, so daß hier ein abwartendes Vorgehen mit abschwellender Medikation gerechtfertigt ist.

Ergebnisse

Von den zwischen 1953 und 1967 durchgeführten 388 Beckenosteotomien bei 357 Patienten, von denen 95% von Chiari selbst durchgeführt wurden, konnten 242 Beckenosteotomien bei 213 Patienten (60%) nach durchschnittlich 24,8 Jahren nachuntersucht werden (20-34,2 Jahre) [9]. 10 Patienten waren zwischenzeitlich verstorben und 14 lebten im Ausland. In 55 Fällen konnte aufgrund von Namensänderung bei weiblichen Patienten und Ortswechsel trotz intensiver Nachforschungen der Wohnsitz nicht eruiert werden und von weiteren 65 Patienten wurde trotz mehrmaliger Aufforderung keine Rückmeldung erhalten. Nach Ausschluß von 5 Patienten (6 Osteotomien) mit neuromuskulären Erkrankungen wurden insgesamt 236 Osteotomien bei 208 Patienten (186 Frauen und 22 Männer) ausgewertet. Das Verhältnis rechts zu links betrug 1:1,5

Das Durchschnittsalter bei Operation lag bei 14,1 Jahre (2,6-51,3 Jahre). 21 Patienten wurden durchschnittlich nach 15,4 Jahre (6-28 Jahre) reoperiert, wobei 19 eine Hüfttotalendoprothese und 2 eine Arthrodese erhielten. Die durchschnittliche Nachuntersuchungszeit der verbleibenden 215 Beckenosteotomien betrug 24,8 Jahre (20-34,2 Jahre). Die klinische und radiologische Ausarbeitung wurde nach den Kriterien des Arbeitskreises für Hüftdysplasie der DGOT [7] vorgenommen. Zur klinischen Gesamtbeurteilung wurde ein Punktesystem entworfen, wel-

Art der Komplikationen	Anzahl	
Ischiadikusparese	29 (7 irreversibel)	
Läsion des Nervus cutaneus femoris lateralis	16 (9 irreversibel)	
Infektion	13	
Reluxation	16	
Thrombose	14	
Paraartikuläre Ossifikationen	3	
Dislokation des Sakroiliakalgelenks	3	
Dislokation der Symphyse	2	
Dislokation der Osteotomie	3	(im Gips ohne interne Fixierung)
Pseudarthrose	2	
Psoasschnappen	2	
Gesamt	103	

ches die Kriterien Gehleistung, Trendelenburgsches Zeichen und Hüftbeweglichkeit beinhaltete. Entsprechend diesem System fand sich in der klinischen Gesamtbeurteilung ein sehr gutes und gutes Ergebnis in 51,4%, in 41,3% ein befriedigendes und in 18,3% ein schlechtes Ergebnis. Die Häufigkeit der schlechten klinischen Ergebnisse zum Zeitpunkt der Nachuntersuchung stieg mit zunehmendem Operationsalter an. Das Fortschreiten degenerativer Veränderungen konnte durch den Eingriff nicht gestoppt, jedoch vermindert werden. Die Korrelation zwischen klinisch und radiologischen Ergebnissen zeigte eine zunehmende Häufigkeit von schlechten Ergebnissen bei Patienten mit präoperativen Arthrosezeichen. Im Gegensatz dazu fand sich zum Zeitpunkt der Nachuntersuchung kein Zusammenhang zwischen Beschwerden und Arthrosezeichen.

90% der untersuchten Hüftgelenke wiesen präoperativ extreme Dysplasien und Luxationen auf (Dysplasiegrad 4) und 7,5% litten an schweren Hüftdysplasien (Dysplasiegrad 3). Sämtliche radiometrische Parameter der Pfannenüberdachung konnten durch den Eingriff signifikant gebessert werden und es zeigte sich im Verlauf der Nachbeobachtungszeit nur ein geringer Korrekturverlust. Zum Zeitpunkt der Nachuntersuchung fand sich allerdings bei 26% ein Dysplasiegrad 3 oder 4 und es zeigte sich bei diesen Patienten, daß die durch die Beckenosteotomie erzielte Hüftkopfüberdachung insuffizient war und im Laufe der Nachuntersuchungszeit der Korrekturverlust größer war als bei denen, die eine vollständige Hüftkopfüberdachung aufweisen.

Die Komplikationsrate läßt sich am besten an einem größeren Patientengut, bei dem auch mehrere Operateure beteiligt sind, beurteilen.

Böhler et al. [1] untersuchten 1102 Beckenosteotomien nach Chiari, die zwischen 1951 und 1984 durchgeführt worden waren, wobei sich hier 103 (9,3%) lokale Komplikationen fanden.

Um die Grenze der Indikation beim älteren Patienten mit Dysplasiecoxarthrose zu definieren, wurden Patienten, die nach dem 30. Lebensjahr operiert wurden und in allen Fällen Zeichen einer beginnenden oder manifesten Dysplasiecoxarthrose aufwiesen, analysiert [6]. Hierzu konnten aus einer Gesamtzahl von 123 Patienten mit 142 Beckenosteotomien, die zwischen 1968 und 1977 operiert worden sind, 83 Patienten mit 100 Beckenosteotomien nach durchschnittlich 15,5 Jahren (10–21 Jahre) nachuntersucht werden. 20 Patienten dieses Kollektives haben mittlerweile eine Hüfttotalendoprothese erhalten.

Das klinische Ergebnis war in 75% der Fälle gut, in 9% befriedigend und in 16% unbefriedigend. Es zeigte sich, daß bei einem Operationsalter unter 45 Jahren in 80% gute und in 20% mäßige und schlechte Ergebnisse, bei einem Operationsalter von über 45 Jahren jedoch nur in 50% gute Ergebnisse erzielt werden konnten. Die Patienten waren durchschnittliche 6,5 Jahre (0–20 Jahre) postoperativ beschwerdefrei, eine Verbesserung der präoperativen klinischen Symptomatik wurde allerdings für durchschnittlich 11,6 Jahre (0–20 Jahre) angegeben. Interessanterweise zeigte sich auch, daß sog. hohe Osteotomien, welche nicht unmittelbar am Acetabulumrand gelegen sind, zu guten Ergebnissen führten. Dies dürfte auf eine Verdickung der Gelenkskapsel im Alter zurückzuführen sein, welche eine suffiziente Kraftübertragung auf das neugebildete Acetabulum, erkennbar an der Sklerosierung desselben, gewährleistete.

Die Beeinflussung des Geburtskanals durch die Beckenosteotomie von Chiari wurde von Kotz u. Slancar 1973 [5] untersucht. Hierbei zeigte sich, daß bei Patientinnen mit einseitiger Beckenosteotomie 53mal eine Geburt beobachtet wurde, von denen 42 spontan ohne Komplikationen verliefen. Nur bei Kindern in Beckenendlage wurde eine Sectio caesarea vorgenommen. Von insgesamt 4 Patientinnen mit beidseitiger Beckenosteotomie wurde an zweien eine Sectio caesarea durchgeführt. Die spontan geborenen Kinder wogen allerdings weniger als 3 kg. Zusammenfassend kann bei einseitiger Beckenosteotomie nur bei Beckenendlage zu einer Sectio caesarea geraten werden. Bei beidseitiger Beckenosteotomie sollte allerdings eine Sectio bevorzugt werden, sofern nicht kleine Kinder mit einem voraussichtlichen Geburtsgewicht von weniger als 3 kg erwartet werden.

Literatur

[1] Böhler N, Eyb R, Moll-Schüller E (1986) 35 Jahre Beckenosteotomie nach Chiari – Analyse der Mißerfolge. Mitteilungsbl. der DGOT 3:73–74
[2] Chiari K (1953) Beckenosteotomie als Pfannendachplastik. Wien med Wschr 103:707–770
[3] Chiari K (1968) Die Beckenosteotomie in der Behandlung der Coxarthrose. Beitr Orthop Traumatol 15:163–168
[4] Chiari K (1974) Medial displacement osteotomy of the pelvis. Clin Orthop 98:55–71
[5] Kotz R, Slancar P (1973) Beckenosteotomie und Geburt. Z Orthop 111:797–800
[6] Lack W, Windhager R, Kutschera HP, Engel A (1991) Chiari pelvic osteotomy for osteoarthritis secondary to hip dysplasia. Indications and long-term results. J Bone Jt Surg 73B:229–234
[7] Tönnis D (1984) Die angeborene Hüftdysplasie und Hüftluxation im Kindes- und Erwachsenenalter. Springer, Berlin Heidelberg New York
[8] Windhager R, Kotz R (1992) Die Beckenosteotomie nach Chiari. Operat Orthop Traumatol 4:225–236
[9] Windhager R, Pongracz N, Schönecker W, Kotz R (1991) The Chiari pelvic osteotomy for congenital dislocation and subluxation of the hip in children and adults. A review of the results of twenty to thirty-four years. J Bone Jt Surg 73B:890–895

Standardisierte Revisionstechniken am Acetabulum

W. Thomas

Einleitung

Infektionen, rezidivierende Luxationen, Primärimplantationsfehler, und vor allem aseptische Lockerungen durch Debrisosteolyse bilden die hauptsächlichen Indikationen für notwendige Revisionen von Hüftgelenksendoprothesen. In spezialisierten Abteilungen muß man mit einem Prozentsatz von 10% bis 20% mit ansteigender Tendenz derartiger Eingriffe am Gesamtkontingent von Endoprothesenoperationen rechnen. Revisionseingriffe stellen eine große Herausforderung an das Operationsteam dar, weil hierbei nach ein- oder mehrmaligen Fehlschlägen das Problem der gescheiterten Endoprothese definitiv gelöst werden muß, damit der Patient schließlich eine möglichst dauerstabile Funktion erlangt. Es sind hierbei zur Erzielung eines sicheren Resultates drei wesentliche Gesichtspunkte zu berücksichtigen:
- eine prä- und intraoperative Analyse des Schadens durch Defektklassifizierung
- die Auswahl eines leistungsfähigen Implantates, von dem der Operateur aufgrund dessen biomechanischer Charakteristik überzeugt sein kann, das bestehende Problem sicher lösen zu können
- eine standardisierte Operationstechnik, die entsprechend dem Stabilisationsgrad der Revisionsendoprothese (Press fit Klassifikation) ein komplikationsfreies und vorhersehbares Resultat garantiert.

Defektklassifizierung

Der erste Schritt zur Vorbereitung eines Revisionseingriffes ist die genaue Klassifizierung des Lagerdefektes der gelockerten Endoprothese. Am Acetabulum kann diese Bewertung präoperativ aus der Röntgenanalyse oftmals schwierig sein, insbesondere in seiner anteroposterioren Ausdehnung, da das Implantat durch seine dreidimensionale Form auch bei verschiedenen Röntgenprojektionen nicht immer einen kompletten Einblick in die Verankerungszonen erlaubt. Dies läßt sich auch nicht immer durch Zusatztechniken, wie Stratigraphie, Szintigraphie, CT oder Kernspintomographie verwirklichen. Die definitive Klassifizierung ist dann mit Genauigkeit nur intraoperativ möglich. Eine derartige Auseinandersetzung mit dem Lagerdefekt ist aus zwei Gründen wichtig: erstens erlaubt sie eine technische Vorbereitung des Revisionseingriffes und eine fallgerechte Aufklärung des Patienten und zweitens ermöglicht sie eine Vergleichbarkeit der Fälle untereinander und mit anderen Kasuistiken (Reproduzierbarkeit). Die wesentlichen Klassifizierungsvorschläge sind Ende der achtziger Anfang der neunziger Jahre publiziert worden (Morscher 1989; Paprosky 1990; Ehall 1992). Sie unterscheiden sich untereinander nicht wesentlich. Wichtig ist, daß die Klassifikation klar verständlich, reproduzierbar und einfach zu handhaben ist. Wir haben uns aus diesem Grund der AAOS-Klassifikation von D'Antonio (1989) angeschlossen. Diese Klassifikation beschreibt die bestehenden Defekte in 4 Zonen: anterior, posterior, superior und medial und unterscheidet zystische (kavitäre) Defekte von Containmentverlusten (segmentale Defekte) sowie deren Kombination. Der schwerste Schaden ist schließlich die sog. Bekkendiskontinuität, d.h. die komplette Zweiteilung des Acetabulums mit folglicher Instabilität wie bei einer Beckenringfraktur (Tabelle 1).

Endoprothesenauswahl

Zur Versorgung der azetabulären Revision muß der Operateur ein Implantat auswählen, von dem er überzeugt ist, daß es für den entsprechen-

Tabelle 1. Azetabuläre Defektklassifikation nach D'Antonio (1989)

Kavitär	Anterior
Segmental	Posterior
Kombiniert	Superior
	Medial
Beckendiskontinuität	
Fusion	

den Schadensfall eine leistungsfähige Lösung garantiert. Das erste Auswahlkriterium gilt der Fixationsart der azetabulären Komponente. Wir sind in Übereinstimmung mit der wesentlichen internationalen Literatur (McGann 1986; Hungerford 1988; Kershaw 1991; Herberts 1992) der Meinung, daß in der Revisionsendoprothetik die zementlose Fixation überlegen ist. Eine derartige Verankerung muß dann allerdings zwei Bedingungen erfüllen: 1. eine hohe Primärstabilität zur Möglichkeit der sofortigen Beanspruchung im Sinne einer frühfunktionellen Rehabilitation und 2. eine definitive Sekundärstabilität durch knöcherne Integration der Endoprothese (Bone Ingrowth) im Sinne einer biologischen Fixation. Wir benutzen für alle Revisionseingriffe am Hüftgelenk die Eska Spongiosa- bzw. Tripometallendoprothese mit ihrem variablen Angebot für die verschiedenen Revisionssituationen. Aufgrund von nunmehr vierzehnjähriger klinischer Erfahrung und belegt durch eine große Zahl experimenteller Ergebnisse hat sich gezeigt, daß Eska Spongiosametall sowie dessen technisch verbesserte Variante Eska Tripometall die oben genannten Bedingungen erfüllt (Abb. 1). Die makroporischen Oberflächenstrukturen bestehen aus einer Chrom-, Kobalt-, Molybdän-Legierung und werden in einem Guß mit dem festen Endoprothesenkern hergestellt. Die offenmaschige, dreidimensionale, interkommunizierende Metallstruktur imitiert den natürlichen Knochen in Dimension und Architektur mit einer Porengröße von 500 bis 2000 μ und einem Porenvolumen von ca. 60% (Krüger 1985; Thomas 1992; Wicke-Wittenius 1992; Dufek 1993; Sprick 1993) und führen somit zu einem tiefen Einwuchs stabiler, vaskularisierter Knochentrabekel (Abb. 2).

Der Operateur hat je nach Versorgungsproblematik und entsprechender Stabilisationsnotwendigkeit (s. unter Operationstechnik) folgende azetabuläre Optionen: 1. die Eska-Standardpfanne mit hemisphärisch-konischer Form und drei peripher sternförmig angeordneten Verankerungselementen zur radiären kombinierten Press-Form-Fit-Fixation für einfach rekonstruierbare Knochenlager. Für ausgedehnte Rekonstruktionsfälle bei schwergradigen Defekten stehen folgende Revisionsversionen dieser Endoprothesenpfanne zur Verfügung: 2. Eska-Endoprothesenpfanne mit Bohrungen zur Anbringung von Fixationsschrauben. 3. Eska-Endoprothesenpfanne mit anterolateralem Metallflügel und Schraublöchern zur Fixation von strukturellen Knochentransplantaten. 4. Ovaläre Eska-Endoprothesenpfanne (sog. Oblong device) mit Schraublöchern. 5. Spezialrevisionspfanne mit proximalem Metallflügel und distalem Verankerungshaken zur Überbrückung von Defekten mit Beckendiskontinuität und 6. Costum made-Implantate für individuelle Fälle mit hochgradiger Knochendestruktion wie bei Tumoren (Abb. 3). Die Innenfläche all dieser Komponenten sind mit einer tiefreichenden konischen Form zur stabilen, abriebfreien Einbringung der entsprechenden Inlays versehen. Es stehen neben dem 28 mm Polyäthylen-Inlay folgende Varianten zur Verfügung: PE-Inlay mit 22 mm Durchmesser zur Lowfriction-Kombination mit 22 mm Kopf, Keramik-Inlay 28 mm Durchmesser zur vollkeramischen Paarung mit Keramikkopf. Metall-Inlay 28 mm Durchmesser zur vollmetallischen Paarung mit Metallkopf. Durch diese Implantatauswahl hat der Operateur die Möglichkeit, nach entsprechender Vorbereitung eine stabile Versorgung mit kompletter Rekonstruktion des Lagerdefektes zu erzielen, wobei sich die Auswahl des jeweiligen Implantattyps nach der zu erreichenden Stabilität richtet (Pressfitklassifikation).

Operationstechnik

Zur Erzielung eines sicheren Resultates empfehlen wir die folgenden standardisierten Techniken, wobei drei Punkte berücksichtigt werden müssen:
1. die Positionierung der Revisionspfanne am richtigen Ort,
2. die Stellung der Pfanne im Raum mit biomechanisch korrekter seitlicher und vorderer Öffnung und
3. die Auswahl der entsprechenden Fixationstechnik entsprechend einer modernen Pressfitklassifikation.

Zu 1.: Um nach der Revision erneut pathologische Verhältnisse, insbesondere schädigende Muskelkraftveränderungen der Glutealmuskulatur zu vermeiden, muß die Endoprothesenpfanne, gleich welchen Verankerungstyps, im natürlichen Bewegungszentrum fixiert werden. Eine nur um 2 cm abweichende laterale und hohe Positionierung erhöht die abduktorischen Muskelkräfte um das Dreifache (Johnston 1979). Die Folgen sind dann ein unstabiler Gang mit Hüfthinken (Trendelenburg, Duchenne) und vor allem abriebfördernde erhöhte Flächenpressung auf die Gelenkkörper der Endoprothese.

Zu 2.: In einer biomechanischen und klinischen Studie haben wir nachgewiesen, daß die ideale Position einer Endoprothesenpfanne im Raum einer seitlichen Öffnung von 35° mit einer Toleranz zwischen 25° und 45° entspricht. Bei dieser Stellung ist die laterale und mediale Flächenpressung auf das Inlay annähernd gleich und damit die Belastung des Werkstoffes (z.B. Polyäthylen) niedrig, so daß Abrieb und Partikelbildung minimiert sind. Diese ideale Position von 35° seitlicher Öffnung ist mit Hilfe unseres Pfannenpositionierungsinstrumentes leicht realisierbar. Klinisch ergeben sich dann die besten Ergebnisse mit hohen Scores nach Harris und einer guten Muskelstabilität (Trendelenburg negativ) (Thomas 1994) (Abb. 4).

Auf der Basis dieser Arbeit schlagen wir eine praktikable Variante der Klassifikation der Pfannenposition in folgender Weise vor:

Klasse I: 35° (25° bis 45°) – biomechanisch, chirurgisch und klinisch ideal.

Klasse II: 45° bis 60° – biomechanisch kritisch wegen starker lateraler Flächenpressung, chirurgisch leicht möglich, da der Rand der natürlichen Pfanne oftmals eine steile Öffnung zeigt, klinische Ergebnisse nicht zufriedenstellend (Ermüdbarkeit, Trendelenburg, niedrige Harris-Scores).

Klasse III: mehr als 60° – biomechanisch, chirurgisch und klinisch intolerabel.

Die Position von 35° muß in allen Revisionen angestrebt werden. Die eventuelle Notwendigkeit zusätzlicher technischer oder biologischer Stabilisation richtet sich nach dieser Pfannenposition.

Zu 3.: Die Behandlungsresultate der azetabulären Revisionseingriffe werden weniger durch die prä- und intraoperativ erhobene Defektklassifikation bestimmt als vielmehr durch die Charakteristik der Stabilisation der Revisionspfanne. Borden hat 1992 für die AAOS hierzu eine Pressfitklassifikation ausgearbeitet, bei der drei Klassen unterschieden werden. Wir möchten hier eine Variante dieser Klassifikation vorstellen, die den neuesten technischen, biomechanischen und klinischen Erkenntnissen gerecht wird, wobei der primäre Stabilitätsgrad des Pfannenimplantates entscheidend ist.

Pressfitklassifikation Grad I. Nach Entfernung der schadhaften Endoprothesenpfanne und Debridgement des Implantatlagers von Zementresten, Granulationsgewebe und nekrotischen Knochenteilen mit Meißeln, Küretten und motorischen Kugelfräsen wird das Endoprothesenlager mit der entsprechenden großen Acetabulumfräse geschnitten. Die neue Endoprothesenpfanne ist in korrekter Position (35%) primär stabil zu implantieren, ohne daß Knochentransplantate benötigt werden (Abb. 5).

Pressklassifikation Grad II. Nach Herrichten des Pfannenlagers in der oben beschriebenen Weise ist wieder eine primärstabile Endoprothesenfixation möglich. Es bleiben jedoch Defekte, die sowohl kavitär als auch segmental sein können und mit Knochentransplantaten aufgefüllt werden müssen (sog. „filler grafts").

Für die Auffüllung dieser Defekte benutzten wir nach dem Vorschlag von Boesch (1981) ein Spongiosabrei-Fibrinkleber-Gemisch, welches vorkomprimiert nach folgender Technik in den Defekt eingebracht wird:

Zerkleinerung des vorzugsweise autologen Transplantatknochens in der Knochenmühle; Durchmischen des erhaltenen Knochenbreies mit Fibrinkleber (Tissucol Immuno). Das Gemisch wird manuell vorkomprimiert, in die Defekte eingepreßt und bei randständiger Anwendung (segmentaler Defekt) mit einem hämostypischen Material abgedeckt (Tabotamp (Ethicon) oder Spongostan (Ferrosan)). Im klinischen Verlauf dieser von uns beschriebenen Technik für Rekonstruktionen der Pressfitklassifikation Grad II (Thomas 1997) hat sich gezeigt, daß die Patienten wie die Primärimplantation sofort ohne Entlastung funktionell nachbehandelt werden können (Abb. 6).

Pressfitklassifikation Grad III. In dieser Gruppe ist ein Standardimplantat nicht mehr primär stabil im natürlichen Hüftzentrum in biomechanisch korrekter Stellung von 35° seitlicher Öffnung fixierbar, sondern benötigt eine zusätzliche Stabilisierung. Diese Situation tritt bei schwergradigen knöchernen Schäden mit ausgedehnten kavitären, segmentalen oder kombinierten Defekten und besonders bei der Beckendiskontinuität ein. Diese schwergradigen Pfannenlagerschäden können in unterschiedlicher Form versorgt werden, weshalb wir folgende Untergruppen vorschlagen:

Pressfitklassifikaton Grad IIIa. Die azetabuläre Endoprothesenkomponente ist nicht primär stabil fixierbar und benötigt zu ihrer Fixierung ein osteosynthetisch angebrachtes strukturiertes Knochentransplantat. Wir bezeichnen diese Version als biologische Lösung und bevorzugen sie immer dann, wenn sie operationstechnisch möglich ist und genügend Transplantat (möglichst autolog, z. B. vom hinteren Beckenkamm) zur Verfügung steht. Unsere Operationstechnik verläuft hierbei in folgenden Schritten:
- Grobe Anpassung des strukturierten Transplantates an den zumeist segmentalen azetabulären Defekt. Unterfütterung des Defektes mit Spongiosabrei in der oben beschriebenen Technik und Fixation des vorgeformten Transplantates mit zwei K.-Drähten.
- Mit der Acetabulumfräse Herrichten des Pfannenlagers.
- Festes Einbringen der azetabulären Endoprothesenkomponente mit den vorgesehenen Implantationsinstrumenten. Durch die Elastizität der K.-Drähte entsteht ein radiäres Pressfit der hemisphärischen Endoprothese gegen das Transplantat.
- Austauschen der beiden K.-Drähte gegen Malleolarschrauben zur Erzielung eines Pressfit des Transplantates gegen die Endoprothese.
- Auffüllen der verbliebenen Defekte mit Spongiosabrei.
- Bedecken der Rekonstruktionsfläche mit hämostypischem Material (Tabotamp, Spongostan). Nach einer solchen Versorgung ist eine Teilbelastung der Endoprothese mit Bodenkontakt für 6 Wochen nötig. Zeigt dann die erste Röntgenkontrolle unveränderten Sitz der Implantate und beginnende Integration, kann eine gradual ansteigende Belastung (wöchentlich 10 kg) vorgenommen werden (Abb. 7).

Pressfitklassifikation Grad IIIb. Auch hier liegt wie bei der Klassifikation Grad IIIa eine instabile Situation vor. In diesem Falle wird aber zur Überbrückung des Defektes ein spezielles ovaläres Implantat gewählt (sog. oblong devise), welches zur Erzielung einer primären Stabilität zusätzlich mit Schrauben fixiert wird. Wir bezeichnen diese Version als technische Lösung. Das verwendete Gelenkflächeninlay muß sein Zentrum zur Erzielung biomechanisch normaler Verhältnisse distal haben (Abb. 8).

Pressfitklassifikation Grad IIIc. Zur Erzielung der Primärstabilität in dieser Gruppe ist ein spezielles Implantat erforderlich, welches wie die klassischen Stützringe oder Stützschalen distal durch Haken oder Schrauben fixiert wird. Proximal ist zur stabilen Verankerung dieses Implantates eine Verschraubung über eine metallische Lasche nötig. Das mechanisch fixierte Spezialrevisionsimplantat wird zusätzlich mit Knochentransplantaten zur Überbrückung des Defektes unterfüttert. Wir bezeichnen diese Pressfitversion als kombinierte technisch-biologische Lösung (Abb. 9).

Kasuistik

Wir haben seit 1983 183 Revisionen nach diesem von uns entwickelten standardisierten operativen Vorgehen behandelt, wobei uns erst seit Ende der achtziger Jahre die Defektklassifikation zur Verfügung stand, während die Implantate und die Operationstechnik nach der Pressfitklassifikation seit Anfang unverändert waren. Wir haben 168 Fälle (92%) nachuntersucht. Der Nachuntersuchungszeitraum liegt zwischen einem und 14 Jahren und beträgt im Mittel 8,2 Jahre. Es überwiegt das weibliche Geschlecht und die linke Seite, das Durchschnittsalter liegt knapp über 60 Jahren (Tabelle 2). Neben der Mehrzahl erstmaliger Lockerungen wurden die Revisionen auch wegen wiederholter (bis fünfmaliger) Lockerung notwendig. Die Implantatstandzeit zur Zeit der Revision lag im Durchschnitt bei 6,8 Jahren. Die meisten revidierten Endoprothesen waren Zementversionen, 19% zementlose Implantate (Tab. 3). Nach der Pressfitklassifikation ergab sich folgende Verteilung:
Grad I   72 (43%)
Grad II   68 (40,5%)
Grad III 10 (6%).

Wir haben in dieser Behandlungsserie eine sehr niedrige Rate von periartikulären Ossifikationen beobachtet. Wir betreiben eine Prophylaxe mit

Tabelle 2. NU-Daten

Revisionen	183
NU	168 (92%)
NU-Zeitraum	1–14 J. (Durchschnitt 8,2 J.)
Geschlecht	weiblich 130 (77,4%)
	männlich 38 (22,6%)
Seite	rechts 58
	links 110
Alter	weiblich 26–88 J. (Durchschnitt 65 J.)
	männlich 19–85 J. (Durchschnitt 61 J.)

Tabelle 3. Revisionen

1. Revision	144 (85,7%)
2. Revision	9 (5,4%)
3. Revision	14 (8,3%)
4. Revision	1 (0,6%)
Implantatstandzeit	1–15 J. (Durchschnitt 6,8 J.)

Tabelle 4. Periartikuläre Ossifikation (n. Arcqù)

Grad 0	144 (85,7%)
Grad I	20 (11,9%)
Grad II	4 (2,4%)
Grad III	0 (0%)

Tabelle 5. Periartikuläre Ossifikation (n. Arcqù)

	Pressfit I	Pressfit II	Pressfit III
Grad 0	64 (88,9%)	62 (91,2%)	8 (80%)
Grad I	6 (8,3%)	4 (5,4%)	2 (20%)
Grad II	2 (2,8%)	2 (2,9%)	0 (0%)
Grad III	0 (0%)	0 (0%)	0 (0%)

Tabelle 6. Knochentransplantatresorptionen

1–3 mm	6
4–7 mm	3
8–10 mm	1
Total	0

Tabelle 7. Harris-Score nach Pressfitklassifikation

	Präop.	6 Mon.	1 J.	2 J.	5 J.	letzte NU
Total	40 (4–85)	78	84	84	85	84
Grad I	41 (10–78)	79	84	95	95	91
Grad II	41 (7–85)	77	84	84	85	84
Grad III	40 (4–68)	78	78	78	77	79

Indometazin für 10 Tage (Tabelle 4). Bei Betrachtung der einzelnen azetabulären Rekonstruktionsgruppen nach der Pressfitklassifikation ergeben sich keine signifikanten Unterschiede, was dafür spricht, daß Rekonstruktion mit Knochenbrei oder geschraubten, strukturellen Transplantaten keinen wesentlichen Einfluß auf die Entstehung von periartikulären Ossifikationen haben (Tabelle 5). Spezifische Komplikationen der acetabulären Komponente sahen wir in folgender Häufigkeit:

Luxation reponiert	2 (1,2%)
Luxation reoperiert	2 (1,2%)
Pfannenmobilisation reoperiert	2 (1,2%)

Wir haben einen nur unwesentlichen Anteil an Knochentransplantatresorptionen beobachtet und führen dies darauf zurück, daß das von uns verwendete Pfannenimplantat in seiner starren Form Ruhe im Transplantatlager garantiert und durch seine makroporische Oberfläche die einwachsenden Knochentrabekel vaskularisiert werden (Tabelle 6). Unsere durchschnittliche Operationszeit bei den Revisionseingriffen (wobei wir stets Pfanne und Femurstiel reoperiert haben) lag bei 133 min (70 bis 240 min). Der durchschnittliche Blutverlust betrug 904 cm^3 (600 bis 1500 cm^3), so daß wir in 71% der Fälle ohne Fremdbluttransfusionen und nur mit Eigenbluttransfusionen, so wie Zellsaver, arbeiten konnten.

Die Gesamtbeurteilung der Ergebnisse unter Benutzung des Harris-Score zeigt einen Anstieg innerhalb der ersten 12 Monate von durchschnittlich 40 auf 84 Punkte. Dieser Wert wird dann langfristig bis zu 14 Jahren gehalten.

Bei individueller Betrachtung der Verläufe in den einzelnen Gruppen der Pressfitklassifikation zeigen sich die besten Resultate in der Gruppe I mit stabiler Rekonstruktion ohne Transplantate, während die Resultate der Pressfitklassifikation der Gruppe III deutlich niedriger liegen (Tabelle 7). Es is aus diesen Gründen eine regelmäßige Kontrolle aller implantierten Endoprothesen zu fordern, um bei eventueller Notwendigkeit eine möglichst frühzeitige Revision durchführen zu können. Wir können nach unseren Ergebnissen davon ausgehen, daß ein standardisiertes Vorgehen bei Revisionen am Acetabulum zu langanhaltend guten Funktionsresultaten führt, wenn eine gründliche Vorbereitung durch Defektanalyse und Klassifikation durchgeführt wird, wenn ein leitungsfähiges Implantat gewählt wird, welches in verschiedenen Varianten für die unterschiedlichen Anforderungen zur Verfügung stehen sollte und wenn eine standardisierte Operationstechnik zur Anwendung kommt, die sich nach der von uns vorgeschlagenen Pressfitklassifikation richten sollte.

Literatur

D'Antonio JA, Capello WN, Borden LS et al (1989) Classification and management of acetabular abnormities in total hip arthroplasty. Clin Orthop 243:126

Boesch P (1981) Fibrinspongiosaplastik. Experimentelle Untersuchungen und klinische Erfahrungen. Wiener Klinik Wochenschr 124:1-24

Borden LS (1992) Classification of a acetabular bone defects and clinical results of their treatment. Instructional course N.201 - AAOS Annual Meeting. Washington DC

Dufek P (1993) Knocheneinwuchs in Metallimplantate mit spongiöser Struktur der Oberfläche. Jahrbuch der Orthopädie. Biermann, Zülpich

Ehall R, Stampfel O, Aigner C et al (1992) Klassifikation der Acetabulumdefekte und deren stadiengerechte Versorgung mit einer zementlosen „press-fit"-Pfanne. In: Die Zementlose Hüftprothese. Demeter, S 249-254

Herberts P (1992) Hip arthroplasty revision. Acta Orthop Scand 63:109-110

Hungerford DS, Jones LC (1988) The Rationale of Cementless Revision of Cemented Arthroplasty Failures. Clin Orthop 235:12-24

Johnston RC, Brand RA, Crowninshield RD (1979) Reconstruction of the Hip. J Bone Jt Surg 61(A):639-652

Kershaw CJ, Atkins RM, Dodd CA et al (1991) Revision total hip arthroplasty for aseptic failure. J Bone Joint Surg 73:564-568

Krueger M, Hennssge EJ, Sellin D (1985) Gegossene Spongiosametall Implantate im Tierversuch. Z Orthop 123:962-965

McGann WA, Welch RB, Picetti GD (1986) Acetabular preparation in cementless revision total hip arthroplasty. Clin orthop 235:35-45

Morscher E, Dick W, Seelig W (1989) Revisionsarthroplastik des Hüftgelenkes mit autologer und homologer Spongiosa. Orthopäde 18:428-437

Paprosky WG (1990) Acetabular defect classification: clinical application. Orthop Rev (Suppl) 19:3-8

Sprick O, Dufkek F (1993) Biologische Fixation und klinische Ergebnisse der zementfreien Lübecker Totalendoprothese aus Spongiosametall. Z Orthop 131:524-531

Thomas W (1992) Makro- und mikroporöse Oberflächen - Definitionen, Grundlagen, experimentelle Ergebnisse. In: Die zementlose Hüftendoprothese. Demeter 47-49

Thomas W, Schug M (1994) Über die Bedeutung der Endoprothesenpfanne aus biomechanischer und klinischer Sicht - Vorschlag einer Klassifizierung. Biomed Technik 39:222-226

Thomas W, Bove F (1997) Zur Alloarthroplastik der Hüftgelenkpfanne bei Dysplasie - Typ II der AAOS Klassifikation. Operat Orthop Traumatol 9:1-10

Wicke-Wittenius S (1992) Experimentelle Untersuchungen zum zementfreien Hüftgelenkersatz beim Hund unter besonderer Berücksichtigung der Spongiosametalloberfläche. Dissertation, TU München

Die endoprothetische Versorgung schwerer Dysplasiecoxarthrosen

C. T. Trepte

Von Januar 1991 bis Juni 1997 wurden an der Baumann-Klinik 49 schwere Dysplasiecoxarthrosen endoprothetisch versorgt. Schwere Dysplasiecoxarthrose bedeutet in diesem Fall Hüftgelenke mit ausgeprägten Formabweichungen des Acetabulum und/oder des proximalen Femur, Hüften mit subluxiertem oder luxiertem Hüftkopf oder voroperierte Arthrosen.

Nach der Einteilung von Efthekar handelte es sich also um Dysplasiecoxarthrosen des Typs B, C oder D.

Die Patienten waren zum Zeitpunkt der Operation minimal 27 und maximal 74 Jahre alt, im Durchschnitt etwas über 51 Jahre alt. Es handelte sich um 40 Hüftgelenke bei weiblichen und neun Hüftgelenke bei männlichen Patienten. Alle Patienten hatten eine deutlich eingeschränkte Gehstrecke, die Schmerzanamnese schwankte zwischen fünf und in einem Fall 40 Jahren. Bei 14 Patienten wurden vor der Implantation der Endoprothese eine oder mehrere Voroperationen durchgeführt, bei den Voroperationen handelte es sich um intertrochantere Umstellungsosteotomien, zum Teil kombiniert mit pfannenverbessernden Eingriffen.

38mal wurde schaftseitig ein Maurice-Müller-CDH-Schaft, 9mal eine Druckscheibenendoprothese und zweimal eine Konusprothese nach Wagner implantiert. Pfannenseitig wurden Pfannendachschalen, zum Teil in der Modifikation nach Ganz, der Schraubring nach Weill sowie die St.-Nabor-Press-Fit-Pfanne implantiert.

Coxales Femur

Zunächst zur Problematik des koxalen Femur. Die schwere Dysplasiecoxarthrose ist meist vergesellschaftet mit einer ausgeprägten Valgität und Antetorsion des Schenkelhalses. Häufig finden wir voroperierte Hüften, wobei meist eine intertrochantere Umstellungsosteotomie oder eine Angulationsosteotomie als Voroperation erfolgt.

Derartige Fehlstellungen sind mit Standardschaftprothesen nicht oder nur unzureichend zu versorgen, da die Calcarausladung der Standardschäfte eine exakte Einpassung in das proximale Femur nicht gestattet. Um die pathologische Antetorsion ausgleichen zu können, ist zudem ein sehr schlankes Schaftdesign im proximalen Anteil erforderlich, um die Prothese entgegen der pathologischen Antetorsion einsetzen zu können. Derartige Prothesen mit schlanker proximaler Schaftgeometrie, die eine gute Anpassung auch im Bereich des distalen Femur ermöglichen, werden i. allg. unter dem Namen CDH-Schäfte von der Industrie angeboten.

In unserem Patientengut wurde schaftseitig fast ausschließlich der Maurice-Müller-CDH-Schaft implantiert, in zwei Fällen die Konusprothese nach Wagner. Neuerdings verwenden wir bei jüngeren Patienten unter 60 Jahren, wenn immer möglich, die Druckscheibenendoprothese.

Die Maurice-Müller-CDH-Schäfte werden grundsätzlich zementfixiert, um eine gute Formschlüssigkeit über den Zementmantel und somit auch eine gute Rotationsstabilität zu erreichen. Der CDH-Schaft wurde fast ausschließlich in einer Hybridkombination (Harris u. Maloney 1989) implantiert. Die Hybridprothese stellt aufgrund der guten Ergebnisse (Mulroy u. Harris 1994) bei uns die Standard-Implantation an der Hüfte dar; in diesem Zusammenhang darf nicht unerwähnt bleiben, daß die Pfannendachschale ein zementlos fixiertes Implantat darstellt. Der CDH-Schaft stellt unserer Meinung nach ein sehr versatiles Implantat dar, mit dem nahezu alle Formen schwerer Dysplasiecoxarthrosen zu versorgen sind. Der kleine 22er Kopf des CDH-Schaftes ermöglicht die Verwendung von kleinen Pfannen, wie sie häufig benötigt werden, will man das primäre Pfannenzentrum rekonstruieren.

Der 22er Kopf erleichtert die Anwendung von kleinen Pfannen, um Implantat und den Knochenstock zu schonen, wie schon Charnley und Feagin (1973) empfehlen. Auf der anderen Seite bedeutet der kleine 22er Kopf eine deutlich erhöhte Luxationsgefahr, da die Pfannenbedeckung bis zum Äquator 11 mm entgegen 14 mm bei den 28er oder gar 16 mm bei den 32er Köpfen beträgt.

Ein proximal ähnliches Schaftdesign wie die CDH-Prothese weist die Konusprothese nach Wagner auf. Diese Prothese wird zementlos fixiert. Sie erhält ihre Stabilität durch die Konusform, Rotationsstabilität wird durch die scharfen Längsrippen erreicht. Die Geometrie dieser Prothese läßt eine weitgehende Korrektur von Torsionsfehlern zu, wenn die Resektion adäquat durchgeführt wurde. Wir haben diese Prothesenschäfte beidseitig bei einer Patientin mit beidseitig hoher Hüftluxation implantiert. Wegen der Hüftluxation mit Ausbildung einer Sekundärpfanne bzw. Sekundärartikulation in Höhe des Beckenkammes war eine Kürzung des proximalen Femur erforderlich, um eine adäquate Artikulation in Höhe der Primärpfanne zu bewerkstelligen.

Auf die Problematik der Rekonstruktion bzw. der Restauration des Pfannenzentrums wird im weiteren noch eingegangen.

Die *Druckscheibenendoprothese* halten wir speziell beim jüngeren Patienten für ein erwägenswertes Alternativimplantat, auch wenn größere Langzeiterfahrungen noch nicht vorliegen. Hierbei handelt es sich um ein Implantat, das im Schenkelhals verankert wird. Es besteht aus dem eigentlichen Scheibenteil, der auf dem hoch resezierten Schenkelhals aufliegt. Das Scheibenteil wird über eine Lasche, die 1,5–2,5 cm unterhalb des Trochanter major mit 2 Fixationsschrauben befestigt wird und mit einer sog. Spannschraube unter Vorlast im Schenkelhals zementlos fixiert. Der Vorteil dieser Prothese liegt darin, daß sie im Schenkelhals verankert wird und daß das proximale Femur nicht kompromittiert wird. Im Fall einer Lockerung dürfte somit die Implantation einer Schaftprothese problemlos möglich sein, ähnlich der Situation nach einer dynamischen Hüftschraube.

Ähnlich wie früher bei der Wagner-Schalenprothese bleibt somit eine „second line of defense" erhalten.

Limitierender Faktor für die Implantation einer Druckscheibenendoprothese ist die Länge des Schenkelhalses (minimum bone stock), um die Prothese sicher im Schenkelhals verankern zu können. Darüber hinaus muß noch ein zumindest „rudimentärer Schenkelhals" vorhanden sein, der dem eigentlichen Druckscheibenteil Auflagefläche gewährt.

Stummelförmige, stark verplumpte, koxale Femora lassen sich daher meist nicht mit einer Druckscheibenendoprothese versorgen, da die adäquate Schenkelhalsregion für das Druckscheibenteil fehlt.

In einigen Fällen war uns die Versorgung derartig schwer verformter Femora mit der sog. „short form" möglich. „Conditio sine qua non" bleibt eine kortikale Auflagefläche des Druckscheibenteils der Prothese.

Ein weiteres spezielles Problem des koxalen Femur stellen „umgestellte proximale Femora" dar, hier speziell nach Valgisationsosteotomie. Die „s-förmige" Verbiegung im Intertrochanterbereich erschwert auch die Implantation eines schlanken CDH-Schaftes erheblich.

Die Lösung liegt hier in einem speerspitzenförmigen Zuschnitt der Intertrochanterregion. Der Bereich zwischen Trochanter minor und Schenkelhals wird dadurch großzügig eröffnet und der Prothesenschaft kann adäquat eingesetzt werden. Dieser Zuschnitt des proximalen Femur erlaubt gleichzeitig problemlos die in diesen Fällen meist notwendige Distalisation des Trochanter major.

Acetabulum

Bei der Versorgung des Acetabulum muß man prinzipiell unterscheiden zwischen flach ausgewalzten Acetabula mit fließendem Übergang von der Primär- in die Sekundärpfanne (Efthekar B) und luxierten Hüftgelenken mit rudimentärer Anlage der Primärpfanne und Ausbildung einer Sekundärpfanne (Efthekar C, D). Natürlich sind hier sämtliche Übergangsformen möglich. Wie viele andere Autoren sind auch wir der Meinung, daß die Pfannenkomponente möglichst in dem Bereich des ursprünglichen Acetabulum positioniert werden sollte (Efthekar u. Stinchfield 1973; Dunn u. Hess 1976; Harris et al. 1977; Hess u. Umber 1978; Crowe et al. 1979; Fredin u. Unander-Scharin 1980). Nur im Bereich des ursprünglichen Acetabulum findet sich ein ausreichend dimensionierter Knochenstock. Im Bereich der Sekundärpfanne ist der Beckenknochen meist sehr dünn und die Ausladung des Beckens täuscht lediglich ausreichend dimensioniertes Knochenlager im Röntgenbild vor. Darüber hinaus führt eine Implantation der Prothese im Bereich des sekundären Acetabulum immer zu einer Lateralisation der Pfanne. Dies bedeutet, daß das Bein beim Gehen in vermehrter Adduktion gehalten werden muß, um im Einbeinstand den Körperschwerpunkt über das Sprunggelenk zu bringen. Diese statische Situation führt zu den bekannten Folgen wie Adduktionskontraktur und Ausbildung einer valgischen Beinachse.

Darüber hinaus ist die *Wechseloperation* im Bereich der sehr dünnen Beckenschaufel äußerst problematisch und eine stabile Verankerung nur sehr schwer zu erreichen. Osteolysen im Bereich des dünnen Beckenknochens können die Implantation einer Pfanne unmöglich machen. Auch die Versorgung mit einem Sattelabschluß wird sehr problematisch, da ein rasches Nachsintern bzw. Einschneiden des Sattels in die Beckenschaufel befürchtet werden muß.

Die *Pfannendachschale* stellt ein sehr anpassungsfähiges Implantat, sowohl für breite ausgewalzte Acetabula vom Typ Efthekar B, als auch Becken mit Anlage eines primären und sekundären Acetabulums vom Typ Efthekar C und D dar. Da sie auch in sehr kleinen Durchmessern verfügbar ist (36 mm), läßt sie sich in das primäre Acetabulum und in den Bereich des primären Acetabulum implantieren. Knöcherne Defizite können durch Knochentransplantation kompensiert werden, der transplantierte Knochen findet in dem seitlichen Abstützring ein gutes Widerlager. Durch die Schraubenfixation und die Belastungsrichtung bekommt der Knochen den funktionellen Reiz, um durchstrukturieren zu können. Dabei ist zu beachten, daß die Pfannendachschale als ein zementlos fixiertes Implantat zu betrachten ist, d.h. sie muß einen primären „press fit" erreichen, die Schraubenfixation dient der Sekundärstabilisierung bzw. dazu, den transplantierten Knochen unter Kompression zu bringen. Lediglich die Pfanne (Inlay) wird in das zementlose Implantat (shelf) mit Knochenzement fixiert. Dies ermöglicht eine große Variationsbreite möglicher Pfannenpositionen. In praxi bedeutet dies, daß die Pfannendachschale entsprechend den anatomischen Gegebenheiten, die Pfanne entsprechend den funktionellen mechanischen Erfordernissen implantiert werden kann. So ist es beispielsweise möglich, die Pfannendachschale in leichter Retroversion, die Pfanne aber in physiologischer Anteversion einzusetzen. Gleiches gilt für die Pfanneninklination, die gegenüber der Inklination der Pfannendachschale deutlich geringer gehalten werden kann.

Keinesfalls sollten Pfannendachschale und Pfanne im Sinn eines Compound-Implantates mit Zement im Acetabulum fixiert werden.

Bei sehr flachen, großen Acetabula (Efthekar B) haben wir früher häufig ein entsprechend großes konisches Schraubimplantat eingesetzt. Bei entsprechend großer konischer Schraubpfanne fassen die Gewindegänge kaudal, ventral und dorsal nach entsprechender Fräsung gut. Auch kranial läßt sich zumindest ein Gewindegang sicher im Knochen eindrehen und es läßt sich somit eine gute primäre Stabilität erreichen. Zusätzlich kann eine Knochentransplantation in den defizitären Erkerbereich erfolgen, der Knochen sollte aber durch Zugschrauben, ggf. auch eine zusätzliche Platte, unter Vorlast gebracht werden. Grundsätzliche Überlegungen, die gegen die Schraubpfanne und für ein Press-Fit-Implantat sprechen, drängen die konische Schraubpfanne aber mehr und mehr in den Hintergrund (Trepte 1996).

In zunehmendem Maße verwenden wir die zementlose St.-Nabor-Pfanne auch bei Efthekar-B-Hüften. Bei diesem Implantat liegt die Gefahr darin, daß sie etwas zu weit kranial in Richtung auf den Pfannenerker eingesetzt wird. Dabei läßt sich dieser Pfannentyp aufgrund des Messerkranzes am Rücken und durch die zusätzliche Schraubenfixation auch bei defizitären Pfannenerkersituationen durchaus in physiologischer Inklination stabil verankern.

Bei Luxationshüften Efthekar C trachten wir grundsätzlich, die Pfanne ins primäre Acetabulum zu setzen; nur dort findet sich ausreichend Knochenstock für eine stabile Verankerung. Probleme stellen hier der sehr weiche, da nicht belastete Knochen, und die kleine Dimension des Acetabulums dar. In derartigen Fällen verwenden wir die Pfannendachschale, die bis hinunter zu einer Größe von 36 mm oder die St.-Nabor-Pfanne, die bis hinunter zu einer Größe von 44 mm erhältlich sind.

Eine direkte Implantation der kleinen 36er MEM-Pfanne mit 22 mm Innendurchmesser im Acetabulum halten wir nicht für opportun, da hier durch die dünne Wandstärke des Polyäthylens und den kleinen 22-mm-Kopf Kaltfluß und früher Verschleiß drohen. Eine Schraubpfanne ließe sich prinzipiell verwenden, aufgrund der Größe des Implantats und des vergleichsweise großen Knochenverlustes beim Fräsen stellt sie u. E. nicht das Implantat der Wahl für derartige Situationen dar.

Bei stark defizitärer Überdachung läßt sich bei allen angesprochenen Implantaten fast immer gut ein Kopfsegment zur Rekonstruktion des Pfannenerkers verwenden. Auch hierbei ist darauf zu achten, daß das Knochentransplantat unter guter Vorlast eingebracht wird, da es sonst resorbiert wird.

Zusammenfassend stellt die endoprothetische Versorgung schwerer Dysplasiecoxarthrose quantitativ eher ein geringes Problem dar, qualitativ stellt es den Operateur mitunter vor große Probleme. Voraussetzung für eine adäquate Versorgung sind u. E. die Kenntnis der speziellen anatomischen Situation, eine exakte Vorstellung wie die Lösung aussehen soll und – last but not least – das Vorhandensein spezieller Implantate.

Literatur

Charnley J, Feagin JA (1973) Low friction arthroplasty in congenital subluxation of the hip. Clin Orthop Rel Res 91:98–113

Crowe JF, Mani JV, Ranawat CS (1979) Total hip replacement in congenital dislocation and dysplasia of the hip. JBJS 61A:15–23

Dunn HK, Hess WE (1976) Total hip reconstruction in chronically dislocated hips. JBJS 58A:835–845

Efthekar NS, Stinchfield FE (1973) Total replacement of the hip joint by low friction arthroplasty. Orthop Clin North Am 4:483–501

Fredin HO, Unander-Scharin LE (1980) Total hip replacement in congential dislocation of the hip. Acta Orthop Scand 51:799–802

Harris WH, Crothers O, Oh J (1977) Total hip replacement and femoral bond grafting for severe acetabular deficiency in adults. JBJS 59A:752–759

Harris WH, Maloney WJ (1989) Hybrid total hip arthroplasty. Clin Orthop Rel Res 249:21–29

Hess WE, Umber JS (1978) Total hip replacement in chronically dislocated hips. JBJS 60A:948–954

Mulroy RD, Harris WH (1990) The effect of improved cementing techniques on component loosening in total hip replacement. JBJS 72B:757–760

Trepte CT (1996) Konische Schraubpfanne vs. sphärische Press-Fit-Pfanne – was spricht für die Press-Fit- und gegen die Schraubpfanne. In: Jerosch J, Effenberger H, Fuchs S (Hrsg) Hüftendoprothetik. Thieme, Stuttgart New York

Präoperative Planung von Endoprothesen und Osteotomien

C. T. Trepte

Planung der Standard-Schaft-Prothese

Die präoperative Planung war an sich immer ein wesentlicher Teil der Hüftchirurgie. Speziell was den Gelenkersatz anbelangt, haben sowohl Charnley als auch Müller auf die Bedeutung hingewiesen, um eine korrekte Position und Orientierung der Komponenten zu erreichen, Beinlängenausgleich oder -gleichheit zu bewerkstelligen und um die intraoperativen Komplikationen zu vermindern [1–3].

Die präoperative Planung oder Planzeichnung kann prinzipiell für alle Prothesenmodelle durchgeführt werden. Der Einfachheit halber sei dies zunächst am Beispiel der Müller-Geradschaft-Prothese erläutert.

Wir benützen eine Beckenaufnahme, die so tief eingeblendet wird, daß zumindest das proximale Drittel der Femora mit abgebildet ist.

Auf dieses Röntgenbild wird dann eine Linie eingezeichnet, die die Köhlerschen Tränenfiguren verbindet, bzw. die Tubera ischii. Senkrecht zu dieser Linie wird eine weitere durch den Mittelpunkt der Symphyse gezogen.

Die Prothesengröße wird mit Hilfe der Schablone ermittelt, die auf das Röntgenbild gehalten wird und zwar so, daß sich die Trochanterreferenzlinie in etwa auf Höhe des Trochanter major befindet. Zeigt sich bei starker Varus- oder Valgusposition eine erhebliche Beinlängenverkürzung oder -verlängerung, wird entsprechend korrigiert. Dann wird die Prothesengröße ermittelt, die den Schaft an der inneren Kortikalis anliegend bündig ausfüllt. Diese Prothese wird dann auf Transparentpapier übertragen. Dabei ist es wichtig, je nachdem um welche Seite es sich handelt, die Folie beim Abpausen rechts- oder linksbündig unter das Transparentpapier zu legen. Im speziellen Fall der Planungsschablone für die Müller-Prothese findet sich auf der Schablone auch eine sphärische Hüftpfanne in zwei Größen (Abb. 1) in korrekter Position zum Schaft.

Die Pauszeichnung wird nun auf das Röntgenbild aufgelegt und zwar so, daß die Hüftpfanne in das Acetabulum eingepaßt werden kann. Das Transparentpapier muß dabei parallel zu den beiden vorher eingezeichneten Linien liegen. Diese Linien (Verbindungslinie zwischen den Sitzbeinen bzw. den Tränenfiguren und die Senkrechte dazu) werden auf das Transparentpapier übertragen. Auf diese Weise hat man immer eine Referenz, was sowohl die Höhenposition als auch die Inklination der Pfanne anbelangt. Anschlie-

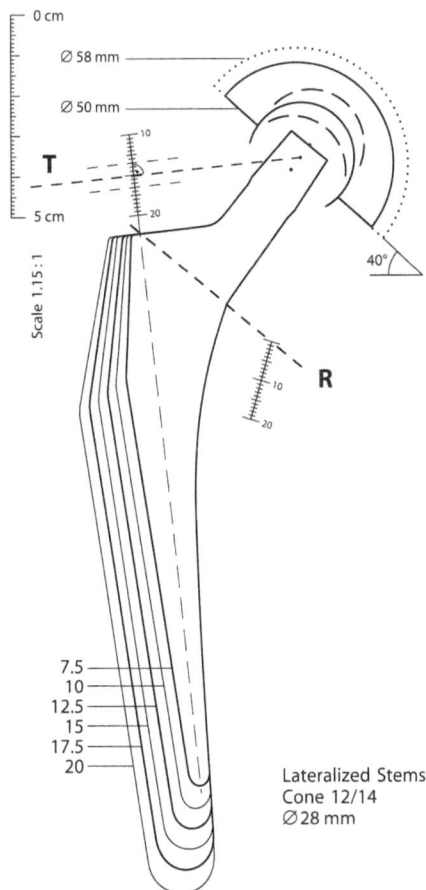

Abb. 1. Festlegung der Prothesengröße über Schablone

ßend werden bei korrekt positionierter Pfanne im Acetabulum die Konturen des Beckens auf das Transparentpapier übertragen (s. Abb. 2).

Die Pauszeichnung wird dann entsprechend der Sitzbein- oder Tränenfigurreferenzlinie umgedreht und auf die Gegenseite gelegt. Sie wird dann in das Femur der Gegenseite eingepaßt. Dabei ist wichtig, daß Seitenverschiebungen zunächst nur auf Höhe der Höhenreferenzlinie erfolgen. Im Hüftzentrum (Drehzentrum) wird dann nach entsprechender Seitenverschiebung die Höhe des Trochanter major und des Trochanter minor markiert (Abb. 3).

Die Planzeichnung mit der Höhenmarkierung von Trochanter major und minor wird wieder seitenkorrekt auf die zu operierende Seite gelegt und der Prothesenschaft auf die zu operierende Seite entsprechend den Höhenmarkierungen eingepaßt und die Kontur des proximalen Femur auf das Transparentpapier übertragen (Abb. 4).

Dieses Verfahren läßt sich im Prinzip für alle Pfannenimplantate und alle Schaftimplantate durchführen. Werden konische Implantate verwendet, so ist bei der Planzeichnung zu berücksichtigen, daß diese Implantate mit ihrem Drehzentrum in das eigentliche Pfannenzentrum positioniert werden. Dies muß selbstverständlich auch bei der Operation berücksichtigt werden.

Eine weitere Methode der präoperativen Planung ist die Durchführung der Planzeichnung auf dem Röntgenbild selbst.

Auch hier werden wieder die beschriebenen Referenzlinien in das Röntgenbild eingezeichnet. Dann wird eine Folie eines beliebigen Pfannenimplantats unter das Röntgenbild gelegt und das Pfannenimplantat so in das Röntgenbild übertragen, wie zu implantieren es geplant ist. Anschließend wird eine Verbindungslinie senkrecht zur Symphysenlinie durch das Zentrum des Pfannenimplantats gezogen. Besteht annähernd gleiche Beinlänge, so muß die Schaft-Prothese anschließend so in das proximale Femur eingepaßt werden, daß der Kopfmittelpunkt die Pfannenzentrumslinie schneidet. Dabei läßt sich durch Wahl der Halslänge eine Medialisierung er-

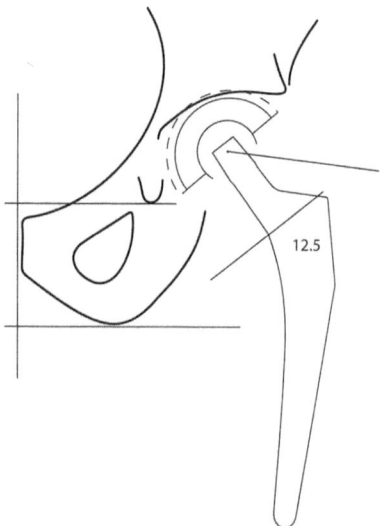

Abb. 2. Schritt der Planzeichnung; Prothese und Pfanne werden in das Beckenröntgenbild eingepaßt und übertragen

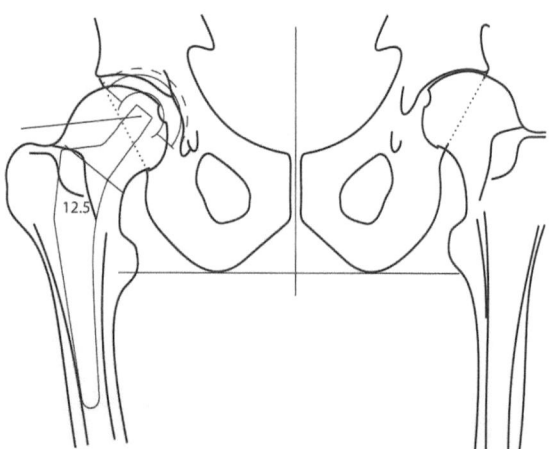

Abb. 3. Planzeichnung wird auf die kontralaterale Seite übertragen. Höhe von Trochanter major und minor werden markiert

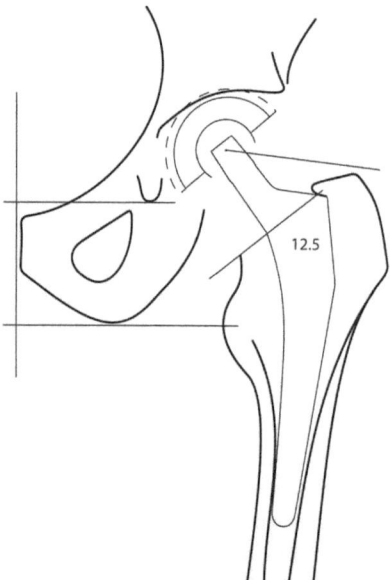

Abb. 4. Einpassen der Prothese in das zu operierende Femur, entsprechend den Landmarks der Gegenseite

reichen (die Prothese muß dann naturgemäß etwas höher eingesetzt werden), durch einen langen Kopf eine gewisse Lateralisierung (die Prothese muß dann etwas tiefer eingesetzt werden).

Selbstverständlich kann diese Form der Planzeichnung auch auf Transparentpapier übertragen werden. Die zweite Form der Planzeichnung ist etwas ungenauer als die erste, wenn eine unterschiedliche Ad- bzw. Abduktionsstellung der Femora vorliegt. Sie dürfte im allgemeinen jedoch den praktischen Anforderungen genügen.

Hausintern wird intraoperativ eine Bildwandlerkontrolle bei der Probereposition durchgeführt und das Bildwandlerbild mit der Planzeichnung verglichen.

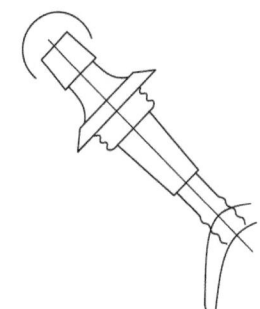

Abb. 5. Pauszeichnung der geeigneten DSP; Schaftachse 130° zum Bildrand

Planung der Druckscheibenprothese (DSP)

Bei der Planung der Druckscheibenprothese ist zu berücksichtigen, daß die Länge des operierten Beines zum einen vom Implantationswinkel (dieser beträgt idealerweise 130±5°), zum anderen von der Länge des Schenkelhalses abhängt. Die Planung führen wir folgendermaßen durch: Wie o.a. werden die Sitzbein- bzw. Tränenfigurreferenzlinien und die Symphysenlinie eingezeichnet. Anschließend wird ein beliebiges Pfannenimplantat in der gewünschten Position in das Röntgenbild eingezeichnet. Der Pfannenmittelpunkt wird markiert und die Pfannenzentrumslinie eingezeichnet. Dabei sollte das Pfannenzentrum auf der zu operierenden Seite korrekterweise mit dem Pfannen- bzw. Drehzentrum der Gegenseite übereinstimmen.

Anschließend wird die Schaftachse im Femur eingezeichnet und dazu eine Linie im Winkel von 130° (Schenkelhalslinie). Parallel zu dieser Schenkelhalslinie erfolgt nun die Ermittlung der Prothesengröße der DSP. Anschließend wird auf ein Transparentpapier etwa in der Mitte eine Linie im Winkel von 130° zum rechten Rand eingezeichnet. Auf dieses wird dann die gewählte Druckscheibe übertragen (Abb. 5). Das Transparentpapier mit dem darauf abgebildeten Implantat wird über das Röntgenbild gelegt und zwar so, daß die Schenkelhalslinie auf dem Röntgenbild und auf der Planzeichnung parallel sind. Das Kopfzentrum muß auf Höhe der Pfannenzentrumslinie zu liegen kommen (Abb. 7). Auch hier läßt sich wieder durch einen Langkopf eine Lateralisation und durch einen kurzen Kopf eine Medialisierung erreichen.

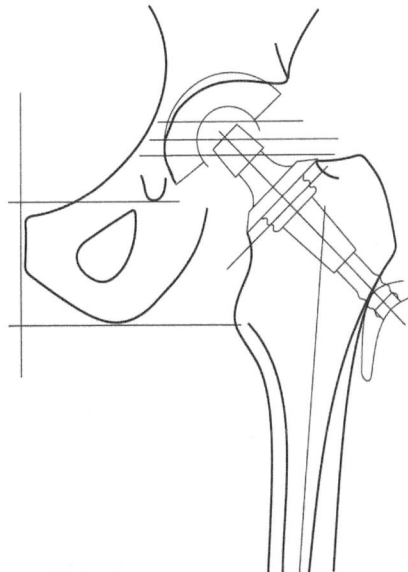

Abb. 6. Einpassen der Planzeichnung in das Röntgenbild des Beckens. Mittlere waagerechte Linie markiert das Kopfzentrum der Gegenseite

Anschließend wird das proximale Femur entsprechend der gewünschten Situation auf das Transparentpapier übertragen. Wichtig ist hierbei, die Distanz zwischen Tuberculum innominatum und dem Zentrum der Schenkelhalslinie, die ja später den Eingangspunkt der lateralen Bohrung darstellt, zu ermitteln. Dies ist nämlich bei der Operation ein wichtiger Bezugspunkt.

Bei der Planung der Druckscheibenprothese muß beachtet werden, daß viele Patienten mit einer Coxarthrose eine Außendrehkontraktur aufweisen und somit ein exaktes a.p.-Bild nicht anzufertigen ist. Dies ist bei der Planung zu berücksichtigen.

Die ermittelte Distanz zwischen Schenkelhalslinie und Tuberculum innominatum wird intraoperativ markiert, unter Bildwandler mit der

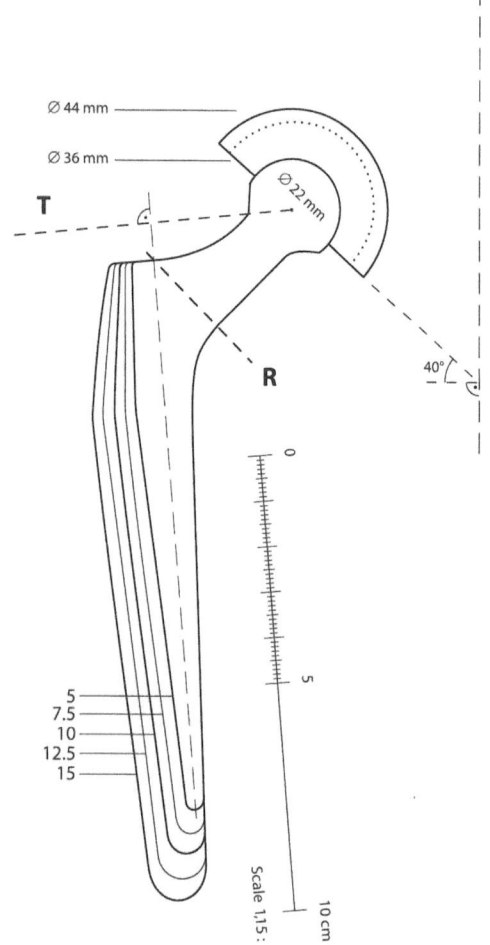

Abb. 7. Festlegung der Prothesengröße über Schablone

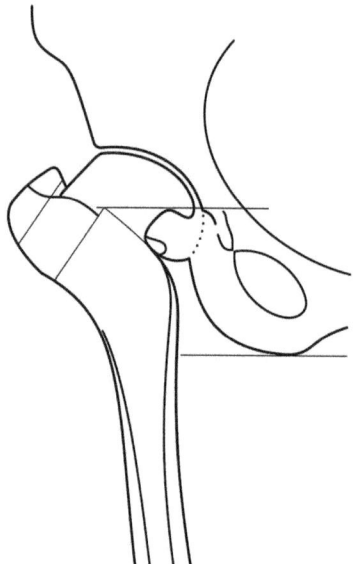

Abb. 8. Markierung der femuralen Schnitte im Röntgenbild

Winkellehre kontrolliert und dann die laterale Bohrung dort eingesetzt.

Planung einer CDH-Endoprothese

Zunächst wird auf der Hüftübersichtsaufnahme die Höhe des Pfannenzentrums der gesunden Seite auf die zu operierende Seite übertragen und eingezeichnet. Besteht eine beidseitige schwere Dysplasie mit Subluxation oder Luxation der Hüftgelenke, so wird die geplante Höhe des Pfannenzentrums auf der zu operierenden Seite eingetragen. Wie bei der Planung der Standardsituation wird dann die Größe des Schaftimplantats ermittelt (Abb. 8).

Im gezeigten Fall handelt es sich um eine Hüftluxation Efthekar B sowie eine schwere Deformation des koxalen Femur. Die Form des koxalen Femur läßt die standardmäßige Implantation eines Prothesenschafts nicht zu, es ist ein CDH-Schaft sowie eine spezielle Zubereitung des proximalen Femur erforderlich. Die Planzeichnung demonstriert die von uns in solchen Fällen durchgeführte Speerspitzenosteotomie, durch die gezeigte Form der Osteotomie wird das Femur proximal so eröffnet, daß eine adäquate Schaftimplantation möglich ist.

Die nun standardmäßig ermittelte Schaftgröße wird auf Transparentpapier übertragen, das Transparentpapier über das Röntgenbild der zu operierenden Seite gelegt und in Höhe des geplanten Pfannenzentrums eingepaßt. Anschließend wird die Kontur des Beckens auf das Transparentpapier übertragen (Abb. 9). Die Pauszeichnung mit CDH-Schaft und Becken wird jetzt wieder auf das Röntgenbild gelegt und in den Prothesenschaft eingepaßt. Dabei läßt sich auch in etwa die Größe des Trochantermedaillons für die Trochanterversetzung ermitteln (Abb. 10).

Planung einer intertrochanteren Osteotomie

Die intertrochantere Osteotomie ist ein heute eher selten durchgeführter Eingriff – umso wichtiger erscheint ein exakte Planzeichnung.

Vom Röntgenbild werden die Konturen der zu operierenden Seite auf Transparentpapier übertragen. Dann wird die Femurachse, die

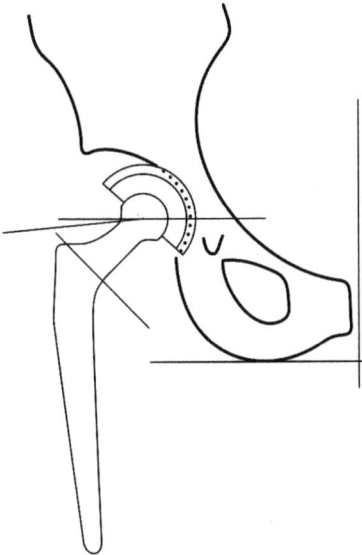

Abb. 9. „Planzeichnung" der adäquaten Prothese wird in das Becken eingepaßt und die Beckenkonturen auf die Planzeichnung übertragen

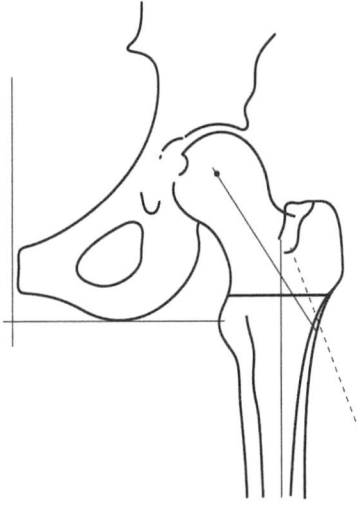

Abb. 11. Pauszeichnung des proximalen Femur und Beckens. Markierung der Schaftachse, der Schenkelhalsachse und der geplanten Höhe der Osteotomie

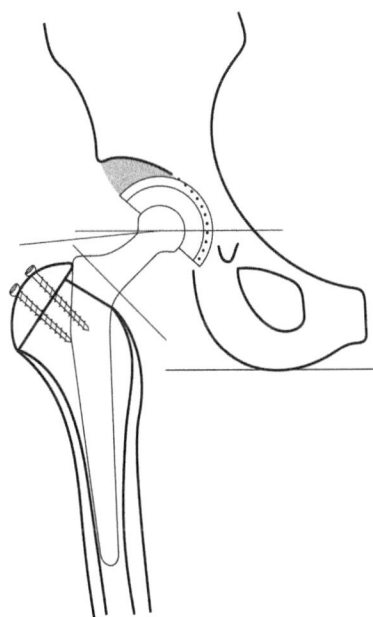

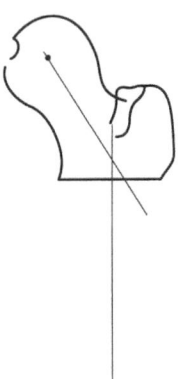

Abb. 12. Anfertigen einer weiteren Pause vom proximalen Femur

Abb. 10. Planzeichnung von Prothese mit Becken wird in das Femur eingepaßt

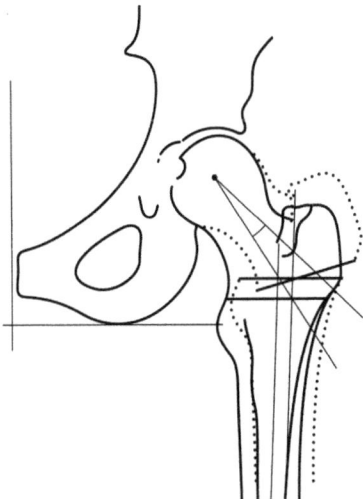

Schenkelhalsachse und senkrecht zur Femurachse die geplante Osteotomie eingezeichnet (Abb. 11).

Als nächstes wird ein zweites Transparentpapier auf das erste gelegt und die Konturen des geplanten proximalen Fragmentes abgepaust, ebenso die Schenkelhalsachse und die Femurachse (Abb. 12).

Abb. 13. Einpassen der Planzeichnung Abb. 12 in die Planzeichnung Abb. 11 entsprechend der geplanten Umstellung und anschließend Anfertigen der definitiven Planzeichnung

Die Pauszeichnung des proximalen Fragmentes wird nun unter die erste Pauszeichnung gelegt und das proximale Fragment wird nunmehr ins Acetabulum eingepaßt (im vorliegenden Fall für eine Varisationsosteotomie). Dabei sollte bei der Varisationsosteotomie darauf geachtet werden, daß der Trochanter major in etwa in Höhe des Kopfzentrums zu liegen kommt. Die Kontur dieser geplanten Situation wird auf die erste Planzeichnung übertragen. Dabei wird zunächst lediglich die Kontur des proximalen Fragmentes übertragen. Im letzten Schritt werden dann die beiden Pauszeichnungen entsprechend der Schaftsituation verschoben. Im vorliegenden Beispiel erfolgt bei uns üblicherweise keine Keilentnahme, sondern das spitze proximale Fragment wird in die plane Osteotomiefläche des distalen Fragmentes eingepaßt. Dadurch ergibt sich ein geringerer Längenverlust. Weiterhin sollte darauf geachtet werden, daß der Schaft annähernd in Deckung mit der ursprünglichen Situation kommt (durchgezogene Linie) oder zumindest nur gering lateralisiert wird (gestrichelte Linie) (Abb. 13).

Der Einschlagwinkel für die zur Osteosynthese verwendete Platte wird ganz allgemein wie folgt berechnet:

180° – Grad der Platte – Varisationswinkel.

Für eine Varisation von 15° unter Verwendung einer 90° Winkelplatte bedeutet dies also

180 – 90 – 15 = 75° Einschlagwinkel.

Analog dazu gilt für die Valgisation

180° – Grad der Platte + Valgisationswinkel.

Die Planung der Valgisation erfolgt im Prinzip genau so wie die der Varisationsosteotomie.

Literatur

[1] Charnley J (1979) Low Fiction Arthroplasty of the Hip. Springer Berlin, pp 246
[2] Müller ME (1992) Lessons of 30 Years of Total Hip Arthroplasty. Clin Orthop 274:12–21
[3] Egli S, Pisan M, Müller ME (1998) The Value of Preoperative Planning for Total Hip Arthroplasty. JBJS 80-B:282–390

Strategien zur Revision von Femurschaftendoprothesen

M. Wagner, H. Wagner

Einleitung

Die Implantation der Totalendoprothese des Hüftgelenks stellt einen der erfolgreichsten Eingriffe der operativen Medizin überhaupt dar. Mit einer einfach durchzuführenden Operation gelingt es, dem Patienten ein schmerzfreies Gehen zu ermöglichen. Endoprothesen mit unbegrenzter Haltbarkeit stehen jedoch nicht zur Verfügung. Es besteht kein Zweifel daran, daß Endoprothesen möglichst klein sein sollten, bei der Implantation soll möglichst wenig Knochen reseziert werden. Kurze Prothesenschäfte, die eine inter- oder subtrochantäre Verankerung ermöglichen, schützen das Femur vor einer distalen Krafteinleitung und dem folgenden Stress-Shielding. Die Ergebnisse von modernen Implantaten, die eine geringe Knochenresektion erfordern, wie Schalen- oder Druckscheibenprothesen, müssen derzeit noch abgewartet werden. Derzeit gilt die Verwendung von Implantaten mit intramedullärem Stiel als zuverlässigste Verankerungstechnik. Entschließt man sich bei jungen Patienten zu einer Endoprothese, wird man in vielen Fällen ein spektakuläres Ergebnis beobachten. Man muß aber bereits vor der Erstimplantation die Notwendigkeit weiterer Eingriffe durch die spätere Lockerung der Prothese bedenken. Auch beim Prothesenwechsel sollten möglichst kleine Implantate verwendet werden, um das Femur für zwangsläufige Folgeeingriffe zu erhalten. Dem Operateur steht für diese Eingriffe eine breite Palette von unterschiedlichsten Implantaten zur Verfügung.

Indikation zur Revision des Prothesenschaftes

Das Hauptproblem der Endoprothetik stellt die aseptische Prothesenlockerung dar. Durch die Abriebpartikel der Prothesenwerkstoffe, vor allem des Polyäthylens, kommt es zu einer Fremdkörperreaktion [41], die zu periprothetischen Osteolysen führt. Im Lauf der Jahre lockern sich die Implantate allmählich. Andere häufige Ursachen für eine Prothesenlockerung sind die Infektion, die ausgebliebene Osseointegration eines unzementierten Implantats und der Knochenverlust durch distale Krafteinleitung eines zementfreien Prothesenschaftes (Stress-Shielding). Gelegentlich müssen wegen Implantatkomplikationen feste Prothesenschäfte ausgewechselt werden. Der Entschluß zur Auswechslung der Hüftendoprothese sollte bei einem Patienten mit langer Lebenserwartung nicht allzu weit hinausgeschoben werden. Es darf nicht so lange gewartet werden, bis ein zunehmender Knochenverlust die Verankerung der neuen Prothese wesentlich erschwert oder wesentlich größere Implantate verwendet werden müssen. Gewechselt werden müssen zusätzlich instabile oder gebrochene, sowie infizierte Prothesen. Bei infizierter Prothesenlockerung ist abzuwägen, ob zunächst eine Prothesenentfernung mit ggf. späterer Reimplantation oder ein einzeitiger Prothesenwechsel durchgeführt werden soll [37]. Mit einer sog. Resektionshüfte nach ersatzloser Prothesenentfernung kommen viele Patienten gut zurecht. Wichtig ist aber, daß ein mechanisch stabiles proximales Femur vorhanden ist. Ein Femurschaft mit ausgedehnten Osteolysen und erheblichem Knochendefekt ist für eine Resektionshüfte wenig geeignet.

Die wichtigsten Indikationen zur Auswechslung eines Prothesenschaftes sind:
- Aseptische Prothesenlockerung
- Ausgebliebene Osseointegration eines zementfreien Implantats
- Periprothetische Fraktur
- Infizierte Totalendoprothese
- Instabilität mit rezidivierender Luxation
- Fehlpositionierung der Prothese
- Bruch der Schaftprothese oder andere Beschädigungen (Modularität)

- Stress-Shielding mit proximaler Knochenatrophie
- Materialprobleme (Korrosion).

Bei der Auswechslung eines Prothesenschafts sind mehrere technische Probleme zu bewältigen: Der alte Schaft muß, ohne eine weitere Instabilität des Femurs zu erzeugen, entfernt werden. Bei einem Schaftbruch oder der Beschädigung der Konus-Verbindung anläßlich des Bruchs eines Keramikkopfes müssen festsitzende Implantate entfernt werden. Durch brüskes Hämmern können schwere Femurfrakturen erzeugt werden. Das andere Problem ist die ausreichend stabile Verankerung des neuen Implantats im osteolytisch geschädigten Femur. Bei einer schweren Prothesenlockerung ist der Knochen im Bereich des Implantatlagers häufig so geschädigt, daß dort eine stabile Verankerung nicht zu erreichen ist. Das geschädigte Femur sollte rekonstruiert werden, gleichzeitig sind möglichst kurze Implantate anzustreben.

Präoperative Vorbereitungen

Für einen Revisionseingriff sind Vorbereitungen zu treffen: Erlaubt es der Allgemeinzustand des Patienten, wird eine Eigenblutspende in die Wege geleitet. Mit der Verwendung von Blutrückgewinnungssystemen (z.B. Cell-Saver®) kann möglicherweise auf Fremdblutgabe verzichtet werden. Präoperativ muß die Mobilisierbarkeit des Patienten geklärt werden. Für die Rekonstruktion sehr ausgedehnter Defekte an Femur und Acetabulum ist u.U. eine längere Teilbelastung des operierten Beins erforderlich. Für einen Revisionseingriff ist ein spezielles Instrumentarium zur Entfernung von Implantaten und Knochenzement erforderlich. Neben unterschiedlichen Meißeln und Extraktionsinstrumenten [27, 34] ist bei der intramedullären Ausräumung eine Kaltlichtquelle sehr nützlich. In manche Implantate können Ausschlaginstrumente eingeschraubt oder anderweitig verankert werden, entsprechende Werkzeuge sind bereitzustellen. Die Verwendung eines Ultraschall-Systems kann die Entfernung von Zementresten vereinfachen, ist aber nicht zwingend erforderlich. Je nach verwendeter Rekonstruktionstechnik ist ein ausreichender Bestand an allogenen Knochentransplantaten bereitzustellen [1, 3]. Diese müssen den jeweils geltenden juristischen Bestimmungen und den Empfehlungen der wissenschaftlichen Fachgesellschaften entsprechen. Selbstverständlich müssen die erforderlichen Implantate in der notwendigen Dimensionierung zur Verfügung stehen. Dabei sind auch intraoperativ notwendige Erweiterungen des Eingriffs zu bedenken.

Punktion des Hüftgelenks

Die präoperative Punktion des Hüftgelenks wird kontrovers beurteilt [2, 28]. Bei dem Verdacht auf eine Infektion erlaubt der positive Keimnachweis bereits präoperativ eine wirksame Antibiose. In vielen Fällen ist eine Infektion durch eine Gelenkpunktion nicht nachweisbar, da nach einer längeren Therapie mit einem Antibiotikum die Keimzahlen sehr gering sind. Viele Infektionen werden durch wenig pathogene Keime, wie koagulasenegative Staphylokokken, z.B. den Staphylococcus epidermidis verursacht. Diese Keime haben eine hohe Affinität für Polymerwerkstoffe und lassen sich mit einer Gelenkpunktion häufig nicht nachweisen.

Präoperative Planung

Grundvoraussetzung eines erfolgreichen Revisionseingriffs ist eine präzise präoperative Planung. Mit ihr lassen sich intraoperative Schwierigkeiten und Probleme oft vorhersehen, die Revisionsimplantate können bei präziser Planung mit hoher Wahrscheinlichkeit bestimmt werden. Der Operateur sollte mit der Planung den Knochendefekt abschätzen und in einem Schema klassifizieren, dazu bieten sich verschiedene Einteilungen an [7, 8, 10, 25, 29]. Zur präoperativen Planung werden Röntgenaufnahmen in einem definierten Vergrößerungsmaßstab benötigt, andere bildgebende Verfahren sind nur selten erforderlich. Eine Beckenübersichtsaufnahme stellt den Bezug zum gegenseitigen Hüftgelenk dar. Bei doppelseitigen Hüfterkrankungen ist die Köhlersche Tränenfigur ein Referenzpunkt. Röntgenaufnahmen des Oberschenkels in zwei Ebenen sollen das Femur mindestens 15 cm unterhalb der Prothesenspitze abbilden. Die seitliche Projektion schafft Klarheit über die Antekurvation und über Knochendefekte an der Vorder- und Rückseite des Femurs. Anschließend wird in einer Zeichnung auf Transparentpapier das neue Implantat mit allen wichtigen

Maßen gezeichnet, ggf. müssen mehrere Varianten vorbereitet werden. Mit einer sorgfältigen Planung werden erhebliche postoperative Beinlängenunterschiede selten sein.

Verankerung des Prothesenschaftes – zementiert oder zementfrei?

Endoprothesen können zementfrei oder zementiert verankert werden. Der Methylmetacrylatzement erreicht unmittelbar nach der Aushärtung seine Endfestigkeit. Das unzementierte Implantat erfordert eine Osseointegration, die etwa 2–3 Monate dauert, die dann zur sog. Sekundärstabilisierung führt. Während dieser Zeit sind Mikrobewegungen durch eine genügende Primärstabilität im Interface-Knochenimplantat zu verhindern, sonst kommt es zur bindegewebigen Einscheidung der Pseudarthrose des Implantats [6]. Die feste Verbindung zwischen Knochen und Zement bei der Primärimplantation beruht auf der innigen Verzahnung mit rauhen Knochenflächen. Es handelt sich um ein rein mechanisches Fixationsprinzip [16]. Eine Sekundärstabilisierung wie bei einer unzementierten Prothese tritt nicht ein. Durch die Relativbewegungen der gelockerten Prothese und die Knochenresorption entstehen glatte Knochenwandungen, die keine innige Verzahnung ermöglichen [19]. Daher wird bei einem zementierten Prothesenwechsel häufig eine geringere Stabilität erreicht als bei einer zementierten Primärimplantation [9, 11, 32]. Der Einsatz eines zementierten Implantats ist nur dann indiziert, wenn die Knochenoberfläche durch vorhandene Spongiosatrabekel rauh ist oder wenn es dem Operateur gelingt, den endostalen Knochen aufzurauhen. Zusätzlich darf keine Perforation des Femurschaftes vorliegen. Bei einem unzementierten Implantat kann dagegen bei passendem Design, Oberfläche und Werkstoff ein ausgedehnter, spontaner Wiederaufbau des geschädigten Knochenlagers beobachtet werden [35, 39]. In der Literatur finden sich sowohl für die zementierte als auch für die zementfreie Revision namhafte Befürworter [10, 16, 20, 28, 30, 31, 33]. Eine interessante zementierte Revisionstechnik ist die sog. Exeter-Technik, bei dieser wird das ausgedünnte, aber nicht perforierte Femur mit kryokonservierten Spänen gefüllt, anschließend wird auf diese Knochenspäne eine polierte kurzschäftige Femurprothese zementiert [13, 23]. Die unmittelbar postoperative Implantatstabilität dieser Technik ist in Leichenversuchen groß [26]. Von einigen Autoren wird jedoch über ein Einsinken des Implantats berichtet [12]. Bei intaktem Zementköcher und einem Femur, das keine Osteolysen aufweist, kann bei Patienten mit einer geringen Lebenserwartung darüber diskutiert werden, in den alten Zementköcher eine neue Prothese zu zementieren [22]. In biomechanischen In-vitro-Untersuchungen zeigte diese Technik jedoch eine relativ geringe Stabilität [21], weshalb diese Revisionstechnik nur in Ausnahmefällen indiziert ist.

Zugangswege

Zur Auswechslung einer Totalendoprothese können prinzipiell die gleichen Zugänge verwendet werden wie bei der Erstimplantation. Um die Weichteile zu schonen wird man in den meisten Fällen den Zugang des Voroperateurs benutzen. Bei ausgedehnten Osteolysen erfordert der Revisionseingriff häufig eine Erweiterung, gelegentlich einen völlig anderen Zugangsweg.

Transglutealer Zugang

Der transgluteale Zugang kann in Rücken- und Seitenlage ausgeführt werden. Er erlaubt vor allem die übersichtliche Darstellung der intertrochantären Region, der diaphysäre Anteil des Femurs kann aber nur schlecht dargestellt werden, da die am Trochanter major haftenden Abduktoren die Manipulationen am Femur erschweren. Die weitere Darstellung des Femurs erfordert die Ablösung des M. vastus lateralis, damit werden die Weichteile und somit die Blutgefäße vom ventralen Femur abgelöst. Bei Spaltung der Abduktoren nach proximal droht die Läsion des N. glutaeus superior.

Transtrochantärer Zugang

Besonders bei einer erheblichen ektopen Ossifikation schafft der transtrochantäre Zugang eine gute Übersicht. In einer steil verlaufenden Osteotomie wird der Trochanter major mit der oszillierenden Säge oder einem Meißel v-förmig abgelöst. Zur besseren Orientierung können die Sehnen der Abduktoren mit einem Instrument unterfahren werden. Für diesen Zugang muß der Trochanter major genügend Spongiosa enthalten, der kortikale Knochen muß ausreichend stabil sein, sonst droht die Pseudarthrose des Trochanters, da keine übungsstabile Osteosynthese erreicht werden kann. Bei direktem Kontakt zwischen Osteosynthesematerial und dem Prothesenschaft kommt es möglicherweise zur Korrosion.

Vorderer Zugang

Der von Smith-Peterson beschriebene Zugang und seine Modifikationen sind für die Auswechslung einer Schaftprothese nur bedingt geeignet, andere Zugänge schaffen bei geringerer Weichteilablösung eine bessere Übersicht. Die Ablösung der Abduktoren von der Außenfläche der Darmbeinschaufel bietet jedoch bei ausgedehnten Rekonstruktionen des Acetabulums eine gute Übersicht.

Hinterer Zugang

Der hintere Zugang zum Hüftgelenk, der in Seitenlage ausgeführt wird, hat zahlreiche Vorteile: er erlaubt die einfache Darstellung des N. ischiadicus, der nahe am hinteren Pfannenrand verlaufen kann und oft von Narben umgeben ist. Diese Narben können bei zunehmender Weichteilspannung, z.B. beim Ausgleich einer Verkürzung des operierten Beins, zu einer Zirkulationsstörung im Nerven führen. Eine Ischiadicusparese wäre die mögliche unangenehme Folge. Andererseits läßt sich in Seitenlage bei intraoperativen Problemen, wie z.B. festsitzendem Zement oder einer Fraktur, der Zugang leicht nach distal erweitern und das Femur kann übersichtlich dargestellt werden. Der Patient muß in Seitenlage gut fixiert werden, da ein geringes Vor- oder Zurückneigen des Patienten unter Umständen zu Orientierungsproblemen mit möglicher Fehlpositionierung der Prothesenpfanne führt. Nach Ablösen der kurzen Außenrotatoren und der Hüftgelenkkapsel wird die Prothese in Beugung und Innenrotation luxiert.

Entfernen von Prothesenschaft und Knochenzement

Viele Implantate weisen ein Ausschlagloch auf, in vielen Fällen ist es von Knochenzement, Narbengewebe oder Zement verlegt. Nach Freilegung, dazu muß der Trochanter major oft etwas ausgekehlt werden, lassen sich viele Schaftprothesen austreiben. Ist ein Ausschlagloch nicht vorhanden, kann am Kragen der Prothese ein Stößel angebracht werden oder der Schaft mit sehr kräftigen selbsthaltenden Zangen fixiert und ausgeschlagen werden. Ist ein Prothesenschaft abgebrochen, ist der distale Anteil immer fest in der Diaphyse verankert. Bei Implantaten aus weniger widerstandsfähigen Materialien kann in die abgebrochene Prothesenspitze ein Gewinde geschnitten werden und das Implantat mit einem Ausschlaginstrument ausgetrieben werden. Bei sehr harten Werkstoffen kann das Implantat mit üblichen Instrumenten nicht angebohrt werden, das Femur ist dann zur Prothesenentfernung zu öffnen. Bei einem zementierten Implantat verbleibt häufig Knochenzement in der Markhöhle, der fest auf dem Knochen haftet. Mit Meißeln unterschiedlicher Form muß der Operateur in die Grenzschicht zwischen Methylmetacrylat und Knochen eindringen und den Zement herauslösen. Dabei droht die Schaftperforation. Durch die Auswahl der geeigneten Instrumente und vorsichtiges Hantieren muß die Perforation vermieden werden. Zement distal der Prothesenspitze kann angebohrt werden und mit einem Gewindeschneider ausgeschlagen werden, ggf. kann der Zement ausgebohrt werden. Während der Zemententfernung empfiehlt es sich, das Femur mit einer gebogenen Markraumsonde auszutasten, um eine Perforation zu erkennen. Bei festsitzendem Zement muß bei einem stabilen Femur, bei dem kein transfemoraler Zugang durchgeführt werden soll, ein Fenster angelegt werden. Knochenfenster sollten ventral angelegt werden, da ein ventrales Fenster die Stabilität des Femurs nur gering beeinträchtigt. Die Begrenzung des Fensters wird üblicherweise mit einem 2mm Bohrer angelegt, anschließend werden die Bohrlöcher mit der oszillierenden Säge verbunden. Die Schnittflächen des Knochenfensters sollen zur Diaphyse konvergieren, damit der Knochendeckel am Ende der Operation im Femur verkeilt werden kann. Mit einem Ultraschall-System können thermoplastische Kunststoffe, wie Polyäthylen oder Methylmetacrylat, in einen verformbaren wachsartigen Zustand gebracht werden. Damit kann festsitzender Knochenzement aus dem Femur gelöst werden. Dabei ist zu beachten, daß die auswechselbaren Instrumente des Ultraschall-Systems durch die Wirkung der

Ultraschallwellen in der Markhöhle abbrechen können, außerdem kann der Knochen erheblich erhitzt werden. Daher ist eine ständige Kühlung mit einer Spüllösung erforderlich.

Transfemoraler Zugang

Häufig ist das proximale Femur im Bereich des ehemaligen Prothesenschaftes so geschädigt, daß die Kortikalis papierdünn ist, oft sind Frakturen zu beobachten. Es ist dann meistens unmöglich, die Femurprothese, Zementreste und das Granulationsgewebe durch die geschlossene Markhöhle zu entfernen. In diesen Fällen bietet sich der transfemorale Zugang als zeitsparende und gewebeschonende Technik an [36]. Das Femur wird im Bereich des ehemaligen Prothesenlagers längsgespalten und geöffnet (Abb. 1). Die Weichteile werden nicht von den osteotomierten Knochenschalen abgelöst, dadurch bleiben diese Knochenschalen vital, eine wesentliche Voraussetzung für die postoperativ zu beobachtende Knochenneubildung. Für den transfemoralen Zugang wird der Patient auf der Seite gelagert und mit Stützen fixiert. Der M. glutaeus maximus und die Fascia lata werden gespalten, der Femurschaft wird an der Linea aspera dargestellt. Durch eine semizirkuläre Querosteotomie wird der transfemorale Zugang nach distal begrenzt. Die Höhe dieser Osteotomie wird durch die präoperative Planung bestimmt. Für die vordere und hintere Begrenzung der Querosteotomie werden zwei Bohrlöcher mit dem 3,2 mm Bohrer angelegt, das eine Bohrloch an der Linea aspera, das andere etwa 160° ventral davon. Mit dem Abstand der Bohrlöcher wird die Breite des Knochendeckels bestimmt. Entlang der Linea aspera wird das Femur mit einem Flachmeißel bis zum Tuberculum innominatum gespalten. Die Osteotomie läuft dann auf die Spitze des Trochanter major zu. Die Sehne des M. glutaeus medius kann auf einer Strecke von 3 cm gespalten werden. Die oszillierende Säge sollte für diese Osteotomien nicht verwendet werden, da sonst Zementpartikel in der Wunde ausgebreitet werden; der Knochen ist ohnehin so dünn, so daß nur wenige Meißelschläge erforderlich sind. Die vordere Begrenzung des Knochendeckels wird mit einigen Stichosteotomien mit einem schmalen Flachmeißel, der stumpf durch die Fasern des M. vastus lateralis geführt wird, angelegt. Mit Meißeln und Fragmentspreizern wird der Knochendeckel vorsichtig entlang der Linea aspera geöffnet. Der Knochendeckel, an dem der M. vastus lateralis haftet, kann jetzt abgehoben werden. Die Prothese liegt nun frei und kann entfernt werden, Zementpartikel und große Granulome werden ausgeräumt. Um den Blutverlust gering zu halten, soll das Granulationsgewebe, das fest an den Knochenschalen haftet, erst nach Revision der Pfanne entfernt werden. Nach Auswechslung der Prothesenpfanne wird die Femurmarkhöhle für den Revisionsschaft vorbereitet. Es ist wichtig, daß eine präzise Planung durchgeführt wurde und der Operateur diese intraoperativ befolgt. Die Trochanterspitze ist nach Abheben des Knochendeckels als intraoperativer Orientierungspunkt meistens nicht mehr verfügbar. Die Femurmarkhöhle wird mit den konischen Reibahlen aufgeweitet, bis fester Reibungswiderstand zu spüren ist. Bei atrophischem Knochen können durch Anlage von Drahtzerklagen Fissuren bei der Fräsung vermieden werden.

Die Femur-Revisionsprothese[1] der Autoren ist für die zementfreie Verankerung distal des alten Prothesenlagers konzipiert. Der Prothesenschaft überbrückt den geschädigten Knochen und wird in festem Knochen mechanisch stabil verankert. Hierdurch wird die Frühmobilisation der häufig sehr alten Patienten gewährleistet. Der Prothesenschaft hat eine konische Form mit einem Konuswinkel von 2° und ist mit längsverlaufenden, relativ scharfen konischen Rippen ausgestattet, die sich bei der Implantation in den Knochen einschneiden und dadurch eine gute Stabilität,

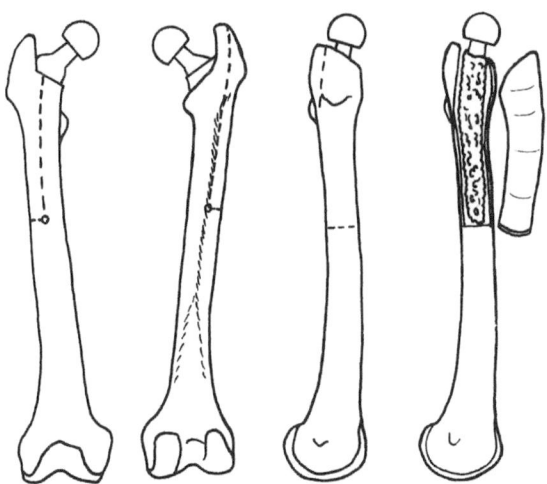

Abb. 1. Schemazeichnung zum transfemoralen Zugang, das Femur wird über einen dorsolateralen Knochendeckel geöffnet

---
[1] Hersteller SULZER Orthopaedics Baar/Schweiz

insbesondere eine große Rotationsstabilität gewährleisten. Die Prothese wird aus der Titan-Aluminium-Niob-Legierung PROTASUL-100 hergestellt, die Oberfläche ist grobgestrahlt, was die Anlagerung von neugebildetem Knochengewebe unmittelbar auf der Metalloberfläche fördert [35]. Mit konischen Reibahlen wird das Femur aufgefräst, um eine schlüssige Steckverbindung mit großer Kontaktfläche zwischen Femur und Prothesenschaft zu erreichen.

Das Prinzip der primärstabilen Verankerung des Revisionsschaftes beruht auf zwei grundlegenden mechanischen Prinzipien, der schlüssigen konischen Verbindung zwischen dem Femur und dem Implantat und der Rotationssicherung mit Längsrippen, die sich in den endostalen Knochen einschneiden. Hierzu ist es notwendig, daß das Femur mit Reibahlen in einem dem Implantat entsprechenden Konuswinkel und Durchmesser aufgefräst wird. Der oft vorgebrachte Einwand, das Auffräsen des Femurs schädige den endostalen Knochen und das Knochenmark und wäre für eine stabile Verankerung des Revisionsimplantats nicht notwendig, ist nicht zutreffend. Von einigen Herstellern, die das Verankerungsprinzip des Femurrevisionsschaftes übernommen haben, werden aus diesem Grund keine konischen Reibahlen zur Vorbereitung der Implantation vorgesehen. Die Primärstabilität eines konischen Implantats mit Längsrippen hängt aber entscheidend von der Zahl der Längsrippen ab, die sich in den festen kortikalen Knochen einschneiden. In einem standardisierten In-vitro-Versuch [39] wurde in einer großen Serie von Präparaten die Primärstabilität von konischen Implantaten mit 2° Konuswinkel untersucht. Nur mit einer präzisen Fräsung mit konischen Reibahlen läßt sich das Femur so präparieren, daß diese Bedingung sicher erfüllt werden kann. Unterbleibt die Fräsung, ist die Zahl der Rippen, die sich in den Knochen einschneiden, dem Zufall überlassen.

Nach Entfernung von Granulomen und Knochenzement wird die Markhöhle mit den Reibahlen der Revisionsprothese solange aufgeweitet, bis ein kräftiger Reibungswiderstand zu spüren ist. Die Femur-Revisionsprothese wird im Einschlaginstrument fixiert und in die Markhöhle eingeführt. Bei im Knie senkrecht gebeugtem Unterschenkel kann die Anteversion der Prothese mit dem Schlitzhammer genau festgelegt werden. Mit gleichmäßigen Hammerschlägen wird der Prothesenschaft eingeschlagen, bis er nicht mehr weiter einsinkt. Ist der Prothesenschaft stabil verankert, ist regelmäßig ein Schallwechsel zu hören. Mit den Manipulierköpfen wird die Stabilität und Beweglichkeit des Hüftgelenks überprüft und dann der definitive Prothesenkopf aufgesetzt. Eine intraoperative Bildwandlerkontrolle läßt intraoperative Fissuren rechtzeitig erkennen. Von den Innenflächen der Knochenschalen werden die Pseudomembranen entfernt und die osteotomierten Schalen des transfemoralen Zugangs reponiert. Sind autologe Knochenspäne vorhanden, sollten diese lateral an die Knochendeckel angelegt werden. Die Knochenneubildung ist bei dieser Operationstechnik i. allg. so ausgeprägt, daß keine Indikation für gefrorene Bankspäne besteht. Lediglich bei großen lateralen Kortikalisdefekten empfiehlt sich eine Spanplastik, da die Knochenneubildung an der Außenseite des Oberschenkels meistens nur langsam erfolgt. Wurde die physiologische Beinlänge wiederhergestellt, wird der dorsolaterale Knochendeckel des transfemoralen Zugangs durch die Spannung des M. glutaeus medius und M. vastus lateralis reponiert. Nur bei hypotonen Weichteilen sind zusätzliche Zerklagen entweder aus Draht oder festen resorbierbaren Nähten erforderlich.

Techniken des Prothesenwechsels in Abhängigkeit vom Knochendefekt

Die Operationstechnik richtet sich vor allem nach dem Knochendefekt am Femur. Zur Klassifikation wurden zahlreiche Schemata publiziert [10, 25, 29]. Bisher hat sich keine Einteilung international durchgesetzt. Die einfachste und übersichtlichste Klassifikation von Knochendefekten am Femur ist diejenige von Paprosky [29], er unterteilt die typischen Defekte in 3 Haupt- und 3 Untergruppen (Tabelle 1).

Revision ohne wesentlichen Knochendefekt (Paprosky 1)

Die Situation entspricht einer Erstimplantation, es liegt kein wesentlicher Knochenverlust vor, daher werden Primärimplantate verwendet. Sowohl zementierte wie unzementierte Prothesenschäfte können implantiert werden. Die Auswahl der Prothesenschäfte richtet sich nach dem Alter des Patienten, der Form des Femur und der Härte der Spongiosa. Spezielle Revisi-

Tabelle 1. Einteilung der Femur-Defekte nach Paprosky [29]

Typ	Metaphyse		Diaphyse
	Medial	Lateral	
1	geringe Osteolyse	intakt	intakt
2A	Osteolyse bis Trochanter minor	intakt	intakt
2B	Osteolyse bis Trochanter minor	defekt	intakt
2C	subtrochantäre Osteolyse	intakt	intakt
3	ausgedehnte Osteolyse	ausgedehnte Defekte	Defekte

onsimplantate sind meistens nicht indiziert. Eine typische Situation ist die Auswechslung einer unterdimensionierten zementfreien Femurkomponente, die eingesunken oder nicht osseointegriert ist. Bei Verwendung eines zementierten Implantats wird bei einem Revisionseingriff ein antibiotikumhaltiger Knochenzement verwendet [4, 5].

Revision mit kleinem Knochendefekt (Paprosky 2a)

Bei diesen Defekten fehlt der Calcar femoris, der verbleibende metaphysäre Knochen ist ausgedünnt. Nur in Einzelfällen werden zementfreie Primärimplantate zum Einsatz kommen. Knochendefekte müssen dabei mit auto- oder allogenen Spänen aufgefüllt werden. Es ist darauf zu achten, daß zementfreie Implantate immer auf vitalem Knochen verankert werden. Die Osseointegration eines zementfreien Implantats entspricht den Gesetzen der Frakturheilung, die nur in Gegenwart von Blutgefäßen stattfindet [35]. Mit kurzschäftigen Revisionsimplantaten kann der Knochendefekt überbrückt werden, der Prothesenschaft wird distal fest verankert. Von einigen Autoren wird bei diesen Knochendefekten die Exeter-Technik empfohlen. Die alleinige Auffüllung von Defekten mit Knochenzement kann in diesen Fällen nicht empfohlen werden.

Revision mit proximalem Knochendefekt (Paprosky 2b)

Der Knochenverlust an der Medial- und Lateralseite der Metaphyse erlaubt keine Verwendung von Primärimplantaten. Mit Revisionsimplantaten, wie z. B. dem SL-Revisionsschaft 225 mm Länge wird das Implantat distal fest verankert. Angesichts der ausgedehnten Knochendefekte kann mit einem kurzen transfemoralen Zugang die Ausräumung von Granulomen und Knochenzement erleichtert werden. Angesichts der ausgedehnten Perforationen des Femurs bietet sich die Exeter-Technik nicht an. Von einigen Autoren werden sog. Strut-grafts zur Armierung des Femurs empfohlen [17].

Revision mit subtrochantärem Knochendefekt (Paprosky 2c)

Der mediale Knochendefekt reicht bis in die Diaphyse des Femurs. Eine proximale Verankerung eines Implantats ist unmöglich. Die Überbrückung des Knochendefekts kann z. B. mit einem SL-Revisionsschaft 265 mm Länge erfolgen. Mit einem transfemoralen Zugang wird bei dem erheblich geschädigten Knochen rasch Übersicht geschaffen. Zementierte Prothesenschäfte werden in Ausnahmefällen Verwendung finden.

Revision mit schwerem Knochendefekt (Paprosky 3)

Diese Gruppe stellt für den Operateur die größte Herausforderung dar. Die proximale Diaphyse kann für die stabile Verankerung des Revisionsschaftes nicht verwendet werden (Abb. 2). Das geschädigte Knochenlager muß mit langstreckigen Implantaten überbrückt werden. Der Einsatz der SL-Revisionsprothesen mit Längen von 305–385 mm wird von den Autoren unter gleichzeitiger Verwendung des transfemoralen Zugangs empfohlen. Das distal fest verankerte Implantat erlaubt die rasche Mobilisierung der meistens betagten Patienten. Knochentransplantate sind bei dieser Technik in den meisten Fällen nicht erforderlich. Postoperativ ist bei vitalen Knochenschalen regelmäßig ein rascher Wiederaufbau des Femurs zu beobachten. Auch mit anderen langschäftigen zementfreien Revisionsimplantaten wurden gute Ergebnisse publiziert [10]. Der rasche Wiederaufbau des osteolytisch veränderten Knochenlagers wurde mit diesen Implantaten bisher nicht beschrieben, weshalb dann ausgedehnte Spanplastiken erforderlich sind. Beim älteren Patienten kann mit einem zementierten langschäftigen Prothesenschaft (z. B. Krückstockprothese von M. E. Müller) bei sofortiger Vollbe-

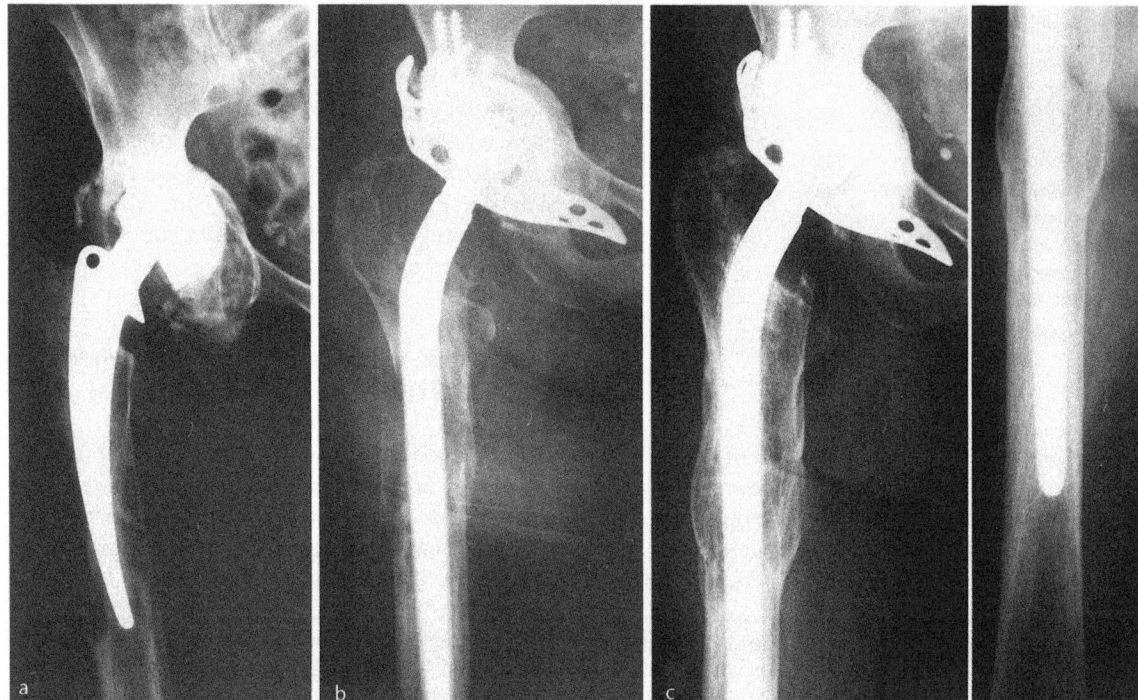

Abb. 2. Röntgenverlauf nach Prothesenwechsel bei einer Prothesenlockerung Stadium Paprosky 3. **a** Schmerzhafte Lockerung von Prothesenschaft und Pfanne mit ausgedehntem Knochenverlust bei einer 67jährigen Frau 15 Jahre nach Primärimplantation. **b** 6 Tage nach Prothesenwechsel durch den transfemoralen Zugang mit zementfreier Implantation einer SL-Femur-Revisionsprothese und eines Burch-Schneider-Ringes. **c** 3 Jahre nach dem Prothesenwechsel besteht eine feste Osseointegration des Prothesenschaftes mit Auffüllung der Knochendefekte mit neugebildeter Knochensubstanz

lastbarkeit eine rasche Mobilisation erreicht werden. Ein prinzipieller Nachteil dieser Implantate ist die Tatsache, daß Defekte nur mit Metall ausgefüllt werden und keine Rekonstruktion von Knochendefekten erfolgt. Revisionseingriffe an derartigen Implantaten sind technisch anspruchsvoll. In besonders schweren Fällen, bei denen auch in der distalen Femurmetaphyse keine stabile Verankerung mehr zu erreichen ist, muß u.U. eine totale Femurprothese implantiert werden. Das gesamte Femur wird endoprothetisch ersetzt, dazu ist zusätzlich der endoprothetische Ersatz des Kniegelenks erforderlich. Die Gehfähigkeit des Patienten bleibt erhalten, die funktionellen Resultate sind limitiert. Die Rekonstruktion des osteolytisch geschädigten Femurs durch Mega-Transplantate ist im deutschsprachigen Raum nicht verbreitet [15].

Septische Prothesenlockerung

Viele Prothesenlockerungen sind infiziert, ein Keimnachweis gelingt aber nicht in allen Fällen. Die ein- oder zweizeitige Austauschoperation wird in der Literatur kontrovers beurteilt [24, 28, 30, 37]. Bei einem einzeitigen Prothesenwechsel muß die Prothese, der gesamte Knochenzement, alles nekrotische Gewebe und das entzündliche Granulationsgewebe entfernt werden. Der Keim sollte durch eine präoperative Hüftgelenkpunktion bestimmt werden. Peri- und postoperativ hat eine Antibiose nach Antibiogramm zu erfolgen. Der Erfolg des Revisionseingriffs hängt entscheidend von dem Débridement ab, dem anatomische Grenzen, etwa die Abduktorenmuskulatur und die Beckeneingeweide, gesetzt sind. Gelingt kein Débridement nach „onkologischen Gesichtspunkten", ist ein Wiederaufflammen des Infektes sehr wahrscheinlich. Ein Hauptproblem ist die perioperative Rekolonisierung des Implantats [14]. Antibiotikumhaltiger Knochenzement und eine langdauernde Antibiose können kein Ersatz für eine subtile Operationstechnik sein. Als hilfreich hat sich die intraoperative Spülung und spätere kontinuierliche Instillation mit einem Antiseptikum (Hexamethylenbiguanid und Polyäthylenglykol in 0,1% Lsg.[2]) erwiesen [38]. Auch bei infizierten Prothesenlockerungen hat es sich gezeigt, daß es bei Beachtung der o.g. Grundsätze zu einem raschen Wiederaufbau des geschädigten Knochenlagers kommt.

Die Femurschaftsprengung – eine intraoperative Komplikation

Ein häufiges Problem der Verankerung unzementierter Hüftprothesenschäfte ist die Fraktur oder Fissur des Femurs. In der Literatur wird diese Komplikation in bis zu über 25% der Fälle beschrieben [18]. Bei einem Revisionseingriff, bei dem es durch Osteolysen und die Entfernung von Endoprothese oder Knochenzement zu einer Schwächung der Kortikalis gekommen ist, sind Femurfissuren oder Frakturen besonders häufig zu beobachten. Um dieser unangenehmen Komplikation vorzubeugen oder um bei einer Längsfissur eine stabile Implantation zu ermöglichen, ist der Operateur oft gezwungen, eine Zerklage anzulegen. Der Zerklagentechnik kommt hierbei eine herausragende Bedeutung zu [40]. Dünne Drahtzerklagen, die mit zwei Kombizangen gespannt werden, können den auftretenden Drehmomenten und Kräften häufig nicht widerstehen, sie lockern sich oder zerreißen. Hierbei können Fragmente der Zerklage in die Artikulation der Endoprothese gelangen und einen erheblichen Drei-Körper-Verschleiß hervorrufen. Durch den Kontakt zwischen Prothesenschaft und den Zerklagendrähten kommt es möglicherweise zur Korrosion. In einer Versuchsanordnung an einem standardisierten Modell konnte gezeigt werden, daß die Stabilität einer Zerklage von der Drahtstärke und der Operationstechnik erheblich beeinflußt wird. Zerklagen mit Drahtstärken von unter 1,2 mm Durchmesser sind den Kräften und Drehmomenten, wie sie an einer Femurprothese auftreten, nicht gewachsen. Für die Prophylaxe oder Versorgung einer Femurfissur sollte daher eine Drahtzerklage mit 1,5 mm Draht angelegt werden. Eine doppelte Umschlingung des Femurs hat sich in Versuchen der Einfachumschlingung überlegen gezeigt. Drähte dickeren Durchmessers sind intraoperativ nur schlecht zu handhaben. Zusätzlich sollte die Zerklage mit einem speziellen Spanngerät, z.B. dem AO-Drahtspanner (Synthes-Instrument 391.21) angelegt werden. Bei diesen Instrumenten wird die Zerklage nicht durch die Torsion des Drahtzwirbels gespannt. Das Spannen und die Sicherung der Zerklage durch Verdrillen werden voneinander getrennt durchgeführt, daher kann der Drahtzwirbel beim Spannen der Zerklage nicht brechen, wie es häufig bei der Verwendung von Kombizangen zu beobachten ist.

Merksätze

- Die Indikation zur Revision besteht bei fortschreitendem Knochenverlust. Durch zögerndes Abwarten werden die Revisionseingriffe technisch schwieriger, die Dauerhaftigkeit der Revision wird gefährdet.
- Knochendefekte sollten, durch welche Technik auch immer, rekonstruiert werden.
- Das neue Implantat muß stabil verankert werden, es muß die Frühmobilisation erlauben.
- Jeder Revisionseingriff erfordert eine präzise Planung.
- Für einen Revisionseingriff sind spezielle Instrumentarien und eine breite Palette von Implantaten bereitzustellen.
- Zementfreie Implantate müssen auf vitalem Knochen verankert werden.
- Die Auswechslung infizierter Prothesen erfordert ein sorgfältiges Debridement, Antibiotika sind kein Ersatz für eine subtile Operationstechnik.

Literatur

1. Allan DG, Lavoie GJ, McDonald S, Oakeshott R, Gross AE (1991) Proximal femoral allografts in revision hip arthroplasty. J Bone Joint Surg 73-B: 235–240
2. Barrack RL, Harris WH (1993) The value of aspiration of the hip joint before revision total hip arthroplasty. J Bone Joint Surg 75-A:66–76
3. Bettin D, Dethloff M, Steinbeck J, Polster J (1994) Organisation einer Knochen- und Gewebebank. Z Orthop 132:453–458
4. Buchholz HW, Engelbrecht H (1970) Über die Depotwirkung einiger Antibiotica bei Vermischung mit dem Kunstharz Palacos. Chirurg 41:511–515
5. Buchholz HW, Elson RA, Heinert K (1984) Antibiotic-loaded acrylic cement: current concepts. Clin Orthop 190:96–108
6. Burke DW, Bragdon CR, O'Connor DO, Jasty M, Haire T, Harris WH (1991) Dynamic measurement

---

[2] Hersteller Fresenius AG Bad Homburg v.d.H., Handelsname Lavasept

of interface mechanics in vivo and the effect of micromotion on bone ingrowth into a porous surface device under controlled loads in vivo. Trans Orthop Res Soc 37:215-218
7. Chandler HP, Penenberg BL (eds) (1989) Bone stock deficiency in total hip replacement: classification and management. Slack, Thorofare, NJ, 119-164
8. D'Antonio J, McCarthy JC, Bargar WL et al (1993) Classification of femoral abnormalities in total hip arthroplasty. Clin Orthop 296:133-139
9. Engelbrecht DJ, Weber FA, Sweet MBE, Jakim I (1990) Long term results of revision total hip arthroplasty. J Bone Joint Surg 72-B:41-45
10. Engh CA, Glassmann AH (1991) Cementless revision of failed total hip replacement: An update. AAOS Inst Course Lect 40:189-197
11. Franzén H, Mjöberg B, Önnerfält R (1992) Early loosening of femoral components after cemented revision. J Bone Joint Surg 74-B:721-724
12. Franzén H, Toksvig-Larsen S, Lidgren L, Onnerfält R (1995) Early migration of femoral components revised with impacted cancellous allografts and cement. A preliminary report of five patients. J Bone Joint Surg 77-B:862-864
13. Gie GA, Linder L, Ling RSM, Simon JP, Slooff TJJH, Timperley AJ (1993) Impacted cancellous allografts and cement for revision total hip arthroplasty. J Bone Joint Surg 75-B:14-21
14. Gristina AG, Nylor PT, Webb LX (1990) Molecular mechanisms in musculoskeletal sepsis: the race for the surface. AAOS Inst Course Lect 39:471
15. Gross AE, Allen DG, Lavoie GJ et al (1993) Revision arthroplasty of the proximal femur using allograft bone. Orthop Clin North Am 24:705-715
16. Harris WH (1994) The case for cemented fixation of the femur in every patient. AAOS Inst Course Lect 43:367
17. Head WC, Emerson RH jr, Malinin TI (1996) Freeze-dried cortical strut allografts for femoral reconstruction in revision hip replacement surgery. AAOS Inst Course Lect 45:131
18. Herzwurm PJ, Walsh J, Pettine KA, Ebert FR (1992) Prophylactic cerclage: a method of preventing femur fracture in uncemented total hip arthroplasty. Orthopaedics 15:143-146
19. Jasty M (1991) Why cemented femoral components become loose. AAOS Inst Course Lect 40:151
20. Lawrence JM, Engh CA, Macalino GE, Lauro GR (1994) Outcome of revision hip arthroplasty done without cement. J Bone Joint Surg 76-A:965-973
21. Li PLS, Ingle PJ, Dowell JK (1996) Cement-within-cement revision hip arthroplasty; should it be done? A biomechanical study. J Bone Joint Surg 78-B:809-811
22. Lieberman JR, Moeckel BH, Evans BG, Salvati EA, Ranawat CS (1995) Cement-within-cement revision hip arthroplasty. J Bone Joint Surg 75-B:869-871
23. Ling RSM, Linder L, Timperley AJ (1992) Histological findings in a case of cemented femoral revision treated by endosteal impaction grafting. Acta Orthop Scand 248:29
24. Kavanagh BF, Ilstrup DM, Fitzgerald RH jr (1985) Revision total hip arthroplasty. J Bone Joint Surg 67-A:517-526
25. Mallory TH (1988) Preparation of the proximal femur in cementless total hip revision. Clin Orthop 235:47-60
26. Malkani AL, Voor MJ, Fee KA, Bates CS (1996) Femoral component revision using impacted morsellised cancellous graft. A biomechanical study of implant stability. J Bone Joint Surg 78-B:973-978
27. Moreland JR (1991) Techniques for removal of the prosthesis and cement in hip revisional arthroplasty. AAOS Inst Course Lect 40:163
28. Nieder E (1994) Revisionsalloarthroplastik des Hüftgelenks. In: Bauer Kerschbauer Poisel (eds) Orthopädische Operationslehre II/1. Thieme, Stuttgart
29. Paprosky WG (1990) Femoral defect classification: Clinical application. Orthop Rev 14 (suppl):9-15
30. Pellicci PM, Wilson PD jr, Sledge CB, Salvati EA, Ranawat CS, Poss R, Callaghan JJ (1985) Long-term results of revision total hip replacement. A follow-up report. J Bone Joint Surg 67-A:513-516
31. Raut VV, Siney PD, Wroblewski BM (1995) Revision for aseptic stem loosening using the cemented Charnley prosthesis. A review of 351 hips. J Bone Joint Surg 77-B:23-27
32. Retpen JB, Varmarken JE, Röck ND, Jensen JS (1992) Unsatisfactory results after repeated revision of hip arthroplasty. Acta Orthop Scand 63:120-127
33. Rorabeck CH, Bourne RB, Devane P, Veale GA (1994) Cementless fixation of the femur: pros and cons. AAOS Inst Course Lect 43:329
34. Rubash HE, Huddleston T, DiGiola III AM (1991) Removal of cementless hip implants. AAOS Inst Course Lect 40:171
35. Schenk RK, Wehrli U (1989) Zur Reaktion des Knochens auf eine zementfreie SL-Femur-Revisionsprothese. Histologische Befunde an einem fünfeinhalb Monate post operationem gewonnenen Autopsiepräparat. Orthopäde 18:454-462
36. Wagner H (1989) Revisionsprothese für das Hüftgelenk. Orthopäde 18:438-453
37. Wagner H, Wagner M (1995) Die infizierte Hüftgelenktotalprothese - Gesichtspunkte für den einzeitigen und zweizeitigen Prothesenwechsel. Orthopäde 24:314-318
38. Wagner M (1995) Lokale Antisepsis bei infizierten Totalendoprothesen. Orthopäde 24:319-325
39. Wagner M (1995) Prinzipien der konischen Verankerung von Hüftendoprothesen. Habilitationsschrift Friedrich-Alexander Universität Erlangen-Nürnberg
40. Wagner M, Knorr-Held F, Hohmann D (1996) Measuring stability of wire cerclage in femoral fractures when performing total hip replacement. In vitro study on a standardized bone-model. Arch Orthop Trauma Surg 114:32-37
41. Willert HG, Bertram H, Buchorn GH (1990) Osteolysis in alloarthroplasty of the hip: the role of ultra-high molecular weight polyethylene wear particles. Clin Orthop 258:95-107

Kapitel 15

Die operative Therapie spastischer Hüftdeformitäten

L. Döderlein

Ätiologie und Pathogenese spastischer Hüftdeformitäten

Spastische Bewegungsstörungen werden durch eine Schädigung des oberen motorischen Neurons mit oder ohne zusätzliche Schädigung extrapyramidaler motorischer Zentren verursacht. Es kommt zu einer unzureichenden oder völlig fehlenden Willkürmotorik und dem Ersatz durch eine sog. Primitivmotorik, die nur eingeschränkt oder überhaupt nicht aktiv kontrolliert werden kann. Fehlerhafte Stütz- und Haltefunktionen sowie eingeschränkte Gleichgewichtsreaktionen verhindern die aufrechte Fortbewegung, so daß die für die Hüftentwicklung so wichtige axiale Lastaufnahme bei den schwerer behinderten Patienten kaum oder überhaupt nicht stattfindet. Eine weitere Komponente in der Ätiologie spastischer Deformitäten sind Haltungsschablonen, die dem Patienten durch die spastischen Muster und durch die Schwerkraft auferlegt werden, und die der Patient aktiv nicht korrigieren kann (Abb. 1).

Bei der Pathogenese spastischer Hüftdeformitäten ist zwischen nichtgehfähigen und gehfähigen Patienten zu unterscheiden.

Die *nicht gehfähigen Patienten* zeigen Haltungs- und Bewegungsstereotypien mit einem begrenzten Bewegungsumfang. Im Hüftbereich überwiegen zumeist die Adduktoren und Flexoren, seltener die Adduktoren und die Extensoren. Durch die verstärkte Aktivierung der hüftgelenksüberschreitenden Muskulatur kommt es zu einem persistierenden Druck des Hüftkopfes gegen den Pfannenrand und dadurch zu einer Wachstumshemmung der Hüftkopfepiphyse und des Acetabulums. Es entwickelt sich eine typische Luxationsrinne, deren Lokalisation abhängig ist von der bevorzugten Stellung des Hüftgelenkes. Nach eingetretener Luxation kommt es zu einer weiteren Verkürzung der hüftgelenksüberschreitenden Muskeln.

Sehr wichtig bei der Pathogenese ist auch die unterschiedliche Funktion der hüftgelenksüberschreitenden Muskeln in Abhängigkeit von der Gelenkstellung. In Adduktionsstellung wirken Psoas, Rectus femoris, Adduktoren und lange Kniebeuger dezentrierend, in Abduktionsstellung kehrt sich ihre Funktion dagegen um (Abb. 2).

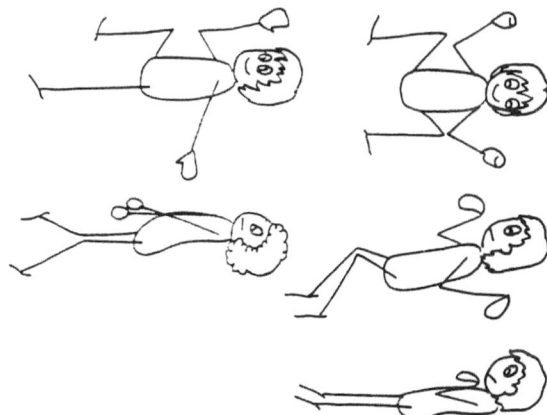

Abb. 1. Pathologische Muster in Rückenlage

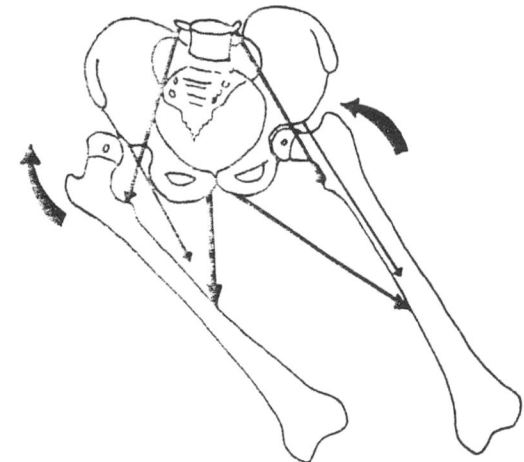

Abb. 2. In Adduktionsstellung wirken Psoas. rectus und Adduktoren dezentrierend. In Abduktionsstellung kehrt sich ihre Funktion um

Bei den *gehfähigen Patienten* ist die Pathogenese der spastischen Hüftdeformitäten differenziert zu sehen. Auch hier führen Haltungs- und Bewegungsstereotypien zu einem eingeschränkten Bewegungsumfang der unteren Extremitäten. Besonders häufig ist das Überwiegen der Adduktoren, Flexoren und Innenrotatoren, wobei diese Muskulatur in Streck- und Beugestellung schablonenartig aktiviert wird (Streck- und Beugesynergismen). Ein zusätzlich begünstendes Moment für die Entwicklung spastischer Hüftdeformitäten bei gehfähigen Patienten ist die vermehrte Antetorsion des Schenkelhalses, sowie in der Standphase eine Insuffizienz der Hüftabduktorenn, die durch einen sog. Duchennegang kompensiert wird. Durch den konstanten Druck des Hüftkopfes gegen den kranialen Pfannenrand kommt es zu einer entsprechenden Wachstumshemmung mit einer langsam fortschreitenden Dezentrierung und gleichzeitig zu einer Druckschädigung des Hüftkopfes (Abb. 3).

Klassifikation spastischer Hüftdeformitäten

Nicht gehfähige Patienten ohne Rumpf oder Kopfkontrolle

Es können symmetrische und asymmetrische Deformitäten unterschieden werden. Zu den symmetrischen Deformitäten zählen die Adduktionskontraktur mit der Scherenstellung der Beine, die Adduktionsinnenrotationsstellung der Beine, das globale Extensionsmuster unter neutraler Rotationsstellung, das globale Flexionsmuster bei neutraler Rotationsstellung der Hüftgelenke und die Froschdeformität mit einer Abduktions- und Außenrotationsstellung bds. Zu den asymmetrischen Deformitäten zählen die Windschlagdeformität in Flexion und die Windschlagdeformität in Extension, beides durch eine Außenrotation der einen und Innenrotation der anderen Seite gekennzeichnet.

Gehfähige Patienten

Auch hier kann zwischen symmetrischen und asymmetrischen Hüftdeformitäten unterschieden werden. Bei den symmetrischen Hüftdeformitäten findet sich ein beidseitiges Beugemuster verbunden mit einem typischen Kauergang, der durch eine Beugestellung von Hüft- und Kniegelenken und eine Spitzfuß- oder Hackenfußstellung der Sprunggelenke charakterisiert ist. Ein weiteres häufiges symmetrisches Muster ist die Beugeadduktions-Innenrotationsstellung, die durch eine zusätzliche Innenrotation der Hüftgelenke mit einem Reiben der Kniegelenke aneinander auftritt. Die asymmetrischen Hüftdeformitäten zeigen eine einseitige Beugestellung von Hüft- und Kniegelenk mit einer Spitzfußstellung, um die Beinlänge zu kompensieren, eine andere Deformität stellt die Beugeadduktions-Innenrotationsdeformität dar, selten ist das sog. Windschlagmuster, das bei den gehfähigen Patienten durch eine Innenrotationsadduktionsdeformität des einen Beins und durch eine Außenrotationsabduktionsdeformität des anderen Beins gekennzeichnet ist.

Klassifikation der spastischen Hüftluxation

Abhängig davon, in welcher Stellung das Hüftgelenk bei dem überwiegenden Einwirken des spastischen Musters steht, kann es zu einer kranialen, dorsalen oder ventralen Luxationsstraße kommen. Typischerweise ist das Adduktions- und Scherenmuster der Beine mit einer kranialen Luxation, das starke Beugeadduktionsmuster mit einer dorsalen, und das Extensions- und Außenrotationsmuster mit einer ventralen Luxation vergesellschaftet (Abb. 4).

Folgen der spastischen Hüftdeformitäten

Nicht gehfähige Patienten

Besonders nicht gehfähige Patienten mit spastischer Tetraparese sind gefährdet, eine spastische Hüftluxation zu entwickeln. Die Folgen

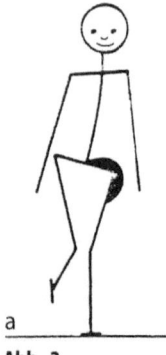
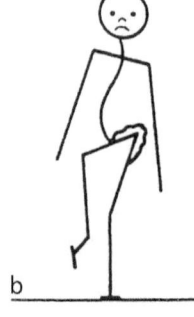

Abb. 3

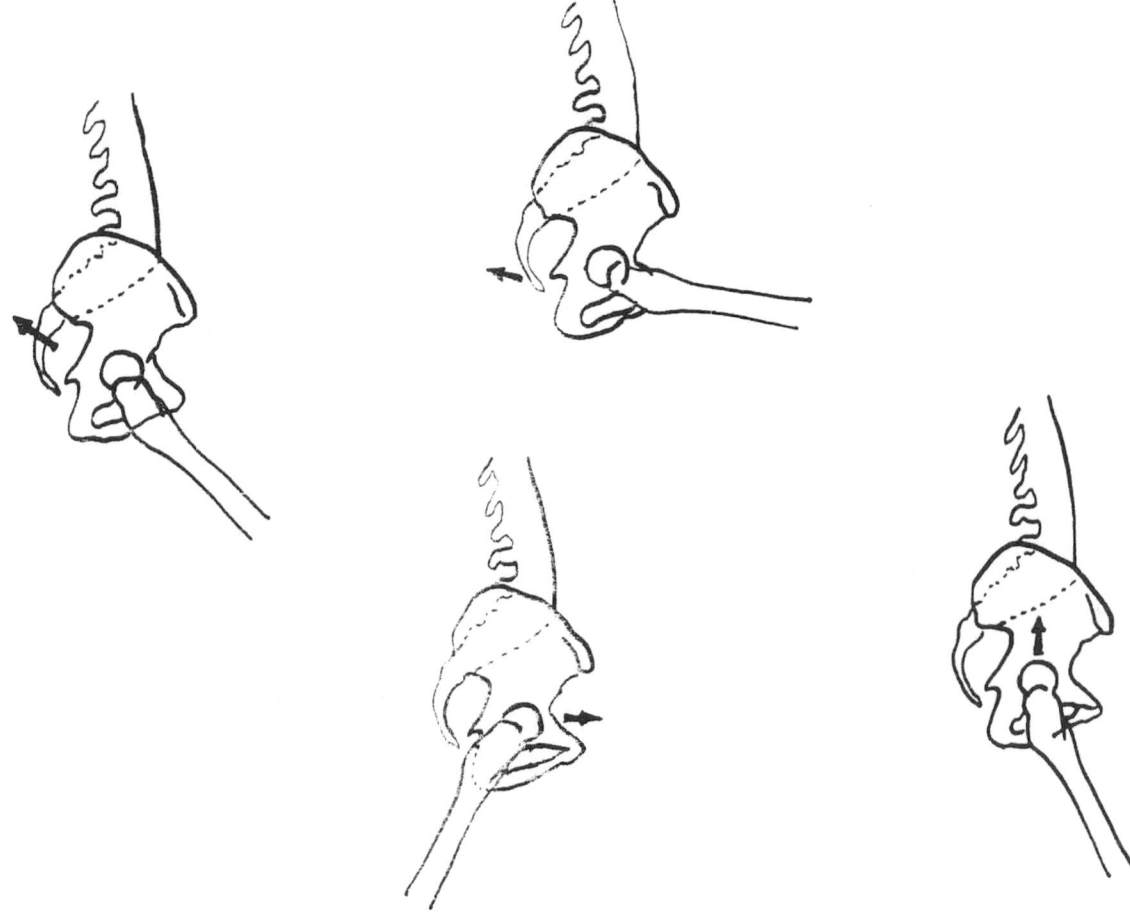

Abb. 4

hierfür sind trotz der schweren motorischen Behinderung in vielen Fällen gravierend. Ein Hauptproblem besteht in der Entwicklung einer schmerzhaften Hüftluxation, die alle weiteren Funktionen (Sitz- und Transferfähigkeit) verschlechtert. Die Häufigkeit von Schmerzen bei der spastischen Hüftluxation wird in der neueren Literatur mit 40–70% angegeben. Jede Hüftluxation führt zu einer entsprechenden Bewegungseinschränkung des betroffenen Hüftgelenkes, die wiederum bei der Sitz- und Lagerungsversorgung zu einer sekundären Fehlstellung mit Verdrehung oder Verkippung des Beckens und der Wirbelsäule führen kann (Abb. 5). Durch die Prominenz des unter der Haut hervorragenden Trochanter majors und des Hüftkopfes kann es zu Druckstellen kommen. Die Einschränkung der Hüftgelenksbeweglichkeit kann auch in Verbindung mit der lähmungsbedingten Verminderung der Knochenfestigkeit zu

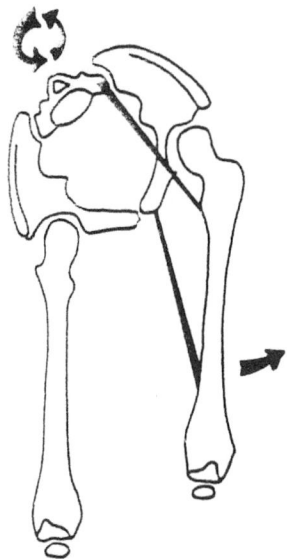

Abb. 5. Die Korrektur der Adduktionskontraktur führt zur Verdrehung des Beckens

erhöhter Frakturgefährdung Anlaß geben. Schließlich kommt es durch die Inkongruenz der Gelenkpartner bei Erwachsenen auch zu schmerzhaften Kontaktarthrosen.

Gehfähige Patienten

Bei gehfähigen Patienten mit infantiler Zerebralparese ist die Auswirkung einer spastischen Hüftdeformität besonders gravierend. Durch die Lastaufnahme auf das Hüftgelenk kommt es in den meisten Fällen zu vorzeitigem Verschleiß mit Schmerzhaftigkeit und einer kompensatorischen Verschlechterung des spastischen Musters. Durch das Höhertreten des Hüftkopfes wird das Standbein verkürzt, wodurch Kompensationsmechanismen wie eine gegenseitige Beugestellung von Hüft- und Kniegelenk oder eine gleichseitige Spitzfußstellung eingesetzt werden, um das Gangbild zu harmonisieren. Durch das Höhertreten des Hüftgelenkes kommt es auch zu einer weiteren Verschlechterung der Hüftabduktoreninsuffizienz mit dem energieaufwendigen Duchennegang durch Verlagern des Körperschwerpunktes über das Standbein.

Ziele der Hüftrekonstruktion

Nicht gehfähige Patienten

Bei allen Patienten, bei denen eine ökonomische Fortbewegung nicht erreichbar ist, sind die Ziele eine Schmerzbefreiung, bzw. Schmerzprophylaxe, da bei etwa 2/3 aller Hüftluxationen langfristig Schmerzen auftreten. Außerdem soll über die Hüftrekonstruktion eine Verbesserung der Beweglichkeit und eine Symmetrie der Beinstellung angestrebt werden, um die Sitz- und Pflegefähigkeit zu erleichtern. Im günstigsten Falle ist durch eine Rekonstruktion des Hüftgelenkes auch eine Transferfunktion durch Ausnützen des Steh- und Schreitreflexes auch bei Schwerbehinderten erreichbar.

Gehfähige Patienten

Bei gehfähigen Patienten sind die Ziele ebenfalls die Schmerzbefreiung, bzw. Schmerzprophylaxe, die Verbesserung der Beweglichkeit vor allem für die Abduktion, Extension und Außenrotation und eine möglichst geringe Beinverkürzung, die aber durch die Hüftrekonstruktion mit einer entsprechenden Verkürzungsosteotomie meist nicht vermeidbar ist. Außerdem sollen durch die Hüftrekonstruktion sekundäre Adaptationsmechanismen, die in jedem Falle zu einer Erhöhung des Energieaufwandes beim Gehen führen, vermindert oder beseitigt werden. Eine rekonstruierte Hüfte stellt auch die beste Voraussetzung für eine evtl. später erforderliche operative Beinverlängerung dar.

Indikationsstellung zur Hüftrekonstruktion

Bei der Indikationsstellung zur Hüftrekonstruktion sind folgende Untersuchungsschritte empfehlenswert:
- Klinische Untersuchung
- Röntgenologische Untersuchung
- Klinische Verlaufsbeobachtung und Befragung der Angehörigen
- Eventuelle Zusatzuntersuchung (Ganganalyse, CT).

Die klinische Untersuchung sollte zunächst die aktive und passive Beweglichkeit der Hüftgelenke dokumentieren, wobei die Unterscheidung zwischen ein- und zweigelenkigen Muskeln besonders wichtig ist. Durch die Abduktion des Hüftgelenkes in Hüft- und Kniebeugestellung werden die zweigelenkigen Muskeln entlastet und es kann der Anteil der kurzen Adduktoren (Adductor longus, Adductor brevis, pectineus) an der Adduktionskontraktur beurteilt werden. In Hüftstreckung und gleichzeitiger Kniebeugung wird die zusätzliche Mitwirkung des Musculus iliopsoas getestet. Schließlich wird durch eine Abspreizung und der Hüft- und Kniestreckung der Anteil der zweigelenkigen Muskeln (ischiocrurale Muskeln und Musculus gracilis) festgestellt. Bei den meisten spastischen Hüftdeformitäten sind besonders die zweigelenkigen Hüftadduktoren verkürzt (Abb. 6). Ein weiteres wichtiges Zeichen ist das sog. Galeazzi- oder Allis-Zeichen, das durch ein Tiefertreten eines Kniegelenkes bei 90° gebeugter Hüfte charakterisiert ist. Dies ist meist Hinweis auf eine einseitige Hüftsubluxation oder Luxation, in seltenen Fällen kann dieses Zeichen durch eine gegenseitige Hüftabspreizkontraktur eine Subluxationsstellung vortäuschen. Die klinische Untersuchung wird ergänzt durch die Testung der Hüftbeuge- oder

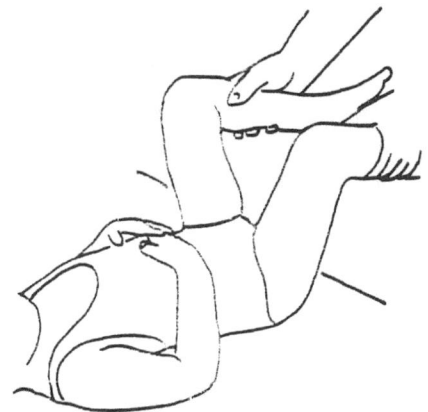

Test der kurzen Adduktoren und der Adductor magnus

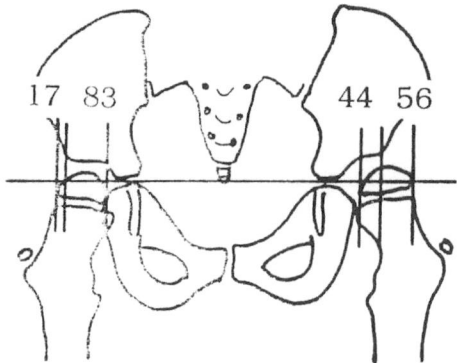

Abb. 7. Der Migrationsindex nach Reimers

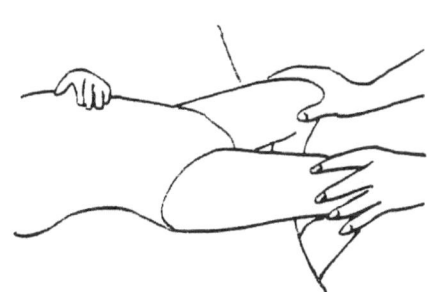

Test des Adductor longus und des Iliopsoas

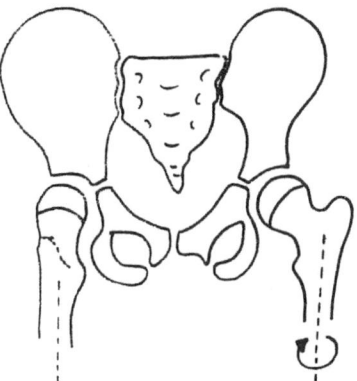

Abb. 8

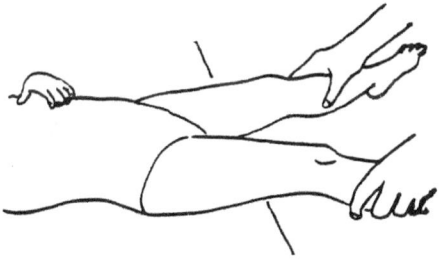

Test der zweigelenkigen Adduktoren (Kniebeuger)

Abb. 6. Die drei Untersuchungstechniken der Adduktoren

Streckkontrakturen sowie durch den Rectus femoris-Test in Bauchlage, mit dem die Spastizität der hüftgelenksüberschreitenden zweigelenkigen Muskeln überprüft werden kann.

Die radiologische Untersuchung beinhaltet die Beckenübersicht, auf der der Grad einer Dezentrierung des Hüftgelenkes mit dem Migrationsindex nach Reimers (Abb. 7) quantifiziert werden kann. Da durch die vermehrte Antetorsion des Schenkelhalses meist ein zu hoher CCD-Winkel vorgetäuscht wird (Abb. 8), sind in jedem Fall Röntgenaufnahmen nach Rippstein in ap- und axialer Projektion empfehlenswert. Die Indikationsstellung zur Operation wird vor allem durch eine röntgenologische und klinische Verlaufsbeobachtung unterstützt, mit deren Hilfe die Geschwindigkeit der Hüftdezentrierung genauer festgelegt werden können. Eine dreidimensionale CT-Rekonstruktion der Hüftpfanne und des Hüftkopfes sind in den meisten Fällen entbehrlich. Bei gehfähigen Patienten mit spastischen Hüftdeformitäten haben sich Zusatzuntersuchungen wie eine dreidimensionale Ganganalyse und eine dynamische EMG-Untersuchung bewährt, um eine exaktere Planung funktionsverbessernder Eingriffe vornehmen zu können.

Operative Maßnahmen

Hierbei unterscheidet man zwischen präventiven und rekonstruktiven Operationen sowie palliativen Maßnahmen bei nicht rekonstruierbarer Hüftdeformität.

Präventive Eingriffe

Bei den präventiven Eingriffen handelt es sich um Weichteileingriffe, mit denen die drohende Hüftdeformität verhindert werden soll. Diese Operationen umfassen die offene Adduktorentenotomie, bei der nur der Adductor longus und der Musculus gracilis ursprungsnah abgelöst werden, um eine Überkorrektur zu vermeiden. Ergänzt werden diese Eingriffe in jedem Falle durch eine intramuskuläre Psoasrezession im Bereich der Lacuna musculorum, der Musculus iliacus ist zu erhalten (Abb. 9). Bei gehfähigen und transferfähigen Patienten sollte in vielen Fällen auch eine Verlängerung der medialen Kniebeuger und ein distaler Rektussehnentransfer nach medial durchgeführt werden, um die kniegelenksüberschreitende Cospastik zu mindern und das Ausnutzen des Streck- und Beugemusters beim Gehen zu erleichtern.

Rekonstruktive Eingriffe

Liegen bereits manifeste Hüftdeformitäten wie Hüftsubluxationen oder Hüftluxationen vor, sind rekonstruktive Eingriffe notwendig, um ein Fortschreiten der Deformität mit allen negativen Folgen zu verhindern. Neben den oben beschriebenen Weichteiloperationen muß meist auch eine knöcherne Rekonstruktion mit einer intertrochantär derotierenden und leicht varisierenden und verkürzenden Hüftosteotomie und einer Bekkenosteotomie vorgenommen werden. Bei der Wahl der Beckenosteotomie hat sich die OP nach Salter oder nach Pemberton gut bewährt (Abb. 10). Bei älteren Kindern und bei schlecht verschiebbarem Acetabulum ist eine Ergänzung der Salterosteotomie zur Tripleosteotomie unter Durchtrennung des Sitz- und Schambeins vorteilhaft, um eine ausreichende Überdachung beim primären Eingriff zu erreichen. Bei allen hohen Hüftluxationen ist zusätzlich eine offene Reposition erforderlich, um die hypertrophierten Weichteile aus dem Pfannengrund zu entfernen (Ligamentum teres capitis, Vacatfett) und um das Ligamentum transversum acetabuli zu durchtrennen. Wichtig ist auch die ausreichende Verkürzung bei hochstehenden Hüftluxationen, um nach der Hüftreposition keine übermäßige Druckschädigung des Hüftkopfes zu riskieren.

Palliative Eingriffe

Bei nicht rekonstruierbaren Hüftdeformitäten wie veralteten hohen Hüftluxationen mit schwerer Kontaktarthrose können palliative Eingriffe

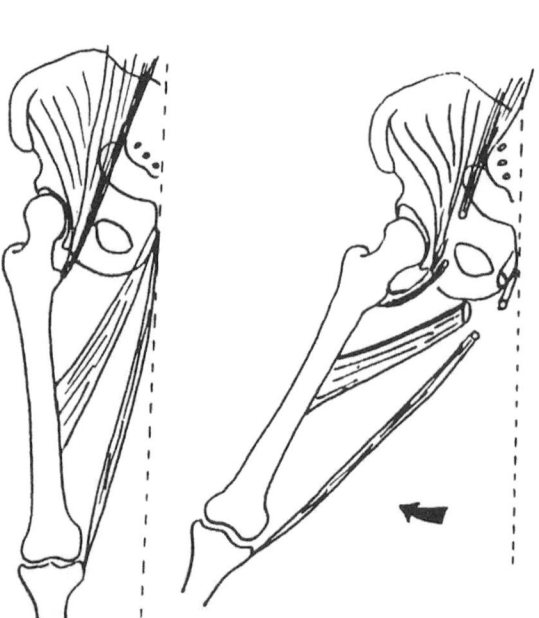

Abb. 9. Rezession des Psoas. tenotomie von Adductor longus und gracilis

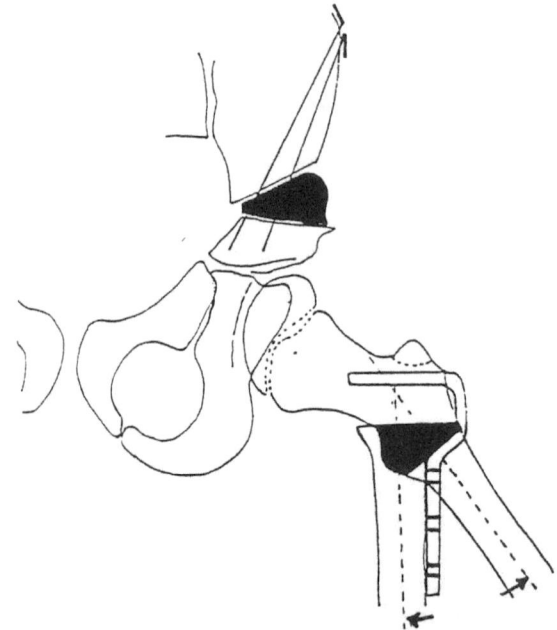

Abb. 10. Operation einer spastischen Hüftluxation mit varisierender und derotierender Hüftosteotomie und Beckenosteotomie (Salter)

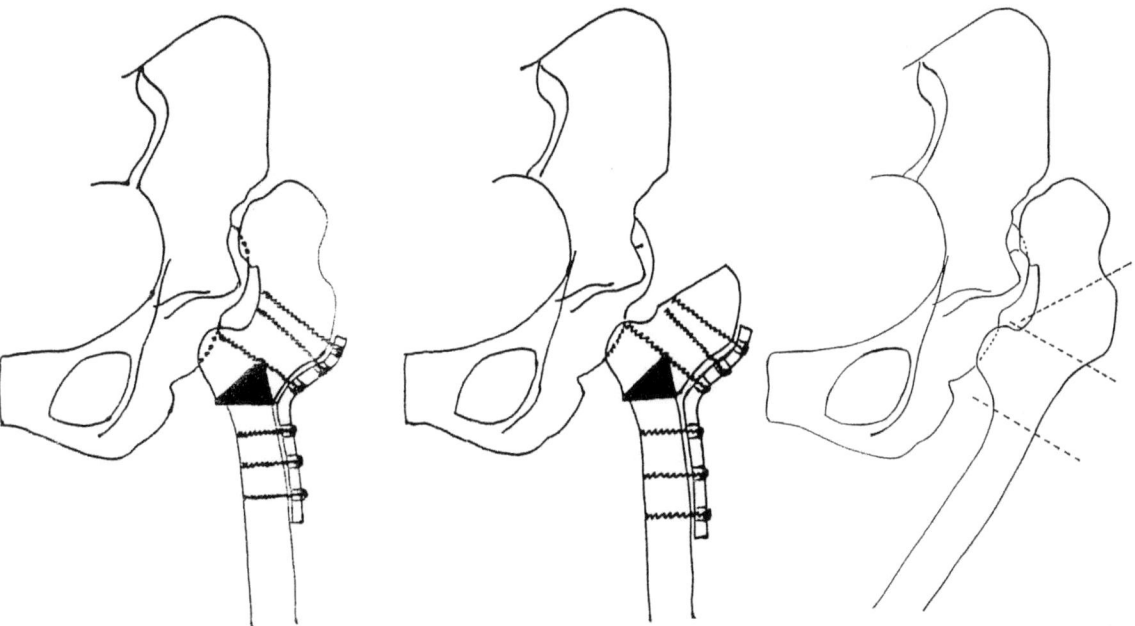

Abb. 11

erforderlich werden. Grundsätzlich gilt aber bei allen Patienten, bei denen noch eine Wachstumsreserve zu erwarten ist, daß auch langjährige Hüftluxationen mit deformierten Hüftköpfen rekonstruiert werden können.

Zu den palliativen Eingriffen zählen die offene großzügige Adduktorentenotomie (Adductor longus, brevis, pectineus, gracilis), die Psoasrezession (in der Lacuna musculorum oder am Trochanter minor) und die Ablösung der Hüftstrecker am Sitzbein und am Glutaeus maximus-Ansatz. Bei den knöchernen palliativen Eingriffen unterscheiden wir die Angulationsosteotomie mit oder ohne Resektion des Hüftkopfes und die Kopfhalsresektion (Abb. 11). In den meisten Fällen ist eine kombinierte weichteilige und knöcherne Operation unumgänglich, um eine schmerzfreie ausreichend bewegliche Hüfte zu erreichen. Bei der Angulationsosteotomie sollte auf eine ausreichende Abduktion des distalen Femurfragmentes geachtet werden, um eine symmetrische Einstellung der Beine zu gewährleisten. Bei der Kopfhalsresektion muß in jedem Falle unterhalb des Trochanter minor reseziert werden, um die Ausbildung ektoper Verkalkungen, die zu einer sekundären Bewegungseinschränkung führen, so gering als möglich zu halten. Hierbei ist auch postoperativ eine einmalige Nachbestrahlung mit 7-Gray am ersten postoperativen Tag empfehlenswert. Die Indikation zur Hüfttotalendoprothese ist nur bei gehfähigen Patienten mit schmerzhafter Arthrose zu stellen. Die Indikation zur Hüftarthrodese besteht bei spastischen Hüftdeformitäten nicht, da die Kompensationsbeweglichkeit der Gegenseite und der LWS fast nie vorhanden sind. In jedem Fall sind die Ergebnisse palliativer Maßnahmen denen der Rekonstruktion deutlich unterlegen. Im eigenen Patientengut von 23 Kopfhalsresektionen konnte nur in 5 Fällen ein gutes Ergebnis erreicht werden. 8 Patienten zeigten ein befriedigendes und 10 Patienten ein schlechtes Ergebnis. Der Nachuntersuchungszeitraum betrug im Durchschnitt 7,2 Jahre.

Die Vorteile der Hüftrekonstruktion liegen bei gehfähigen Patienten in einer Verbesserung von Pflege und vorhandenen Funktionen sowie in einer Reduktion, bzw. Prophylaxe von Schmerzen. Das Ziel sollte aber auch die Erreichung einer Transferfähigkeit sein, die selbst bei schwerbehinderten Patienten möglich ist.

Die Nachteile der Hüftrekonstruktion umfassen bei den nicht gehfähigen Patienten den relativ hohen Aufwand (2 Operationen, Rekonstruktion und Metallentfernung) und die meist verbleibende Beinverkürzung, die aber schuhtechnisch problemlos ausgeglichen werden kann. Bei kurzfristiger beidseitiger Rekonstruktion konnten wir aufgrund der verlängerten Immobilisierung ein erhöhtes Frakturrisiko feststellen, so daß wir beidseitige Luxationen im Abstand von mindestens einem halben Jahr rekonstruieren.

Ein weiterer Nachteil ist auch die lange Rehabilitationsdauer, bis der Patient das gewünschte Resultat erreicht hat. Hierzu ist wenigstens ein halbes Jahr intensiv, d. h. mindestens 3 × wöchentlich Krankengymnastik durchzuführen. Nicht zu unterschätzen ist auch eine eventuell zurückbleibende Funktionseinschränkung in den unteren Positionen. Durch eine Förderung des Transferstehens und -schreitens, kann die Fortbewegung in den unteren Positionen (Krabeln, Häschen-Hüpf) eingeschränkt sein, diese Gefahr läßt sich aber durch gleichzeitige Verlängerung der medialen Kniebeuger und einen distalen Rektussehnentransfer verringern.

Die Vorteile der Hüftrekonstruktion beim gehfähigen Patienten liegen auf der Hand. Neben einer Funktionsverbesserung und Schmerz- sowie Arthroseprophylaxe ist nur durch eine Hüftrekonstruktion die Voraussetzung für eine spätere Korrektur einer Beinlängendifferenz zu schaffen.

Die Nachteile der Hüftrekonstruktion beim gehfähigen Patienten umfassen auch hier den relativ hohen Aufwand und die meist verbleibende Beinverkürzung, die sich mit dem Wachstum zwar teilweis ausgleicht, die aber doch schuhtechnische Maßnahmen erfordert. Die beim gehfähigen Patienten mit spastischer Hüftdeformität meist bestehende Abduktoreninsuffizienz läßt sich auch durch die operative Hüftrekonstruktion nur gering beeinflussen. Ein gewisser Nachteil ist auch die relativ lange Rehabilitation des operierten Patienten, die zum Erreichen einer guten Gehfähigkeit bis zu einem Jahr dauern kann.

Nachbehandlung

Die früher geübte vielwöchige, bzw. sogar vielmonatige Ruhigstellung im Becken-Bein-Fußgips hat einer funktionellen Nachbehandlung weichen müssen. Die Nachteile einer langen Ruhigstellung sind neben den hohen Kosten die massive Muskelatrophie und die erhebliche Bewegungseinschränkung der Gelenke.

Bei Weichteiloperationen mobilisieren wir die Patienten nach wenigen Tagen im schmerzfreien Bereich und leiten gleichzeitig eine entsprechende Hilfsmittelversorgung mit Sitz- und Lagerungstechnik ein. In den Intervallen zwischen der Mobilisation werden die Patienten in einer Abduktionsorthese aus Kunststoff oder Schaumstoff in Bauch- oder Rückenlage gelagert.

Bei den Rekonstruktionsoperationen werden die Patienten nach einer Woche aus dem zur Schale geschnittenen Becken-Bein-Fußgips mobilisiert, nach 3 Wochen wird anhand einer Röntgenkontrolle der Heilungsverlauf dokumentiert und die Patienten dürfen bei ausreichender Beweglichkeit der Hüft- und Kniegelenke bereits sitzen. In den therapiefreien Intervallen werden die Patienten noch für weitere 3 Wochen tagsüber mit einer Abduktionsorthese gelagert, nach diesem Zeitpunkt erhalten Sie die Abduktionsschiene nur noch nachts.

Bei den palliativen Operationen wird ebenfalls nach einer Woche im schmerzfreien Bereich mobilisiert. Durch die Verwendung kräftiger Osteosyntheseimplantate kann auch bei den Angulationsosteotomien bei ausreichender Beweglichkeit sehr früh mit der sitz- und lagerungstechnischen Versorgung begonnen werden, durchschnittlich nach Fädenentfernung.

Komplikationen nach operativer Behandlung

Leider wird dieses Kapitel in den meisten Arbeiten, die sich mit der operativen Behandlung spastischer Hüftdeformitäten befassen, ausgespart. Die Rate der Komplikationen ist besonders bei schwerbehinderten Patienten mit starker Cospastik nicht unerheblich, so daß die einzelnen Probleme dargestellt werden sollen.

Weichteileingriffe

Komplikationen nach operativer Weichteildruchtrennung können gravierend sein. Neben einer Unterdosierung, die problemlos durch eine erneute operative Maßnahme zu beheben ist, ist es besonders die Überkorrektur, die gefürchtet wird. Durch zu ausgiebige Adduktorenablösung oder versehentliche Schädigung des Nervus obturatorius kann ein Adduktionsscherenmuster in eine Abduktionsaußenrotations-Extensionskontraktur umschlagen, die jegliche Sitz- und Lagerungsversorgung zunichte macht. Eine zu großzügige Ablösung des Musculus iliopsoas am Trochanter minor kann zu einem Umschlagen des Beugemusters in ein Extensionsmuster führen, das ebenfalls die Sitzversorgung erheblich einschränkt (Abb. 12). Problematisch ist auch die asymmetrische Hüftdeformität durch einseitige Schwächung der Hüftad-

Die operative Therapie spastischer Hüftdeformitäten 265

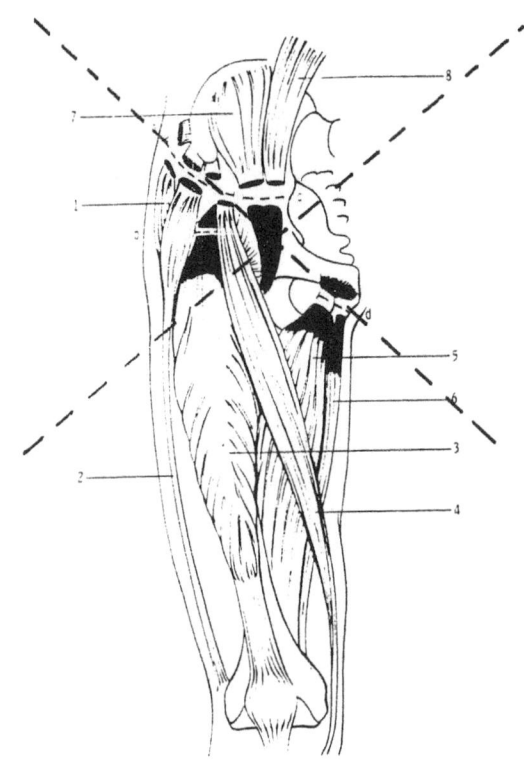

Abb. 12

duktoren und Entwicklung einer Hüftabspreizkontraktur. Durch Anspreizen der abduzierten Hüfte kommt es zu einem Beckenhochstand der Gegenseite mit der Gefahr einer Hüftluxation (Abb. 13, 14).

Kombinierte Verfahren

In einigen Fällen führt die Rekonstruktion einer luxierten Hüfte durch kombiniert knöchern und weichteilige Operation zu einer langsam sich entwickelnden Luxation der Gegenseite, trotz gleichzeitiger Adduktorentenotomie der Gegenseite bei der Rekonstruktion. Dies muß durch jährliche röntgenologische Verlaufskontrollen rechtzeitig erkannt werden und sollte dann ebenfalls operativ behandelt werden. Durch entsprechende postoperative Lagerungsversorgung nach der ersten Rekonstruktion läßt sich das Risiko aber vermindern. Eine weitere Komplikation nach operativer Behandlung von knöchernen und weichteiligen Deformitäten besteht in der Bewegungseinschränkung der operierten Hüfte, häufig durch zu lange Ruhigstellung oder durch zu starke Raffung der Hüftkapsel bei offener Reposition. Hier ist unter Umständen nochmals durch operative Arthrolyse vorzugehen, wenn auf konservativem Wege keine ausreichende Beweglichkeit für die Sitz- und Lagerungspositionen erreicht werden kann. Die Entwicklung postoperativer Schmerzzustände in rekonstrierten Hüften hat meist ihre Ursache in deformierten Hüftköpfen oder in Hüftkopfnekrosen, die zu einer entsprechenden Dezentrierung führen. Sind hier konservative Maßnahmen nicht erfolgreich, so muß man sich operativ bei schwerbehinderten Patienten eine Kopfhalsresektion, bei gehfähigen Patienten eine

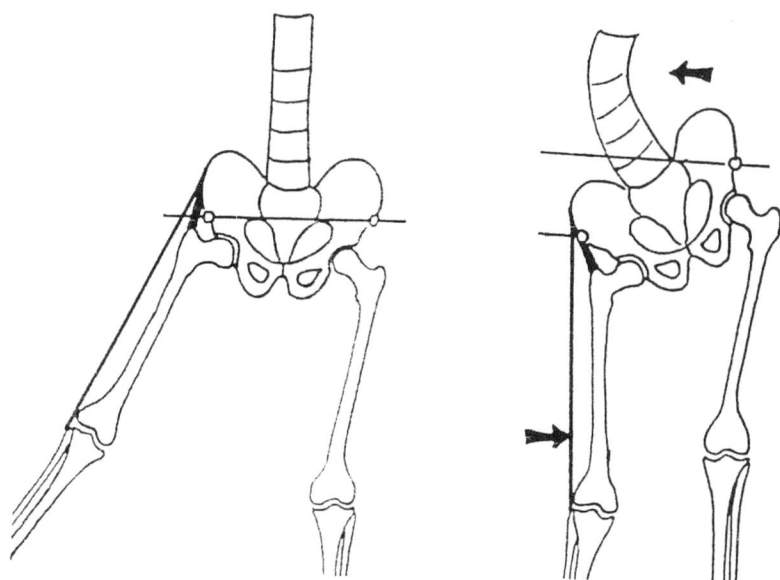

Abb. 13

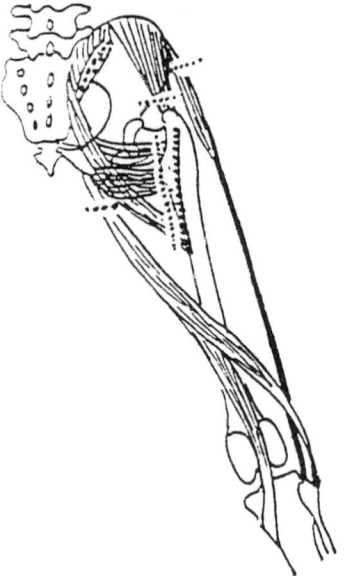

Abb. 14. Ablösung der Abduktoren und Außenrotatoren sowie extensoren bei der Froschdeformität

nochmalige Revision u. U. mit Verkürzungsosteotomie zur Druckentlastung überlegen. Die Kopfhalsresektionen sind in einem hohen Prozentsatz (ca. 30%) von der Gefahr der Entwicklung heterotroper Verkalkungen mit erneuter Bewegungseinschränkung bedroht. Durch subtrochantäre Resektion, Weichteilinterponat und postoperative Bestrahlung läßt sich dieses Risiko reduzieren.

Ergebnisbeurteilung

Die Beurteilung der Ergebnisse nach operativer Hüftrekonstruktion sollte unter vier Gesichtspunkten erfolgen. Die klinischen Veränderungen, nämlich die Hüftgelenksbeweglichkeit, die Zentrierung und die Symmetrie dokumentieren nur den Lokalbefund. Weitaus wichtiger sind die funktionellen Veränderungen, die sich durch die Rekonstruktion für den Patienten ergeben haben. Diese können bei schwerbehinderten Patienten gering sein (verbesserte Sitz- und Pflegefähigkeit, Transferfähigkeit) bedeuten aber trotzdem langfristig eine entscheidende Erleichterung für den Patienten und seine Angehörigen. Bei gehfähigen Patienten kann eine Verbesserung der aufrechten Fortbewegung durch instrumentelle Ganganalyse objektiviert werden. Ein weiterer Parameter der Ergebnisbeurteilung stellt die Zufriedenheit des Patienten, bzw. seiner Angehörigen mit dem Erfolg des Eingriffs dar. Schließlich wäre in der Ergebnisbeurteilung auch eine Kosten-Nutzenanalyse zu fordern, nicht zuletzt um den oft enormen Umfang konservativer Maßnahmen gegen ein operatives Vorgehen im Effekt abzuschätzen.

Differentialindikation zur Hüftrekonstruktion

Nicht gehfähige Patienten

Wir sehen die Indikation zur Hüftrekonstruktion bei nicht gehfähigen Patienten bei allen schmerzhaften Hüftluxationen für gegeben, wenn eine Rekonstruktion operativ noch möglich erscheint. Einseitige Hüftluxationen sollten ebenfalls rekonstruiert werden, auch wenn sie schmerzfrei sind. Bei allen beiseitigen Luxationen ist eine Indikation zur Rekonstruktion gegeben, wenn eine funktionelle Verbesserung möglich erscheint, selbst wenn nur eine Transferfähigkeit erreichbar ist. Bei einer schwersten Mehrfachbehinderung, fehlenden Symptomen und einer ausreichenden Sitz- und Pflegefähigkeit kann bei einer beidseitigen Hüftluxation abgewartet werden.

Gehfähige Patienten

Bei gehfähigen Patienten ist die Indikation zur Hüftrekonstruktion stets gegeben, wenn sie von der Form des Hüftgelenks noch möglich erscheint.

Eigenes Patientengut

Von Januar '89 bis August '95 führten wir bei 141 Patienten 169 Operationen zur Rekonstruktion spastisch subluxierter und luxierter Hüftgelenke durch. Bei 110 Patienten lag die Diagnose einer spastischen Tetraparese vor, 29 Patienten hatten eine spastische Diparese und nur 2 Patienten eine spastische Hemiparese. Dies bestätigt die Regel, daß die Hüftluxationen in der überwiegenden Mehrzahl der Fälle bei nicht gehfähigen Patienten auftreten. Die Art der Operationen umfaßte in 161 von 169 Operationen eine kombinierte intertrochantär derotierende und varisierende Hüftosteotomie mit ei-

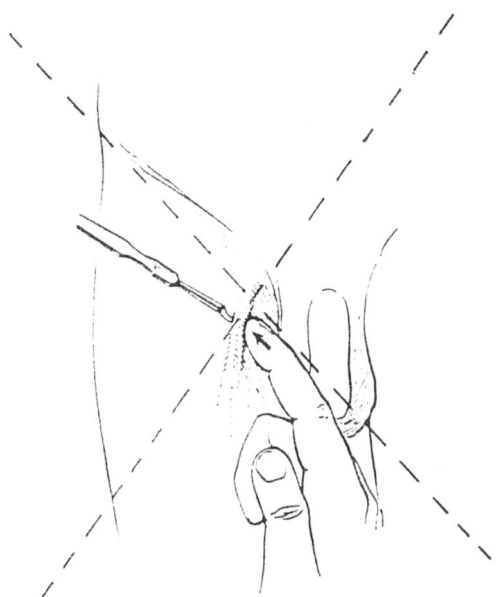

Abb. 15. Die subkutane Adduktorentenotomie

ner Beckenosteotomie nach Salter oder Tripleosteotomie. Eine isolierte DVO wurde nur in 6 Fällen durchgeführt, eine isolierte Beckenosteotomie nur in 2 Fällen. Bei allen Rekonstruktionsoperationen wurden begleitende Weichteileingriffe in derselben Sitzung durchgeführt. Die klinische und radiologische Nachkontrolle zeigte bei einem Nachuntersuchungszeitraum von mindestens einem Jahr eine Reluxation nur in 5 Fällen (3,1%), die eine Reoperation erforderlich machte.

Zusammenfassung

Bei der Behandlung spastischer Hüftdeformitäten sollten realistische Therapieziele festgelegt werden. Es ist in keinem Fall möglich, aufgrund der Rekonstruktion einer spastischen Hüftluxation ein schwerbehindertes Kind frei gehfähig zu machen. Hier muß sich die funktionelle Möglichkeit an der motorischen Behinderung orientieren. Die Prophylaxe einer spastischen Hüftdeformität ist stets besser als die Rekonstruktion, so daß bei drohenden Hüftluxationen weichteilige Maßnahmen dringend empfohlen werden. Palliative Operationen haben stets die schlechteren Ergebnisse, so daß die Rekonstruktion auch stärker deformierter Hüftgelenke vorzuziehen ist, wenn noch eine gewisse Wachstumsreserve vorliegt. Es ist nicht sinnvoll, abzuwarten, bis sich eine subluxierte Hüfte spontan reponiert. In den meisten Fällen heißt abwarten wichtige Zeit verlieren.

Bei der operativen Rekonstruktion sollte gründlich vorgegangen werden, die Therapie spastischer Hüftluxationen mit alleinigen Weichteileingriffen ist in einem hohen Maße von Rezidiven begleitet und schwächt wichtige Muskulatur. Wir empfehlen die kombiniert knöchern weichteilige Rekonstruktion unter schonender Verlängerung der Weichteile und Hüft- sowie Beckenosteotomie, um primär eine komplette Einstellung des Hüftgelenkes zu erreichen. Der höhere Aufwand wird durch die frühere Mobilisation und die dauerhafte Reposition des Hüftgelenkes aufgewogen. Schließlich sei noch vor einer Überkorrektur spastischer Deformitäten gewarnt, die durch zu großzügige Weichteilablösung vorkommen können. Eine subkutane Adduktorentenotomie sollte wegen der Gefahr einer versehentlichen Verletzung des Nervus obturatorius durch eine schonende offene Technik ersetzt werden (Abb. 15). Die postoperative Krankengymnastik und Lagerungsbehandlung stellen einen unverzichtbaren Teil im gesamten Behandlungsprogramm dar.

Literatur

Bagg MR, Farber J (1993) Long-term follow-up of hip subluxation in cerebral palsy. J Pediatr Orthop 13:32

Bleck EE (1987) Orthopaedic management in cerebral palsy, clinics in developmental medicine. No 99/100, McKeith Press, London

Brown JK, Minns RA (1989) Mechanisms of deformity in children with cerebral palsy. Seminars in Orthop, Vol 4:236

Brunner R, Baumann JU (1994) Clinical benefit of reconstruction of dislocated or subluxated hip joints in patients with spastic cerebral palsy. J Pediatr Orthop 14:290

Cornell MS (1995) The hip in cerebral palsy. Develop Med Child Neurol 37:3

Miller F, Bagg MR (1995) Age and migration percentage as risk factors for progression in spastic hip disease. Develop Med Child Neurol 37:449

Pritchett JW (1990) Treated and untreated unstable hips in severe cerebral palsy. Develop Med Child Neurol 32:3

Renshaw TS, Green NE (1995) Cerebral palsy: orthopaedic management instructional course lectures. J Bone Joint Surg 77A, p 1590

Root L, Laplaza JF (1995) The severely unstable hip in cerebarl palsy. J Bone Joint Surg 77A:703

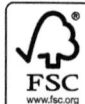

MIX
Papier aus verantwortungsvollen Quellen
Paper from responsible sources
FSC® C105338

If you have any concerns about our products,
you can contact us on
ProductSafety@springernature.com

In case Publisher is established outside the EU,
the EU authorized representative is:
Springer Nature Customer Service Center GmbH
Europaplatz 3, 69115 Heidelberg, Germany

Printed by Libri Plureos GmbH
in Hamburg, Germany